U0349562

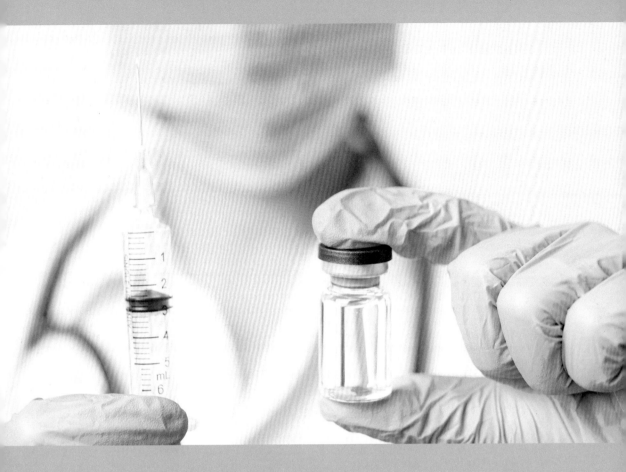

麻醉及围手术期用药安全

Medication Safety during Anesthesia and the Perioperative Period

主　编　[新西兰] 艾伦·梅里（Alan Merry）

　　　　[美] 乔伊斯·瓦尔（Joyce Wahr）

主　审　黄宇光

主　译　郑　晖　李国辉

副主译　张国华　倪　诚　王燕婷

CAMBRIDGE

 科学技术文献出版社
SCIENTIFIC AND TECHNICAL DOCUMENTATION PRESS

·北京·

图书在版编目（CIP）数据

麻醉及围手术期用药安全/（新西兰）艾伦·梅里（Alan Merry），（美）乔伊斯·瓦尔（Joyce Wahr）主编；郑晖，李国辉主译.—北京：科学技术文献出版社，2023.4

书名原文：Medication Safety during Anesthesia and the Perioperative Period

ISBN 978-7-5235-0113-9

Ⅰ.①麻… Ⅱ.①艾… ②乔… ③郑… ④李… Ⅲ.①麻醉药—用药法 Ⅳ.①R971

中国国家版本馆 CIP 数据核字（2023）第 055999 号

著作权合同登记号　图字：01-02022-5883

声　明

本译本由科学技术文献出版社有限公司完成。相关从业及研究人员必须凭借其自身经验和知识对文中描述的信息数据、方法策略、搭配组合、实验操作进行评估和使用。由于医学科学发展迅速，临床诊断和给药剂量尤其需要经过独立验证。在法律允许的最大范围内，科学技术文献出版社有限公司、译文的作者均不对内容或因产品责任、疏忽或其他操作造成的人身及／或财产伤害及／或损失承担责任，亦不对由于使用文中提到的方法、产品、说明或思想而导致的人身及／或财产伤害及／或损失承担责任。

麻醉及围手术期用药安全

| 策划编辑：蔡　霞 | 责任编辑：蔡　霞 | 责任校对：王瑞瑞 | 责任出版：张志平 |

出　版　者　科学技术文献出版社

地　　　址　北京市复兴路15号　　邮编　100038

编　务　部　（010）58882938，58882087（传真）

发　行　部　（010）58882868，58882870（传真）

邮　购　部　（010）58882873

官　方　网　址　www.stdp.com.cn

发　行　者　科学技术文献出版社发行　全国各地新华书店经销

印　刷　者　北京地大彩印有限公司

版　　　次　2023 年 4 月第 1 版　2023 年 4 月第 1 次印刷

开　　　本　787×1092　1/16

字　　　数　450千

印　　　张　21.75

书　　　号　ISBN 978-7-5235-0113-9

定　　　价　198.00元

译者编委会

主　审　黄宇光

主　译　郑　晖　李国辉

副主译　张国华　倪　诚　王燕婷

译校者　（按姓氏笔画排序）

于　洁（中国医学科学院肿瘤医院麻醉科）

王燕婷（中国医学科学院肿瘤医院药剂科）

田　伊（中国医学科学院肿瘤医院麻醉科）

田乃元（中国医学科学院肿瘤医院麻醉科）

朱志翔（中国医学科学院肿瘤医院药剂科）

任夏洋（中国医学科学院肿瘤医院药剂科）

李　帅（中国医学科学院肿瘤医院麻醉科）

李　鹏（中国医学科学院肿瘤医院麻醉科）

李国辉（中国医学科学院肿瘤医院药剂科）

李泓邑（中国医学科学院肿瘤医院麻醉科）

李慧娴（中国医学科学院肿瘤医院麻醉科）

吴宏亮 （中国医学科学院肿瘤医院麻醉科）

吴美奎 （中国医学科学院肿瘤医院麻醉科）

张　欣 （中国医学科学院肿瘤医院麻醉科）

张国华 （中国医学科学院肿瘤医院麻醉科）

范琳琳 （中国医学科学院肿瘤医院药剂科）

周博文 （中国医学科学院肿瘤医院麻醉科）

郑　晖 （中国医学科学院肿瘤医院麻醉科）

钱　迪 （中国医学科学院肿瘤医院药剂科）

倪　诚 （中国医学科学院肿瘤医院麻醉科）

徐梦源 （中国医学科学院肿瘤医院麻醉科）

阎　涛 （中国医学科学院肿瘤医院麻醉科）

秘　书 田乃元

主审简介

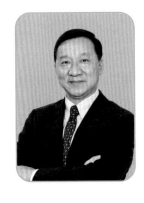

黄宇光

　　北京协和医院麻醉科主任医师，教授，博士研究生导师。北京协和医学院麻醉学系主任，北京协和医院教育委员会主任委员。现任中华医学会麻醉学分会主任委员、国家麻醉专业质控中心主任、中国医师培训学院麻醉专业委员会主任委员、中国日间手术合作联盟副主席、中华医学会理事、北京医学会常务理事、世界麻醉医师协会联盟常务理事、世界知名生物医学文献评估系统 Faculty Opinions 评审专家、《临床麻醉学杂志》总编辑、《麻醉安全与质控》杂志主编、《协和医学》杂志副主编及轮值执行主编、*Anesthesia& Analgesia* 中文版主编、*European Journal of Anaesthesiology* 中文版主编、*Journal of Clinical Anesthesia* 等杂志审稿人。曾任国际麻醉药理学会主席。研究领域涵盖临床安全、行业规范质量管理、疑难危重罕见病患者麻醉处理和疼痛机制研究等，先后承担6项国家自然科学基金和3项卫生部（现国家卫生健康委员会）行业专项基金项目，发表 SCI 收录论文 100 余篇，其中以第一作者和通讯作者在 *Lancet*、*Anesthesiology*、*BJA* 等杂志发表论文 70 余篇。先后获得卫生部科技进步二等奖、教育部科技进步二等奖、"吴杨奖"二等奖和"中国医师奖"。2014 年当选第六届"全国优秀科技工作者"。2015 年被评为国家卫生和计划生育委员会"突出贡献中青年专家"，享受国务院政府特殊津贴。2016 年获"爱尔兰国立麻醉医师学院荣誉院士"称号。2022 年获北京市高等学校教学名师奖。

主译简介

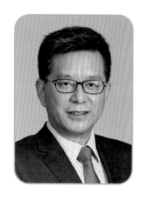

郑 晖

医学博士，主任医师，博士研究生导师，中国医学科学院肿瘤医院麻醉科主任。兼任中国抗癌协会肿瘤麻醉与镇痛专业委员会副主任委员、中国心胸血管麻醉学会围术期感染控制分会副主任委员、北京肿瘤学会麻醉学专业委员会候任主任委员等。任《中华麻醉学杂志》、*Frontiers* 杂志等编委和审稿专家。长期从事肿瘤麻醉和癌痛治疗的临床及科学研究工作。

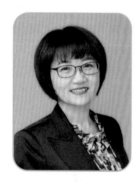

李国辉

主任药师，硕士研究生导师，中国医学科学院肿瘤医院药剂科主任。兼任中国药师协会肿瘤专科药师分会主任委员、中国药学会药学服务专业委员会副主任委员、中华中医药学会医院药学分会副主任委员兼秘书长、中国研究型医院学会药物经济学专业委员会副主任委员、北京药学会肿瘤药物专业委员会主任委员等。担任《中国药师》《中国药房》等杂志编委和审稿专家。

推荐序

　　现代医学的快速发展源于人类对生命的认知、对疾病的掌控、对医疗的探索和对新药物、新技术的创新。由Alan Merry博士和Joyce Wahr博士撰写的*Medication Safety during Anesthesia and the Perioperative Period*一书专业可读、影响广泛，在围手术期用药安全方面可谓权威级教科书。药物就是毒物，只看如何掌握。新的药物问世使临床治疗水平不断提高，同时，我们清醒地看到，从全球而言，医疗差错（medical error）同样不容忽视。

　　医者的底线是呵护患者，不给患者造成伤害。坦言之，尽管医疗发展迅速，但临床用药错误却无处不在，医疗差错已经成为人类第三死因，可谓警钟长鸣耳边，更需要我们如履薄冰、如临深渊。在围手术期药物安全方面，我们需要时刻保持高度警惕，切实践行"人民至上，生命至上"理念。此专著可以使我们了解到，因用药错误导致患者灾难性的后果就在日常工作中，就在我们身边。但是，分析可见，这些可怕的不良事件原本是可以预防的。如何预防？需要我们不断学习，善于实践，基于临床医疗、患者安全、社会人文、法学规范等诸多方面拓宽专业视野，提升医疗品质。此外，本书中两位患者安全专家的见解和经验也值得分享和推荐。

　　感谢郑晖教授和李国辉教授带领的年轻团队的翻译呈现，它山之石可以攻玉，希望麻醉学和药学专业的同人们换位思考、学习提高、交流分享、合作共赢。

　　提高患者安全、避免医疗伤害是我们永恒的追求，我们应为之不懈努力，谨此共勉。

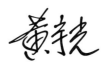

译者前言 1

　　用药错误是导致全世界患者受到可避免伤害的主要原因，这类伤害有些是人为因素造成的，有些则是用药过程中系统性因素导致的。这不仅给患者及其亲人带来了痛苦，也对那些想要救死扶伤的医务工作者以巨大的打击。本书的两位作者长期从事用药安全的研究和调查工作，他们从最容易发生用药错误的麻醉与围手术期这一治疗的特殊阶段入手，通过文献的引用和大量数据的呈现，直观地为读者展现了在全球范围内围手术期用药错误的案例，通过总结这些问题的特点，梳理分析，找到用药错误的症结所在，并采用多种干预措施（如用药流程的改变等方法），为避免系统因素导致的用药错误提供解决方案。

　　本书的可读性很强，一是在各章节穿插了大量用药错误的典型案例，使读者切身体会到麻醉及围手术期用药错误问题的严重性，引发读者的思考；二是以问题为导向，带领读者共同探讨，挖掘用药错误现象后的本质；三是通过实例证明，主动的变革是必要的，也是有效的。

　　本书内容丰富，是医务人员，尤其是麻醉医师、药剂师、护士等围手术期专业人士必备读物。同时，也建议医疗机构管理者阅读此书，以期能够从管理者的角度为减少用药错误带来的伤害和损失提供借鉴。

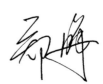

译者前言 2

*Medication Safety during Anesthesia and the Perioperative Period*一书是著名麻醉学专家Alan Merry博士和Joyce Wahr博士共同主编的关于麻醉及围手术期用药安全的著作，是参与围手术期用药安全工作的麻醉医师、药剂师和护士的必备读物。

本书具有逻辑清晰、内容全面、语言精练、深入浅出、实用性强等特点，值得拥有。

围手术期用药安全领域的内容繁杂，但本书将大量丰富的内容浓缩在了一本书之中，不失全面。首先，从什么是用药差错讲起，分析了这些用药差错发生的场景和频率。其次，从认知心理学的角度分析了复杂系统中发生差错的原因。再次，围绕差错、疏忽、失误及违规等原因进行了深入解析，同时列举了大量实际工作中的例子帮助读者理解。最后，介绍了可用于改善用药安全的具体方法，提出了监管立法方面的建议。全书结构完整，脉络清晰，层层递进，各章之间有很强的逻辑关系。

本书写作风格简洁，使读者容易精确理解作者想要表达的概念。同时运用了很多图表对信息进行系统的总结，使读者查阅起来非常高效。此外，作者文笔犀利，表达观点时一针见血，给出建议时也一语中的。

原书作者从事相关工作多年，不仅基于当地医疗机构围手术期用药安全工作实际，还具有全球化的视野，以自身医疗机构改善用药安全的实践经验为基础，讲述了在自身医疗机构中是如何持续改进的，以及实施这些改善措施中遇到的种种困难，事无巨细。这些实用性很强的建议，值得各国的医疗从业者和管理者借鉴。

翻译*Medication Safety during Anesthesia and the Perioperative Period*是我们团队的荣幸，同时也是一个巨大的挑战。在不同国家，其文化背景、医疗机构工作模式、卫生政策都不尽相同，使得很多英文表达在中文语境中不容易找到对应的准确的表达方式。遇到这类问题，译者会查阅很多相关资料，并在充分了解背景知识的前提下，尽可能准确地翻译。此外，翻译团队还包括了麻醉医师和药剂师，他们有不同专业背景，从不同的理解视角，反复研读、推敲和讨论，碰撞出灵感火花，对翻译的信、达、雅有很大的帮助。

由于水平有限，如有不足之处，敬请读者不吝指正。

序言

　　在这个充斥着超级电子信息源、140个字符的推特、病毒式传播的YouTube视频、Instagram图片和故事，以及没完没了的播客的时代，找到一篇能抓住你注意力的文章是可以令人耳目一新的。当这本书对重要问题提供了非凡的见解时，尤其如此。在Alan Merry博士和Joyce Wahr博士的这本新书*Medication Safety during Anesthesia and the Perioperative Period*中，我们将受益于他们多年来在围手术期患者安全方面的敏锐观察和卓越建树。这本书内容精辟，重点聚焦于用药安全的问题并广泛关注了其带来的相关影响。

　　本书由两位作者执笔，在他们的这本著作中，简洁的写作风格、一致化的文本格式和各段落之间的紧密衔接让我们体会到不同的章节间交织的共同主题，同时两位作者观点高度融合的表达方式强化了他们对于相关问题的分析和见解。对于读者接受和消化两位作者分享得如此丰富的知识和临床经验，这种写作方式无疑是理想且友好的。

　　Alan Merry博士和Joyce Wahr博士常年在地区工作却拥有国际化思维。他们拥有丰富的工作经验并将职业生涯全部精力都投入提高麻醉质量和围手术期患者安全的工作中。他们也参与了当地的医疗安全提案和他们所任职机构的培训与考核。此外，他们还有着国内和国际专业组织的丰富领导经验，在医疗安全领域制定指南和提交议案，并在这个过程中发现和解决困难，更分享了成功的喜悦。作者的真实感受和体验贯穿全书。

　　本书的独特之处在于其包含了因用药错误造成的长期后遗症的重要章节及药物安全的相关问题，包括用药错误对患者和家属及从事围手术期医疗工作的专业人员的影响。作者使用案例分析来解释患者所受到的伤害及对所有与此医疗行为相关人员的影响。总的来说，这本书通过一个个引人入胜的故事来讲述在复杂的医疗工作中出现的医疗错误所造成的影响。

Alan Merry博士和Joyce Wahr博士的洞察力和提供的信息有助于我们改善地区甚至更大范围医疗系统的围手术期安全情况。在此向两位作者的专业知识和在医疗安全方面的亲历感受及他们讲述的精彩故事致敬。每一位患者都值得我们尽最大努力，这本书为我们提供了改善患者安全的重要信息和知识。衷心祝贺Alan Merry博士和Joyce Wahr博士！

Mark A. Warner

医学博士，麻醉患者安全基金会主席

免责声明

我们在筹划和编写本书的过程中，力求在正式出版时为读者提供准确且符合公认规范和惯例的前沿知识。书中所述案例都源于真实病例，作者已尽力隐去其中所涉患者的身份信息。尽管如此，作者、编辑及出版商仍难以保证本书所含信息准确无误，尤其是相关临床标准会随着研究结果及监管政策发生变化。因此，本书的作者、编辑及出版商声明，不承担因涉及本书所含资料及内容而造成的直接或间接损害之所有责任。我们强烈建议读者在准备使用任何药物及设备前仔细阅读生产商提供的使用说明。

奉献精神

这本书写给那些因医务工作者的用药错误而蒙受伤害的患者及家属，特别是那些因用药错误永远失去亲人的人们；也献给那些有理想、有奉献精神、有同情心的人。他们和我们一样，在医疗保健领域工作，尽管拼尽全力，但还是会在无意中伤害到他们一直在努力救助的患者，这让他们深感痛苦。用药安全绝非易事。我们希望这本书能够为提升用药安全略尽绵薄之力，不仅为患者，也为广大医护人员。

斯诺挥发器，Mark Ⅱ

约翰·斯诺是第一位专攻麻醉管理的临床医师。他仔细研究了最早100位因氯仿死亡的患者并对氯仿的汽化特性进行了深入分析。他发现氯仿的临床麻醉浓度（5%）和产生心脏毒性的致死浓度（10%）之间的差距非常小。在1849年3月31日举行的威斯敏斯特医学会议上，斯诺博士介绍了其通过对挥发器设计的改进从而提高麻醉安全性的尝试："在我使用的挥发器中，装有氯仿的储存罐被浸于冷水中以限制被空气带走的氯仿蒸汽量，而相应的面罩呼气阀也允许有额外的空气进一步稀释药物蒸汽。"

图中的挥发器被称为"Mark Ⅱ"，从中可以看到水浴器和用来控制蒸汽量的旋钮。这样的挥发器仅有两只完整地保存至今，图中这只现保存在美国麻醉医师协会。

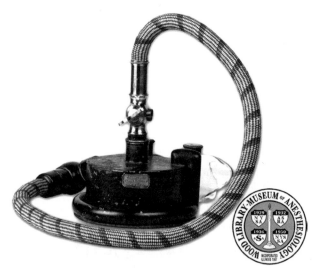

图片由位于伊利诺伊州绍伯格的伍德麻醉学图书博物馆提供。

目　　录

第一章

麻醉及围手术期用药安全简介

李 鹏，郑 晖

 ## 1.1 引言

用药错误被认为是导致全世界患者受到可避免伤害的主要原因，全球每年因此造成的损失约为420亿美元。归根结底，人为错误是不可避免的。但其中许多错误实际上是来源于给药过程中存在的系统设计及资源配置上的失败，有些则来源于违反安全用药的行为。因此，在改善用药安全方面还可以做很多工作。基于此，世界卫生组织（World Health Organization，WHO）最近发起了第三次全球患者安全挑战，即"无伤害用药"。其目标是在5年内将药物相关的严重、可避免的伤害降低50%[1-2]。

据估计，约5%的住院患者遭受过用药错误。对于一家普通医院，平均每22.7小时或在19.7个入院患者中就会发生一次用药错误。这些数据来自一项大型研究，1116家医院报告了430 000次用药错误，其中17 338次对患者的治疗产生了不利影响[3]。在美国最近的一项研究中，5.3%的麻醉用药涉及用药错误、不良事件或两者兼而有之，其中79%是可以预防的[4]。用药错误是所有医疗错误中最常见的类型[5-6]，不仅对患者身心健康造成巨大影响，也给卫生系统造成经济负担[7-8]。显然，用药错误是导致患者出现风险和不良事件的一个主要来源。

用药错误偶尔会产生灾难性后果，并引起社会广泛关注（专栏1.1）。然而，这些严重伤害性事件仅来自每日大量用药中的极小部分。那么我们是否可以认为，这种伤害只是一种"从业成本"，错误在所难免，因此没有必要了解和纠正那些容易产生错误及伤害的步骤，并为了试图消除这些错误付出巨大努力？诚然，大多数报告或观察到的都是轻微错误，许多错误并未影响到患者。即便是那些影响到患者的错误，大多数也是无害的。事实上，一项与美国药典MEDMARX及英国国家报告和学习系统相关的重症监护病房用药错误的研究显示，3.4% ~ 5.0%的用药错误对患者造成伤害，0.03% ~ 0.10%导致患者死亡[9]。

　　然而，本书看法与上述观点相反，我们认为大多数用药错误"无伤大雅"的事实毫无道理地滋生出一种危险的自满风气。相关案例的讨论至今无解——年轻母亲因硬膜外注射布比卡误入静脉而死亡（该案例将在第十章和第十三章中详细讨论）、153名青年患者因长春碱相关用药错误而死亡（专栏1.1）[10-17]、因肝素过量而夭折的婴儿，以及18个月大的Josie King和其相关致命的阿片类药物使用[18-21]。上述案例中的用药错误都使患者失去了生命，令患者家庭饱受打击。他们永远不会忘记，这样的损失本是可以避免的。

专栏 1.1

　　20世纪50年代，加拿大科学家Robert Noble和Charles Beer发现了长春碱、长春新碱和其他长春碱类药物，挽救了无数生命。这些药物是最早也是最有效的化疗药物。浅举几例，它们常用于治疗乳腺癌、骨肉瘤、霍奇金淋巴瘤、小细胞肺癌和脑瘤。

　　然而这类药物是令人难以置信的烈性发疱剂。如果通过错误途径给药，它们将会成为无情的杀手。尽管长春新碱极少用于麻醉和围手术期，但相关案例反映的许多问题普遍与用药安全相关，而且这个事例可以很好地引出本书主题。

　　鞘内注射甲氨蝶呤联合静脉注射长春瑞滨是一套经典的脑癌化疗方案。来看这样一例典型的日间化疗案例：一位年轻患者来到门诊后，药房会同时提供甲氨蝶呤和长春新碱，而且往往使用非常相似的注射器进行分装。敏锐的读者现在可能已经感到一丝恐惧。

　　1968年报道了首例不慎将长春新碱注入鞘内引发致命性上行性脑脊髓病并导致死亡的个案[10]。据了解，鞘内注射长春新碱会引发一种独特的可怕情况。年轻患者被告知这一错误后，知道他或她将出现进展迅速的神经病变和上行性脑病，随后将不可避免地、痛苦地发展为瘫痪、昏迷，然后死亡。在随后的50年里，估计有135名患者因此死亡[11]，且实际发生率并不明确，最近一例报告发生于2018年[12]。尽管设置了许多安全预警，并对引发悲剧的一些医师进行了高度公开的刑事起诉，但仍有患者因这类已知的、可预测和预防的用药错误而死亡。而这些医术精湛、富有同情心的医师在试图做正确的事情时出现用药错误后，都会被难以置信的内疚感困扰，甚至可能产生自杀倾向，因为他们被迫看着自己希望挽救的年轻患者死于用药错误[13]。

　　长春新碱和甲氨蝶呤均用贴有白色标签的注射器分装，这完全符合James Reason所说的错误陷阱。美国的MD Anderson癌症中心在1980年设计并实施了一个解决这一灾难性错误的方案，就是用50 mL的小型药袋替换注射器用于配发长春新碱。遗憾的是，参与设计的药剂师并没有广泛公开这一方法。2001年，Trissel及其同事发表了一篇论文[14]，并附评论[15]鼓励大家采用此方法。此后不久，加拿大安全用药协会

（Institute for Safe Medication Practices Canada，ISMP Canada）发表了一份安全公告认可了这种方法。在这份安全公告发布之后，联合委员会（The Joint Commission）于 2005 年发布了一份警讯事件（现已过期并更新）。世界卫生组织于 2015 年也发布了警报[16]。尽管有明确机制来降低这一悲惨事件的发生风险，但 2012 年的一项国际调查报告显示，总体上仍有 1/3 的机构和 45% 的美国医院继续使用注射器输注长春碱[17]。

2010 年，Noble 和 Donaldson 在他们的著作中写道：典型的系统错误，近 40 年来一直被证明是难以解决的[18]。他们所列举出的未能从历史中吸取教训、未能达成安全解决方案、未能制订稳妥的物理设计变更等失败，是本书的核心主题。

我们承认这些错误造成了难以估量的损失和痛苦。大多数从事麻醉和围手术期医学的医务人员都生活在这样一种恐惧之中，害怕有一天会发生错误，并对托付给他们照顾的患者造成严重伤害。这本书写给那些因医务工作者的用药错误而蒙受伤害的患者及家属，特别是那些因用药错误永远失去亲人的人们。这本书也献给那些有理想、有奉献精神、有同情心的人。他们和我们一样，在医疗保健领域工作，尽管拼尽全力，但还是会在无意中伤害到他们一直在努力救助的患者，这让他们深感痛苦。用药安全绝非易事。我们希望这本书能够为提升用药安全略尽绵薄之力，不仅为患者，也为广大医护人员。

▶ 1.2 本书指南

在这本书中，我们探讨了目前存在的用药错误情况，重点是优化外科患者安全用药管理。外科患者会经历这样一个过程——生活在社区，准备进行手术，收治进病房，进入手术室接受手术，返回病房，然后回到社区。诚然，常规错误及特别的用药错误并不仅局限于围手术期。然而在任何患者的护理中，围手术期往往都是一个更为复杂的时期。

该时期的用药特点是术前、术中及术后常规用药的复杂多变性，具体体现在为患者提供麻醉、术后镇痛、预防恶心呕吐，以及术后因其他治疗而额外使用的强效药物上。

总的来说，我们的重点是围手术期数据。由于一些研究入组时混合了内科及外科患者，另一些研究尽管不含外科患者但也具有普遍意义。因此，我们也会不时地扩展讨论范围，以包含这些其他临床环境的数据。

本章作为简介，提供了本书内容概要，概述了一般用药错误问题的严重程度，并解释了选择关注麻醉和围手术期用药错误的原因。在文献中可以发现，与用药相关的不同类型事件的术语有很大差异。为清楚起见，下一小节将介绍本书中使用的定义，随后将讨论用药安全的评估。

一般来说，评估对于改善医疗保健的任何方面都很重要。在本书引用的研究中，用于评估用药安全相关的方法存在较多差异。我们希望这一讨论不仅对需要解读这些文献的读者有用，对那些计划在该领域进行深入研究的人也能有所帮助。

在第二章和第三章中，我们探讨了患者在进入手术室前、手术室中、重症监护病房内和术后病房内用药安全方面的失败原因。在第四章中，我们探讨了这些错误对患者及其家属的影响。在本书中，我们用"家庭成员"（family）一词来指所有与患者关系密切或对其重要之人。其中一些人与患者存在血缘或婚姻关系，另一些人可能并非患者亲属。事实上，药品不良事件造成的伤害范围很广，并非仅局限于患者的主管医护人员。第五章讨论了这个重要而复杂的问题。我们很大程度上反对将"受害者"这一概念从遭受伤害的患者拓展到那些本应负责为患者提供安全医事服务的人员。同时我们也承认，对这些医务工作者而言，针对不良事件的任何程度的责罚可能与他们造成的后果都不相称，管理这些后果对于有效、安全并持续地提供医事服务有重要意义。

在第六章中，我们探讨了麻醉和围手术期药物管理过程中看似简单的复杂性，以及在此过程中可能出错的原因。在第七章中，我们探讨了系统中人为因素和错误的性质，以及为什么说单纯地告诫人们要多加小心通常是无用的。在第八章中，我们定义了违规行为（violation）的概念，并将之与用药错误（error）进行区分，论证了轻微违规行为在医疗保健中是普遍存在的，是造成可避免的药品不良事件的重要因素。本书的第二个关键主题是违规行为在产生药品不良事件中的重要性，这一主题与产生用药错误相关的"危险的自满风气"紧密相连。改善用药安全取决于对系统的重新设计，从而减少出错的可能。但只有当管理者和临床领导决定将用药安全管理作为优先投入，并且从业人员能够自觉遵守安全操作规范来充分利用这种投入时，系统的重新设计才会有效。

在第九章中，我们将讨论解决方案。我们介绍了一些一线干预措施和流程变更的案例，以及一些看似明显的改善安全的关键步骤。这些方法已被证明可以减少错误发生率。鉴于高收入国家和中低收入国家的用药实践、安全现状与解决这些问题可用的经济资源之间的巨大差距，第十章中将讨论这一特殊背景下的用药安全。

第十一章和第十二章专门讨论了用药安全的责任问题。表面上看，医院内的用药安全应该和手术器械消毒一样是一种必然。然而，在主动保障医疗安全方面，法律似乎并不太有效。在偶尔发生的灾难性用药错误事件后，随之而来的诉讼似乎只会令情况变得更糟，而不会大幅降低未来发生类似事件的风险。我们参考了当今各国的一些法律和监管手段，并对一些促进用药文化"风清气正"的改革进行了讨论，以期有效改善用药安全。

改善用药安全的挑战在于知行合一。在第十三章中，我们承认这样的改变很难实现。例如，仍有多家医院拒绝采用更安全的方式来制备长春新碱和甲氨蝶呤供患者使用[18]。约20年前，Merry及其同事就曾报道过一种麻醉给药过程中确保安全用药的解决方案（包括使用条码标识）[22]，随后的一些研究证明了该方案在减少麻醉用药错误方面的潜力[23-27]。澳大利亚和新西兰麻醉医师学院在10多年前出版了第一版专业文件《PS51麻醉中安全管理和使用药物指南》[28]。10年前，麻醉患者安全基金会发布了麻醉期间用药安全的"新型范例"[29]。用药安全的某些核心概念是上述三种方案的构成基础，这些概念在其他两个系统

4

回顾中也有所体现[30-31]。尽管如此，我们仍然疑惑，为什么即便在发达国家，全世界也只有少数医院实施了这些原则。

在第十四章中，我们将继续讲述患者的事例，以及麻醉和围手术期用药安全如此重要的原因。我们将探讨一个多层次的框架，该框架能够确保医务工作者在安全范围内对用药过程的众多领域进行管理，并为此付出更多努力。最后，我们呼吁大家采取一致行动，确保外科患者麻醉和围手术期的用药安全管理，这也是我们早就应该做的。

▶ 1.3 定义及概念

本书使用"药品"（medication）一词，而并非"药物"（drug）。因为"药物"包含改变生理功能的非处方物质，而"药品"的定义是为诊断或治疗疾病状态等明确目的而给予的药物，在范围上属于"药物"的子集。因此，当涉及药品时，尽管"药物不良事件"（adverse drug event，ADE）一词被普遍使用，本书仍然使用了更具有特指性的术语"药品不良事件"（adverse medication event，AME）。

了解用药错误（medication error）本质和发生率的困难之一在于其定义的多样性。这种定义差异导致了用药错误报告率的巨大差异，而不同研究中方法学上的差异又使这种现象更加错综复杂。一些研究者试图分析这些差异并总结出一套普适定义[32-35]，可惜并未成功。尽管一些协会和机构制定的定义非常相似，但至今尚未出现供研究人员广泛采用的统一术语。Lisby及其同事[36]回顾了45项包含用药错误定义的研究，发现多达26种与错误相关的不同措辞。在这些研究中，"用药错误"的引用率为2%～75%，这在很大限度上是定义差异所致。本书采用了以下定义，这些定义来自不同研究，但对部分内容进行了调整[27-34、37-39]。

药物（drug）：除食物外的任何物质，当吸入、注射、服用、经皮肤吸收或在舌下溶解后，会引起机体生理变化。药物包括药品和使用后会使个体产生生理变化的其他制剂。例如，伏特加属于药物，而并非药品；氯胺酮由于可能出现滥用，既可以是药品也可以是药物。

药品（medication）：用于诊断、治疗、缓解或预防疾病的合法药物。药品可以由临床医师开具，也可以由临床医师在没有处方的情况下直接使用，或者在没有处方的情况下从药店购买。麻醉和围手术期的许多AME涉及前两类药品，但即使是非处方药也可能会造成伤害，如通过与处方药的相互作用。术语"药物–药物相互作用"（drug-drug interaction）与"药品–药品相互作用"（medication-medication interaction）不同，前者涉及患者经常使用的物质之间的相互作用，如大麻、酒精和不属于药品的草药。

错误（error）：错误并非有意为之。当使用一个有缺陷的决策或计划以达到目的，或未能按原定方案执行时，就可能产生错误。[1]

---

[1] 关于该定义的讨论详见第七章。

违规（violation）：是指有意偏离那些被设计者、管理者或监管机构认为是必要的，或个人经验认为能够确保具有潜在风险的系统安全运行的推荐行为。违规并非恶意为之，也不一定应受到指责。[1]

伤害（harm）：生理、情感、心理功能或身体器质性的损害，包括疼痛。

用药事故（medication incident）：用药管理过程中的任何不规范行为。[2]

药品不良事件（adverse medication event，AME）：药品产生的预期外反应，并对患者造成伤害。AME是可避免（例如，给已知青霉素过敏的患者使用青霉素后出现过敏反应）或不可避免的（例如，给否认青霉素过敏史的患者服用青霉素后出现过敏反应）。未按规定用药产生的预期外反应或伤害也应包含在AME中。

用药错误（medication error）：用药过程中任何环节出现的错误[3]，无论是否影响患者或造成何种结局。[4]

图1.1是一张与用药过程相关的各类型事件示意。图1.2与之类似，来自Nanji等[4]对术中用药事件观察研究中的真实数据。

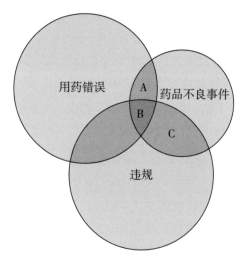

图 1.1　药品不良事件、用药错误和违规之间的关系

所有与药品管理相关的错误和违规行为都有可能造成AME，但事实上很多都没有产生后果（即不在A、B和C交集的部分）。并非所有AME都由错误或违规引起，由此产

---

[1]　关于该定义的讨论详见第八章。

[2]　该定义是2004年Morimoto等[40]在事件定义的基础上修改，增加了"药物"一词，以表明其范围仅限于本书的上下文；正如本章后面所讨论的，事件的一般概念要宽泛得多。

[3]　如前所述。

[4]　"差错"（near miss）一词通常用于描述没有影响到患者的用药错误。但有些人认为这种事件"近在咫尺"（near hits），他们更倾向于使用"险情"（close call）一词，http://www.youtube.com/watch?v=zDKdvTecYAM，2020年1月25日访问（Jan Davies教授，仅限个人交流）。

6

生的部分（A、B和C交集部分）可能是可以预防的，特别是由违规操作引起的那些。请注意，违规行为容易引起错误，因此一些错误发生的部分原因是违规操作。术语"用药事故"（medication incident）代指用药管理过程中出现的任何异常（即任何错误、违规行为或AME）。圆圈大小并不等于不同类别事件的发生频率（图1.2）。本图根据Morimoto等[40] 2004年发表的图示进行了调整。

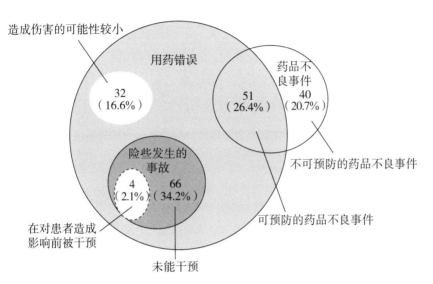

图 1.2　Nanji 等[4] 报道的 193 例事件中，包括 153 例（79.3%）用药错误（medication errors, MEs）和 91 例（47.2%）药品不良事件（AME）。Nanji 等使用了"药物不良事件"（adverse drug events）一词；我们根据本书定义进行了更新。一例事件中可能同时涉及 ME 和 AME。在这些事件中，40 例（20.7%）是不涉及 ME 的 AME，51 例（26.4%）是 ME 导致的 AME，70 例（36.3%）是可能发生 AME 的 ME（其中 4 例被干预，66 例未被干预），32 例（16.6%）是可能造成伤害的 ME。该研究未对违规行为进行明确区分

（资料来源：经许可后转载自 Nanji 等，2016[4]）

　　如前所述，大多数涉及错误或轻微违规的用药事故几乎没有对患者造成伤害。事实上，许多事故并不具备造成伤害的严重可能性。例如，在没有对乙酰氨基酚禁忌的情况下，给患者使用对乙酰氨基酚而不是布洛芬（包括近期曾使用对乙酰氨基酚，可能是其他不同商品名的药物）。用药错误至少在理论上是可以避免的，违规行为当然也是可以避免。有些药品不良事件由药品固有特性引起，或与患者特征有关，除了通过药理学的进步，否则是无法预防的（例如，没有任何过敏史的患者出现Stevens-Johnson反应）。重要的是，许多AME或许是可以改善的，我们将在后面的章节中讨论。

▶ 1.4 用药错误的危害程度

　　文献中用于描述用药错误相关伤害程度的分类方法繁多。在21世纪初，随着*To Err Is Human*一书的出版，MEDMARX被美国国防部用于所有军事医院的医疗事故报告系统。该系统建立的目的是促进电子和匿名化报告用药事故。MEDMARX最初对伤害只有

3个分级：接近失误（near miss）；未造成伤害的错误（error，no harm）；造成伤害的错误（error，harm）。随后很快扩展为更加复杂并带有定义的标准化分类（表1.1），该分类系统由美国国家用药错误报告和预防协调委员会（National Coordinating Council for Medication Error Reporting and Prevention，NCC MERP）建立。这套量表中的事件严重性指标为医院提供了区分度，能够明确院内情况，并能与其他机构的事件进行比较。尽管NCC MERP系统被广泛应用，但仍有许多研究使用自创的伤害分级系统。与其他一些研究类似，本书并未全部采用NCC MERP推荐定义，特别是在定义用药错误方面（专栏1.2）。鉴于NCC MERP定义被强烈推荐并广泛使用，在此有必要解释一下这样做的原因。在临床实践中，本书定义与NCC MERP定义有相当多重合，而且在许多情况下，使用这两种定义都可以捕捉到相同事件。专栏1.2的内容解释了两种定义间一些重要的区别。

表1.1　美国国家用药错误报告和预防协调委员会的用药错误分类指标

是否出现错误	是否造成伤害	分级
没有错误	未造成伤害	A：环境或事件有可能导致错误
出现错误		B：错误发生，但未到达患者 [a]
		C：错误发生，到达患者，但未造成伤害
		D：错误发生，到达患者，需进行监测来确认未造成伤害和（或）要有干预措施来排除伤害
	造成非致命性伤害	E：错误发生，对患者造成短暂损害，需要治疗或干预
		F：错误发生，对患者造成短暂损害，需要住院或延长住院时间
		G：错误发生，对患者造成永久损害
		H：错误发生，需要干预措施来维持生命
	导致死亡	I：错误发生，造成患者死亡

资料来源：http://www.nccmerp.org/sites/default/files/indexColor2001-06-12.pdf，基于原版有所改动。

注：根据该指标对用药错误进行分类的方法可通过 http://www.nccmerp.org/sites/default/files/algorColor2001-06-12.pdf 获取。

伤害（harm）是指"生理、情感或心理功能或身体结构的损害和（或）由此产生的疼痛"。监测（monitoring）是指"观察或记录相关的生命体征或心理征象"。干预（intervention）是指"疗法的改变或积极的内科/外科治疗"。维持生命的必要干预包括"心血管和呼吸支持（如心肺复苏、除颤、插管等）"。

[a] 在推导出这个表格的图表中，括号内评论指出："遗漏类型的错误不会影响到患者。"我们不同意该观点，这种错误的后果很可能会影响到患者并造成伤害（如意识到遗漏了麻醉药）。同样，在分类D中，干预本身是否会造成伤害，也是有待商榷的。

专栏 1.2　美国国家用药错误报告和预防协调委员会对用药错误的定义 [38]

本书中使用的定义与该定义不同，该定义包括违规行为和蓄意伤害的恶意用药，本书则将这两种行为排除在外；本书定义还使用"用药过程中的任何部分"（可以说更具包容性）取代了所列出的可能性，并强调不应基于结果定性错误。

用药错误是指在医护人员、患者或消费者使用药物时出现的任何可预防事件，这类事件可能导致不当用药并可能对患者造成伤害。此类事件可能与医疗实践、医疗产品、程序和系统有关，包括处方、订单沟通、产品标签、包装、命名、复方、配药、分发、管理、教育、监测和使用等。

通常报告或观察到的用药错误相关伤害都是显性的，并与用药错误紧密相连（这种关联将在第六章进行讨论），在时间上也存在密切相关性（例如，接受了10倍过量肝素治疗的婴儿出现脑出血）[20]。然而显性伤害可能只是冰山一角，很多用药错误造成的伤害实际上是隐蔽的。隐性伤害可能在相关错误发生后相当长一段时间后出现，而且可能与该错误没有紧密的联系。比较典型的案例是，术中因故未能第二次使用预防性抗生素，随后手术部位发生感染。这个错误可能是也可能不是导致切口感染并发症的原因。另一个更加隐蔽的例子是，轻微过量的镇痛/镇静药引起的不稳导致的跌倒。这些隐性错误通常不会在AME相关的研究中出现，部分原因是犯错误的人往往并不自知，因此未能报告。

▶ 1.5 麻醉和围手术期的用药安全及评估

在麻醉学发展初期，人们就开始对评估强效及高危药品使用可能造成的伤害产生兴趣，这也是麻醉专业的固有特点。对围手术期病房和重症监护病房用药错误评估的兴趣，往往与一般用药错误评估相一致。如前所述，世界卫生组织的第三个安全挑战已将范围延伸至院外，进入了社区医疗保健环境。拟接受手术的患者可能会在上述任何一种情况下遭遇药物安全管理失败，但几乎没有研究尝试描述在此过程中出现的全部事件。

1.5.1 早期麻醉相关伤害的评估

首例记录在案的因麻醉死亡的患者是Hannah Greener。1848年1月28日，她因拔除感染趾甲接受氯仿麻醉时死亡，时年15岁。关于该患者确切死因的讨论一直持续到最近。一种可能是氯仿相关的致命性心律失常，另一种可能是误吸[41]。在Hannah Greener死后的15个月内，Snow医师发表了第一篇麻醉药相关死亡的研究报告[42]。在这篇报告中，他把与氯仿有关的大多数死因归结于所谓的"心脏麻痹"。随后还描述了氯仿汽化与乙醚汽化的显著差异，即氯仿麻醉的有效浓度（5%）和致死浓度（10%）之间的安全窗十分狭窄[43]。

尽管Snow医师认识到死亡的原因通常是氯仿浓度过高，并可以通过使用适当的设备进行预防。但在19世纪50年代至第二次世界大战结束期间，业界普遍认为偶尔出现的"麻醉死亡"是麻醉用药不可避免的并发症[44]。1948年，牛津大学Nuffield麻醉学院教授Robert Macintosh发文对这一概念进行严厉驳斥。他指出："不应有麻醉药造成的死亡"，并主张应将注意力从开发新药转移到培训年轻麻醉医师上面，确保他们能够"正确使用任何医院都可以随时使用的、经过时间检验的麻醉药物，并能照护意识消失的患者"[45]。几年后，在美国佐治亚州亚特兰大市举行的第十四届年度麻醉学研究生课程期间的

Crawford Long纪念讲座中，Arthur Keats对"过度强调麻醉实践中的错误"提出了质疑[46]。他提醒听众（以及随后的读者），麻醉中使用的许多药物和技术都是有效的，并可能是致命的。他认为，AME（他称之为ADE）并不总是可以预防的。药理学的进步固然重要，但最重要的是在确定麻醉相关的任何死亡原因时应该非常谨慎。他认为只有10%的麻醉相关死亡是错误引起的，并提出一个预警，即不要在事件发生时过早地指责别人。

第二次世界大战后，美国的Beecher和Todd首次对麻醉死亡率进行了实际调查。他们详细查阅了1948—1952年在10个机构进行的599 548例麻醉，目的是确定麻醉直接相关死亡率（rate of death primarily attributable to anesthesia）（每2680例中有1例）和麻醉相关死亡率（anesthesia was an important factor）（每1560例中有1例）[47]。他们还对死亡原因与麻醉药物间的相互作用（包括筒箭毒碱、当时使用的吸入类麻醉药及经脊髓给予的局部麻醉药等）感兴趣。随后，Dripps等[48]、Clifton和Hotten等[49]进行了进一步研究。但由于定义和方法上的差异，不同研究的结果之间很难进行比较，因此也很难确定随着时间推移，麻醉安全的改善情况[50-51]。10年后Bainbridge等[52]发表的系统回顾提供了明确证据，表明随着时间推移，麻醉死亡率有了大幅下降，尤其在高收入国家（低收入国家风险较之升高2~4倍）。尽管如此，这些作者仍然表示不同研究之间的定义存在差异，这些差异还与数据收集的时间框有关。澳大利亚存在一个以统一方式纵向收集麻醉死亡率的数据来源。

1959年，Ross Holland说服澳大利亚新南威尔士州政府成立了麻醉死亡调查特别委员会（Special Committee Investigating Deaths Under Anaesthesia，SCIDUA）。随后该委员会将工作逐步拓展至澳大利亚各地及新西兰，现在澳大利亚和新西兰麻醉医师学院的总体协调下继续进行。该委员会每3年发布一次报告，其中包括流行病学数据和改善安全的建议。毫无疑问从这些报告中可以看出，自SCIDUA成立以来，麻醉的安全性在这些年里得到了极大改善。最近报告的麻醉相关年死亡率约为1/57 023或2.96/100万。此外，当下绝大多数死亡都涉及老年（87%超过60岁）和有严重合并症的患者（93%为ASA Ⅲ~Ⅴ级）。有趣的是，从Hannah Greener的可能死因来看，在"合理确定"是麻醉相关的23例死亡中，6例死因是心搏骤停，6例为误吸，7例为过敏性休克，2例为人工通气失败导致的缺氧，2例为中心静脉导管意外放置动脉后导致的卒中。报告中的许多意见涉及麻醉医师常用药物的管理。如今每起死亡事件的平均促成因素非常少，只有1.03个，这表明了整体医疗水平的提升[53]。

在这种情况下麻醉的各个方面都有所改进。Snow和Keats是正确的，麻醉使用的许多药物和技术在当时确实存在潜在风险。即便经过多年发展，这些风险至今仍然存在。Macintosh呼吁对麻醉医师进行更好的培训，这也是正确的。在高收入国家，这种规范化培训体制十分完备。然而，即使是训练有素的麻醉医师使用现代药物和设备也会犯错，而且系统因素也是造成医疗保健中不良事件的原因。多亏了Jeff Cooper和Dave Gaba等的领导[54-61]，人们认识到这些因素在麻醉和围手术期医学安全用药管理中的重要性。1987年，Jeep Pierce做出一项重要举措——领导并成立麻醉患者安全基金会，其使命是"任何患者都不应因麻醉而受到伤害"[61-63]。本章提到的所有报告（包括近期发表的）都强调，如果要完成这一使命，就必须持续进行改进。

1.5.2 评估用药错误率的指标

评估是改进工作的基础，这是一个普遍原则。用药错误原来是很难量化的。一些调查人员在尝试这样做时使用了发病率"（incidence）和"患病率"（prevalence）这两个概念。"发病率"通常指的是在特定时间段内人群中出现某种情况的新病例数；"患病率"是指在特定时间段内具有某种特征的人口比例。鉴于用药错误是一种事件而并非状况，一位患者在一个特定的临床过程中可能会经历不止一次这样的事件，而且这种可能性会受到在特定临床过程中给予患者用药的数量及临床事件数量的影响，"发生率"（rate）可能更适合用于描述用药错误发生频率。即使如此，也需要对分母进行定义，可能包括每次给药的错误率、每次麻醉的错误率、每住院日错误率、每次入院错误率及其他。

报告用药错误最严格的指标之一是总错误机会（total opportunities for error，TOE）作为分母（表1.2）。TOE被定义为给药总剂量加任何遗漏剂量（无论正确与否），或者计划给药总量加任何额外剂量[64]。TOE率可以呈现"给药时机相关错误"或"给药时机无关错误"[64]。采用这种报告方式的理由是，护士经常提前给药以便在下班前完成所有工作；或者由于工作量过多，导致一些给药必然会延迟。正如第三章所讨论的，这些微小时间点的变化很少会对患者造成伤害。因此有人认为可以忽略这些细微的事件，或者限定一个宽容度，在此范围内的给药时间变化是允许的。

表 1.2　用于衡量用药错误率的一些指标

指标	注释
用药错误 / 总错误机会	总错误机会可以有如下几种定义 • 计划给药总量＋按需给药总量 • 有或没有给药时机上的错误 • 可将一种药物视作单一的出错机会，或认为每一阶段都有出错机会 • 每个机会只计一个错误（每种药物都是二元的）或计算多个错误（例如，开具处方时使用了危险的缩写并且省略了给药剂量）
每位患者的用药错误	• 可以是二元的（例如，患者住院期间至少有或没有遇到一个用药错误） • 可以是累积的（任何给定的患者经历了多少个错误，从 0 开始）
每 1000 例患者每日的用药错误	• 研究期间将所有报告的错误在患者总日数上进行标准化处理

计算错误率的一个常用指标是总体用药错误（overall medication errors），其中每张处方或每次剂量只能被判断为正确或错误。该指标适用于从开具处方到用药监测的整

个过程，也适用于其中任何一个阶段。另一个指标是错误总数（total number of errors，TNE），在一次给药过程中可能存在多个错误，包括准备不当或错误稀释、剂量错误、时机错误，甚至标记错误。即使使用这类精确定义，现有报道中的比率仍然变化不一。例如，近年来的系统回顾中，基于TOE的错误率为1.7% ~ 72.5%[64]。造成这种差异的原因是错误的定义、观察者及当地的流程和程序之间存在不同。

报告麻醉期间用药错误的一个难点在于用药次数，或者说每个病例的TOE有很大不同。因此，更合理的做法是按给药次数或TOE报告比率，而不是按麻醉例数。然而这些数据并不是独立的，特别是前两个指标。因此，如果将给药次数或TOE视为独立变量，会夸大比较组间比率的任何统计方法的效能[25]。为了理解这一点，我们可以假设在一个特定的夜晚，由一名特定的麻醉医师和一名特定的外科医师在一台困难的心脏急诊手术中给予30次（或更多）静脉用药，然后将其与几位不同的麻醉医师管理的种类各异的小型日间择期手术中的30次用药进行比较。前30次给药有许多共同点，可能会影响出错的概率，但后30次给药彼此之间则更为独立。因此理想情况下，在比较组间或一段时间内用药错误率的统计分析中，应考虑到潜在的混杂因素。这些因素至少应包括手术类型和麻醉医师。

在衡量标准确定之后，接下来要做的是选择用于评估用药错误的研究方法。已有多种方法可供使用，每种方法都各有优劣。

1.5.3 用药错误研究的事件报告

研究用药错误最简单的方法或许是自愿性事件报告。事件报告起源于Flanagan的工作[65]，他在1954年发表了对"严重事件技术"的深刻分析，之后在整个第二次世界大战期间被用于分析和减少飞行员在训练期间发生的严重事故。1960年发表的关于用药错误的首批研究之一[66]便采用了基于Flanagan的研究方法。1978年，Cooper及其同事发表开创性研究，使用了改良的严重事故报告制度来研究麻醉实践中人为错误和设备故障的性质。注射器调换错误被认为是最常见的三类错误之一[54]。事件报告的方法各不相同，从对从业人员的单一调查（如询问"你在职业生涯中是否犯过用药错误？"），到年度或更频繁的调查（如询问"你在过去一年中是否发生过用药错误？"），通过提供持续的机会，使引起、参与或观察到错误、事故的个人自愿向中央数据库或研究小组进行匿名、隐蔽的报告。Flanagan在他的原始报告中指出，在事件或事故发生后立即进行报告，大大增加了收集到事件的数量及质量[65]。虽然调查可以提供更深层次的信息，如有多少麻醉医师在职业生涯中会出现用药错误；但实时收集个例事件的性质、潜在诱因或缓解因素，会使信息更加全面可靠。一个特别成功的例子是Runciman等于20世纪90年代在澳大利亚和新西兰麻醉部门建立的[67-73]澳大利亚事故监测学会（Australian Incident Monitoring Study）。这是一个能够实时报告麻醉用药相关事件的国家级系统。

自愿性事件报告和调查的费用不高，并可以有数千甚至数百万参与者。这增加了捕捉到小概率事件的可能性。事件报告最适合用来描述用药错误和事件的性质。它还可以显示已报告事件的模式随时间的变化情况。例如，基于对2007年澳大利亚事故监测学会的1000

份最新报告分析，Williamson等认识到"未被识别的食道插管现在极为罕见"[74]。这大体反映了麻醉技术发展的好处，特别是将脉搏血氧仪和二氧化碳检测仪提供的监测作为标准麻醉监护的一部分[75]。

事故报告系统大大改善了麻醉安全及航空和其他行业安全[58]。然而，自愿性事故报告确实有一定局限性。报告的匿名性被认为是鼓励报告的必要条件，这意味着在提交报告后通常无法获得更多细节，并常会留下不完整的事件记录情况。此外，由于回忆偏倚，这种方法无法了解准确的用药错误率，也会遗漏一些事件。正如之前所观察到的，事实上许多用药错误根本没有被医师意识到，尤其是在没有对患者造成伤害的情况下（如忘记使用预防性抗生素）。因此，在准确获取分母数据方面就可能存在困难。一些和分母相关的一般信息是可能获取的，如接受调查的麻醉医师人数、总病例数或住院天数，但要准确获得研究中的TOE或用药总数就比较困难。电子病历可能会对此有所帮助，但在麻醉期间可能无法保证每一次给药都能准确记录。

通过事件报告大幅改善分子和分母数据收集的方法，称为"便利事件报告"。这种方法是最不依赖记忆的事件报告方法。在便利事件报告中，医务人员被要求在每次对患者诊疗（如每次麻醉）结束时，填写一份与事件相关的表格。这些问题可以更加直接地询问是否发生了某一类型的事件（如用药错误）。通常情况下只需在"是"或"不是"之间做出选择，只有在回答"是"时才会收集进一步信息[76]。与自愿报告相比，便利事件报告往往会发现更高的错误率。我们猜想，如果可以什么都不做，许多医务工作者会觉得没有足够动力去完成事故报告；而一旦报告变成强制性并已经开始着手准备，这个障碍就被克服了。这样一来就提高了医务工作者参与的可能性。

便利报告对于获取与麻醉有关的用药错误十分有效。因为每个病例都是不相关的，而且麻醉时间通常是有限的。便利报告也用于处方错误的研究，即药剂师在日常工作中审查每张处方，并将每张处方标记为有或无错误。在重症监护病房或普通病房中也可以使用便利报告，可以在轮班结束时对护士进行询问。但我们没有找到描述在麻醉和药房以外任何环境中使用便利报告的记载。

电子病历的广泛使用使得事件报告的提示成为可能，也可以在每个病例后强制报告，这与便利事件报告相一致。在此方面，值得注意的例子是由美国、澳大利亚和新西兰三方麻醉数据委员会开发和支持的webAIRS系统（http://www.anzca.edu.au/fellows/safety-and-quality/inci dent-reporting-webairs，2020年1月2日访问），以及由美国麻醉医师协会麻醉质量研究所（Anesthesia Quality Institute，AQI）管理的麻醉事件报告系统（Anesthesia Incident Reporting System，AIRS）（https://qualityportal.aqihq.org/AIRSMain/AIRSSelectType/0，2020年1月2日访问）等。重要的是，这些电子系统除了便于报告外，还使报告的整理和分析变得更加容易。由于这些系统得到主要麻醉组织的支持，它们的成立也明确具有为改善麻醉安全提供权威性建议的目的和能力。为此，在AQI系统的ASA Monitor上会定期发表具有教育意义的文章，并在webAIRS上级组织的新闻通讯中定期发表报告。这两个系统还支持主要麻醉会议的研讨会，并为各种同行评议的出版物提供信息[77-80]。

这些以麻醉为导向的系统报告的许多事件均涉及用药安全问题。更为普遍的是，许多大规模、多学科、国家级的用药事件报告系统为从业人员提供了自愿报告任何医疗领域用药错误或事件的机会。其中一个系统称为MEDMARX，于1993年由美国药典（United States Pharmacopeia，USP）发起，目前由Quantros维护。它是一个私人维护、基于订阅的自愿报告系统，只关注用药错误，允许医院以标准化格式报告、跟踪和分享用药错误数据[9]。目前，这个数据库有来自全美860多家机构的120多万条用药事故记录。另一个国家级报告系统是国家报告和学习系统（National Reporting and Learning System，NRLS），由英国国家卫生服务系统（National Health Service，NHS）管理，从英格兰和威尔士的NHS信托机构收集事故报告[81]。自成立以来，已经有超过550万份事故报告提交给NRLS，其中约9%与药物治疗有关[9]。有趣的是，在最近对2007—2016年向NRLS报告的227起导致死亡的用药错误审查中，似乎只有一份报告涉及麻醉[81]。

与任何自愿性事件报告系统一样，这些大型、全国性、自愿性的事件报告系统依赖个人主动报告事件。众所周知，事故报告数量因专业而异，护士和药剂师的报告率很高，而医师则很少报告[82-83]。一项研究显示，89%的错误报告来源于护士，而医师只占1.9%[84]。这可能是因为医师们更担心报告错误后的羞耻感及对工作、地位和个人尊重产生的损害[85]。此外，在手术室，麻醉医师的用药错误通常很容易被隐藏，因此容易被忽视。尽管2010年NRLS的报告是强制性的，但人们可以质疑这种强制性的有效性，这样可能只会使人们更倾向于隐藏事件。另一方面，NRLS的报告被用来为NHS的患者安全政策提供信息[86]，而麻醉相关的系统似乎并没有与负责医疗安全的政府机构形成类似联系。澳大利亚、新西兰、瑞士、丹麦、日本、泰国和其他许多国家也都有各种类似的医疗事故报告系统。

1.5.4　用药安全的观察性研究

一种更严格的研究用药安全的方法是"前瞻性观察研究"。在这类研究中，训练有素的研究人员对用药过程中的任一或全部环节直接进行前瞻性观察。该方法已经在手术室[4, 25]、ICU[87]和普通病房[88]中使用。这类研究提供了更严格和详细的用药错误记录[89]，错误频率通常比自愿报告中高得多[4, 25]。观察性研究允许研究者收集在患者住院期间、护理过程中（如麻醉）或单一药物处方相关的错误数量。通过回收使用过的安瓿和药瓶及在每次给药前后核对药物，可以提高实际给药的准确性[25]。然而观察性研究属于高度资源密集型研究[25]。由于需要一定费用和时间，观察通常仅局限于一段时间内。这意味着可能会遗漏罕见但具有毁灭性的事件，这类事件本应可以通过一个持续的事件报告系统来捕获。例如，观察性研究不可能观察到世界范围内报道的153例长春碱用药错误，或另外一例众所周知的用药错误——用于硬膜外注射的丁哌卡因被误用于静脉注射，导致一名年轻产妇死亡的悲惨事件（在第十章和第十三章详细讨论）[19]。

1.5.5 病历审查和用药错误

研究用药错误的第三种方法是回溯患者病历或电子记录，包括处方或用药过程的其他记录。

病历回顾已被用于研究一般不良事件的发生率，这些研究发现了大量药品不良事件[5-6, 90-92]。病历审查已被用于评估用药的所有流程，但在研究处方错误时特别有用。该方法需要一定数量、训练有素的审查员，对错误进行严格定义，而且这种方法十分昂贵，评估者间信度（interrater reliability）可能相当低，在评估以临床目的而并非科研目的所做的记录时，会不可避免地存在一定限度上的主观性（例如，在评估阿片类药物的给药剂量对患者年龄和身体状况是否合适时）。最近，在普通病房和重症监护病房，电子算法被用来自动捕捉和报告错误剂量及药物–药物相互作用。其中一种方法是使用"触发工具"[93]。这些电子方法将在第三章中进一步探讨。

1.5.6 基于模拟的用药安全研究

最后，从基于屏幕的交互应用[94]到允许医护人员使用真实药物进行复杂场景管理的[95]的高度逼真模拟情境，各种形式的模拟已被用于用药安全研究的方方面面。

模拟可以创造出具有挑战性的临床情境，这种情况下可能会增加出错的概率。而且不仅可以观察，还能进行录像和汇报，以便更深入地了解影响用药安全的因素[95]。模拟的其他优点包括能够最大限度地减少与用药错误和违规行为研究相关的医学法律和伦理问题。越来越多的证据支持模拟研究适用于临床实践[26, 96]，但模拟研究和观察性临床研究一样，都属于高度资源密集型研究。

▶ 1.6 结论

在接下来的章节中，我们将尝试对文献报道的大量用药安全失败案例进行多方面解读。几乎所有关于用药安全的研究都使用了各自不同的定义，包括如何定义用药错误（确定分子）、如何定义出现错误的机会（确定分母）。一项研究往往只关注用药过程的一个阶段、一个特定地点（如ICU或普通病房或同时包含两者）、一个专业（如儿科、心血管）或某种类型的药物（如高风险药物，不同研究之间该定义也存在差别）。然而，几乎所有研究都清楚地表明，用药安全失败产生的问题不容忽视，特别是在麻醉和围手术期。

在阅读了第二章和第三章后，读者可能会像作者一样得出结论，即我们对用药错误发生率及其本质的认知仍不准确。最后，不同的研究方法适用于不同的研究问题。在评估循证医学证据以提供关于用药安全的建议时，有必要对来自不同研究的信息进行三方评估。为此，精确了解每项研究中使用的定义及各研究的优势和局限性就变得非常重要。我们希望本章能使评估这些文献的读者更深入地了解上述问题的复杂性，并能更好地解释相关研究结果，随后将其应用于自己的机构。

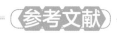

麻
醉
及
围
手
术
期
用
药
安
全

1. Donaldson LJ, Kelley ET, Dhingra-Kumar N, Kieny MP, Sheikh A. Medication without harm: WHO's third global patient safety challenge. Lancet. 2017;389(10080):1680-1.

2. World Health Organization (WHO). Medication without harm. WHO's third global patient safety challenge. 2017. Accessed January 3, 2020. https://www.who.int/patientsafety/medication-safety/medication-without-harm-brochure/en/

3. Bond CA, Raehl CL, Franke T. Medication errors in United States hospitals. Pharmacotherapy. 2001;21(9):1023-36.

4. Nanji KC, Patel A, Shaikh S, Seger DL, Bates DW. Evaluation of perioperative medication errors and adverse drug events. Anesthesiology. 2016;124(1):25-34.

5. Brennan TA, Leape LL, Laird NM, et al. Incidence of adverse events and negligence in hospitalized patients-results of the Harvard Medical Practice Study I. N Engl J Med. 1991;324(6):370-6.

6. Leape LL, Brennan TA, Laird N, et al. The nature of adverse events in hospitalized patients-results of the Harvard Medical Practice Study II. N Engl J Med. 1991;324(6):377-84.

7. Choi I, Lee SM, Flynn L, et al. Incidence and treatment costs attributable to medication errors in hospitalized patients. Res Social Adm Pharm. 2016;12(3):428-37.

8. Cranshaw J, Gupta KJ, Cook TM. Litigation related to drug errors in anaesthesia: an analysis of claims against the NHS in England 1995-2007. Anaesthesia. 2009;64(12):1317-23.

9. Wahr JA, Shore AD, Harris LH, et al. Comparison of intensive care unit medication errors reported to the United States' MedMarx and the United Kingdom's National Reporting and Learning System: a cross-sectional study. Am J Med Qual. 2014;29(1):61-9.

10. Schochet SS Jr, Lampert PW, Earle KM. Neuronal changes induced by intrathecal vincristine sulfate. J Neuropathol Exp Neurol. 1968;27(4):645-58.

11. Gilbar PJ. Inadvertent intrathecal administration of vincristine: time to finally abolish the syringe. J.Oncol Pharm Pract. 2020;26(2):263-6.

12. Dabrowska-Wojciak I. The death of an infant after the unfortunate intrathecal injection of vincristine. Clin Pract. 2018;15:438-41.

13. Bain PG, Lantos PL, Djurovic V, West I. Intrathecal vincristine: a fatal chemotherapeutic error with devastating central nervous system effects. J Neurol. 1991;238(4):230-4.

14. Trissel LA, Zhang Y, Cohen MR. The stability of diluted vincristine sulfate used as a deterrent to inadvertent intrathecal injection. Hosp Pharm. 2001;36:740-5.

15. ISMP Canada. Healthcare Insurance Reciprocal of Canada (HIROC). Published data supports dispensing vincristine in minibags as a system safeguard. ISMP Canada; 2001. Accessed January 19, 2020. https://www.ismp-canada.org/download/safetyBulletins/ISMPCSB2001-10Vincristine.pdf

16. World Health Organization. Information Exchange System Alert, No. 115. Geneva: World Health Organization; 2007. Accessed January 19, 2020. https://www.who.int/patientsafety/highlights/PS_alert_115_vincristine.pdf

17. Greenall J, Shastay A, Vaida AJ, et al. Establishing an international baseline for medication safety in oncology: findings from the 2012 ISMP International Medication Safety Self Assessment for Oncology. J Oncol Pharm Pract. 2015;21(1):26-35.

18. Noble DJ, Donaldson LJ. The quest to eliminate intrathecal vincristine errors: a 40-year journey. Qual Saf Health Care. 2010;19(4):323-6.

19. Smetzer J, Baker C, Byrne FD, Cohen MR. Shaping systems for better behavioral choices: lessons

learned from a fatal medication error. Jt Comm J Qual Patient Saf. 2010;36(4):152-63.

20. Arimura J, Poole RL, Jeng M, Rhine W, Sharek P. Neonatal heparin overdose-a multidisciplinary team approach to medication error prevention. J Pediatr Pharmacol Ther. 2008;13(2):96-8.

21. Kennedy P, Pronovost P. Shepherding change: how the market, healthcare providers, and public policy can deliver quality care for the 21st century. Crit Care Med. 2006;34(3 suppl):S1-6.

22. Merry AF, Webster CS, Mathew DJ. A new, safety-oriented, integrated drug administration and automated anesthesia record system. Anesth Analg. 2001;93(2):385-90.

23. Webster CS, Merry AF, Gander PH, Mann NK. A.prospective, randomised clinical evaluation of a new safety-orientated injectable drug administration system in comparison with conventional methods. Anaesthesia. 2004;59(1):80-7.

24 Webster CS, Larsson L, Frampton CM, et al. Clinical assessment of a new anaesthetic drug administration system: a prospective, controlled, longitudinal incident monitoring study. Anaesthesia. 2010;65(5):490-9.

25. Merry AF, Webster CS, Hannam J, et al. Multimodal system designed to reduce errors in recording and administration of drugs in anaesthesia: prospective randomised clinical evaluation. BMJ. 2011;343:d5543.

26. Merry AF, Hannam JA, Webster CS, et al. Retesting the hypothesis of a clinical randomized controlled trial in a simulation environment to validate anesthesia simulation in error research (the VASER study). Anesthesiology. 2017;126(3):472-81.

27. Bowdle TA, Jelacic S, Nair B, et al. Facilitated self-reported anaesthetic medication errors before and after implementation of a safety bundle and barcode-based safety system. Br J Anaesth. 2018;121(6):1338-45.

28. Australian and New Zealand College of Anaesthetists. PS 51 2018 Guidelines for the Safe Management and Use of Medications in Anaesthesia. Melbourne: Australian and New Zealand College of Anaesthetists; 2018. Accessed April 26, 2019. http://www.anzca.edu.au/resources/professional-documents

29. Eichhorn J. APSF hosts medication safety conference: consensus group defines challenges and opportunities for improved practice. APSF Newsletter. 2010;25(1):1-7. Accessed January 3, 2020. https://www.apsf.org/article/apsf-hosts-medication-safety-conference/

30. Jensen LS, Merry AF, Webster CS, Weller J, Larsson L. Evidence-based strategies for preventing drug administration errors during anaesthesia. Anaesthesia. 2004;59(5):493-504.

31. Wahr JA, Abernathy JH 3rd, Lazarra EH, et al. Medication safety in the operating room: literature and expert-based recommendations. Br J Anaesth. 2017;118(1):32-43.

32. Aronson JK. Medication errors: definitions and classification. Br J Clin Pharmacol. 2009;67(6):599-604.

33. Ferner RE, Aronson JK. Clarification of terminology in medication errors: definitions and classification. Drug Saf. 2006;29(11):1011-22.

34. Pintor-Marmol A, Baena MI, Fajardo PC, et al. Terms used in patient safety related to medication: a literature review. Pharmacoepidemiol Drug Saf. 2012;21(8):799-809.

35. Lisby M, Nielsen LP, Brock B, Mainz J. How should medication errors be defined? Development and test of a definition. Scand J Public Health. 2012;40(2):203-10.

36. Lisby M, Nielsen LP, Brock B, Mainz J. How are medication errors defined? A systematic literature review of definitions and characteristics. Int J Qual Health Care. 2010;22(6):507-18.

37. Anesthesia Patient Safety Foundation. Medication safety in the operating room: Time for a new paradigm. Anesthesia Patient Safety Foundation; 2010. Accessed July 11, 2020. https://www.apsf.org/videos/medication-safety-video/

38. National Coordinating Council for Medication Error Reporting and Prevention. About Medication Errors: What Is a Medication Error? National Coordinating Council for Medication Error Reporting and Prevention. Accessed January 12, 2020. https://www.nccmerp.org/about-medication-errors

39. Wikipedia contributors. Drug. Wikipedia, The Free Encyclopedia; 2020. Accessed January 12, 2020. https://en.wikipedia.org/w/index.php?title=Drug&oldid=934040601

40. Morimoto T, Gandhi TK, Seger AC, Hsieh TC, Bates DW. Adverse drug events and medication errors: detection and classification methods. Qual Saf Health Care. 2004;13(4):306-14.

41. Knight PR 3rd, Bacon DR. An unexplained death: Hannah Greener and chloroform. Anesthesiology. 2002;96(5):1250-3.

42. Snow J. On the fatal cases of inhalation of chloroform. Edinb Med Surg J. 1849;72(180):75-87.

43. Snow J. On chloroform and other anesthetics: their action and administration. Br J Anaesth. 1957;29(3):142-4.

44. Runciman WB, Merry AF. A brief history of the patient safety movement in anaesthesia. In: Eger E II, Saidman L, Westhorpe R, eds. The Wondrous Story of Anesthesia. New York, NY: Springer; 2014:541-56.

45. Macintosh R. Deaths under anaesthetics. Br J Anaesth. 1948;21:107-36.

46. Keats AS. What do we know about anesthetic mortality? Anesthesiology. 1979;50(5):387-92.

47. Beecher HK, Todd DP. A study of the deaths associated with anesthesia and surgery: based on a study of 599, 548 anesthesias in ten institutions 1948-1952, inclusive. Ann Surg. 1954;140(1):2-35.

48. Dripps RD, Lamont A, Eckenhoff JE. The role of anesthesia in surgical mortality. JAMA. 1961;178:261-6.

49. Clifton BS, Hotten WI. Deaths associated with anaesthesia. Br J Anaesth. 1963;35:250-9.

50. Lagasse RS. Anesthesia safety: model or myth? A review of the published literature and analysis of current original data. Anesthesiology. 2002;97(6):1609-17.

51. Cooper JB, Gaba D. No myth: anesthesia is a model for addressing patient safety. Anesthesiology. 2002;97(6):1335-7.

52. Bainbridge D, Martin J, Arango M, Cheng D; Evidence-based Peri-operative Clinical Outcomes Research (EPiCOR) Group. Perioperative and anaesthetic-related mortality in developed and developing countries: a systematic review and meta-analysis. Lancet. 2012;380(9847):1075-81.

53. McNicol L, ed. Safety of Anaesthesia in Australia. A Review of Anaesthesia Related Mortality 2006 to 2008. Melbourne: Australian and New Zealand College of Anaesthetists; 2017.

54. Cooper JB, Newbower RS, Long CD, McPeek B. Preventable anesthesia mishaps: a study of human factors. Anesthesiology. 1978;49(6):399-406.

55. Newbower RS, Cooper JB, Long CD. Learning from anesthesia mishaps: analysis of critical incidents in anesthesia helps reduce patient risk. QRB Qual. 1981;7(3):10-16.

56. Cooper JB, Long CD, Newbower RS, Philip JH. Critical incidents associated with intraoperative exchanges of anesthesia personnel. Anesthesiology. 1982;56(6):456-61.

57. Cooper JB, Newbower RS, Kitz RJ. An analysis of major errors and equipment failures in anesthesia management: considerations for prevention and detection. Anesthesiology. 1984;60(1):34-42.

58. Cooper JB. Toward prevention of anesthetic mishaps. Int Anesthesiol Clin. 1984;22(2):167-83.

59. Cooper JB. Anesthesia can be safer: the role of engineering and technology. Med Instrum. 1985;19(3):105-8.

60. Gaba DM, Maxwell M, DeAnda A. Anesthetic mishaps: breaking the chain of accident evolution. Anesthesiology. 1987;66(5):670-6.

61. Pierce EC, Jr. The 34th Rovenstine Lecture. 40 years behind the mask: safety revisited. Anesthesiology.

1996;84(4):965-75.

62. Eichhorn J. The APSF at 25: pioneering success in safety but challenges remain. APSF Newsletter. 2010;25(2):1, 23-4, 35-9.

63. Cooper J. Patient safety and biomedical engineering. In: Kitz R, ed. This Is No Humbug: Reminiscences of the Department of Anesthesia at the Massachusetts General Hospital. Boston: Department of Anesthesia and Critical Care, Massachusetts General Hospital; 2002:377-420.

64. Keers RN, Williams SD, Cooke J, Ashcroft DM. Prevalence and nature of medication administration errors in health care settings: a systematic review of direct observational evidence. Ann Pharmacother. 2013;47(2):237-56.

65. Flanagan JC. The critical incident technique. Psychol Bull. 1954;51:327.

66. Safren MA, Chapanis A. A critical incident study of hospital medication errors. Hospitals. 1960;34:32-4; passim.

67. Barker L, Webb RK, Runciman WB, Van der Walt JH. The oxygen analyser: applications and limitations-an analysis of 2000 incident reports. Anaesth Intensive Care. 1993;21:570-4.

68. Cockings JGL, Webb RK, Klepper ID, Currie M, Morgan C. Blood pressure monitoring-applications and limitations: an analysis of 2000 incident reports. Anaesth Intensive Care. 1993;21:565-9.

69. Fox MAL, Webb RK, Singleton R, Ludbrook G, Runciman WB. Problems with regional anaesthesia: an analysis of 2000 incident reports. Anaesth Intensive Care. 1993;21:646-9.

70. Holland R, Webb RK, Runciman WB. Oesophageal intubation: an analysis of 2000 incident reports. Anaesth Intensive Care. 1993;21(5):608-10.

71. Kluger MT, Tham EJ, Coleman NA, Runciman WB, Bullock MF. Inadequate pre-operative evaluation and preparation: a review of 197 reports from the Australian incident monitoring study. Anaesthesia. 2000;55(12):1173-8.

72. Currie M, Mackay P, Morgan C, et al. The Australian Incident Monitoring Study. The "wrong drug" problem in anaesthesia: an analysis of 2000 incident reports. Anaesth Intensive Care. 1993;21(5):596-601.

73. Currie M, Webb RK, Williamson JA, Russell WJ, Mackay P. Clinical anaphylaxis: an analysis of 2000 incident reports. Anaesth Intensive Care. 1993;21:621-5.

74. Williamson J, Runciman B, Hibbert P, Benveniste K. AIMS anaesthesia: a comparative analysis of the first 2000 and the most recent 1000 incident reports. ANZCA Bulletin. 2008:13-15. Accessed January 4, 2020. http://www.anzca.edu.au/documents/anzca-bulletin-2008-mar.pdf

75. Eichhorn JH, Cooper JB, Cullen DJ, et al. Standards for patient monitoring during anesthesia at Harvard Medical School. JAMA. 1986;256(8):1017-20.

76. Webster CS, Merry AF, Larsson L, McGrath KA, Weller J. The frequency and nature of drug administration error during anaesthesia. Anaesth Intensive Care. 2001;29(5):494-500.

77. Gibbs NM, Culwick M, Merry AF. A cross-sectional overview of the first 4,000 incidents reported to webAIRS, a de-identified web-based anaesthesia incident reporting system in Australia and New Zealand. Anaesth Intensive Care. 2017;45(1):28-35.

78. Gibbs NM, Culwick MD, Merry AF. Patient and procedural factors associated with an increased risk of harm or death in the first 4,000 incidents reported to webAIRS. Anaesth Intensive Care. 2017;45(2):159-65.

79. Leslie K, Culwick MD, Reynolds H, Hannam JA, Merry AF. Awareness during general anaesthesia in the first 4,000 incidents reported to webAIRS. Anaesth Intensive Care. 2017;45(4):441-7.

80. Guffey PJ, Culwick M, Merry AF. Incident reporting at the local and national level. Int Anesthesiol Clin. 2014;52(1):69-83.

81. Harkanen M, Vehvilainen-Julkunen K, Murrells T, Rafferty AM, Franklin BD. Medication administration errors and mortality: incidents reported in England and Wales between 2007-2016. Res Social Adm Pharm. 2019;15:858-63.

82. Gallagher TH, Waterman AD, Ebers AG, Fraser VJ, Levinson W. Patients' and physicians' attitudes regarding the disclosure of medical errors. JAMA. 2003;289(8):1001-7.

83. Sarvadikar A, Prescott G, Williams D. Attitudes to reporting medication error among differing healthcare professionals. Eur J Clin Pharmacol. 2010;66(8):843-53.

84. Nuckols TK, Bell DS, Liu H, Paddock SM, Hilborne LH. Rates and types of events reported to established incident reporting systems in two US hospitals. Qual Saf Health Care. 2007;16(3):164-8.

85. Perez B, Knych SA, Weaver SJ, et al. Understanding the barriers to physician error reporting and disclosure: a systemic approach to a systemic problem. J Patient Saf. 2014;10(1):45-51.

86. Tingle J. Improving the National Reporting and Learning System and responses to it. Br J Nurs. 2018;27(5):274-5.

87. Valentin A, Capuzzo M, Guidet B, et al. Errors in administration of parenteral drugs in intensive care units: multinational prospective study. BMJ. 2009;338:b814.

88. al Tehewy M, Fahim H, Gad NI, El Gafary M, Rahman SA. Medication administration errors in a university hospital. J Patient Saf. 2016;12(1):34-9.

89. Orser BA, Byrick R. Anesthesia-related medication error: time to take action. Can J Anaesth. 2004;51(8):756-60.

90. Davis P, Lay-Yee R, Briant R, et al. Adverse events in New Zealand public hospitals I: occurrence and impact. N Z Med J. 2002;115(1167):U271.

91. Wilson RM, Runciman WB, Gibberd RW, et al. The quality in Australian health care study. Med J Aust. 1995;163:458-71.

92. Gawande AA, Thomas EJ, Zinner MJ, Brennan TA. The incidence and nature of surgical adverse events in Colorado and Utah in 1992. Surgery. 1999;126(1):66-75.

93. Rozich JD, Haraden CR, Resar RK. Adverse drug event trigger tool: a practical methodology for measuring medication related harm. Qual Saf Health Care. 2003;12(3):194-200.

94. Cheeseman JF, Webster CS, Pawley MD, et al. Use of a new task-relevant test to assess the effects of shift work and drug labelling formats on anesthesia trainees' drug recognition and confirmation. Can J Anaesth. 2011;58(1):38-47.

95. Merry AF, Weller JM, Robinson BJ, et al. A.simulation design for research evaluating safety innovations in anaesthesia. Anaesthesia. 2008;63(12):1349-57.

96. Weller J, Henderson R, Webster CS, et al. Building the evidence on simulation validity: comparison of anesthesiologists' communication patterns in real and simulated cases. Anesthesiology. 2014;120(1):142-8.

第二章

麻醉及围手术期用药安全的失败

徐梦源，张国华

2.1 引言

据估计，全世界每年约有3亿台外科手术[1]。一个典型的外科患者的临床路径可以理解为，从主诊医师到医院临床医师的照护转接开始，到照护转接回到同一主诊医师为止（图2.1）。在医院里，外科患者还要经历从病房到手术室的进一步照护转接，也许通过一个等候区，然后到麻醉恢复室（postanesthesia care unit，PACU），或者可能到重症监护病房（intensive care unit，ICU）或高度依赖室（high-dependency unit，HDU），回到病房（或者可能是另一个病房），然后再回到他们的家。很多物理转接也涉及照护团队之间的照护转移。每个接受手术的患者在这个连续照护过程中都会接受许多药物治疗，而每一次用药都会使他或她面临风险，包括出错的风险。由于术前准备、术中管理、术后恢复和向家庭转接涉及不同的任务和工作流程，因此，用药安全失败的频率和特点因手术照护的阶段而异，但并非所有这些失败都可归咎于照护患者第一线的部分临床医师。有些反映了违规行为，有些反映了系统缺陷，包括设备的故障。

在术前阶段，药物重整很重要。常见的错误做法包括未能准确识别患者正在服用的所有药物，未能注意到过敏情况，以及疏忽或错误地管理抗凝血药物、心脏疾病和糖尿病用药。在术中，麻醉医师通常作为唯一的人员，需要开具、分配、准备、管理、记录和监测药物的效果。这样做没有常规的保障措施，即由药剂师验证处方药物的作用、剂量和给药途径是否合适，然后由护士在用药前重复这些检查。手术后，患者转入PACU，然后转入病房，回家后，药物的重整又成了新的问题，特别是存在沟通失误（包括通过文件）的风险，即有或没有给药，然后没有重新启动术前停用的药物（如抗凝血药物和抗血小板药物）。

最近在美国，"以患者为中心的医疗之家"的概念得到了推广，在这个概念中，单

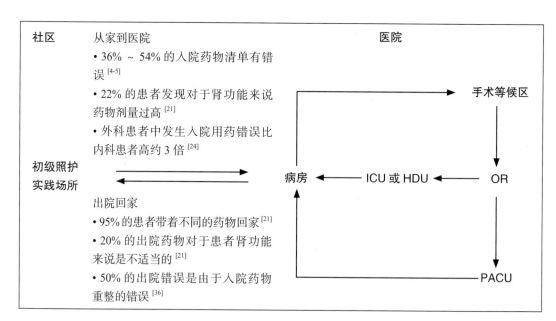

OR：手术室；PACU：麻醉恢复室；ICU：重症监护病房；HDU：高度依赖室。照护转接（用箭头表示）与用药错误密切相关，特别是在社区和医院之间的转接，在此期间可能经常需要改变常规用药方案。个别患者可能遵循的路径略有不同，而且可能有许多变化。图中的数字来自一篇或多篇论文，其结果不尽相同，因此不能反映全部现象。然而，它们确实表明了在这些转接中出现错误的风险。

图 2.1　许多外科患者遵循的临床路径

一的初级照护提供者或个人医师是医疗照护的总体统筹者[2]。这一概念在英国的医学传统中已经确立（延伸到英联邦的许多国家），在英国，"全科医生"不仅要管理常规照护，还要协调与专科顾问的互动。然而，这一概念在多大限度上转化为实际实践是变化的。特别是，当患者进入医院进行手术时，他们的主诊医师几乎总是将他们的照护工作移交给医院的临床医师。因此，患者不仅脱离了他们熟悉的家庭，而且也脱离了他们熟悉的医疗之家。这会带来失去保障措施的风险，即由单一提供者负责协调照护所有方面形成的保障措施，包括所有药物。有一种观点认为，在医院内全面协调手术患者照护的责任都转给外科医师承担，而且一些外科医师非常认真地履行这一责任。然而，外科的培训不一定是管理复杂合并症和相关药物的最佳准备，尤其同时还要协调手术康复所需额外的、通常效果强劲的药物。通常情况下，患者照护的各个方面会交给其他不同的临床医师来管理，包括住院医师、内科医师、重症监护医师和麻醉医师。麻醉医师很有资格管理和协调手术患者的整体医疗照护，在过去的10年中，越来越强调他们作为"围手术期医师"的角色。从这个角度来看，麻醉医师至少应该认识到，并且最好是参与到延长围手术期的所有阶段，从决定手术到出院，甚至到患者完全恢复正常功能。然而，有适当充足资源的正式安排，以促进这些责任的履行，可能仍然是例外而不是惯例。因此，挑战在于如何确保外科医师、麻醉医师、重症监护医师及其他可能参与患者围手术期照护的临床医师之间不会失去这种整体协调。当然，所有这一切的关键是沟通，而沟通的最大挑战在于照护的转接阶段。

　　在一些机构中，入院和出院时的药物重整已经成为常规，而且通常由药剂师完成。越来越多的机构采用电子处方和记录系统来促进整个药物管理的过程，这些系统可能包括协助药物重整的功能。至少在概念上，这些系统可以与初级照护场所，以及医院、社区的药房所使用的电子系统相连接。然而，这种类型的综合解决方案很贵、很难建立，而且仍然不常见。例如，新西兰、荷兰和丹麦及其他国家，多年来一直在国家水平上努力实现这种功能[3]，但目前的情况仍然远未达到这种理想。[1]

在本章和第三章中，我们将探讨围手术期各个阶段的用药安全的失败问题。首先，探讨的是发生在从家到医院、在医院期间、从医院回家的照护转接中的失败。然后，我们再探讨在手术室本身发生的、无论是麻醉医师还是手术室其他临床医师造成的、有完全不同环境的用药管理错误。最后，在第三章中，我们将讨论重症监护病房和普通病房中的用药错误。

本章节中的各种例子并不是要为用药管理的任何特定方面提供具体指导。相反，这些例子是为了强调术前阶段对用药安全的一些挑战。不仅在管理患者度过这个时期，而且在决定某个特定用药管理决定是错误的、违规的还是良好的做法时，也经常需要判断。事实上，与未能识别明显风险的失败相比，例如，在使用抗凝血剂的情况下使用硬膜外麻醉或腰麻，细微的决定不太可能导致伤害。

▶ 2.2 外科患者照护转移期间的用药管理

2.2.1 社区与医院之间的照护转移

社区和医院之间的照护转移给患者带来了重大风险。据估计，54%～67%入院患者的家庭用药与入院时记录的用药至少有一处不一致，其中27%～59%的不一致有可能造成伤害[4-5]。入院时药物重整不充分在住院患者药品不良事件中最高占20%[6]。这并不难相信，因为用药史的采集和核对是困难的过程，容易出错。年龄的增加和服用药物的数量都是入院时发生用药错误的预测因素[5]。许多老年患者和健康素养低的人经常不能列出他们所使用药物的名称，更不用说剂量、强度或使用频率了。语言和文化上的障碍大大增加了风险，给许多患者开具的药物的数量也是如此。看似相似或听似相似的产品，以及部分病史采集者对特定药物的不熟悉，都导致用药史的采集更加复杂。

药理学是一个从未停滞不前的领域，新药物的激增，尤其是基于单克隆抗体和抗病毒药物的制剂，可以使最有经验的医师感到困惑，更不用说外科或麻醉科的学员或患者了。出院回家提供了进一步出错的机会。住院期间对用药方案的改变（也许是因为手术治疗改变了对某些药物的需求）必须传达给患者和主诊医师，而处方需要反映新的方案。患者会服用预定药物的假设本身可能是有缺陷的，但准确的处方和清晰的说明显然是实现这一假设的前提。

1　新西兰健康质量与安全委员会关于这些议题提供了一份有用的概述并于2019年7月14日发布：https://www.hqsc.govt.nz/our-programmes/medication-safety/projects/medicine-reconciliation/。

2.2.2 术前用药安全的一些挑战

做手术的患者常常都是慢性病患者，有许多合并症，这通常意味着复杂的用药方案。手术前的用药管理应在手术前5～7天开始，甚至更早，这取决于所涉及的药物（例如，调整使用6周一次的免疫抑制剂，需要更长的周期）。必须决定是否继续或暂停某些药物（或其他药物如草药补充剂），如果是的话，是否用替代药物来衔接。协调是必要的，而且患者及参与照护的各个医师之间的沟通要承担很重的责任。如果要停用或更换药物，需要向患者提供清晰的说明，具体说明何时停止服药（包括每天服用几次的药物的日期和时间）。口头说明应辅以书面说明。可悲的是，在这种情况下和一般情况下，与患者在用药方面的沟通失败是很常见的，他们在停用哪种药物和何时停用方面的困惑也很常见。这可能会导致手术在当天被取消，或者在没有发现误解的情况下造成伤害[7]。

这些决定最好是由基于证据的指南来驱动。然而，指南的变化是有规律的，一些药物（如免疫抑制剂，它可以改变免疫状态）几乎没有可用的证据来指导适当的术前管理。此外，随着新证据的发表，基于最佳实践的共识也会变化，即使是专家也很难做到与时俱进。例如，在2007年美国心脏协会的指南中，"可能推荐"接受血管手术的患者和有强烈心脏风险因素的患者开始使用β受体阻滞剂[8]，但这一建议在2009年的重点更新中被推翻了[9]，即在POISE I 实验的数据发表后[10]。

多年来，建议在手术前暂停使用血管紧张素转化酶（angiotensin converting enzyme，ACE）抑制剂和血管紧张素受体拮抗剂（angiotensin-receptor blocking，ARB）是因为麻醉时出现低血压的可能性增加。然而，在2014年，美国心脏病学院/美国心脏协会的建议指出，术前继续使用ACE抑制剂或ARB药物是合理的，尤其是对于慢性心力衰竭的患者（Ⅱa类，证据级别B）[11]。像这样的频繁变化会增加保障患者得到最新循证管理的难度，而在制定指南时，专家的共识比明确的证据更占主导地位，这就增加了在特定情况下知道对个别患者应该如何管理的难度[12]。因此，有时可能很难判断一个特殊的决定是不是一个错误。[1]

围手术期的凝血管理特别具有挑战性，如果出现错误，可能会造成严重后果。患者可能正在使用抗凝剂（维生素K拮抗剂或新型口服抗凝药，如直接凝血酶抑制剂或抗 Xa因子药剂）或抗血小板药物（如阿司匹林、氯吡格雷、替格瑞洛）或这些类别药物的某种组合。关于是否停药、何时停药、是否与其他药物（如肝素、依诺肝素）衔接的决定，是由抗凝的基本原因（如机械心脏瓣膜、存在心房颤动、深静脉血栓病史）、存在合并症，以及计划手术中手术出血的风险和潜在后果所驱动的。这些细微差别很难处理。如果期望满足特定外科医师的独特偏好（不是循证的），事情就变得更加困难。许多外科医师对术前凝血管理有很大的有分歧的偏好，即使是在同一机构的同一类别手术中也是如此[2]。在实

1　我们将在第七章阐述判断错误的主题。

2　临床实践中适当和不适当的变化将在第八章详细讨论。

践中，通常由患者的主诊医师来决定是否暂停使用抗凝剂；如果是的话，是否进行桥接抗凝，这通常是在不了解外科医师或抗凝剂对计划手术的具体影响的情况下。不恰当的决定可能再次导致手术取消或伤害，特别是过度出血或可预防的血栓栓塞。不足为奇的是，在凝血管理方面更常见的错误之一是完全忽视了这个问题：在一项脊柱手术患者的调查中，19%使用抗凝剂或抗血小板药物的患者没有被指导在手术前停药，因此他们的手术在手术当天早上被取消了[7]。

阿片类药物管理有其自身的挑战和风险。门诊患者可以使用透皮、口服，甚至鼻腔制剂。计算口服吗啡的等效每日总剂量，对于将剂量转换为适合用于术中和术后疼痛管理的肠外阿片类药物的剂量是至关重要的。计算和转换中的错误可能导致剂量不足（可能导致戒断症状或过度疼痛）或剂量过大（可能导致呼吸抑制或死亡）。

如果说对有最佳实践指南的药物进行管理是困难的，那么对那些没有数据支持、没有围手术期相关指南指导的药物进行管理就更加困难了。免疫抑制剂的迅速增加就是一个很好的例子，它可能会增加手术部位感染的风险。这些药物的用药时间从每天一次到每6周一次不等，这使得手术的安排很困难——即使假设外科医师或安排人员真的考虑到这些药物的影响。另一个例子见专栏2.1。

专栏2.1　疏忽后的艰难决定

本书作者认识的一位医师被安排在一位口腔外科顾问医师的社区诊所里进行牙齿植入手术。种植牙是在局部麻醉下进行的，没有麻醉医师的参与。大约在计划这个手术的时候，这个患者通过一个单独的程序被诊断为特发性骨质疏松症，并开始接受静脉注射双膦酸盐的治疗。在对该患者进行广泛的内科评估时，这位口腔外科医师有一个问题没有问及，那就是："你是否考虑进行牙齿植入？"同样，口腔外科医师也没有问及双膦酸盐（人们通常认为骨质疏松症是女性而非男性的疾病）。事实上，双膦酸盐是种植牙的一个相对限制因素[13]，但这是一个很好的例子。随着时间的推移，建议已经发生了一些变化，但证据仍然非常有限。

在手术当天，患者认为他提到了最近接受过这种治疗的事实。这几乎导致手术推迟了几个月，但最后，经过大量的讨论和知情同意，手术得以顺利进行，而且术后良好。这个案例说明了几个问题。

- 我们不能根据结果来判断一个错误。在本案中，两位专科医师在询问病史时显然存在错误，表现为未能确定计划手术的相对禁忌证，但手术的最终结果令人满意。
- 此外，如果这个错误由于完全没有发现问题而变得更加复杂（几乎发生了），那么结果可能会更加令人满意，因为这将消除患者和执业医师的焦虑，因为他们必须决定是否继续进行，而不考虑骨坏死和种植体失败的潜在风险。

- 即使发现并仔细考虑了关于围手术期药物管理的问题，用于指导决策的证据也可能是有限的。
- 患者往往可以通过提出他们想到的任何问题，在促进自身用药安全方面发挥重要作用，即使这些问题看起来与他们的照护没有明显关系。
- 在不确定的情况下，患者的正确意见在做出临床决定时变得尤为重要。

2.2.3 术前门诊的药物重整

麻醉的术前准备理想状态下包括在入院前的一段时间到门诊就诊，届时采集病史，进行体格检查，并开始进行适当的检查。这也是进行完整的药物重整以及为患者可能需要的任何药物变化制订一个计划的最佳机会。不幸的是，这两个问题往往被忽视或没有得到充分解决。

充分的药物重整不仅包括核实每一种处方药物（包括其名称、剂量、给药频率、配方和途径），而且还包括患者实际服用这些药物的方式（例如，与或不与食物一起服用），甚至包括患者是否真的在服用这些药物。这对"按需"服用的药物尤其重要，如止痛药。在一项研究中，发现只有不到10%的入院患者的回忆、初级照护记录中的信息和入院时记录的信息是一致的[14]。如果主诊医师没有接受医疗之家概念并对所有处方药负责，那么这个全科医师甚至可能不知道患者正在服用的所有药物，而且由于处方在多个顾问医师之间呈碎片化，重整工作将变得更加困难。真正准确的药物重整可能需要打电话给不同的药房、主诊医师和多个顾问医师。需要整合的药物数量大大影响了术前访视所需的时间，在一项研究中，12种药物预示着评估时间将近45分钟[15]。除了可以由相关药房准确核实的处方药外，患者还可能服用大量的非处方药，如维生素和草药补充剂，这些药物可能会也可能不会向主诊医师透露[16]。由于美国食品药品监督管理局（Food and Drug Administration，FDA）和其他监管机构对这些非处方药几乎没有发言权，因此可能很难准确了解相关的潜在的药物-药物或药物-辅料的相互作用。

即使在重整过程中准确记录了所有正常的处方和服用的药物，在术前门诊和入院之间也可能会有一些变化，要么是为了配合手术（例如，抗凝剂的保留，改变前一晚胰岛素用量等），要么是由于其他原因（例如，患者医疗状况的改变）。这些变化也需要被追踪。因此，当患者入院时，应该再做一次完整的药物重整。

2.2.4 门诊或日间手术的用药管理

作为门诊患者管理的，或者其手术是当天进行的患者，可能在术前门诊见过，也可能没有。可以说，他们应该在入院和出院时进行正式的药物重整和复查，但这些步骤可能经常被忽略。特别是，似乎常常简单地认为这些患者在术后会恢复正常的用药计划。这可能是没有道理的。例如，有些患者会暂停或不使用抗凝剂或控制血糖的药物，其在出院时应该得到具体的说明，了解何时重新开始用药。用依诺肝素进行桥接的患者可能需要明确说明术后需要继续桥接，直到恢复使用华法林使他们的国际标准化比值恢复到理想的水平。通常情况下，外科医师将是让这些患者出院的人，可能需要处理这个问题。有些人能做到这一点，有些人则不然。有时会由麻醉医师让患者从恢复室出院，但出院药物的重整可能会也可能不会被明确认同为麻醉医师在日间手术室的职责之一。通常，人们认为其他人（如主诊医师，或"Coumadin诊所"的医师）将管理这些方面的照护。这可能是适当的，但显然这样的假设应该通过适当的沟通得到验证并得到支持。有趣的是，我们没有发现与日间手术患者的照护转换有关的用药错误发生率的研究。这些患者中的许多人可能根本没有用药，但对于那些用药的人来说，由于这些不同的可能性，发生错误的潜在可能性似乎很大。

2.2.5　住院一晚或多晚的外科患者的用药管理

如今，人们似乎都已经普遍接受了这样的观点：手术后计划住院一晚或多晚的患者需要在入院时和出院时进行药物重整和复查。然而，这并不总是做得很好，甚至根本没有做。这类患者在手术当天上午入院的情况越来越普遍，这可能会给完成这些重要任务增加一些时间压力。由于需要不同的临床医师参与复查这些患者的用药，这件事就变得更加复杂。麻醉团队需要明确一些问题，例如，麻醉期间药物间相互作用的可能性、术前和术后阿片类药物可能的大致需要量，以及麻醉期间可能需要重新配药的常规药物（如果有的话）。手术团队需要考虑如何在患者住院期间管理家庭用药。初步的药物重整可以由这些团队中的一个或另一个进行，或由一个单独的从业人员进行，最好是药剂师。显然，关于患者的用药应该有一个单一的事实来源，但这些过程的重复和多个从业人员的参与很容易破坏这一目标。例如，一项研究发现，73%的患者记录中，麻醉和手术用药清单之间至少有一个差异。在这些差异中，23%有不同的过敏记录，56%有不同的药物，43%有不同的剂量或用药频率[17]。

纵观医院所有类型的入院记录，并由药剂师对入院单执行详细复查，发现36%的患者至少有一个错误的用药医嘱输入。这些错误中的绝大部分（85%）是源于入院医师采集了错误的用药史，其中大部分是遗漏（即患者正在服用的药物被入院医师遗漏）[5]。在另一项研究中，护士执行的入院用药清单只有16%的时间是准确的，13%的用药错误被列为有可能造成中度或严重的伤害[18]。其他报告显示，53%的患者至少有一个非故意的差异，其中36%被认为有可能造成中度或严重伤害[4]。在接受胃肠道和骨科手术的患者中，如果由手术团队进行药物重整，每个患者平均有0.65个非故意用药差异（实际家庭用药与入院用药史对比）[19]。在入院接受脊柱手术的患者中，36%的患者未能获得至少一种适当的药物治疗：其中1/3是由于入院时的遗漏，60%是由于在医院时错误地替换以前服用的药物[7]。老年患者在入院时比其他人更容易出现药物重整错误（比率为50%），最常见的错误是遗漏[20]。在另一项研究中，近22.5%患者的用药剂量不适合于他们的肾功能，近19%有潜在的药物间相互作用[21]。老年人不适当处方筛查工具（Screening Tool of Older People's Prescriptions，STOPP）标准[22]旨在识别老年群体中潜在的不恰当处方。STOPP大多用于内科而非外科住院，但显然在外科方面具有潜在价值。因此，入院时用药错误的风险随着多重用药和年龄增长而增加[23]，到目前为止，家庭用药的遗漏似乎是这些错误中最常见的。

从这些数据中可以看出，入院时的药物重整对于所有患者来说都是非常重要的用药安全因素，但对于接受手术的患者来说尤其如此。在一项包括内科和外科服务的研究中，普通外科服务的重整错误率明显增加（比值比为3.31）[24]。这是可以理解的，正如我们所讨论的，手术经常会产生暂停或改变家庭用药的要求，这增加了错误的风险。此外，一些外科医师可能比内科医师更不熟悉用于治疗普通疾病的大量药物，这是可以理解的。

药剂师为药物重整任务带来了特殊的专业知识。事实上，他们的参与可以大大增加围手术期药物管理各个方面的安全性[25-30]，但提供这种支持的资源往往是有限的。

2.2.6 医院内的照护转接

关于入院后在医院内照护转接期间的药物重整，目前没有什么数据。当然，入院时遗漏的药物不可能在任何逐次的照护转接中被注意到，因为接收团队很可能只是核查入院药物清单，而不会重复与家庭用药进行完整的药物重整。我们知道，由于患者信息的不完全沟通和传递，住院患者的照护转接存在错误，而且在整个照护过程中，对患者的正确认识往往会下降，每次连续的照护转接提供的关键信息都更不完整[31]。在Nagpal等的一项研究中，75%的患者因信息传递不完整而发生临床事件[31]。照护人员之间的沟通失败，无论是在一个领域内（医师对医师）还是跨领域（医师对护士），都被公认为是可预防性不良事件的主要原因[32]，也是医疗事故诉讼的常见诱发因素[33]。在一项关于外科手术失误索赔的研究中，43%的沟通失败发生在交接过程中，39%的沟通失败发生在不同地点之间的转移[33]。这项研究主要涉及未能将患者病情的关键变化通知高级医师的失误，而不是用药错误，但它有助于强调照护转接的危险性。

2.2.7 出院回家的用药管理

与入院时的用药错误相比，关于出院时用药错误的研究较少，但它们经常发生（约40%），而且许多与临床相关[24, 34]。出院时发现的每个患者的用药错误数量可能比入院时更多，因为许多入院时未发现的用药管理错误会延续到出院时[35]。同样，遗漏也很常见：在一项研究中，比较了患者入院前的家庭用药清单和出院时的清单，近50%的差异可归因于入院时的遗漏[36]。

很少有患者在出院回家时使用与入院时相同的药物，尤其是外科患者出院时往往需要使用新的、额外的药物。这就为与正在使用的既定药物发生未被识别的药物相互作用打开了大门，新药物可能不适用于患者的年龄或肾功能。在一项研究中，95%的患者在入院和出院时用药有差异[21]。其中一些差异是适当的，如因新诊断而发生的变化，或因特殊适应证而增加的短期药物（如手术后为镇痛而增加的阿片类药物或全膝关节手术后开始的短暂抗凝）。不幸的是，另外一些是不恰当的，本研究中近20%的患者使用的药物剂量对于他们的肾功能是不恰当的。移植患者通常需要大幅改变用药方案。一方面，移植器官提供的功能将使许多入院前的药物不再被需要，或者需要改变药物的剂量；另一方面，可能需要新的药物，而这些药物可能与现有的药物发生相互作用（例如，在这些患者的治疗方案中增加类固醇激素，可能需要改变他们的糖尿病管理）[37]。其他入院到出院的差异反映了更简单的错误，如停用的药物无意中没有重新开始使用（通常是抗凝剂或抗血小板药物），或对继续使用的药物开出不正确的剂量。

忽视重新开始使用暂停的药物和忽视调整重新开始的剂量是很常见的，特别是抗凝剂或降糖药物。糖尿病患者在家里可能比在医院需要更多的胰岛素，因为他们在医院的饮食控制更严格，或者在医院需要更多的胰岛素，因为急性手术应激的影响。他们出院时可能会按照医院的要求使用胰岛素，一旦他们恢复自己喜欢的饮食习惯，这种方案可能就不够用或太高。与手术相关的生理紊乱经常需要修改原有的用药方案或扩大药物治疗方案[21]。手术可能会加剧高血压（例如，通过疼痛或液体过量），需要改变或增加药物，而一旦患者恢复，就不再需要这些药物。另外，由于液体转移或失血（以及之后的贫血）可能会导致低血压，使得患者暂停用药，一旦血压正常就需要恢复用药。通常很难准确预测患者出院后几天或几周内生理状态发生的渐进式变化，这使得主诊医师有更大的责任监测和管理这一时期的用药方案，但如果医院专家与他们清楚地沟通每个特定患者可能出现的变化，将会大大帮助促进这一工作。我们认为，麻醉医师以这种方式与主诊医师接触是相当不寻常的。这项任务常落在外科团队的成员身上，但对于时间紧迫的外科医师或外科实习生来说，对这些细微差别进行深思熟虑可能是很困难的。

儿科患者面临许多独特的风险[38]。大多数情况下，剂量应以体重为基础，但儿童经常不称重。当他们被称重时，体重并不总是准确的，或者可能记录不准确（例如，体重是在公斤秤上进行的，但记录的是磅数）[39-41]。因此，在一项研究中，发现儿童出院药物在80%的情况下至少有一个错误，但绝大多数的错误只是涉及不正确或遗漏的重量或日期。尽管许多这样的错误可能是轻微的，没有潜在的危害，但遗漏或错误的体重使药剂师很难对剂量进行正确的双重检查，因此与适当剂量有相当大偏差的情况就可能被遗漏。

由于常用的药物往往没有小儿口服制剂，因此小儿的情况变得更加具有挑战性。婴儿不能吞咽药片，这个问题就更严重了。此外，儿童的药物清除机制在出生时并不成熟，需要数年才能成熟。清除率与体重呈非线性关系，而且对儿童和婴儿的药效学研究不足。因此，将成人剂量仅仅根据体重调整为婴儿的剂量，可能并不准确，即使体重本身已被精准确定[38]。

患者从医院回家后的实际带药可能又会有所不同。即使在出院时重新开出的每一种药物都是完全正确的，但患者通常很少得到有关他们的新药物或如何处理他们的治疗方案中其他变化的教育。此外，与主诊医师的沟通已被证明常常是不充分和错误的。因此，许多患者的出院总结和随后上报的实际服用情况之间有差异[42-43]。在一项研究中，与出院患者进行了联系，发现所有的患者在出院总结的药物清单和他们实际服用的药物之间至少有一个差异。其中许多差异涉及重新恢复出院总结中没有列出的正常药物，其他常见的错误涉及患者不知道之前确定使用的、曾暂停服用的药物现在应该恢复了，还有许多其他错误涉及不正确的剂量[43]，甚至还发现出院总结中的药物与提交给患者的药物清单之间存在重大的差异[36]。Mixon等在患者出院后给他们打电话，将报告的服药情况与出院清单进行比较，发现超过50%的患者至少有一种不一致的药物，59%的患者对心脏药物的适应证、剂量或频率有误解[42]。在一项针对64岁以上患者的研究中，22%在入院前服用的药物在出院时被改变了剂量或进行了同类别替代（如用卡托普利代替赖诺普利）或完全停药。绝大多数患者（70%~80%）对这些变化没有或只有部分理解[44]。毫不奇怪的是，健康素养较低或主观计算能力较低的患者发生这类误解的风险更大[42]。为了增加这一出院过程的风险，Cornu等调查的患者中几乎半数在出院时收到的药物清单与出院总结中发给他们主诊医师的清单不同。在这项研究中，当患者的出院药物清单中有5种以上的药物时，出现差异的可能性就会增加3倍[36]。

大多数外科患者在离开医院时都安排了一次手术随访。考虑到出院时药物重整的复杂性，他们也应该在5~7天内安排一次对其主诊医师的访问，重点是确保出院回家时所带的药物是适当的。

▶ 2.3 手术室用药安全的失误

接受镇静或全身麻醉的外科患者在手术过程中会被给予不同数量的药物。在一项对近75 000例麻醉的研究中，每个病例的静脉注射次数为0~39次（平均为9.9次），尽管没有对这些注射的不同类型药物的数量进行评估[45]。此外，这些药物可以包括吸入气体或蒸汽，几分钟到几小时的静脉输液，以及皮下注射、肌内注射、椎管内注射、硬膜外注射和舌下注射。药物也被用于某些患者的神经阻滞。

用药过程有时被描述为四个步骤：开处方、配药、用药和监测。事实上，这在很大限度上是过度简化了的。对于直接照护患者的临床医师来说，这个过程包括：①做出需要用药的诊断；②开出或选择适当的药物（或多种药物）；③配发和准备这种药物；④用药；⑤记录用药情况；⑥监测其效果。显然，错误的诊断会导致患者接受不适当的药物治疗。不幸的是，许多关于麻醉期间用药错误的文献似乎没有将诊断错误纳入其范围，甚至没有将为特定诊断选择药物的错误纳入其范围。一个明显的例外是Nanji等最近的研究[46]。同样，除了Nanji等和Merry等[47-48]的观察性研究外，在一般的用药错误研究中也很少考虑记录或记载用药的错误。我们将在本章后面更详细地讨论记录错误。

在医院里，除了麻醉期间，几乎每一种药物的使用，都是由医师开具医嘱，药剂师审查医嘱，然后配药，护士再复查并使用这种药物，同时记录所给的药物。在每一个环节，都有机会让"新的眼睛"发现错误。在一些机构中，机器人和计算机化系统增加了这一过程的安全性。与这种强大的双重检查系统不同，在麻醉过程中，所有这些步骤通常是由一个人进行的，他进行诊断、选择药物、必要时抽取药物、在不开处方的情况下使用药物、记录过程并监测其结果。因此，尽管许多用于麻醉的药剂具有强大的、内在的危险作用，但在每个手术患者在医院的其余过程中，传统的双重检查或强制功能对于药物安全来说是正常的，却在患者照护的这一部分中简单地缺失了。

2.3.1　麻醉期间用药安全的用药错误和其他失误的比率

正如第一章所讨论的，衡量麻醉期间或手术室的用药错误主要是通过各种形式的自愿事件报告来完成。在最早关于麻醉错误的一项研究中，Cooper等邀请麻醉医师提供自愿报告并参加访谈，以鉴别他们在职业生涯的任何时候所经历的错误或设备故障。报告中最常见的错误类型涉及"药物实施"[49]。在另一项使用邮件调查的研究中，超过2000名加拿大麻醉医师被问道："你是否曾经在麻醉期间给错了药？"，答复率为30%；85%的受访回应者报告说至少一次错误或差点出错，有4名受访回应者报告说由于错误而导致死亡[50]。

Webster等采用自愿的、持续的、便利的报告方式，要求新西兰的麻醉医师在每次麻醉后填写一份表格，而不仅仅是那些他们选择报告的用药错误（或更普遍的事件）。表格中的第一个问题是询问是否发生了用药错误。只有在回答"是"的情况下才需要更多的信息。这种方法大大提高了研究的回答率。这些研究人员收到了来自10 806个麻醉的7794份研究表格，每个麻醉的用药错误率为0.0075，或每133个麻醉有1个错误[51]。这种方法现在已经在几个国家使用（表2.1），并且发现了一个非常一致的错误报告率——每200个麻醉中有1个用药错误，相当于每2000次用药中有1个用药错误[52-56]。错误类型的比例也很相似，在所有的研究中，替代或错误剂量构成了报告中错误的大部分。

表 2.1　麻醉期间一些报告的用药错误率，以及常见错误类别的百分比。除了 Merry 等于 2017 年在高保真模拟环境中的研究，其余所有研究都是在临床麻醉的背景下进行的。请注意，比率的不同主要反映了方法的不同，最可靠的估计来自观察性研究

第一作者和日期	国家	研究类型	比率为发生一个错误对应的麻醉数	最常见的错误类别[a]
Nanji 等，2016[46]	美国	观察性	2	标签错误（24.2%） 错误的药物治疗（22.9%） 遗漏药物（17.6%） 文件错误（17%）
Merry 等，2011[47]	新西兰	观察性 RCT（数据取自对照组）	1	剂量错误（61.3%）[b] 记录错误（35.6%） 替换（1.5%） 遗漏（1.2%） 标签错误（0.3%）

第一作者和日期	国家	研究类型	比率为发生一个错误对应的麻醉数	最常见的错误类别 [a]
Merry 等，2017[48]	新西兰	观察性 RCT（模拟案例：数据取自对照组）	1	剂量错误（47.8%）[b] 记录错误（41.8%） 替换（5.1%） 遗漏（4.3%） 标签错误（0.9%）
Bowdle 等，2018[57]	美国	促进了事件报告（数据取自 2002—2003 年基线组）[c]	161	剂量错误（37%） 替换（26%） 插入（6.8%） 遗漏（6.8%） 标签错误（6.8%） 重复（5.5%） 错误的途径（4.1%）
Zhang 等，2013[53]	中国	促进了药物事故的报告	137	遗漏（27%） 剂量错误（23%） 替换（20%）
Cooper 等，2012[58]	美国	促进了药物事故的报告	203	剂量错误（36%） 替换（25%） 遗漏（19%）
Llewellyn 等，2009[54]	南非	促进了药物事故的报告	274	替换（60%） 剂量错误（23%）
Webster 等，2001[51]	新西兰	促进了药物事故的报告	133	剂量不正确（32%） 替换（27%） 遗漏（18%）
Amor 等，2012[56]	摩洛哥	促进了带有分母数据的用药事故报告	575	标签错误（44%）
Abeysekera 等，2005[59]	澳大利亚	自愿的一般事件报告	不适用	错误的药物治疗（34.6%） 用药过量（24%） 遗漏（16.3%） 错误的患者（16.3%）
James 等，2003[60]	英国	自愿的一般事件报告	不适用	错误的药物治疗（22.7%） 剂量错误（12.9%） 错误的途径（11.3%）

麻醉及围手术期用药安全

第一作者和日期	国家	研究类型	比率为发生一个错误对应的麻醉数	最常见的错误类别[a]
Yamamoto 等，2008[61]	日本	自愿的一般事件报告	不适用	剂量错误（29%） 替换（23%） 遗漏（21%） 错误的途径（10%）
Khan 和 Hoda，2005[52]	巴基斯坦	自愿的一般事件报告	272	剂量错误（33.3%） 不良影响/无效（33%） 注射器互换（17.6%）
Orser 等，2001[50]	加拿大	调查性	不适用	注射器互换（70%）

注：RCT，随机对照试验。
[a] 术语在不同的研究中略有不同。
[b] 这是记录的剂量和使用的剂量之间的差异。
[c] 百分比适用于 2002—2003 年收集的基线数据。

估计用药错误率的最可靠方法是直接观察。在麻醉方面已经发表了3项这样的研究，其中一项涉及高保真度模拟。在这些观察性研究中，发现麻醉中的用药错误率远远高于以前的任何估计（表2.1）。Merry等在新西兰进行的两项观察性研究中（一项是在临床环境中，另一项是在模拟病例中），发现每9次用药大约有1次用药或记录错误[47-48]。这个比率相当于每一次麻醉有1个错误。在美国，Nanji及其同事观察了277台手术中的3671次用药，发现每2.2台手术有1次用药错误，每19次用药有1次错误[49]。这项研究扩展了用药错误的范围，如未经治疗的低血压等。尽管如此，这3项观察性研究的结果也是非常相似的。

2.3.2 记录错误和用药安全

记录方面的错误在Merry和Nanji的研究中都包括了，但通常不包括在事故报告研究中。准确记录用药情况对持续管理患者很重要。虽然不完整或遗漏的记录可能被一些麻醉医师视为微不足道的违规行为，而不是临床上重要的错误（尤其是对血管加压药的小"碰撞"），但不准确的用药记录可以导致随后的错误，例如，当麻醉提供者或PACU护士误解已给的药量并给予不必要的额外剂量，或者可能难以理解残留的神经肌肉阻滞征象时，肌肉松弛剂、阿片类药物或抗生素就会被过量使用。准确的记录对于审计、研究和法医目的也很重要，有充分的理由将文件记录纳入麻醉期间及更广泛的安全用药管理的"权利"清单中（专栏2.2）。

> **专栏 2.2　安全用药的 10 项"正确"**
>
> 　　正确的药物＊应该处于正确的原因（或诊断）在正确的时间＊以正确的剂量＊通过正确的途径、正确的配方、正确的技术和正确的文件给正确的患者＊用药，并且应该确认正确的反应（通过监测）。
>
> 　　存在各种清单，而且这种清单比其他许多清单更长。在这个清单中，"正确的原因"包括以患者为中心的观点，即药物的选择不仅要适合（正确的）诊断，而且要满足个别患者的需要和偏好。自从 Schlossberg 在 1958 年确定了 4 种相应的错误（用 ＊ 标识，第三章），这份"正确"清单的各种版本已经公布[62]。

　　麻醉用药记录的不准确性已被专门研究。Avidan等将直接观察用药和麻醉信息系统的记录进行比较。15%的用药没有记录。如果有的话，记录的药物（17%）、剂量（8%）和用药时间（4%）都有错误[63]。最常见的记录遗漏涉及血管活性药物。Wax和Feit在100个病例结束时审核了使用过的血管加压药的注射器，发现只有26%的时间有完整的记录。36%的情况是，注射器显然已经被使用过（因为注射器中有剩余容量），但却没有记录。在62%的情况中，注射器中的容量丢失，只有50%的剂量被记录下来[64]。一项研究比较了手工制作的麻醉记录和使用自动麻醉记录系统（AIMS）的记录，发现AIMS的记录比手写的记录更完整，但记录的给药次数没有明显的区别。这可能反映了一个事实，即把用药信息输入AIMS仍然主要是手工操作，而不像生理数据可以完全自动收集[65]。

2.3.3　麻醉期间用药错误的"真实"比率

　　在便利事件报告研究中发现的相对一致的比率，与观察性研究中也有类似比率一致但数值高得多的情况，之间的差异值得进一步讨论。从本质上讲，事件报告要求报告者知道他或她犯了一个错误或存在违规行为。许多错误并没有被犯错的人重视。诊断或选择药物方面的许多错误就属于这一类。如果这个人意识到正在犯错，他或她大概就不会犯错了，尽管这个错误可能在随后偶尔才会被发现。同样，许多用药错误是在完全无意识的情况下发生的，只有在出现一些明显的生理反应时才会被发觉。当然，在观察性研究中这些错误可以直接发现，也可以通过核对保留的空瓶和安瓿发现[47-48]。保留空瓶和安瓿的技术也被倡导作为麻醉期间安全用药管理的一部分（第九章）[66]。上一节讨论的记录错误，如果被发现，很可能会被纠正而不是报告。此外，在Merry等的研究中，识别错误的方法之一是将麻醉记录中记录的信息与通过观察和核对已使用、未使用的药瓶和安瓿而获得的信息进行核对[47]，结果提出了关于预期用药或剂量的问题。有时并不清楚这是实际给药的剂量，还是记录的给药剂量，还是注射器标签上的剂量（有时三者都不一致）。这个问题只能通过采访有关麻醉医师来真正解决，而这并不是研究设计的一部分，按理可以说影响了研究的结果。

对于什么构成麻醉期间用药安全的临床重要失败，仍有一些争议。与患者安全相关的是，有些失败比其他失败更危险。例如，将完全错误的药物注入硬膜外腔，可能会对患者造成更严重的后果，而不是每一次的麻黄素"碰撞"未被记录。人们可能会认为，便利事件报告的比率反映的是参与的麻醉医师认为足够重要需要报告的错误。然而，遗漏的预防性抗生素剂量正是这些研究中可能被忽视的错误，这显然是重要的。正如第一章所讨论的，需要有明确的定义，以便使研究能够相互比较，或者至少能够理解结果中的差异。从临床角度来看，很难否认一种争论即用药管理是麻醉医师的核心职责，他们应该尽一切努力遵守专栏2.2中列出的药物安全"权利"清单。从患者角度来看，重要的比率将更接近于观察性研究中所看到的比率，而不是使用便利事件报告的研究中所看到的比率。

综上所述，一个麻醉医师每周做20次麻醉，每次平均需要10次用药，每年做42周，在30年的职业生涯中，总共做了25 000多次麻醉，涉及250 000次用药。根据便利事件报告研究，他或她会犯100多个用药错误，而根据观察性研究，他或她会犯10 000多个错误。也许令人吃惊的是，在Merry等的调查中，只有1/8的受访回应者承认因麻醉中用药错误伤害了患者[67]，在表2.1中提到的Orser等的研究中，687名回应调查的麻醉医师中只有4人报告了患者死于这种原因[50]。无论人们如何看待现有的数据，麻醉期间用药管理的失败率显然太高了。

2.3.4　安全用药管理的"权利"和未能得到这些权利的分类

第七章将详细讨论在整个医疗卫生领域中对用药安全失败的分类。有些方法是基于导致这些失败的错误或违规行为所依据的心理过程。然而，这些过程难以评估。现象学分类法，即通过可观察到的特征来描述用药安全方面的失败，从而避免需要去确认特定失败的相关从业人员在发生时的想法，并且在此类事件的报告中更为常用。在这种分类中，错误往往是根据安全用药所谓的"权利"清单进行分类（专栏2.2）。然而，安全用药管理涉及的不仅仅是用药，所以还应该参考发生错误的部分过程（表6.1）。在不同的环境和研究中如何进行分类存在很大的差异（表2.2）。

正如后面所讨论的，医院内但在手术室外的用药错误最常发生于开药和给药的步骤中，而大多数麻醉用药错误的研究（表2.1）集中在配药（从药瓶或安瓿中抽取、贴标签、稀释）和给药（通过静脉注射、吸入或其他途径）。

表2.2 对安全用药管理中的失败进行分类的不同现象学方法的例子。在本书中，我们将采用第二栏中的类别，并对其进行了一些修改和补充。麻醉学出版物中经常包括一个"其他"类别。各种认知过程可能是这些类别中任何一个例子的基础（第七章）

用药安全的 "正确"	麻醉学文献中定义的 类别	国家机构定义的类别 （NLRS，MEDMARX）	实例 （A= 麻醉的例子， N= 国家机构的例子）
正确的用药	替换-给予错误的药物治疗	未经授权的药物	A-注射器或小瓶替换 N-非处方用药
	重复-给予预定药物的额外剂量	额外剂量	A/N-给予额外的剂量
	插入-在当时或任何阶段都不打算给予药物治疗	未定义	
	错误的药物治疗-所提供的药物不符合用途	未经授权	A/N-尽管有过敏或药物-药物相互作用，仍给予药物
		劣质或过期的产品	A/N-过期药品
		由于制造过程中的失败而造成的错误产品	A/N-未被冷藏
	遗漏-未给予药物治疗	遗漏错误	A/N-遗漏的剂量，如抗生素
正确的患者	错误的患者-为患者提供给另一个患者的药物	错误的患者	A-以前的病例中重复使用的注射器 A-提前为下一个患者准备好的注射器给当前的患者使用 A/N-为错误的患者提供血液 N-给一个患者开的药给了另一个患者
正确的原因	错误的选择-正确诊断的情况下用错药	处方错误	A/N-选择了错误的药物来治疗疾病
	错误的诊断-导致错误的用药情况		A/N-错误的诊断
正确的剂量	错误的剂量-所需的药物是错误的剂量	剂量/数量不当	A/N-错误的稀释 A/N-输液泵错误 A/N-剂量使用错误 A/N-针对病情的正确药物剂量错误（例如，治疗低血压的肾上腺素与治疗过敏性休克的肾上腺素）
正确的时间	错误的时间-在错误的时间给予正确的预定药物剂量	错误的时间	A-在切口前60分钟以上使用抗生素 N-距离正确时间超时或少于30分钟的处方用药
正确的途径	错误的途径-通过错误的途径提供所需的药物	错误的途径	A/N-静脉注射与轴索注射，反之亦然；无意中的动脉内注射
		错误的技术	N-栓塞与输液

麻醉及围手术期用药安全

用药安全的"正确"	麻醉学文献中定义的类别	国家机构定义的类别（NLRS, MEDMARX）	实例（A= 麻醉的例子，N= 国家机构的例子）
正确的技术	被污染的药物-通过不良操作和管理的无菌性	未定义	A-丙泊酚留在注射器中的时间超过4小时
	注射器、管路或袋子的标签有误含有药物的[a]	不适用	A-没有标签，标签缺少信息，或标签上有不正确的信息
正确的准备	错误的准备	错误的准备	A-由成人配方制备的儿科剂量 N-正常生理盐水与水相溶，压碎而不是溶化
正确的文件	错误的文件-细节记录不正确	未定义	A/N-遗漏或错误的文件
正确的反应	监测错误	监测错误	A/N-未能识别不良反应（过敏性、血流动力学）

资料来源：第二栏中的类别是根据 Bowdle 等 2018[57] 修改的。

注：NLRS，英国国家报告和学习系统（Wahr 2014[68]）。

[a] 标签失效可能包括完全省略标签，并且比其他列出的大多数类别的用药过程早一步发生。当它们被发现时，有时可能很难知道是否真的发生了用药失误，或者如果是的话，可能很难知道其确切的性质（因为注射器或袋子里的药物类型和浓度可能不清楚）。

2.3.5　麻醉期间无菌技术的失败

麻醉医师经常忽视的用药安全的一个重要方面是，在通过外周输液管或中心导管处理和施用静脉药物时采用的无菌技术。虽然血流感染（bloodstream infection，BSI）更常与中心导管有关，但即使是外周导管也有BSI的风险[69]。然而，无菌操作在麻醉实践中的重要性最近才得到关注，要改变目前从业者的习惯可能需要很长时间。正如第八章所讨论的，许多无菌操作的失败实际代表着违规而不是错误。在处理静脉注射药物方面，无菌操作尤其重要，但也适用于更普遍的情况。例如，麻醉医师在气管插管后应立即摘下或更换手套，并注意手卫生，因为模拟实验表明，如果他们没有这样做，口腔污染物会在30分钟内广泛传播到手术室内，就像他们经常做的那样（图2.2）[70-71]。

至少有一些证据支持麻醉过程中几种潜在的重要无菌操作，其也符合第一原则和常识。例如，美国医疗保健流行病学协会发布了关于麻醉工作区感染保护的专家指南[71]，美国疾病控制和预防中心发布了关于静脉套管的放置、维护和使用指南[72-73]。适当的手部卫生（用常规的肥皂和水清洗或使用酒精类擦手剂）是所有静脉套管管理的核心，在放置导管之前和接触插入部位或注射端口之时应进行手卫生。在放置所有静脉套管之前，应先用酒精、聚维酮碘或氯己定清洗皮肤。一般来说，插入外周导管只需要使用干净的而不是无菌的手套，而中心静脉导管置管前需要对患者和操作者进行全面的屏障保护[72, 74]。此外，任何时候使用静脉管道更换输液，或使用端口增加输液或进行药物注射，无菌技术都应包括手卫生和用酒精擦洗端口。

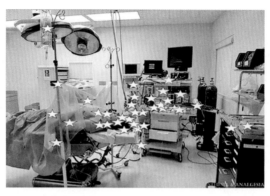

图2.2　插管6分钟内放置在模拟患者口中的荧光染料对手术室表面的污染区域

（资料来源：经许可转载自 Birnbach 等，2015[69]）

麻醉医师中一个常见的误解是，玻璃瓶的橡胶塞在其金属罩下是无菌的。这显然是不正确的：这些金属盖只是作为防尘盖，它们不能防止微生物污染，而且所有橡胶塞在用针头刺入前必须用酒精擦洗[75]。多用瓶每瓶只能用于一个患者；用于下一个病例的注射器不应该在前一个病例期间补足，尤其是丙泊酚，因为任何污染细菌都会在脂质制剂中迅速增殖[76-77]。然而，调查数据[78]和传闻观察表明，许多从业者经常违反这些做法。人们可能会认为这些违规行为中有许多是不重要的，但Loftus主导开展的越来越多的研究证明了无菌操作在麻醉实践中的重要性[79-89]。由本书作者之一带领的一个新西兰团队进一步证明，在提供麻醉时，抽取和注射静脉药物的过程中有6%的患者不慎被注射了微生物[77, 90]。最近因丙泊酚污染而导致败血症的3例报告将在第十一章详细讨论[75]（专栏11.3）。

2.3.6　麻醉期间药物管理失误带来的伤害

在几乎所有的研究中，大多数报告的麻醉期间的用药错误都没有造成什么伤害。险些失误是很常见的（这些被称为预失误[51]，正如第一章脚注5所解释的，一些作者更喜欢"险些命中"这个词），但报告的数量往往似乎比人们预期的要少。一个例子是，在注射器的内容物被注射之前已经意识到是一个错误的注射器，可能许多麻醉医师会认为这太微不足道了，不值得报告。

麻醉过程中静脉用药管理中的无菌技术失败无疑是造成严重伤害的潜在原因，而预防性抗生素的错误遗漏也是如此。术后感染是全世界公认的一个巨大问题，可表现为伤口感染、肺炎或败血症。然而，它们通常发生在手术后的某个时间，而麻醉方法导致感染的确切程度目前还不清楚（关于这个问题，将在第十二章进一步讨论）。

2.3.7　已结案索赔数据库

对已结案索赔数据库的分析提供了一个关于用药安全失败的不同视角，因为这些事件都造成了足够的伤害，以至于被提起了医疗事故诉讼。在美国麻醉医师协会的已结案索赔数据库中，错误的剂量是与重大伤害相关的最常见的用药错误；注射器或药瓶替换（代替）是第二常见的[91]。在这个数据库中，9%的用药错误涉及对清醒的患者使用肌肉松弛剂，导致患者在肌肉松弛状态下意识清醒。这与英国国家医疗服务体系（National Health Service，NHS）的已结案索赔数据库相似，其93项索赔中有19项是关于术中知晓的[92]。在后者的回顾中，事实上所有的索赔都归因于人为错误，但只有不到一半的索赔可以通过"双重检查"的方法来预防。在丹麦的已结案索赔系统中，有24例死亡归因于麻醉（4.5%），其中有1/3与用药错误有关[93]。

2.3.8 手术室团队不同成员之间的用药错误

表2.1中列出的研究都没有只包含发生在手术室中由外科医师、护士和体外循环治疗师而非麻醉医师犯下的用药错误。Beyea等回顾了1998—2003年报告给MEDMARX（美国药典的自愿报告系统）的所有手术室用药事件[94]。在报告的731起事件中，大多数涉及外科医师或手术室护士。大多数是低度伤害，但也有几起死亡，通常涉及肾上腺素的稀释错误（例如，注射的肾上腺素是1∶1000而不是计划的1∶100 000）。非致命的例子包括皮下注射甲醛而不是利多卡因[95]和眼内注射有毒剂量的庆大霉素[96]。这些错误导致围手术期注册护士协会（Association of periOperative Registered Nurses，AORN）为手术室的药物管理制定了基于证据的推荐[97-100]；没有后续研究来确定这些指南是否有效地减少了错误。

手术室里的沟通失败是很常见的。其中包括错误的人（或目标人物没有听到请求）、错误的时间、错误的信息、用缺失或错误的内容沟通[101-102]。外科医师对麻醉、护理或体外循环团队成员的口头用药要求可能很容易被误解或根本没有听到。如果一个请求没有明确指向某个人，这个人可能不知道他或她是目标受众。在口头要求常见的地方，如心导管室或其他操作室，都可以预计出现类似的沟通失败，但在这些地方很少有关于用药错误的数据。

确保口头请求成功沟通的两个重要技巧是"定向沟通"（包括目标沟通对象的姓名）和"回话和核实"过程，也被称为"闭环"。闭环在外科医师和体外循环师之间是常规的，在外科医师和护士之间也在改进（作为AORN指南的一部分），但在外科医师和麻醉医师之间似乎不太常见[103]。一个明显的例外是在心脏手术中，至少在一些单位已经建立了良好的关系，特别是在进入心肺旁路前使用肝素和脱离旁路后使用鱼精蛋白方面[103]。

2.3.9 导致手术室用药安全失败的原因

用药错误报告还可能包括对促成或诱发因素的二次分析（表2.3）。经常提到的促成因素包括人为因素，如没有检查、分心、不注意和匆忙。前面讨论过的沟通失败，往往是突出的特点。知识不足或经验不足不常被认为是促成原因[51, 59]。这支持了人为错误的一个基本前提，即虽然某些类型的错误可能会随着经验的增加而减少[58]，但一种接一种的错误会发生在各种经验和专业知识层次的实践者身上[104-106]。

表 2.3　导致麻醉期间用药失败的因素
（这些因素中的一个或多个可以被确定为导致表 7.5 中所列的任何一类错误）

促成因素	具体因素
提供者状况	分心，注意力不集中
	没有检查
	疲劳
	知识或经验不足的执业医师
团队状况	沟通失败
	更换工作人员或使用替补麻醉医师
系统状况	匆匆忙忙或迫不及待地继续前进
	安瓿的相似性
	不熟悉的工作场所或设备
	药物标签问题 [a]

资料来源：改编自 Webster 等，2001 [51]。

注：[a] 与表 2.2 可能有重叠之处，包括本来正确的标签难以辨认或外观相似、误贴（错误）标签，以及根本没有给含药注射器或药袋贴标签，但后两个应更正确地归类为错误或违规。

正如第六章和第七章所讨论的，强调了系统中潜在因素的重要性，就像是瑞士奶酪片上的洞，它们本身就代表了对事故轨迹的防御集合 [104]。不幸的是，更广泛的系统中的这些基本漏洞很容易被作为重要的促成因素而被忽视。第六章详细讨论了复杂性的促成，它是对药物管理安全的一个始终存在的威胁。其他潜在的漏洞包括：首先是购买外观相似的药物，然后将它们放在相近的地方，在麻醉车中放置多种浓度的高风险药物（如肝素和血管活性药物），将药物储存在不适当的位置（如将高渗盐水与标准输液液体储存在一起），或将静脉化疗药物与鞘内药物制备成相同的形式（即类似的注射器）而没有明确指明预期给药途径。

疲劳经常被认为是导致用药错误的一个促成因素。疲劳的原因很重要，因为它们有可能被解决。这些原因可能在于人员配置水平、阵容和工作以外的活动（包括儿童护理）。疲劳与健康状况不佳相重叠，要处理这两个因素需要一定限度的精明老练 [107]。第八章对疲劳进行了相当详细的讨论。

2.4　麻醉恢复室的用药安全失误

关于PACU用药错误的研究非常少，其中一项研究是对澳大利亚事故监测研究从开始以来报告的所有事件的回顾（未给出确切日期）[108]。作者发现，报告给该系统的麻醉相关事件中有5%发生在PACU（478/8372），其中11%涉及用药错误。大多数用药错误涉及用药不当或用药过量。Hicks和他的同事分析了报告给MEDMARX的错误。2004年的第一项研究 [109] 包括1998年8月至2002年3月的MEDMARX数据，发现189家机构报告了645起PACU用药错误。大多数报告的错误发生在管理阶段（59%），93%的错误没有给患者造成伤害。然而，有7%的错误至少给患者造成了暂时的伤害，有几个错误威胁到了患者的生命（例如，错误地使用神经肌肉阻断剂），虽然没有死亡报告。最常见的错误涉及错误的剂量（24%，主要涉及吗啡或肝素）和遗漏额外的剂量。后一种类型的错误往往与麻醉人员和PACU护士之间的沟通失败有关（例如，在手术室给予酮咯酸，但没有向PACU人员报告，并在PACU给予额外的不适当的剂量）。

2007年的一项后续研究[110]在已经分析过的基础上，增加了截至2005年8月的错误报告。虽然只有两年的额外数据，但报告的机构数量已经增加到397家，报告数量也增加到3260份。错误的模式与第一份报告相似，只有5.6%的错误与伤害有关，有两名患者死亡。其中一人死亡是由于肝素瓶混淆导致肝素严重过量（10 000单位而不是计划的200单位的静脉输注）。作者指出，PACU中报告的伤害水平是同期MEDMARX报告的所有其他用药错误的4倍以上，这表明在PACU期间对于患者可能是一个特别高危的时期。

另一项对MEDMARX数据的总结聚焦于1998年9月1日至2004年8月31日的PACU小儿用药错误[111]。在42家医院报告的59个用药错误中，20%是有害的，这个比率比Hicks等[109]报告的成人错误高很多。吗啡、对乙酰氨基酚、哌替啶和芬太尼的用药错误占了近一半的错误，剂量计算失败是一个常见的错误原因（包括小数点的错位）。剂量的计算显然是一般儿科患者的风险来源，特别是某些药物，如阿片类药物（经常使用，过量可能非常危险）。更多关于儿科用药错误的数据可以从重症监护病房的文献中获得，并在第三章中有介绍。

▶ 2.5 结论

在围手术期，用药安全方面的失败是很常见的。在照护转接期间，特别是入院和出院时，患者的用药清单出现错误的风险很大。准确的用药记录是困难和耗时的，尤其是在患者使用多种药物、年龄增加和健康知识水平下降的情况下。入院和出院时的错误往往涉及入院前已存在的药物的遗漏，但出院时的错误也包括遗漏药物间的相互作用，未能重新使用暂停的药物，以及剂量错误，特别是当剂量应该根据年龄或肾脏疾病进行调整时。这些用药错误使患者面临药品不良事件的风险。麻醉期间的药物管理是独特的，因为只有一个临床医师负责整个过程的所有部分，从诊断情况和选择药物，到药物的准备和管理，再到记录所给的药物和监测其效果。用药安全方面的错误和其他失误很常见，但确切的比率很难计算，而且可能会因情况不同而不同。手术室团队成员之间的沟通失败导致了用药错误，尽管麻醉医师管理着手术室内的大多数药物，但团队的其他成员，特别是外科医师，偶尔也会对用药错误负责。用药错误的风险一直持续到PACU。幸运的是，大多数用药错误几乎不会造成伤害，但有些错误会造成严重后果，包括死亡。

本章没有讨论给药途径错误的用药错误，与大多数其他形式的用药错误相比，其发生率较低，但极有可能造成严重伤害。给药途径错误的用药错误可能发生在患者照护的任何阶段，并形成一个有点不同的类别，所以在第十章中会考虑这些错误。近年来，药物短缺在麻醉领域很常见，并以各种方式影响了药物安全，这些问题也将在第十章中全面讨论。2019年12月COVID-19大流行的出现，使人们对临床工作人员的感染风险有了新的认识，尤其是麻醉医师，也使人们认识到了尽量减少患者之间的感染传播风险的重要性[112]。

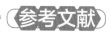

参考文献

1. Weiser TG, Haynes AB, Molina G, et al. Size and distribution of the global volume of surgery in 2012. Bull World Health Organ. 2016;94(3):201-9.

2. Berwick DM. What "patient-centered" should mean: confessions of an extremist. Health Aff (Millwood). 2009;28(4):w555-65.

3. Gray B, Johansen I, Koch S, Bowden T. Electronic health records: an international perspective on "meaningful use." Commonw Fund Newsletter. 2011;28:1-18. Accessed January 9, 2020. https://www.commonwealthfund.org/publications/issue-briefs/2011/nov/electronic-health-records-international-perspective-meaningful

4. Cornish PL, Knowles SR, Marchesano R, et al. Unintended medication discrepancies at the time of hospital admission. Arch Intern Med. 2005;165(4):424-9.

5. Gleason KM, McDaniel MR, Feinglass J, et al. Results of the Medications at Transitions and Clinical Handoffs (MATCH) study: an analysis of medication reconciliation errors and risk factors at hospital admission. J Gen Intern Med. 2010;25(5):441-7.

6. Agrawal A, Wu WY. Reducing medication errors and improving systems reliability using an electronic medication reconciliation system. Jt Comm J Qual Patient Saf. 2009;35(2):106-14.

7. Kantelhardt P, Giese A, Kantelhardt SR. Medication reconciliation for patients undergoing spinal surgery. Eur Spine J. 2016;25(3):740-7.

8. Fleisher LA, Beckman JA, Brown KA, et al. ACC/AHA 2007 guidelines on perioperative cardiovascular evaluation and care for noncardiac surgery: executive summary: a report of the American College of Cardiology/American Heart Association Task Force on practice guidelines. Circulation. 2007;116(17):1971-96.

9. Fleisher LA, Beckman JA, Brown KA, et al. 2009 ACCF/AHA focused update on perioperative beta blockade incorporated into the ACC/AHA 2007 guidelines on perioperative cardiovascular evaluation and care for noncardiac surgery: a report of the American College of Cardiology Foundation/American Heart Association Task Force on practice guidelines. Circulation. 2009;120(21):e169-276.

10. Group PS, Devereaux PJ, Yang H, et al. Effects of extended-release metoprolol succinate in patients undergoing non-cardiac surgery (POISE trial): a randomised controlled trial. Lancet. 2008;371(9627):1839-47.

11. Fleisher LA, Fleischmann KE, Auerbach AD, et al. 2014 ACC/AHA guideline on perioperative cardiovascular evaluation and management of patients undergoing noncardiac surgery: a report of the

麻醉及围手术期用药安全

American College of Cardiology/American Heart Association Task Force on practice guidelines. J Am Coll Cardiol. 2014;64(22):e77-137.

12. Gurses AP, Seidl KL, Vaidya V, et al. Systems ambiguity and guideline compliance: a qualitative study of how intensive care units follow evidence-based guidelines to reduce healthcare-associated infections. Qual Saf Health Care. 2008;17(5):351-9.

13. Chrcanovic BR, Albrektsson T, Wennerberg A. Bisphosphonates and dental implants: a meta-analysis. Quintessence Int. 2016;47(4):329-42.

14. Foss S, Schmidt JR, Andersen T, et al. Congruence on medication between patients and physicians involved in patient course. Eur J Clin Pharmacol. 2004;59(11):841-7.

15. Dexter F, Witkowski TA, Epstein RH. Forecasting preanesthesia clinic appointment duration from the electronic medical record medication list. Anesth Analg. 2012;114(3):670-3.

16. Mehta DH, Gardiner PM, Phillips RS, McCarthy EP. Herbal and dietary supplement disclosure to health care providers by individuals with chronic conditions. J Altern Complement Med. 2008;14(10):1263-9.

17. Burda SA, Hobson D, Pronovost PJ. What is the patient really taking? Discrepancies between surgery and anesthesiology preoperative medication histories. Qual Saf Health Care. 2005;14(6):414-6.

18. Gardella JE, Cardwell TB, Nnadi M. Improving medication safety with accurate preadmission medication lists and postdischarge education. Jt.Comm J Qual Patient Saf. 2012;38(10):452-8.

19. Curatolo N, Gutermann L, Devaquet N, Roy S, Rieutord A. Reducing medication errors at admission: 3 cycles to implement, improve and sustain medication reconciliation. Int J Clin Pharm. 2015;37(1):113-20.

20. Vargas BR, Silveira ED, Peinado II, Vicedo TB. Prevalence and risk factors for medication reconciliation errors during hospital admission in elderly patients. Int J Clin Pharm. 2016;38(5):1164-71.

21. von Kluchtzner W, Grandt D. Influence of hospitalization on prescribing safety across the continuum of care: an exploratory study. BMC Health Serv Res. 2015;15:197.

22. Lozano-Montoya I, Velez-Diaz-Pallares M, Delgado-Silveira E, Montero-Errasquin B, Cruz Jentoft AJ. Potentially inappropriate prescribing detected by STOPP-START criteria: are they really inappropriate? Age Ageing. 2015;44(5):861-6.

23. Boeker EB, Ram K, Klopotowska JE, et al. An individual patient data meta-analysis on factors associated with adverse drug events in surgical and non-surgical inpatients. Br J Clin Pharmacol. 2015;79(4):548-57.

24. Unroe KT, Pfeiffenberger T, Riegelhaupt S, et al. Inpatient medication reconciliation at admission and discharge: a retrospective cohort study of age and other risk factors for medication discrepancies. Am J Geriatr Pharmacother. 2010;8(2):115-26.

25. Ensing HT, Stuijt CC, van den Bemt BJ, et al. Identifying the optimal role for pharmacists in care transitions: a systematic review. J Manag Care Spec Pharm. 2015;21(8):614-36.

26. Eisenhower C. Impact of pharmacist-conducted medication reconciliation at discharge on readmissions of elderly patients with COPD. Ann Pharmacother. 2014;48(2):203-8.

27. Cortejoso L, Dietz RA, Hofmann G, Gosch M, Sattler A. Impact of pharmacist interventions in older patients: a prospective study in a tertiary hospital in Germany. Clin Interv Aging. 2016;11:1343-50.

28. Charpiat B, Goutelle S, Schoeffler M, et al. Prescriptions analysis by clinical pharmacists in the post-operative period: a 4-year prospective study. Acta Anaesthesiol Scand. 2012;56(8):1047-51.

29. Beckett RD, Crank CW, Wehmeyer A. Effectiveness and feasibility of pharmacist-led admission medication reconciliation for geriatric patients. J Pharm Pract. 2012;25(2):136-41.

30. Allende Bandres MA, Arenere Mendoza M, Gutierrez Nicolas F, Calleja Hernandez MA, Ruiz La Iglesia F. Pharmacist-led medication reconciliation to reduce discrepancies in transitions of care in Spain. Int J Clin Pharm. 2013;35(6):1083-90.

31. Nagpal K, Vats A, Ahmed K, Vincent C, Moorthy K. An evaluation of information transfer through the continuum of surgical care: a feasibility study. Ann Surg. 2010;252(2):402-7.

32. ElBardissi AW, Regenbogen SE, Greenberg CC, et al. Communication practices on 4 Harvard surgical services: a surgical safety collaborative. Ann Surg. 2009;250(6):861-5.

33. Greenberg CC, Regenbogen SE, Studdert DM, et al. Patterns of communication breakdowns resulting in injury to surgical patients. J Am Coll Surg. 2007;204(4):533-40.

34. Salanitro AH, Osborn CY, Schnipper JL, et al. Effect of patient- and medication-related factors on inpatient medication reconciliation errors. J Gen Intern Med. 2012;27(8):924-32.

35. Belda-Rustarazo S, Cantero-Hinojosa J, Salmeron-Garcia A, et al. Medication reconciliation at admission and discharge: an analysis of prevalence and associated risk factors. Int J Clin Pract. 2015;69(11):1268-74.

36. Cornu P, Steurbaut S, Leysen T, et al. Discrepancies in medication information for the primary care physician and the geriatric patient at discharge. Ann Pharmacother. 2012;46(7-8):983-90.

37. Taber DJ, Spivey JR, Tsurutis VM, et al. Clinical and economic outcomes associated with medication errors in kidney transplantation. Clin J Am Soc Nephrol. 2014;9(5):960-6.

38. Merry AF, Anderson BJ. Medication errors-new approaches to prevention. Paediatr Anaesth. 2011;21(7):743-53.

39. Harris M, Patterson J, Morse J. Doctors, nurses, and parents are equally poor at estimating pediatric weights. Pediatr Emerg Care. 1999;15(1):17-8.

40. Black K, Barnett P, Wolfe R, Young S. Are methods used to estimate weight in children accurate? Emerg Med. 2002;14(2):160-5.

41. Luscombe MD, Owens BD, Burke D. Weight estimation in paediatrics: a comparison of the APLS formula and the formula "Weight.=.3(age).+.7." Emerg Med J. 2011;28(7):590-3.

42. Mixon AS, Myers AP, Leak CL, et al. Characteristics associated with postdischarge medication errors. Mayo Clin Proc. 2014;89(8):1042-51.

43. Downes JM, O'Neal KS, Miller MJ, et al. Identifying opportunities to improve medication management in transitions of care. Am J Health Syst Pharm. 2015;72(17 suppl 2):S58-69.

44. Ziaeian B, Araujo KL, Van Ness PH, Horwitz LI. Medication reconciliation accuracy and patient understanding of intended medication changes on hospital discharge. J Gen Intern Med. 2012;27(11):1513-20.

45. Webster CS, Larsson L, Frampton CM, et al. Clinical assessment of a new anaesthetic drug administration system: a prospective, controlled, longitudinal incident monitoring study. Anaesthesia. 2010;65(5):490-9.

46. Nanji KC, Patel A, Shaikh S, Seger DL, Bates DW. Evaluation of perioperative medication errors and adverse drug events. Anesthesiology. 2016;124(1):25-34.

47. Merry AF, Webster CS, Hannam J, et al. Multimodal system designed to reduce errors in recording and administration of drugs in anaesthesia: prospective randomised clinical evaluation. BMJ. 2011;343:d5543.

48. Merry AF, Hannam JA, Webster CS, et al. Retesting the hypothesis of a clinical randomized controlled trial in a simulation environment to validate anesthesia simulation in error research (the VASER study). Anesthesiology. 2017;126(3):472-81.

49. Cooper JB, Newbower RS, Kitz RJ. An analysis of major errors and equipment failures in anesthesia management: considerations for prevention and detection. Anesthesiology. 1984;60(1):34-42.

50. Orser BA, Chen RJB, Yee DA. Medication errors in anesthetic practice: a survey of 687 practitioners. Can J Anaesth. 2001;48(2):139-46.

51. Webster CS, Merry AF, Larsson L, McGrath KA, Weller J. The frequency and nature of drug administration error during anaesthesia. Anaesth Intensive Care. 2001;29(5):494-500.

52. Khan FA, Hoda MQ. Drug related critical incidents. Anaesthesia. 2005;60(1):48-52.

53. Zhang Y, Dong YJ, Webster CS, et al. The frequency and nature of drug administration error during anaesthesia in a Chinese hospital. Acta Anaesthesiol Scand. 2013;57(2):158-64.

54. Llewellyn RL, Gordon PC, Wheatcroft D, et al. Drug administration errors: a prospective survey from three South African teaching hospitals. Anaesth Intensive Care. 2009;37(1):93-8.

55. Bowdle A, Kruger C, Grieve R, Emmens D, Merry A. Anesthesia drug administration errors in a university hospital. Anesthesiology Annual Meeting Abstract Archives. 2003:A-1358. Accessed January 1, 2020. http://www.asaabstracts.com/strands/asaabstracts/abstractArchive.htm

56. Amor M, Bensghir M, Belkhadir Z, et al. [Medication errors in anesthesia: a Moroccan university hospitals survey]. Ann Fr Anesth Reanim. 2012;31(11):863-9.

57. Bowdle TA, Jelacic S, Nair B, et al. Facilitated self-reported anaesthetic medication errors before and after implementation of a safety bundle and barcode-based safety system. Br J Anaesth. 2018;121(6):1338-45.

58. Cooper L, DiGiovanni N, Schultz L, Taylor AM, Nossaman B. Influences observed on incidence and reporting of medication errors in anesthesia. Can J Anaesth. 2012;59(6):562-70.

59. Abeysekera A, Bergman IJ, Kluger MT, Short TG. Drug error in anaesthetic practice: a review of 896 reports from the Australian Incident Monitoring Study database. Anaesthesia. 2005;60(3):220-7.

60. James RH. 1000 anaesthetic incidents: experience to date. Anaesthesia. 2003;58(9):856-63.

61. Yamamoto M, Ishikawa S, Makita K. Medication errors in anesthesia: an 8-year retrospective analysis at an urban university hospital. J Anesth. 2008;22(3):248-52.

62. Schlossberg E. 16 Safeguards against medication errors. Hospitals. 1958;32(19):62; passim.

63. Avidan A, Dotan K, Weissman C, et al. Accuracy of manual entry of drug administration data into an anesthesia information management system. Can J Anaesth. 2014;61(11):979-85.

64. Wax DB, Feit JB. Accuracy of vasopressor documentation in anesthesia records. J Cardiothorac Vasc Anesth. 2016;30(3):656-8.

65. Edwards KE, Hagen SM, Hannam J, et al. A.randomized comparison between records made with an anesthesia information management system and by hand, and evaluation of the Hawthorne effect. Can J Anaesth. 2013;60(10):990-7.

66. Merry AF, Webster CS, Mathew DJ. A new, safety-oriented, integrated drug administration and automated anesthesia record system. Anesth Analg. 2001;93(2):385-90.

67. Merry AF, Peck DJ. Anaesthetists, errors in drug administration and the law. N Z Med J. 1995;108(1000):185-7.

68. Wahr JA, Shore AD, Harris LH, et al. Comparison of intensive care unit medication errors reported to the United States' MedMarx and the United Kingdom's National Reporting and Learning System: a cross-sectional study. Am J Med Qual. 2014;29(1):61-9.

69. Maki DG, Kluger DM, Crnich CJ. The risk of blood-stream infection in adults with different intravascular devices: a systematic review of 200 published pros-pective studies. Mayo Clin Proc. 2006;81(9):1159-71.

70. Birnbach DJ, Rosen LF, Fitzpatrick M, et al. Double gloves: a randomized trial to evaluate a simple strategy to reduce contamination in the operating room. Anesth Analg. 2015;120(4):848-52.

71. Munoz-Price LS, Bowdle A, Johnston BL, et al. Infection prevention in the operating room anesthesia work area. Infect Control Hosp Epidemiol. 2019;40(1):1-17.

72. O'Grady NP, Alexander M, Burns LA, et al. Guidelines for the prevention of intravascular catheter-related infections. Am J Infect Control. 2011;39(4 suppl 1):S1-34.

73. O'Grady NP, Alexander M, Burns LA, et al. Summary of recommendations: guidelines for the prevention of intravascular catheter-related infections. Clin Infect Dis. 2011;52(9):1087-99.

74. Pronovost P, Needham D, Berenholtz S, et al. An intervention to decrease catheter-related bloodstream infections in the ICU. N Engl J Med. 2006;355(26):2725-32.

75. Hilliard JG, Cambronne ED, Kirsch JR, Aziz MF. Barrier protection capacity of flip-top pharmaceutical vials. J Clin Anesth. 2013;25(3):177-80.

76. Cilli F, Nazli-Zeka A, Arda B, et al. Serratia marcescens sepsis outbreak caused by contaminated propofol. Am J Infect Control. 2018(5):582-84.

77. Gargiulo DA, Mitchell SJ, Sheridan J, et al. Microbiological contamination of drugs during their administration for anesthesia in the operating room. Anesthesiology. 2016;124(4):785-94.

78. Ryan AJ, Webster CS, Merry AF, Grieve DJ. A national survey of infection control practice by New Zealand anaesthetists. Anaesth Intensive Care. 2006;34(1):68-74.

79. Loftus RW, Koff MD, Brown JR, et al. The dynamics of Enterococcus transmission from bacterial reservoirs commonly encountered by anesthesia providers. Anesth Analg. 2015;120(4):827-36.

80. Loftus RW, Koff MD, Brown JR, et al. The epidemiology of Staphylococcus aureus transmission in the anesthesia work area. Anesth Analg. 2015;120(4):807-18.

81. Loftus RW, Koff MD, Birnbach DJ. The dynamics and implications of bacterial transmission events arising from the anesthesia work area. Anesth Analg. 2015;120(4):853-60.

82. Loftus RW, Brown JR, Patel HM, et al. Transmission dynamics of gram-negative bacterial pathogens in the anesthesia work area. Anesth Analg. 2015;120(4):819-26.

83. Fernandez PG, Loftus RW, Dodds TM, et al. Hand hygiene knowledge and perceptions among anesthesia providers. Anesth Analg. 2015;120(4):837-43.

84. Loftus RW, Patel HM, Huysman BC, et al. Prevention of intravenous bacterial injection from health care provider hands: the importance of catheter design and handling. Anesth Analg. 2012;115(5):1109-19.

麻醉及围手术期用药安全

85. Loftus RW, Brown JR, Koff MD, et al. Multiple reservoirs contribute to intraoperative bacterial transmission. Anesth Analg. 2012;114(6):1236-48.

86. Loftus RW, Brindeiro BS, Kispert DP, et al. Reduction in intraoperative bacterial contamination of peripheral intravenous tubing through the use of a passive catheter care system. Anesth Analg. 2012;115(6):1315-23.

87. Loftus RW, Muffly MK, Brown JR, et al. Hand contamination of anesthesia providers is an important risk factor for intraoperative bacterial transmission. Anesth Analg. 2011;112(1):98-105.

88. Koff MD, Loftus RW, Burchman CC, et al. Reduction in intraoperative bacterial contamination of peripheral intravenous tubing through the use of a novel device. Anesthesiology. 2009;110(5):978-85.

89. Loftus RW, Koff MD, Burchman CC, et al. Transmission of pathogenic bacterial organisms in the anesthesia work area. Anesthesiology. 2008;109(3):399-407.

90. Gargiulo DA, Sheridan J, Webster CS, et al. Anaesthetic drug administration as a potential contributor to healthcare-associated infections: a prospective simulation-based evaluation of aseptic techniques in the administration of anaesthetic drugs. BMJ Qual Saf. 2012;21(10):826-34.

91. Bowdle TA. Drug administration errors from the ASA closed claims project. ASA Newsletter. 2003;67(6):11-3.

92. Cranshaw J, Gupta KJ, Cook TM. Litigation related to drug errors in anaesthesia: an analysis of claims against the NHS in England 1995-2007. Anaesthesia. 2009;64(12):1317-23.

93. Hove LD, Steinmetz J, Christoffersen JK, et al. Analysis of deaths related to anesthesia in the period 1996-2004 from closed claims registered by the Danish Patient Insurance Association. Anesthesiology. 2007;106(4):675-80.

94. Beyea SC, Hicks RW, Becker SC. Medication errors in the OR-a secondary analysis of MEDMARX. AORN J. 2003;77(1):122, 5-9, 32-4.

95. Putterman AM. Accidental formaldehyde injection in cosmetic blepharoplasty. Case report. Arch Ophthalmol. 1990;108(1):19-20.

96. Jalali S, Batra A. Visual recovery following intraocular infiltration of gentamicin. Eye. 2001;15(pt 3): 338-40.

97. AORN. AORN Guidance Statement: "do-not-use" abbreviations, acronyms, dosage designations, and symbols. AORN J. 2006;84(3):489-92.

98. Association of periOperative Registered Nurses. AORN guidance statement: safe medication practices in perioperative settings across the life span. AORN J. 2006;84(2):276-83.

99. Brown-Brumfield D, DeLeon A. Adherence to a medication safety protocol: current practice for labeling medications and solutions on the sterile field. AORN J. 2010;91(5):610-7.

100. Hicks RW, Wanzer LJ, Denholm B. Implementing AORN recommended practices for medication safety. AORN J. 2012;96(6):605-22.

101. Lingard L, Espin S, Whyte S, et al. Communication failures in the operating room: an observational classification of recurrent types and effects. Qual.Saf Health Care. 2004;13(5):330-4.

102. Weller J, Civil I, Torrie J, et al. Can team training make surgery safer? Lessons for national implementation of a simulation-based programme. N Z Med J. 2016;129(1443):9-17.

103. Santos R, Bakero L, Franco P, et al. Characterization of non-technical skills in paediatric cardiac

surgery: communication patterns. Eur J Cardiothorac Surg. 2012;41(5):1005-12.

104. Reason J. Human Error. Cambridge: Cambridge University Press; 1990.

105. Keers RN, Williams SD, Cooke J, Ashcroft DM. Causes of medication administration errors in hospitals: a systematic review of quantitative and.qualitative evidence. Drug Saf. 2013;36(11):1045-67.

106. Merry AF, Brookbanks W. Merry and McCall Smith's Errors, Medicine and the Law. 2nd ed. Cambridge: Cambridge University Press; 2017.

107. Merry AF, Warman GR. Fatigue and the anaesthetist. Anaesth Intensive Care. 2006;34(5):577-8.

108. Kluger MT, Bullock MF. Recovery room incidents: a review of 419 reports from the Anaesthetic Incident Monitoring Study (AIMS). Anaesthesia. 2002;57(11):1060-6.

109. Hicks RW, Becker SC, Krenzischeck D, Beyea SC. Medication errors in the PACU: a secondary analysis of MEDMARX findings. J Perianesth Nurs. 2004;19(1):18-28.

110. Hicks RW, Becker SC, Windle PE, Krenzischek DA. Medication errors in the PACU. J Perianesth Nurs. 2007;22(6):413-9.

111. Payne CH, Smith CR, Newkirk LE, Hicks RW. Pediatric medication errors in the postanesthesia care unit: analysis of MEDMARX data. AORN J. 2007;85(4):731-40; quiz 41-4.

112. Cook TM, Harrop-Griffiths W. Kicking on while it's still kicking off-getting surgery and anaesthesia restarted after COVID-19. Anaesthesia. 2020;19:9.

麻醉及围手术期用药安全

第三章

重症监护病房和普通
病房的用药失误

任夏洋，王燕婷

 ## 3.1 　引言

在第二章中，我们已经讨论了围手术期对用药安全管理提出的独特挑战，但这绝不是手术患者面临用药安全风险的唯一时期。多项研究表明，用药错误是医院发生医疗错误最常见的原因，其致死率与致残率高达6.5%[1-2]。Bond等报告指出，每年每张床位可发生1.3～3.3次用药错误[3]。在这项研究中，医院平均每年报告382起用药错误，其中有5%的用药错误对患者造成了伤害。通常，医院平均每22小时就会出现1次用药错误[3]。丹麦一项关于外科病房和内科病房用药过程的研究发现，在2467次可能致错的用药中出现了1065次错误（43%）[4]。处方阶段的错误率为39%，转达阶段的错误率为56%（没有计算机化的输入系统），4%发生在调剂阶段，发药阶段占41%。Van Doormaal等在对每次入院的详细研究中发现，60%的医嘱包含错误[5]。这些数据得到了最近一项荟萃分析的支持：在25篇关于儿科住院患者用药错误的文献中，有17.5%的处方错误和20.9%的给药错误[6]。

正如第四章和第五章所讨论的，导致药品不良事件（adverse medication events，AME）的用药错误会给患者、家属、临床医师和医疗机构带来经济、身体和情感上的损失。然而，很难估算用药错误的总代价有多大。单次住院AME的费用为80～8000美元[7-9]，应该谨慎看待这些成本估算，因为大多数人都是将存在医疗错误患者的总照护成本与没有错误患者的照护成本进行比较。由于用药错误随着疾病严重程度的增加和用药数量的增加而增加[10-11]，存在用药错误的患者可能病情更严重，因此住院期间自然会产生更高的费用。此外，这一估计的上限显然过于保守。例如，经椎管内使用氨甲环酸导致患者截瘫的病例其实际成本将远高于8000美元，而这种原本可以避免的伤亡对家庭和社会造成的损失也远高于此，但在没有胜诉的情况下，医院负担的成本可能会少很多。对于涉及不良事件的患者和临床医师而言，情感损失也是巨大的，甚至有几起有据可查的医护人员自杀的案例。有关这方面的内容将在第四章和第五章进行更详细地介绍。

尽管已经有大量关于重症监护病房（intensive care unit，ICU）或普通病房用药错误的文献，但很难弄清楚它们的实际发生率是多少。首先，毫无疑问的是，不同的机构、国家、农村和城市医院之间，甚至不同文化之间工作流程的不同，都会导致用药错误率的差异。一项研究比较了美国（MEDMARX）和英国（NRLS）的ICU用药错误上报系统发现，庆大霉素是英国最常报告的涉及错误的药物，占所有报告错误的7.4%，但它仅涉及美国报告错误的0.74%[12]。这种差异是由流程造成的，在英国一旦开出庆大霉素处方，护士就会立即从药柜中取出1瓶，并进行准备和给药；而在美国则有干预药剂师审查，特别是根据患者肾功能所需的剂量进行校正，但这在英国并不常见。

不同机构的药物使用过程也存在很大差异，例如，处方可以是手写的，也可以通过计算机录入医嘱系统。在这些综合系统中，所有医嘱都以电子方式输入并立即进入药房工作列表，药剂师使用条形码进行电子审查并分发药品，在病房，护士给药之前会核对患者信息和其绑定的药品信息。处方的认可程度（例如，仅允许使用特定剂量、预先指定给定药物的频率、对过敏或药物–药物相互作用给予警报）和药物分发过程（例如，来自药房配药，或来自病房中的药物柜进行配药，或使用药房库存推车进行单剂量给药，或病房自动配制药品单元等）是有区别的[13]。既往的研究对这个过程的评估不够详细、明确。

最后，如第一章所述，既往不同的研究对用药错误进行了不同的定义，报告了各种指标，重点关注了用药过程的各个阶段，并采用了各种方法（例如，观察性的数据收集与自愿报告）。表3.1[14-26]是这些ICU或普通病房用药错误的研究总结，从中可以很容易看到它们的多样性。

因此，从既往研究中仍然很难获得关于ICU和普通病房用药错误的清晰图像。在随后的概述中，应将重点放在文献所报道的主要信息，而非任何精确的数字上。

▶ 3.2 重症监护病房和普通病房的用药错误

ICU报告的用药错误发生率在已有的文献中差异很大（表3.1），在有计算机化医嘱录入系统（Computerized physician order entry，CPOE）和全自动配药柜（automated dispensing cabinets，ADCs）的医院可低至1.2%[21]，而9.8%的处方没有使用此智能系统[17]，其错误率可高达52%[26]。其中有一些原因已列举如上，但另一些原因可能是由于病区的不同，如在新生儿和儿科重症监护病房（NICUs和PICUs）往往有高于成人普通病房的处方错误率（主要是剂量错误）。两个使用手动和CPOE混合系统的新生儿重症监护病房，其剂量错误率分别为3.8%和3.1%，剂量不足和过量均很常见[23]。Rothschild等报告称，在ICU中每千个患者可发生127.8个用药错误，在冠心病监护病房中，每千个患者可发生131.5个用药错误，与剂量相关的错误最常见[27]。一项对29个国家、250个重症监护病房

24小时内的深入调查显示[28]，用药错误为每百个患者10.5个，其中处方错误和给药错误的发生率相似（分别为54%和46%）。进一步使用变量Logsitic回归分析发现，器官衰竭、药品数量和患者配置护士比例是其发生的独立风险因素[28]。

Cullen等对5个ICU和6个普通外科病房的用药过程进行了前瞻性、观察性研究[29]。ICU的用药错误发生率高于普通病房（分别为每千个患者19次和10次），但在校正给药数量后此差异消失（分别为每千个患者1.27次和1.07次）。在这项研究中，错误主要发生在给药和处方阶段（分别为44%和38%）[29]。在一项分析839 554例MEDMARX报告的用药错误中，只有6.6%来自ICU，而93.4%来自非ICU[30]。考虑到住院患者在普通病房和ICU之间分布的差异，预计普通病房会出现更多的用药错误。然而，作者发现ICU中的用药错误危害更大，更有可能造成伤害（OR=1.89）和死亡（OR=2.48）。给药错误是两者最常见的类型（ICU 44%，非ICU 33%）[30]。最近的系统评价分析发现，对高风险药物的处方错误率做一个精准的定义是比较困难的。在一项研究中，此定义是基于是否使用了容易出错的缩写，以及是否遵循了当地的"良好处方"的药房指南。此综述的作者发现，用于确定发生率的分母各不相同，其中包括处方的数量、患者住院量和医嘱数量。故高风险药物的医嘱错误发生率为0.24% ~ 89.6%[31]。

表 3.1　关于重症监护病房用药错误性质和发生率的一些研究

作者，年份	病区	研究类型	内容
Venkataraman 等，2016[14]	儿科 ICU，英国	前瞻性观察性	132 个使用手写输液抄录，错误率为 32.6% 119 个使用输液计算器，错误率小于 1%
Hirata 等，2019[15]	儿科 ED，美国	回顾性病历调阅	体重记录错误 0.63% 当体重错误时，剂量错误率为 34%
Terkola 等，2017[16]	儿科肿瘤，欧洲	前瞻性观察性	重量分析系统表明，759 060 份抗肿瘤药物中，7.89% 存在偏差，大于处方剂量的 10%（发药错误）
Khoo 等，2017[17]	PICU、NICU、儿科病房，马来西亚	病历调阅	17 家医院，17 889 个处方，错误率为 9.2% CPOE 比手动错误率更高（分别为 16.9% 和 8.2%）；1.7% 为严重，0.1% 可能致命
Ewig 等，2017[18]	PICU，中国香港	前瞻性观察性病历调阅	46% 的患者至少有一种潜在的 AME 处方错误为每位患者 6.8 个，每位 ICU 患者 3.1 个 剂量计算不正确是最常见的错误类型（48%）。大多数是严重的或有害的，98% 在给患者使用前被截获
Gokhul 等，2016[19]	PICU，南非	观察性病历调阅	76% 的人员在计算剂量 / 输液时出错 （输注速率和 mL 到 mEq/mg 的转化） 94.9% 的患者至少经历过一种用药错误
Pawluk 等，2017[20]	NICU，卡塔尔	自愿电子报告系统	15 个月内报告了 201 个错误，这些存在错误的药物没有给到患者，处方阶段的错误为 98%，计算错误为 58.7%

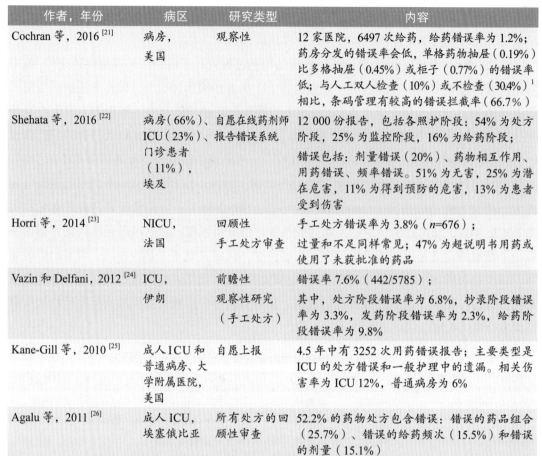

作者，年份	病区	研究类型	内容
Cochran 等，2016[21]	病房，美国	观察性	12 家医院，6497 次给药，给药错误率为 1.2%；药房分发的错误率会低，单格药物抽屉（0.19%）比多格抽屉（0.45%）或柜子（0.77%）的错误率低；与人工双人检查（10%）或不检查（30.4%）[1]相比，条码管理有较高的错误拦截率（66.7%）
Shehata 等，2016[22]	病房（66%）、ICU（23%）门诊患者（11%），埃及	自愿在线药剂师报告错误系统	12 000 份报告，包括各照护阶段：54% 为处方阶段，25% 为监控阶段，16% 为给药阶段；错误包括：剂量错误（20%）、药物相互作用、用药错误、频率错误。51% 为无害、25% 为潜在危害，11% 为得到预防的危害，13% 为患者受到伤害
Horri 等，2014[23]	NICU，法国	回顾性手工处方审查	手工处方错误率为 3.8%（n=676）；过量和不足同样常见；47% 为超说明书用药或使用了未获批准的药品
Vazin 和 Delfani，2012[24]	ICU，伊朗	前瞻性观察性研究（手工处方）	错误率 7.6%（442/5785）；其中，处方阶段错误率为 6.8%，抄录阶段错误率为 3.3%，发药阶段错误率为 2.3%，给药阶段错误率为 9.8%
Kane-Gill 等，2010[25]	成人 ICU 和普通病房、大学附属医院，美国	自愿上报	4.5 年中有 3252 次用药错误报告；主要类型是 ICU 的处方错误和一般护理中的遗漏。相关伤害率为 ICU 12%，普通病房为 6%
Agalu 等，2011[26]	成人 ICU，埃塞俄比亚	所有处方的回顾性审查	52.2% 的药物处方包含错误：错误的药品组合（25.7%）、错误的给药频次（15.5%）和错误的剂量（15.1%）

注：AME：药品不良事件；CPOE：计算机化医嘱录入系统；ED：急诊科；ICU：重症监护病房；NICU：新生儿重症监护病房；PICU：儿科重症监护病房。[1]：不检查中的 30.4% 是错误发生率（错误在给患者用药后才发现），而人工双人检查中的 10% 和条码管理中的 66.7% 是指错误拦截率（错误在给患者用药前被发现）。

表3.2总结了包括17篇文章在内的重症监护用药错误的详细回顾，确定了发生错误的潜在风险因素[32]。作者还整理了防止错误的潜在策略，其内容与第九章中探讨的内容在很大限度上是一致的。该作者也回应了我们在阅读文献时遇到的困难，认为"用药错误率在不同的临床环境、患者群体和研究中差异很大，并且其缺乏标准的定义和统一的报告形式，使得跨组织、区域或国家的比较变得困难。"

表 3.2 重症监护病房用药错误的危险因素

患者危险因素	• 疾病严重程度（器官衰竭和高强度护理会增加风险） • 药物重整不佳 • 镇静和机械通气 • 年龄过大或过小

医疗服务提供者危险因素	• 缺乏经验（初级医师和护士犯错误更多） • 缺乏药物知识 • 生理和体能状态（如疲劳、压力、睡眠不足）
ICU 环境	• 药物数量 • 药物和剂量的频繁变化 • ICU 类型（如综合医学 ICU 和儿科 ICU 错误率更高） • 开始临时治疗 • 缺乏沟通 • 干预的数量和复杂性 • 使用新技术和治疗方法
药品类型	• 高危药物更容易发生用药错误：心血管药、镇静药、镇痛药、抗凝药和抗感染药
组织因素	• 患者与护士的比例 • 人员变动频繁 • 护理交班频繁 • 工作条件艰苦 • 监管不足 • 过早或夜间出院

资料来源：Camire 等，2009[32]；Valentine 等，2006[28]。

3.3　处方错误

处方形成是一个极其复杂的过程，其中包括药品生产、运送到医院、由执业医师选择并最后给患者用药等多个过程（表6.1）。其首要条件是疾病的诊断必须是正确的，然后才能基于该诊断选择正确的药物。在这两个主观性较强的步骤中，常会有错误发生（第六章，第七章）[33]。这些错误可能是微妙的，甚至是有争议的，并且评估诊断的错误率是尤为困难的[34]。当然，如果诊断错误，那么几乎不可避免的是，处方药品也会发生错误。第三步通常是书写处方，第四步涉及处方的转录，即从一个位置（医师下医嘱的地方）到另一个位置（药房日志或用药记录），但有时可以将处方写在病历中，这种情况下，错误可能不会发生在这种处方转达的过程中。最后这两个过程可以是手动的或电子的，电子辅助设备可以支持前两个过程。

处方错误包括：①选了错误或不适当的药物；②虽然药物正确，但剂量、配伍、给药频次或给药途径错误。2009年发表的一篇关于处方错误的系统综述包括了65篇文献[35]。大部分研究来自高收入国家（美国和英国占65项研究中的47项），所以不能确定它是否具有更广泛的适用性。与其他综述一样，这篇文章发现处方错误率存在很大差异，错误次数与住院次数的比值为0.4 ~ 323，中位比值为52［四分位距（IQR）8 ~ 227］。作者总结道：处方错误是常见的，中位数影响7%的药物医嘱、2%的住院天数和50%的住院次数[35]。

在一项对急性冠状动脉综合征和慢性肾病患者的调查中，Milani等发现，17%的患者用了肾衰竭禁忌的抗凝药物[36]。然而，更为频繁的是，禁用于老年人的药物仍然开具处方给了老年人，以至于已经开发了一些工具来识别，例如，Beers标准（https://www.dcri.org/beers-criteria-medication list/，2020年9月6日访问）和老年人处方筛选工具（screening tool of older people's prescriptions，STOPP）/提示正确治疗标准的筛选工具（screening tool to alert to right treatmeat，START）[37]。一项检验STOPP/START应用的荟萃分析发现，它们可以减少跌倒、痴呆的发生风险和住院时间，但不降低总体死亡率[38]。

第二章已经讨论了跟上新药研发的脚步，以及药理学的最新进展是较为困难的。此外，如第十章所述，由于药品短缺且供应波动，临床医师必须经常从熟悉的药品转换到他们不太了解的药品。知识的缺乏可能会延伸到药品的剂量、给药频率、相互作用和潜在的不良反应，并可能使处方错误的发生率增加[39]。几乎所有药品及学科都受到了影响，癌症治疗因这种短缺而耽误。安全用药研究所于2010—2012年进行的调查发现，药品短缺至少造成17人死亡。这反映了医师对替代药品的不熟悉，必须为"看似相同"药品带来的风险，或对药品效能及组分的不明确买单[40]。

尽管计算机化的医嘱录入系统越来越普及，但手写处方在许多国家仍占主导地位，这包括许多高收入国家。世界各地手写处方的错误率为3.8%～56%[41-45]。2003年美国一家大型学术医院的研究人员发现，因字迹不清而无法辨认开处方者身份的发生率为34%[46]。手写处方遗漏关键数据（如处方者姓名、给药途径、给药频次）也很常见[44, 47]。在几乎所有研究中，容易导致危险结局的缩写和可能误导的数字符号（特别是使用尾随零，可能会省略或忽略小数点）很常见，在一项研究中，27%的处方含有1种或多种这一类缩写[46]。由于大量的用药错误与使用缩写、尾随零和符号有关，联合委员会（the Joint Commission，JC）于2001年发布了1个警告。JC（https://www.jointcommission.org/facts_about_do_not_use_list/，2020年1月20日访问）和安全用药实践研究所（https://www.ismp.org/ recommendations/error-prone-abbreviations-list，2020年1月20日访问）已发布"禁止使用"或危险的缩写和符号的清单。

在大多数研究中，剂量错误是最常见的处方错误形式，尤其是在儿科患者中[35, 48-49]，其记录中的错误来自基于体重的剂量计算错误，如正确的体重选择了错误的剂量或体重本身就记录错误。在3个用药错误报告的研究中，处方阶段的错误占主导地位（54%～98%），剂量错误或计算错误占20%～30%[20, 22, 50]。无论是在真实世界的情况还是模拟的情况，大量研究都表明，许多医务工作者无论在处方阶段、配药阶段还是给药阶段，均无法准确地计算药物的剂量[51-54]。

一件名为Libby Zion死亡事件的高度宣传激起了关于用药错误的关注（专栏3.1；此案例将在第八章进一步讨论）。一名低年资医师因工作量过大和随之而来的疲劳、缺乏监督及不熟悉Libby在诊断和治疗中所涉及的两种药物，均是导致此例患者诊断和处方错误的因素。

遗憾的是，很少有关于处方错误原因和影响因素的研究。2009年的一项系统评价仅发现有16项此类研究[55]，且只有7个专门报道了处方错误的原因。知识缺乏常常被认为是错误的主要原因，无论是对于药物本身（包括适当的剂量）的了解、患者状况的了解，还是药物相关的不良反应或相互作用的了解都属于此类范畴。一项针对185名医师的调查发现，处方错误与工作量过大、住院病例负荷较大及情绪压力评分较高有关[56]。

其他常见的原因或促成因素包括如下。

• 工作量过大、工作时间长、疲劳。

• 监管不足或无法获得专业知识。

• 难以获得有关药物或患者的信息。

• 不愿挑战权威（例如，当被高年资医师指示写处方时）。

• 对处方的重视程度不高。

• 沟通失败。

专栏 3.1　Libby Zion 之死

Libby Zion 是一名 18 岁的大一新生，她有抑郁症病史，在服用苯乙肼。1984 年的一天傍晚，她因发烧、激越及不受控制的抽搐就诊于纽约医院急诊室。她以需补液被收入院，但没有明确诊断，并由一位需要管 40 名患者的一年级住院医师负责。这位初级医师，连同她的监督住院医师（二年级住院医师）使用了哌替啶（Demerol）控制她抽搐。

相反，Libby 变得更加激越。医师又给予了氟哌啶醇，同时束缚患者身体。6∶00，Libby 体温超过 41 ℃，心搏骤停，并死亡。虽然死亡原因被初步判定为未知感染导致的高热，但是麻醉医师们会将此诊断为血清素综合征。Libby 的临床症状非常典型，并且由于她服用了处方药苯乙肼，再使用哌替啶只会导致病情进一步恶化。

Libby 的父亲是一位著名的律师和记者，他通过女儿的事件发现了初级医师受到的不人道的压力和重负——36 小时没有睡觉，几乎没有高级医师的监督或支援，令人难以置信的工作量（例如，一个实习生 / 住院医师有 40 名患者）。最终，Zion 先生的努力，促成了美国和世界各地关于实习生和住院医师值班时间的改革。

Ashcroft等最近对处方错误的经验水平进行了广泛研究。20家医院的药剂师记录7天内收到的处方并检查用药情况，记录所有处方错误的细节，以及开药者接受培训的水平[57]。其中第一年和第二年的实习生/住院医师的开药错误是高年资医师的2倍，而且在收入院过程中发生错误的可能性比入院后要高出70%。近1/3的错误是由于入院或出院时的医嘱遗漏，10%涉及剂量不足。电子处方比手写处方的错误率低。第七章将详述导致错误的原因。

Ashcroft的研究包括对85个处方错误可能的原因进行的子课题研究。在85个错误中，

34个是基于规范的错误，18个是基于知识的错误，其余是操作错误或遗漏疏忽。尽管许多错误仅仅是由于缺乏关于药物的知识（包括其剂量、相互作用、禁忌证等），但还有很多错误是由于未遵循一个好的规范（如当前临床情况的框架）。作者还发现了导致错误的客观条件，例如，工作量大及因忙碌和疲劳造成的压力。他们还明确了深层次的文化问题，包括森严的人员等级结构，妨碍了初级医师寻求帮助或接受适当的监督。初级医师表示他们不愿意寻求建议，因为害怕被认为无能或"惹恼"高年资医师（专栏3.2）[58]。

专栏 3.2　处方错误的原因

"呃，只是因为他们会说，你知道，第一句话就像，'嗨，是啊！什么事儿？你知道我已经擦洗过了呀？'类似于某种介绍。事情不会是这样的，你懂的，'有什么问题吗？'或其他类似的话……这些话只是在电话里听起来不平易近人或不友好，你懂的。他们只是听起来过于直接，而且他们很忙，我是在给他们带来不便。"——受访者 22

"顾问在查房中说过的，你知道的，'开这个处方'，然后你正试图拿着笔记，拿着药物图表，拿着一切并尝试一次性写下 10 件事……我的意思是正常情况下我开处方前会检查患者的过敏史的，但是……在查房过程中真的很忙。"——受访者 18

资料来源：Lewis 等，2014[58]。

3.4　发药错误

发药错误在大多数现代用药研究中相对少见，通常占所有错误的6.5% ~ 10%[6，59-60]。不同研究之间的差异主要基于药物是如何分发的。如前所述，早些时候在一些病区，一名护士收到处方信息，从柜子中取出药物然后给予患者。在其他病区，中心药房提供单位剂量的药品：药房按顺序准备好患者每次服用的药品，并放置在贴有标签的包装中或放在推车的单个药物抽屉中，然后由病房护士每天分发给相应的患者。这种情况下的发药错误常由药品包装或药柜准备不当造成，而大多数中心药房普遍采用标准化流程和双重检查制度，故发药错误很少见。关于发药的最新进展是涉及ADC的分配系统，每个病区有一个带锁的、计算机控制的柜子，允许每个病区存储和取出药物。ADC系统减少了从处方到给药的时间，但除非以电子方式连接到CPOE，否则它们也会增加发药错误[61]。如取出的是错误的药品（例如，在下拉菜单中，地西泮直接列在地尔硫䓬上方）或错误的剂量（例如，将1.0 mg秋水仙碱看成10 mg），而如果是由药剂师发药，这种错误发生的可能性就会更低[61]。如第九章所述，当ADC系统与病区中心药房记录相关联时，将会增加用药安全性。

储存药品时也可能会出现错误（尽管使用条形码或自动补货可以降低风险）。在宾夕法尼亚州的一个广泛公开的案例中，10 000 U/mL肝素被放置到本应放置10 U/mL的ADC抽屉中，最终导致3名婴儿死亡，3人因护士使用这些高剂量的肝素给患者静脉通路进行冲管而受到伤害[62]。虽然这场悲剧的根本原因是发药错误，但也存在管理错误，因为护士未能准确读取剂量或缺少双人核对。

▶ 3.5 给药错误

　　最早的给药错误研究是1958年出版的侧重于自愿上报的配药和给药错误的研究。护士报告的360起用药错误中，12%涉及错误的患者，16%为错误的剂量，26%为错误的药物，46%为给药时间错误。在这项研究中，Eli Schlossberg 提出了预防给药错误的建议，其中大部分都是学生熟悉的错误（表3.3）[63]。2年后，Safren和Chapanis用护士自愿上报系统发表了另一项关于严重事故的研究[64-65]。这项由两部分组成的研究侧重于给药错误，忽略了用药过程的所有其他阶段。调查人员以一家编制1100张床位的医院作为研究对象，分析了过去7个多月内报告的178个错误，并对Schlossberg识别出的4个错误进行了重点分析和扩展（专栏2.2）。错误可以归为7类：①错误的患者；②错误的剂量；③错误的给药时间；④忘记给药；⑤错误的药物；⑥超量；⑦错误的给药途径或配药错误。这3份发表于60年前的报告仍清楚地确定了给药错误的关键类型及许多防止它们发生的最佳实践（表3.3）。不过令人痛心的是，我们目前的情况看起来与1958年并无二致。

表 3.3　预防给药错误的措施

标签	• 清楚地标记每个小瓶、安瓿和袋子（使用不可擦掉的永久性墨水），包括药名和作用、有效期，以及可能的话，还有患者的名字 • 使用标准的药物命名
一般措施	• 制订书面规则和程序，以更好地管理药物 • 确立职责（即药剂师、麻醉医师、护士），以便药物始终处于严格管控下并被正确标记 • 确保所有护士接受药物政策和程序的指导，包括正确的给药技术 • 设定配药者的责任（即护士配药或药房配药） • 使用单剂量形式的注射药物 • 使用公制 • 标准化所有病房的药柜 • 每月检查 1 次药柜（一名护士和药剂师一起） • 在护理站禁止使用任何不明和未标记的药物 • 药物配制的场所应光线充足、安静且方便拿取 • 交流新的药物信息，尤其是适应证、剂量、不良反应和储存 • 给药前检查确认患者身份的各项流程 • 查看药单的缩写词、新药或停医嘱的信息 • 建立用药错误的报告系统 • 建立由药剂师、护士和医务人员组成的患者安全委员会，以审查和分析用药错误并构建确保患者安全的方法

资料来源：改编自 Schlossberg，1958[63]。

在关于用药错误的研究中，无论是观察到的错误还是自愿上报的错误，给药错误均占很大比例（通常超过一半）。这个情况在短期内不可能改变，因为给药过程是最容易受到人为干扰和最难通过技术改进的。给药过程是真正最难的部分，临床工作人员阅读处方，获得处方药物和剂量，然后亲自将其带到患者身边并交付。压力、工作量、任务复杂度、光线不足、噪声和干扰都可能分散和迷惑这种过于依赖人的操作。

2013年，Keers等详尽地回顾了给药错误的文献[66]，他分析了1985—2012年开展的91项关于长期护理患者或住院患者的给药过程的直接观察性研究。他们对用药错误的总体定义是"不符合医师在患者病历中下的医嘱，或未遵照厂家关于药品配制和给药过程的说明来进行操作，或未遵照相关院内流程"。这些作者报告了错误率的中位数为19.6%（IQR 8.6%～28.3%），其中时间错误也包括在内，若将其排除，则为8.0%（5.1%～10.9%）[66]。静脉用药与较高的不良反应发生率相关（静脉给药为53.3%，非静脉给药为20.1%）；给药时机错误、遗漏给药和剂量错误是3种最常见的给药错误。令人沮丧的是，在这篇包含横跨了30年各项研究的综述中，给药错误率几乎没什么改进。例如，在最近一项涉及4个病区、持续24天观察的研究发现，包含时间错误的整体错误率为27.6%，不包含时间错误的整体错误率则为7.5%[66]。

Al Tehewy等在最近一项针对病房的观察性研究中报告的2090次给药中，观察到5531个错误，平均每次给药有2.7个错误[67]。总体错误率是37.8%，超过85%的观察至少有1个错误。幸运的是，只有0.8%的错误给患者造成了伤害。大多数的给药（91%）涉及记录错误，78%涉及技术错误，1/3涉及错误的时间或错误的剂量[67]。

3.5.1 药物配制

药物配制中的错误是给药错误的一个子类别。这些在ICU更有可能发生，药物通常是浓缩液的形式，或是粉末，配制中需要用稀释剂，然后在注射器中稀释以连续输注。一些高风险药物有多种浓度的规格（如肝素、胰岛素），可以预见，这种情况很容易导致混淆，从而造成伤害（我们已经提到了与婴儿肝素浓度错误相关的著名案例[62]）。虽然越来越多的静脉输注药物是在中心药房或各病区自己的药房配制的，但由护士配药仍然很常见。如前所述，许多研究已表明，许多医务工作者根本无法准确地计算和稀释药物[51-54]。标签也是有问题的——在一项针对英国、德国和法国医院的研究中，分别有43%、99%和20%的情况下配制的药物未贴上标签或贴错标签。使用错误溶媒的情况分别占1%、49%和18%[68]。

3.5.2 影响给药错误的因素

除了对给药错误率的系统分析以外，Keers等还对54项报告给药错误原因的研究进行了系统评价[69]。与占主导地位的处方错误不同的是，给药错误更常见的是基于技能的错误（操作失误或遗漏疏忽），错误识别药物或患者身份，这种情况通常为"操作失误"，给药时间或遗漏剂量通常为"遗漏疏忽"。误读药物标签，忘记签署用药记录，混淆"看似"或"听似"药物也很常见。

尽管基于技能的错误占主导地位，护士也报告了因自身关于药物、患者或设备的知识缺陷而产生的给药错误[69]。有趣的是，Keers系统评价中的14项研究包括违规行为的报告，如不遵守规定（专栏3.3；违规行为将在第八章详述）。这些违反规章制度的原因包括规章制度设计不合理、过度信任高年资医师、监督不力和缺乏工作人员（导致故意给药太早或太晚）[69]。

潜在的或个人的因素会导致给药错误，其中工作量经常被认为是一个促成因素[70-72]。如前所述，给药时间出错或剂量出错都很常见。随着时间的推移，正确给药时间的定义变得越来越严格，在许多医院中，超过规定时间20~30分钟被认为是"错误的时间"。这个定义是完全错误的。尽管有几类药物必须在严格时间节点给药，否则将产生一些生理后果（例如，帕金森病的药物），但是我们使用的大多数药物在一定时间范围内给予的效果是一样的。从药代动力学角度来说，每天2次给药是指每12小时给药1次，但实际上没有患者或医院如此给药。相反，大多数人选择一个方便的时间，如8:00和17:00。在许多医院将"1天3次"默认为标准化给药频次，如9:00、13:00和17:00（这可能由计算机自动分配），但是药物提前或延后1小时也没有什么不良结局。这些自动默认值可以减少关于何时给药的混淆，因为一个医疗机构将每个"1天3次"的药物默认为相同的给药时间，实际工作量就会有很大区别，例如，9:00突然有一个给药高峰，而10:00却没有任何给药任务。这种人为因素给护士带来了不必要的压力，他们必须赶在计算机指定给药时间的30分钟内拿到所有的药物，以免受"错误给药时间"的惩罚。一些护士可能选择稍微提前一点给药，以完成分配给他们的繁杂任务，这种情况也是情有可原的。类似的情况还有，一位计划9:00进行磁共振成像的患者在同一个时间点还有一次给药，护士可能在8:00就给他用药了，以防做完检查回来后"太晚"用药。

专栏 3.3　给药错误的原因

"你会想，我需要在 1.5 小时内将这些药用完，因为我午餐时间吃的药已经快排出体外了。所以，这将是一个因素（没有澄清难以辨认的处方）。"

"病房的性质就是这样，非常忙碌，大家都习惯只检查过期时间，是不是正确的药物，然后，就可以了……直到这次事故，如果一个姐妹让我检查一些东西，我会通过它的外观来检查它……她做的是对的。"

资料来源：摘自 Keers 等，2015[71]。

护士也有不断变化的工作，经常轮班并很少休息。在第十章中，我们讨论了被广泛宣传的年轻产妇因静脉注射丁哌卡因而死亡的案例，而丁哌卡因原本是用于硬膜外途径的，犯错的那个护士在午夜结束了8小时轮班，在医院睡了几个小时后，7:00继续工作[73]。工

作小时数和加班数量都是错误率增加的独立危险因素[74-75]。Olds等通过对11 516份护理调查的分析发现，每周工作超过40小时或超过4小时的加班工作都与给药错误独立相关，也与护士的工伤和针刺伤相关[75]。联邦法律特别限制了核电运营商或铁路工程师的工作时间，联邦航空管理局也严格限制了海军和陆军飞行员的工作时间。相比之下，在美国，只有缅因州、俄勒冈州和加利福尼亚州对护士轮班有时间规定。除了长时间工作之外，当病房忙碌或人手不足时，护士还会经常"坚守岗位"帮助同事1～2小时。第八章我们将详细讨论疲劳与错误之间的关系。

▶ 3.6 结论

虽然无法准确定义普通病房和重症监护病房中各类用药错误率，但很明确的是如下相关情况。

- ICU或普通病房中的几乎所有患者至少会经历一次用药错误。
- 许多用药错误被药剂师或护士拦截，但每项研究均有严重伤害或死亡报告，即使错误是完全可以预防的。
- ICU中的处方错误很常见：医师通常无法识别药物–药物相互作用，经常开出错误的剂量或错误的频次。
- 儿科患者和新生儿的剂量错误率远高于成年患者，系由错误的体重（体重错误，但剂量正确）和错误的计算（体重正确，但剂量错误）造成。
- 给药错误一般在普通病房很常见，特别是遗漏规定的剂量。
- 重症监护病房的患者发生用药错误的可能性更大，因为这些患者病情更重（器官功能不全者较多），他们输液次数较多，而每位护士管理的患者也较多[76]。
- 许多临床工作人员难以准确计算剂量或输注速率。
- CPOE和计算机系统仍不能排除处方错误，因为通常不适合患者情况的药物医嘱都是通过手写方式下达的。
- 某些患者属于用药错误的高风险人群，包括那些需要使用精神类药物[77]和抗病毒药物[78-80]的患者。
- 高风险药物，如阿片类药物、胰岛素和抗生素，是最常见的涉及用药错误的药物，特别是造成伤害的错误；其次是抗凝药物、血管活性药物和钾。

这个问题的核心在于大多数医院都存在巨大的系统漏洞。繁重且多变的工作量（适用于所有团队成员）、分心、干扰及错误的技术不断渗透，均可危及用药管理安全。在接下来的两个章节，我们将叙述这些错误对患者和医师可能造成的危害。

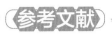

1. Leape LL, Brennan TA, Laird N, et al. The nature of adverse events in hospitalized patients. Results of the Harvard Medical Practice Study II. N Engl J Med. 1991;324(6):377-84.

2. Thomas EJ, Studdert DM, Burstin HR, et al. Incidence and types of adverse events and negligent care in Utah and Colorado. Med Care. 2000;38(3):261-71.

3. Bond CA, Raehl CL, Franke T. Medication errors in United States hospitals. Pharmacotherapy. 2001;21(9):1023-36.

4. Lisby M, Nielsen LP, Mainz J. Errors in the medication process: frequency, type, and potential clinical consequences. Int J Qual Health Care. 2005;17(1):15-22.

5. van Doormaal JE, van den Bemt PM, Mol PG, et al. Medication errors: the impact of prescribing and transcribing errors on preventable harm in hospitalised patients. Qual Saf Health Care. 2009;18(1):22-7.

6. Koumpagioti D, Varounis C, Kletsiou E, Nteli C, Matziou V. Evaluation of the medication process in pediatric patients: a meta-analysis. J Pediatr (Rio J). 2014;90(4):344-55.

7. Choi I, Lee SM, Flynn L, et al. Incidence and treatment costs attributable to medication errors in hospitalized patients. Res Social Adm Pharm. 2016;12(3):428-37.

8. Nuckols TK, Paddock SM, Bower AG, et al. Costs of intravenous adverse drug events in academic and nonacademic intensive care units. Med Care. 2008;46(1):17-24.

9. Bates DW, Spell N, Cullen DJ, et al. The costs of adverse drug events in hospitalized patients. Adverse Drug Events Prevention Study Group. JAMA. 1997;277(4):307-11.

10. Alhawassi TM, Krass I, Bajorek BV, Pont LG. A systematic review of the prevalence and risk factors for adverse drug reactions in the elderly in the acute care setting. Clin Interv Aging. 2014;9:2079-86.

11. Saedder EA, Lisby M, Nielsen LP, Bonnerup DK, Brock B. Number of drugs most frequently found to be independent risk factors for serious adverse reactions: a systematic literature review. Br J Clin Pharmacol. 2015;80(4):808-17.

12. Wahr JA, Shore AD, Harris LH, et al. Comparison of intensive care unit medication errors reported to the United States' MedMarx and the United Kingdom's National Reporting and Learning System: a cross-sectional study. Am J Med Qual. 2014;29(1):61-9.

13. Chapuis C, Roustit M, Bal G, et al. Automated drug dispensing system reduces medication errors in an intensive care setting. Crit Care Med. 2010;38(12):2275-81.

14. Venkataraman A, Siu E, Sadasivam K. Paediatric electronic infusion calculator: an intervention to eliminate infusion errors in paediatric critical care. J.Intensive Care Soc. 2016;17(4):290-4.

15. Hirata KM, Kang AH, Ramirez GV, Kimata C, Yamamoto LG. Pediatric weight errors and resultant medication dosing errors in the emergency department. Pediatr Emerg Care. 2019;35(9):637-42.

16. Terkola R, Czejka M, Berube J. Evaluation of real-time data obtained from gravimetric preparation of antineoplastic agents shows medication errors with possible critical therapeutic impact: results of a large-scale, multicentre, multinational, retrospective study. J Clin Pharm Ther. 2017;42(4):446-53.

17. Khoo TB, Tan JW, Ng HP, et al. Paediatric in-patient prescribing errors in Malaysia: a cross-sectional multicentre study. Int J Clin Pharm. 2017;39(3):551-9.

18. Ewig CLY, Cheung HM, Kam KH, Wong HL, Knoderer CA. Occurrence of potential adverse drug events from prescribing errors in a pediatric intensive and high dependency unit in Hong Kong: an observational study. Paediatr Drugs. 2017;19(4):347-55.

19. Gokhul A, Jeena PM, Gray A. Iatrogenic medication errors in a paediatric intensive care unit in Durban, South Africa. S Afr Med J. 2016;106(12):1222-9.

第三章　重症监护病房和普通病房的用药失误

20. Pawluk S, Jaam M, Hazi F, et al. A description of medication errors reported by pharmacists in a neonatal intensive care unit. Int J Clin Pharm. 2017;39(1):88-94.

21. Cochran GL, Barrett RS, Horn SD. Comparison of medication safety systems in critical access hospitals: combined analysis of two studies. Am J Health Syst Pharm. 2016;73(15):1167-73.

22. Shehata ZH, Sabri NA, Elmelegy AA. Descriptive analysis of medication errors reported to the Egyptian national online reporting system during six months. J Am Med Inform Assoc. 2016;23(2):366-74.

23. Horri J, Cransac A, Quantin C, et al. Frequency of dosage prescribing medication errors associated with manual prescriptions for very preterm infants. J Clin Pharm Ther. 2014;39(6):637-41.

24. Vazin A, Delfani S. Medication errors in an internal intensive care unit of a large teaching hospital: a direct observation study. Acta Med Iran. 2012;50(6):425-32.

25. Kane-Gill SL, Kowiatek JG, Weber RJ. A comparison of voluntarily reported medication errors in intensive care and general care units. Qual Saf Health Care. 2010;19(1):55-9.

26. Agalu A, Ayele Y, Bedada W, Woldie M. Medication prescribing errors in the intensive care unit of Jimma University Specialized Hospital, Southwest Ethiopia. J Multidiscip Healthc. 2011;4:377-82.

27. Rothschild JM, Landrigan CP, Cronin JW, et al. The Critical Care Safety Study: The incidence and nature of adverse events and serious medical errors in intensive care. Crit Care Med. 2005;33(8):1694-700.

28. Valentin A, Capuzzo M, Guidet B, et al. Patient safety in intensive care: results from the multinational Sentinel Events Evaluation (SEE) study. Intensive Care Med. 2006;32(10):1591-8.

29. Cullen DJ, Sweitzer BJ, Bates DW, et al. Preventable adverse drug events in hospitalized patients: a comparative study of intensive care and general care units. Crit Care Med. 1997;25(8):1289-97.

30. Latif A, Rawat N, Pustavoitau A, Pronovost PJ, Pham JC. National study on the distribution, causes, and consequences of voluntarily reported medication errors between the ICU and non-ICU settings. Crit Care Med. 2013;41(2):389-98.

31. Alanazi MA, Tully MP, Lewis PJ. A systematic review of the prevalence and incidence of prescribing errors with high-risk medicines in hospitals. J Clin Pharm Ther. 2016;41(3):239-45.

32. Camire E, Moyen E, Stelfox HT. Medication errors in critical care: risk factors, prevention and disclosure. CMAJ. 2009;180(9):936-43.

33. Groopman J. How Doctors Think. Boston, MA: Houghton Mifflin Harcourt; 2007.

34. Singh H, Graber ML, Hofer TP. Measures to improve diagnostic safety in clinical practice. J Patient Saf. 2019;15(4):311-16.

35. Lewis PJ, Dornan T, Taylor D, et al. Prevalence, incidence and nature of prescribing errors in hospital inpatients: a systematic review. Drug Saf. 2009;32(5):379-89.

36. Milani RV, Oleck SA, Lavie CJ. Medication errors in patients with severe chronic kidney disease and acute coronary syndrome: the impact of computer-assisted decision support. Mayo Clin Proc. 2011;86(12):1161-4.

37. Hill-Taylor B, Sketris I, Hayden J, et al. Application of the STOPP/START criteria: a systematic review of the prevalence of potentially inappropriate prescribing in older adults, and evidence of clinical, humanistic and economic impact. J Clin Pharm Ther. 2013;38(5):360-72.

38. Hill-Taylor B, Walsh KA, Stewart S, et al. Effectiveness of the STOPP/START (Screening Tool of Older Persons' potentially inappropriate Prescriptions/Screening Tool to Alert doctors to the Right Treatment) criteria: systematic review and meta-analysis of randomized controlled studies. J Clin Pharm Ther. 2016;41(2):158-69.

39. Rinaldi F, de Denus S, Nguyen A, Nattel S, Bussieres JF. Drug shortages: patients and health care

providers are all drawing the short straw. Can J Cardiol. 2017;33(2):283-6.

40. Fox ER, Sweet BV, Jensen V. Drug shortages: a complex health care crisis. Mayo Clin Proc. 2014;89(3):361-73.

41. Al-Jeraisy MI, Alanazi MQ, Abolfotouh MA. Medication prescribing errors in a pediatric inpatient tertiary care setting in Saudi Arabia. BMC Res Notes. 2011;4:294.

42. Bates K, Beddy D, Whirisky C, et al. Determining the frequency of prescription errors in an Irish hospital. Ir J Med Sci. 2010;179(2):183-6.

43. Martinez-Anton A, Sanchez JI, Casanueva L. Impact of an intervention to reduce prescribing errors in a pediatric intensive care unit. Intensive Care Med. 2012;38(9):1532-8.

44. Sada O, Melkie A, Shibeshi W. Medication prescribing errors in the medical intensive care unit of Tikur Anbessa Specialized Hospital, Addis Ababa, Ethiopia. BMC Res Notes. 2015;8:448.

45. Khammarni M, Sharifian R, Keshtkaran A, et al. Prescribing errors in two ICU wards in a large teaching hospital in Iran. Int J Risk Saf Med. 2015;27(4):169-75.

46. Garbutt J, Milligan PE, McNaughton C, et al. Reducing medication prescribing errors in a teaching hospital. Jt Comm J Qual Patient Saf. 2008;34(9):528-36.

47. Belela AS, Peterlini MA, Pedreira ML. Medication errors reported in a pediatric intensive care unit for oncologic patients. Cancer Nurs. 2011;34(5):393-400.

48. Glanzmann C, Frey B, Meier CR, Vonbach P. Analysis of medication prescribing errors in critically ill children. Eur J Pediatr. 2015;174(10):1347-55.

49. Bolt R, Yates JM, Mahon J, Bakri I. Evidence of frequent dosing errors in paediatrics and intervention to reduce such prescribing errors. J.Clin Pharm Ther. 2014;39(1):78-83.

50. Samsiah A, Othman N, Jamshed S, Hassali MA, Wan-Mohaina WM. Medication errors reported to the National Medication Error Reporting System in Malaysia: a 4-year retrospective review (2009 to 2012). Eur J Clin Pharmacol. 2016;72(12):1515-24.

51. Avidan A, Levin PD, Weissman C, Gozal.Y. Anesthesiologists' ability in calculating weight-based concentrations for pediatric drug infusions: an observational study. J Clin Anesth. 2014;26(4):276-80.

52. Simpson CM, Keijzers GB, Lind JF. A survey of drug-dose calculation skills of Australian tertiary hospital doctors. Med J Aust. 2009;190(3):117-20.

53. Wheeler DW, Remoundos DD, Whittlestone KD, House TP, Menon DK. Calculation of doses of drugs in solution: are medical students confused by different means of expressing drug concentrations? Drug Saf. 2004;27(10):729-34.

54. Parshuram CS, To T, Seto W, et al. Systematic evaluation of errors occurring during the preparation of intravenous medication. CMAJ. 2008;178(1):42-8.

55. Tully MP, Ashcroft DM, Dornan T, et al. The causes of and factors associated with prescribing errors in hospital inpatients: a systematic review. Drug Saf. 2009;32(10):819-36.

56. Dollarhide AW, Rutledge T, Weinger MB, et al. A real-time assessment of factors influencing medication events. J Healthc Qual. 2014;36(5):5-12.

57. Ashcroft DM, Lewis PJ, Tully MP, et al. Prevalence, nature, severity and risk factors for prescribing errors in hospital inpatients: prospective study in 20 UK hospitals. Drug Saf. 2015;38(9):833-43.

58. Lewis PJ, Ashcroft DM, Dornan T, et al. Exploring the causes of junior doctors' prescribing mistakes: a qualitative study. Br J Clin Pharmacol. 2014;78(2):310-19.

59. Karthikeyan M, Lalitha D. A prospective observational study of medication errors in general medicine department in a tertiary care hospital. Drug Metabol Drug Interact. 2013;28(1):13-21.

60. Kuo GM, Touchette DR, Marinac JS. Drug errors and related interventions reported by United States

clinical pharmacists: the American College of Clinical Pharmacy practice-based research network medication error detection, amelioration and prevention study. Pharmacotherapy. 2013;33(3):253-65.

61. Grissinger M. Safeguards for using and designing automated dispensing cabinets. P T. 2012;37(9):490-530.

62. Arimura J, Poole RL, Jeng M, Rhine W, Sharek P. Neonatal heparin overdose-a multidisciplinary team approach to medication error prevention. J Pediatr Pharmacol Ther. 2008;13(2):96-8.

63. Schlossberg E. Sixteen safeguards against medication errors. JAHA. 1958;32:62.

64. Safren MA, Chapanis A. A critical incident study of hospital medication errors. Part 2. JAHA. 1960;34:53.

65. Safren MA, Chapanis A. A critical incident study of hospital medication errors. JAHA. 1960;34:32-4.

66. Keers RN, Williams SD, Cooke J, Ashcroft DM. Prevalence and nature of medication administration errors in health care settings: a systematic review of direct observational evidence. Ann Pharmacother. 2013;47(2):237-56.

67. al Tehewy M, Fahim H, Gad NI, El Gafary M, Rahman SA. Medication administration errors in a university hospital. J Patient Saf. 2016;12(1):34-9.

68. Cousins DH, Sabatier B, Begue D, Schmitt C, Hoppe-Tichy T. Medication errors in intravenous drug preparation and administration: a multicentre audit in the UK, Germany and France. Qual Saf Health Care. 2005;14(3):190-5.

69. Keers RN, Williams SD, Cooke J, Ashcroft DM. Causes of medication administration errors in hospitals: a systematic review of quantitative and qualitative evidence. Drug Saf. 2013;36(11):1045-67.

70. Keers RN, Williams SD, Cooke J, Ashcroft DM. Understanding the causes of intravenous medication administration errors in hospitals: a qualitative critical incident study. BMJ Open. 2015;5(3):e005948.

71. Berdot S, Roudot M, Schramm C, et al. Interventions to reduce nurses' medication administration errors in inpatient settings: a systematic review and meta-analysis. Int J Nurs Stud. 2016;53:342-50.

72. Cottney A, Innes J. Medication-administration errors in an urban mental health hospital: a direct observation study. Int J Ment Health Nurs. 2015;24(1):65-74.

73. Smetzer J, Baker C, Byrne FD, Cohen MR. Shaping systems for better behavioral choices: lessons learned from a fatal medication error. Jt Comm J Qual Patient Saf. 2010;36(4):152-63.

74. Saleh A, Awadalla N, El-masri Y, Sleem W. Impacts of nurses' circadian rhythm sleep disorders, fatigue, and depression on medication administration errors. Egypt J Chest Dis Tuberc. 2014;63:145-53.

75. Olds DM, Clarke SP. The effect of work hours on adverse events and errors in health care. J Safety Res. 2010;41(2):153-62.

76. Valentin A, Capuzzo M, Guidet B, et al. Errors in administration of parenteral drugs in intensive care units: multinational prospective study. BMJ. 2009;338:b814.

77. Wolf C, Pauly A, Mayr A, et al. Pharmacist-led medication reviews to identify and collaboratively resolve drug-related problems in psychiatry-a controlled, clinical trial. PLoS One. 2015;10(11):e0142011.

78. Guo Y, Chung P, Weiss C, Veltri K, Minamoto GY. Customized order-entry sets can prevent antiretroviral prescribing errors: a novel opportunity.for antimicrobial stewardship. P T. 2015;40(5):353-60.

79. Chiampas TD, Kim H, Badowski M. Evaluation of the occurrence and type of antiretroviral and opportunistic infection medication errors within the inpatient setting. Pharm Pract. 2015;13(1):512.

80. Jen SP, Zucker J, Buczynski P, et al. Medication errors with antituberculosis therapy in an inpatient, academic setting: forgotten but not gone. J Clin Pharm Ther. 2016;41(1):54-8

第四章

用药错误对患者和家庭的影响：善后管理

李泓邑，张国华

4.1 引言

　　这似乎是医学教科书中有史以来最短的一章，只包含了Sorrel King说过的一句话："我们的生活被打破了，并且永远改变了"（https://www.youtube.com/watch?v=b2dqg7jnwkiy &list=PLMdfxb3KK n3op6y3JdgjvmG-jwuAOSRaw，2020年1月20日访问），但我们不能如此迅速地转移视线，或不去听闻和感受药物错误对患者及其家属的影响。所有的医护人员都应该再听听Sorrel King讲述她为避免女儿死亡而做出的疯狂努力，以及当Josie躺在病床上奄奄一息时她绝望的话语："是你对她做了这些，现在你必须治好她。"所有的医护人员也应该听听她对那些有意或无意参与的人的评论："房间里没有人可以看着我。"人为用药错误会造成巨大的痛苦和损失。如果我们只是视而不见，那我们将是疏忽和冷漠的人，所以我们要去体会，我们的错误对那些我们只想保护和治愈的患者实际上造成了什么。如第一章所述，我们不仅要考虑患者及其直系亲属，也要考虑他们的大家庭[1]。

　　在第十章中，我们讨论了鞘内使用长春新碱灾难的恐怖[1]。在这些病例中，从瘫痪到死亡的极度痛苦和令人难以忍受的缓慢进展已被充分记录。更糟糕的是，至少有一名经药物治疗后从癌症中缓解的患者，也因为长春新碱用药错误而受害[2]。在这里，我们记录了一系列涉及年轻、健康孕妇的类似药物灾难的例子[3]。

　　2001年，Angelique Sutcliff在英国当地医院早产[3-4]。她在脊髓麻醉下进行了剖宫产手术，并使用了0.5%的重比重丁哌卡因。产后，她出现严重的背部疼痛和尿潴留。2周后，

---

[1] "Whānau"是一个包含所有相互关心和支持的毛利人的术语，完美地体现了大家庭的概念。

由于颅内压升高，她需要进行颅内分流术。她的病情持续恶化，发展为进行性截瘫。磁共振成像显示严重的脊髓受损并伴有多处粘连。

在一些国家，硬膜外麻醉套装包中有自带的消毒氯己定拭子棒（下压拭子棒，溶液就被吸收到拭子棒顶端的海绵中）和单独装生理盐水的安瓿或注射器。在其他卫生系统中，硬膜外麻醉包是当场准备的，由助理护士将生理盐水倒入一个通常没有标签的无菌碗中，然后将皮肤消毒剂（氯己定）倒入另一个碗中。除非在氯己定中加入着色剂，否则这两种溶液都是透明的。然而，即使使用有色的氯己定溶液，如果有出血，并且生理盐水（被冲回容器中的）有轻微的血迹，就可能造成一个潜在的错误[3]。

在Angelique的案例中，麻醉医师使用了含0.5%氯己定的70%酒精进行皮肤消毒。虽然这一点尚存争议，并且从未被明确证明，但审理这起民事案件的高等法院法官得出的结论是，注射液已被"可定量的"氯己定污染。氯己定似乎是最有效的皮肤消毒产品，但在该案例中，它也是一种变性剂，会破坏细胞膜。需要多少氯己定并且在什么情况下才能引起这样的病例，目前还不清楚[3]。

在Angelique案件[5]10年后，Grace Wang的案件就显得更加清楚了（专栏4.1）。在她的病例中，麻醉医师显然从错误的碗中抽取了约8 mL的氯己定，并将其注射到了Grace的硬膜外腔[3]。其后果与Angelique所遭受的类似，但更为直接。这两名妇女都是非常健康的孕妇，高兴地期待着第一次看到并拥抱她们的孩子。

专栏 4.1 Grace Wang："我的硬膜外麻醉地狱"

"我们尽最大努力恢复正常生活。"Jason 说，"但由于这里一直有人，加上 Grace 的身体状况，我们已经失去了大多数已婚夫妇共有的情感、自发性和激情。"

"我们想回到正常的生活。一个愚蠢的错误永久地剥夺了我们作为正常夫妻，作为正常父母享受和儿子一起生活的权利。"

"我的儿子永远不会体会到当他妈妈拥抱他时，能够像其他孩子一样的感觉。我怀念我们拥抱彼此时的那种感觉，怀念我们以前热情的拥抱。我害怕我可能会永远失去那种感觉。"

资料来源：Sheather，2012[5]。

几个小时后，她的儿子Alex出生了，在此之前，Grace已经四肢瘫痪。从此以后，她再也没有抱过她的孩子，不能走路，也不能自己吃饭。就像长春新碱灾难一样，从这些可怕的错误中获得的教训并未能阻止随后的事件。不幸的是，尽管有这两起案例的警告，同样的事情还是于2010年发生在了澳大利亚[6]，另一起于2014年发生在瑞典马尔默[7]，每起事件都有同样的令人厌恶的共同主题：一个期待着宝宝到来的健康孕妇需要一次硬膜外麻醉，却无意中被注入一种强力的神经毒素。此外，还有多个氨甲环酸鞘内注射的病例报告，病例中涉及一些产科患者，其后果通常会出现室性心律失常和肌阵挛发作，伴随致命和非致命的临床结局[8-9]。大多数装有氨甲环酸和重比重丁哌卡因的安瓿或药瓶在外观上非常相似（图7.2）。

在第六章和第七章中，我们将深入探讨人类和系统的缺点是如何为这些悲剧打开大门的。之前的案例都不是恶意的，每个服务提供者都想提供优质的服务。这些案例发生在麻醉医师正常、烦琐又忙碌的工作流程中，而且很可能发生在提供者此前已经多次无误地完成了的同一流程中（例如，在无菌区域使用外观相似、没有标记的碗）。我们已经承认，绝大多数用药错误要么没有影响到患者，要么后果轻微。类似地，容易出错的流程能多次正确无误地完成。这些毁灭性伤害事件的罕见性会导致我们产生一种危险的自满情绪，或者错误地相信这样的事件永远不会发生在我们身上。但是正如James Reason所说，"我们面对的不是一个容易犯错的人。我们现在面临的是一个容易出错的情境，一个易造成失误的陷阱"[10]。如果没有恰当的流程和系统的改变，这些失误的陷阱将继续诱骗善意且训练有素的专业人员，并摧毁患者的生命。此外，即使系统出现重大的变化也不是完全有效的。确实，提供给最终使用者的长春新碱应该装在一个小袋子里而不是注射器里，并且用拭子棒似乎比用碗装氯己定要安全得多。然而，仅仅换成拭子棒可能会导致忽略一些重要的步骤，如在进行硬膜外麻醉前让消毒液干燥[3]。不幸的是，椎管内给药过程中出现其他错误的可能性并不能只通过关注已知发生的错误而消除，而是需要改变系统和提高警惕。

在第八章中，我们将探讨正常化的偏差是如何渗入到我们的日常生活中的，在这种情况下，无害的用药错误（或易出错的流程，如无菌区域中装有有毒物质却无标记的碗，或看起来很相似的装氨甲环酸和丁哌卡因的药瓶）被认为是不重要的。早期发生在残酷现实中的案例证明了伤害患者的可能性是始终存在的，并巩固了我们的观点，即正常的偏差行为是不可接受的，任何用药错误都不应被忽视。

▶ 4.2 长期影响

我们的事例关注了特定用药错误的直接生理影响。不幸的是，医师和医疗机构长期以来一直在加剧医源性伤害，他们抛弃受伤的患者及其家属，拒绝承认错误，以及未能沟通或未对出现的问题提供充分的解释。对我们所有人来说，承认错误就是承认在一个应当无误和完美的环境中也会犯错。我们会感到羞愧，害怕失去同事的尊重。当我们突然直面我们的不足时，不难理解为什么我们的第一反应往往是"否认和辩护"，拒绝提供经济补偿，封闭所有的沟通渠道，甚至试图将不良后果归咎于患者[11]。但是，这种对患者及其家属的残忍遗弃，增加了未解决的心理和情感创伤，以及已遭受的主要生理伤害之外的其他形式的二次伤害（图4.1）[12]。

受害的患者及其家属在他们的一生中会经历无数的心理、情感和经济困难。Ottosen等[12]对72名遭受过有害医疗事件的患者及其家属进行了32次访谈，访谈时间至少在事件发

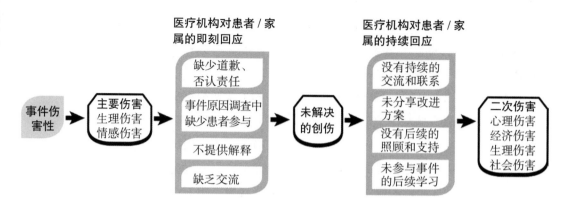

图 4.1 医疗事故后对患者及其家属潜在二次伤害的概念模型
（资料来源：经 Ottosen 等许可转载，2018[13]）

生5年后。在这些事件中，56%造成永久性损害，31%导致死亡。用药错误占16%。几乎所有的受访者（94%）都表示经历了长期的影响：59%的人表示他们的生活和对自己的看法都发生了巨大的变化，失去了事业和享受生活的能力。尽管进行了心理咨询，但大多数人仍然把自己视为受害者，而不是幸存者。文章中引用的评论来自因不同方式受到伤害的患者，这些评论非常感人（表4.1）[12]。许多人表示对医疗保健完全缺乏信任，不愿寻求进一步治疗。这种不信任在很大限度上与医院及其工作人员在事件发生后对患者的处理方式有关，他们无视患者的要求，拒绝道歉，甚至拒绝承认事件。许多受访者（50%）提及在处理事件的过程中会感到持续的愤怒，而且这种愤怒可能还会不断增加，因为他们被医院拒绝查看住院记录，被医院忽视甚至欺骗。据报道，一些人还因事件而受到指责。患者和家属自然对当时的情况有生动的记忆，用了"震惊"和"可怕"这样的词来形容。他们被自我怀疑或自我愤怒所困扰，他们感到有什么不对却忽视了自己的直觉，因为他们信任医疗系统，所以没有大胆发声或是挑战权威。除了身体缺陷和残疾（64%），患者和家属还遭受心理创伤，包括抑郁、悲伤，甚至有自杀的念头。

当我们见证我们的患者及其家属一边痛苦的"假设"一边绝望地计算他们的损失时，我们知道我们不能真正对他们的痛苦感同身受。我们不能缓解它，我们不能像Josie母亲恳求的那样"治愈她"。但是，当这些事件发生了并且我们不能纠正我们已经做了的事情，那该怎么办呢?知道了抛弃会进一步伤害我们的患者，那我们能做什么，我们应该做些什么来纠正这些错误?事实证明，作为医疗提供者，我们应该而且必须采取一些具体的行动，这些行动是这些本可预防的药品不良事件的受害者及其家属希望我们去做的[12]。

表 4.1 医疗保健中不良事件对患者长期影响的引用

社会行为影响	改变了自己的人生观	"我是一名教育研究者。我曾是……而现在我什么都做不了。我有很多不正常的日子。我被列为永久性残疾。它限制了我的生命。"
	改变了寻求医疗保健的行为	"当你在医院里病得很重的时候，一开始你不敢说出来。我现在不会了，因为我经历了这么多，我肯定会告诉他们我需要说的一切，只要我意识清楚并知道发生了什么，就会这么做。"

麻醉及围手术期用药安全

心理影响	愤怒	"但是，让你变成一个痛苦、愤怒的患者的，是你得不到答案，或者你的病历里漏掉了一些关键信息，或者事情不正确，或者医院不愿意和你沟通，抑或你开始发现别人对你说谎。"
		"这给那些因为这家伙的傲慢而导致人生被摧毁的人发出了一个非常糟糕的信息。他们都拿着生命和事业冒险来掩盖这家伙的傲慢，因为这家伙不敢承认自己犯了错误。"
	生动的记忆	"简直就像一部烂片。他们把我围在门厅的入口处，开始和我争论为什么我不应该要这些记录，作为消费者，我有权看到这些记录。"
		"就像我说的，我一直处于无法治愈的疼痛中。他们在我完全清醒的时候把一根呼吸管塞进了我的喉咙。我还以为它会杀了我。我无法忘记在那里发生的一切。"
	对医疗保健失去信任	"它给我留下了持久的影响，因为我以前对我们的医疗保健非常信任，而现在我一点信任都没有了。如果我要去医院我会很害怕。因为我过去认为医院是一个会充分照料你的地方，你会好起来，然后回家。我不知道你会因为生病进医院，然后死于另一件事情，这让我很害怕。"
		"当我们住院的时候，事情一件接着一件……后来我们才知道，他们有欺骗、傲慢、不交流。它粉碎了我对医疗专业的信任和想象。"
	悲痛	"我经历过的创伤真的很悲惨［哭泣］。如果你能停下来看看这些年发生在我身上的一切。我失去了一切。我失去了工作和薪水。就像我说的，我可能还会失去我的孩子。"
	自责	"我希望我当时听从自己内心的声音。当时我内心的声音试图告诉我有些事不对劲，但我沉默了，因为我相信了这个人20年。因为，他是个医师。你知道吗？他是权威专家。"
	心理伤痕	"当我走进那扇门，对他说：'你们伤害了我，让我来谈谈这件事。'……他们不跟我说话……他们不在乎伤害了我。没有人做任何事。事实上，我是一个比较幸运的人，我至少还能有自己的生活。我没有瘫痪，我没有残废，我没有，你知道的，只是身体损伤。但我认为，我们所有人，所有遭受医疗伤害的受害者或幸存者，都有同样的心理创伤。我不知道，大概是5年前吧，我都想自杀了。"
生理影响		"手术失误的结果是……在第一次日间手术后的第一个恢复期，我完全失明了。到目前为止，我的两只眼睛都是100%失明的，我不能感知光线。"
经济影响		"我从一开始就残疾了。我又回去工作了。前6个月我尽力了，因为我刚被提升为副总裁。我不想失去我的工作。所以我很努力地回去工作。但我病得太厉害了，不到4年，我就坐上了轮椅，失去了一切。我失去了一份工资6位数的工作。"

资料来源：Ottosen 等，2018[13]。

第四章 用药错误对患者和家庭的影响：善后管理

4.3 我们神圣的承诺是"首先，不伤害"，但当我们这样做时，下一个承诺是什么？

可以说，希波克拉底誓言为医学界树立了一个不可能（尽管值得）的抱负。如果把整个职业精神都投入"伤害患者永远不应该发生"这一理念中，那么当伤害不可避免地发生时，回应伤害的重要性被忽视也就不足为奇了。传统上，对伤害的回应往往根据自身能力从不充分到积极不等。

近20年来，医疗协会发表了其对医学中人为错误的开创性分析——"人孰能无过"[14]，我们已经对如何处理不良医疗事件的后果有了更深刻的认识和理解。当被问及时，患者及其家属显然希望及时、充分地披露错误、承认责任、描述错误发生的方式和原因、医师或医院将采取什么措施来减轻后果，以及当涉及错误时，将采取什么步骤来防止同一错误的再次发生[13, 15]。他们还可能需要并希望得到针对已经发生的伤害的医疗护理，并赔偿他们因伤害而遭受的损失。最后，他们可能会合理地期望有人能够对他们所经历的医疗失败负责。但是取而代之的是，当患者及其家属试图找出发生了什么时，往往遇到的是无情的沉默且没有任何同情。他们不得不诉诸法庭来获取理应属于他们的信息。同样，问责和赔偿往往只能通过长期、昂贵和具有敌对性的法律程序才能得到。在他们最需要医院及其医师、护士和其他工作人员持续支持和照顾的时候，却最终被拒绝了。

如今，人们越来越认识到医疗伤害确实会发生，而"下一个承诺"应该是在伤害发生时继续同情地照顾患者。在第十一章和第十二章中，我们讨论了那些在医疗保健中受到伤害的人在法律和监管方面的应对问题。在本章的其余部分，我们将讨论披露和同情在减轻二次伤害方面的作用，二次伤害通常紧随主要伤害之后，而主要伤害通常直接由医疗保健失败引起。

4.4 披露与同情

在防止可能的不利伤害方面，最雄辩的回应之一来自马里兰州巴尔的摩约翰·霍普金斯儿童中心主任George Dover，他在Josie去世几天后前往Tony 和 Sorrel King的家，向悲痛的父母道歉（专栏4.2）。与通常发生了医疗事故后医院的反应（通常是沉默）截然不同的是，该医院的最高领导人亲自走到她悲伤的家人面前，站在门口的台阶上，保证将深入调查所发生的事情，承诺他们的医疗卫生系统将尽最大努力确保这种情况不会再次发生，并会经常回来向该家庭通报所了解到的关于这些错误发生的方式和原因。这种改善患者安全感的承诺是引人注目的，但这个事例中更引人注目的方面是Dover对在他的医疗机构中死去的小女孩的父母所表现出的深切同情。当然，没有什么可以弥补失去孩子的损失，但是，如果在实际和情感上都不与受害人接触，这肯定会增加这种事件之后的痛苦和愤怒。

专栏4.2　不能容忍错误，且要有同情心

2001 年 3 月 4 日，George Dover 在巴尔的摩一户人家的门外，按响了门铃，改变了约翰·霍普金斯医学院的未来。

约翰·霍普金斯儿童中心主任来到 Tony 和 Sorrel King 的家中，向悲痛的父母道歉。

6 周前，King 家 18 个月大的女儿 Josie 走进楼上的浴室，打开热水，爬进浴缸。当她的尖叫声把她的母亲引来时，Josie 已经超过一半的身体被二级烧伤。这名幼童被救护车紧急送往约翰·霍普金斯医院，在那里她接受了皮肤移植，并痊愈了。几周之内，她就恢复了原来的样子。后来她的病情恶化了。Josie 脸色苍白，毫无反应。她于 2 月 22 日死亡，最终被确认为感染性休克，就在她计划回家的几天前合并了一次错误的麻醉性镇痛药注射。

"我对 King 夫妇说的第一件事就是我非常抱歉，"Dover 说，"在当时，这并不常见。我们告诉 Tony 和 Sorrel，我们会查明到底发生了什么，我们会把我们的发现传达给他们，并且我们会尽最大努力确保这种事情不再发生。"

透明度和同情心使得 Tony 和 Sorrel 摆脱了他们原本的愤怒和颓废，并与 Peter Pronovost 博士和约翰·霍普金斯医院建立了良好的合作关系，有效地改变了约翰·霍普金斯医院患者安全性的面貌（http://josieking.org/programs/josie-king-patient-safety-program/，2020 年 1 月 20 日访问）。

资料来源：节选自 Nitkin 等，2016[16]，除最后一段外，均逐字逐句。

愿意揭示错误并为此道歉是医师和医疗机构最近的一个变化。1991年，114名住院医师完成了一份关于他们最近一次医疗错误的问卷调查，只有24%的人告诉了患者这个错误，尽管90%的事件都有严重的不良后果[17]。尽管医疗错误在各科室的发病率和死亡率（M&M）会议上被提出和讨论了数百年，但主流观点是，医疗错误是由于个别医师的疏忽、玩忽职守造成的，字面上翻译为"糟糕的操作"。"错误陷阱"[10]的概念还没有出现。这些M&M会议都是闭门举行的，很少或根本没有公开承认或讨论医疗错误。解决过失案件的侵权制度增强了这种保密性，因为人们更担心讨论错误会导致诉讼。为了完成这个循环，侵权制度传统上被视为"阻止医师、医院和其他人的过失行为"的一种方式，尽管没有证据表明这一点[18]（第十一章和第十二章）。虽然在1960年Safren、Chapanis[19]及在1984年Cooper等[20]采用了关键事件方法来分析可预防的不良事件，但其重点是错误的"发现和预防"[20]，没有讨论向患者披露这些错误。

1984年，David Hilfiker在*New England Journal of Medicine*发表了一篇感人的文章，题为《面对我们的错误》[21]。在书中，他描述了自己在明尼苏达州农村医疗实践中所犯的错误。他实际上对患者进行了完全披露，但他表达了自己在这个过程中的沮丧和孤独：不知怎么的，我觉得，我有责任独自面对我的罪恶感。当然，每个人都会犯错，而且没有人愿意承担后果。但是，我们的医疗错误的潜在后果是如此巨大，以至于执业医师几乎不可能以一种健康的心理方式来处理他们的错误。大多数人（医师和患者都一样）内心深处都希望医师是完美的。在医学院和住院医师培训的过程中，精确无误似乎占首要地位。当医师犯了一个错误，他首先会在大厅里被人窃窃私语，好像这是一种罪过。事实上，错误很少被承认或讨论。医学界似乎没有错误的容身之处。他们不允许谈论错误，也没有办法发泄情绪。事实上，人们几乎会认为犯错与犯罪属于同一类别：只有当它发生在其他人身上时，才允许被谈论。

一位住院医师将错误类比为一种犯罪，并在M&M会议上向同事呼吁：你应该完全披露。不要隐瞒任何事情[13]。

在传统的保密和隐瞒的氛围中，很明显，完全披露错误不仅不会发生在同行之间，也不会经常发生在医师或医院与患者之间。在前一段关于M&M的讨论过程中，没有包括对患者的坦白和道歉是令人惊讶的。David Hilfiker是一个例外。患者和家属被单独留下，在最需要的时候没有得到答案或同情。今天，人们越来越认识到这样一个事实：当意外的结果发生时，患者希望也应该知道发生了什么，其中包括是否发生了错误。1999年，普遍的做法是"否认和辩护"。幸运的是，对医疗错误的公开记录使许多临床医师接受了这样一个事实：我们所有人都会犯错，我们犯错并不表明我们是糟糕的医师、护士或药剂师，报告和披露我们的错误不仅是合乎道德的也是正确的，而且对我们的患者和我们自己的心理健康也至关重要（将在第五章中讨论）。在这方面仍有许多工作要做，但已经取得了进展。

2006年，Boyle等提出了医疗错误披露标准，医疗服务提供者应该道歉、共情、采取纠正行动并提供补偿[22]。这个标准中包含，在当时已知答案的程度上，充分披露发生的事情。事件的披露应该尽快发生，但要有足够的时间让医疗团队了解导致错误的基本因素[23]。一个医疗机构应该有一个如何披露的标准流程。公开前的准备工作应该包括情绪上的准备，这样可以让相关的临床医师充分了解事件。应留出时间搜集信息，并考虑披露时谁应当出席[23]。披露应该被视为一个过程，明确地告知患者和家属，在医疗机构调查事件来龙去脉的过程中，他们将不断得到更新和通知。尽管超出了本章的范围，但正式的沟通管理策略可以指导医师和医院完成复杂的完全披露过程[23]。

向患者或他们的家属披露错误仍然很困难，特别是当我们中的许多人仍旧坚持一个不现实的理想。例如，在一项关于实习医师处方错误的研究中，Duncan等发现，许多人认为他们能够毫无错误地开处方。令人不安的是，许多人还认为处方错误不太可能给患者带来严重后果[24]。当然，正如我们反复指出的，许多用药错误都是轻微的后果。在第十一章中，我们讨论了有争议的问题，即披露的门槛。然而，无论何种理由，如果有对患者造成不良后果或有潜在的重大影响，那么充分披露都是必要的。Rosner等[25]指出："构成不当、疏忽或不道德行为的不一定是错误，而可能是未能披露的错误。"公开信息可以保持患者和医师之间的信任，特别是当患者已经怀疑发生了医疗错误时[25]。在伦理方面，披露承认了患者的自主性，患者有权确切知道发生了什么，因为这些信息是患者对后续治疗做出知情决定的必要条件[26-27]。在伦理推论测试中得分最高的住院医师是那些最有可能全面披露信息并承担个人责任的人[27]。显然，对于防止首要伤害之后的二次伤害，披露是必要的[12]。

虽然在理论上，所有有害的错误都应当被披露，已经成为越来越广泛的共识，但我们经常不能实践我们所宣扬的。我们离患者想要的[13, 28]、医疗协会建议的[15]、监管机构强制要求的[29]，还有很长的路要走。Lehmann在一项关于医源性医疗案件（包括用药错误）的研究中发现，其中仅5%有向患者或其家属披露了信息的记录[30]。2005年进行的一项采访研究发现，在认为自己经历过医疗事故的患者中，只有26%的人得到了披露[31]。一项对医师的研究发现，如果他们是患者，他们中100%的人希望得到完全的披露，但只有50%的人报告说，他们曾在一次医疗错误后进行了披露[28]。报告和披露的障碍包括医师的社会心理状况、医患间通常沟通不良、常见的谴责和羞耻的制度文化及法医学环境（表4.2）[11, 32]。

表 4.2　报告和披露错误的障碍

内部和人际间的障碍	医师的心理社会概况	• 医学院在道德品质或职业素养方面教育不足 • 不愿意报告或披露同行的错误(为了维持友谊) • 很少有关于医学伦理的讨论或教育 • 同理心发展不足 • 医疗专业的完美主义精神：错误会导致个人失败，丧失同事的尊重，威胁到自己作为医师的身份，导致失去自尊
	医患交流	• 信息披露管理不敏感，缺乏信息披露相关的沟通技巧 • 患者感觉事实被隐瞒 • 患者对治疗结果抱有不切实际的期望；期望无错误的医疗实践 • 治疗前缺乏对预期的坦诚讨论
医疗机构的障碍	医疗文化和政策	• 让指责、保密和恐惧持续的氛围 • 来自医疗机构的惩罚性回应(针对自身的错误) • 同事或上级的报复(因为披露了同事或上级的错误) • 不确定如何报告或披露错误 • 缺乏安全、客观的环境来讨论医疗事故 • 对改变的内在抗拒 • 层级结构阻碍初级员工畅所欲言；下级对权威的尊重 • 对报告的错误或问题缺乏回应 • 无视一线员工对领导的意见
社会障碍	法医学环境	• 法律惩罚和经济损失的威胁 • 强制报告仅限于严重错误，因此错过了通过未遂错误发现漏洞的机会

资料来源：Perez 等，2014[11]；Etchegaray 等，2017[32]。

除了清楚地解释所发生的事情，患者也非常希望相关人员承认他们确实受到了伤害，这种承认应当包括直接道歉[13]。可以理解的是，医师、医院和风险管理机构一直担心，明确地说"我很抱歉，我们没有提供合适的治疗"或"我很抱歉，确实发生了错误"将被视为认罪并产生法律后果。有证据表明，事实并非如此（退役军人事务部和密歇根大学随后的数据；第十一章对此问题的讨论）。此外，许多州明确禁止在医疗事故诉讼中将道歉作为证据。然而，这些担心仍然使许多临床医师不敢轻易地说对不起。人们的日常经验告诉我们，当已经明显犯下一个错误时，缺少道歉是多么令人痛苦。Petronio等在道歉的方法中解释了这一点，即完全道歉的目标应包括提供情感支持，以及医师和医院从错误中学到了什么[23]。如果错误涉及不当行为，还应承诺纠正该行为，并在适当时机提供赔偿（第十一章，第十二章）[23]。

患者想要的也许不仅仅是一个明确的"认错"，而是同情[33]。他们想要被倾听，有时是非常详尽的。他们想有时间告诉相关人员这个错误对他们的生活产生了什么影响；他们希望他们的痛苦和苦恼被承认[12]。不幸的是，因为披露和道歉比较困难，他们通常无法得到这些重要的东西。我们的自然倾向是"肇事逃逸"，迅速陈述错误，简略地表示同情，然后马上离开。这种唐突的行为实际上会使患者感到震惊，他们甚至可能都没有意识到一个医疗错误已经导致了不良结果。在患者最需要同情和情感支持的时候，这会让人感觉医师冷漠无情。不幸的是，许多临床医师都没有准备好提供这两种帮助，尤其是当我们自己正在经历内疚、羞耻和情感创伤时（第五章）。事实是，许多医师发现他们必须下意识地从同情患者的强烈情感中脱离出来，如此一来确实变得不掺杂个人感情，显得冷漠和不关心（专栏5.2）。21世纪初的几项研究发现，医学生的同情能力在整个医学课程中显著下降，尤其是在临床阶段[34]。2011年的一项系统综述发现，在针对医学生的11项研究中，有9项描述了同情能力的下降[35]。

幸运的是，最近的一篇包括20项研究的综述中12项报告了同情能力的增加或无统计学意义的变化[36]。在过去的20年里，医学院的课程发生了翻天覆地的变化，包括专业、非技术技能、职业道德和同情心。这些变化可能有助于更健康地看待我们人性中的不完美，并增加实习生和住院医师披露错误的意愿[37]。这一态度的改变，主要是靠对受训人员的教育实现的。1999—2001年和2008—2009年对实习生的调查发现，愿意完全披露导致不良结果的错误的实习生比例从早期组的29%上升到后期组的55%[37]。与此同时，认为接受充分的教育就可预防错误的实习生比例由49%降至31%[37]。

重要的是要认识到，医师并不是唯一参与治疗用药错误的受害患者的临床医务人员。药剂师和护士在改善用药安全方面的重要性已在第二章和第三章中强调过，并将在第九章中再次讨论。此外，这些临床医务人员中特别是护士，往往会比医师花更多的时间与患者在一起，他们与患者有更融洽的关系。不仅是在提供安全医疗护理方面，同时也在出现问题时以恰当、同情和有效的方式回应方面，他们都应当被视为医疗团队的重要组成部分（专栏4.3）。

　　奥克兰大学医学与健康科学学院每年为三年级的医学、护理、药学和眼视光学专业的学生举办为期 2 天的质量与安全强化课程[38]。这些学生在小型的跨专业小组中工作，对真实的药品不良事件进行根本原因分析。这些小组工作中穿插着一个类似跨专业教员的教学讲座，并辅以新西兰卫生和残疾委员会以及卫生质量和安全委员会首席医疗官等人的客座讲座。第一天以一个真实的事例开始，一个死于麻醉的十几岁的阑尾炎患者。这个事例是由这名患者的母亲用视频讲述的，并强烈地传达了不良事件持久的二次伤害。"深入细致"是概述这一章的其他关键主题词，包括在披露和道歉方面。学生们进行的训练包括写信给患者或家属，解释发生了什么，以及将采取什么措施防止类似事件再次发生。

　　意识到许多医师和医疗服务提供者在信息披露方面存在着困难，许多医疗保健组织正在开发正式的沟通和解决方案（communication and resolution programs，CRP），以便在医疗事故发生后更好地与患者及其家属进行互动。Moore等[39]对经历过错误并随后参与CRP的患者、家属和工作人员进行了半结构式访谈。其中大多数（18/30，患者/家属）报告了积极的经历，患者与家属都愿意继续在该机构接受治疗。患者表达了强烈的愿望，希望能够不受干扰地被倾听，并了解防止错误再发生的最新情况。提供持续更新的承诺是至关重要的，因为完全披露需要在错误发生后尽快进行，因此事件及其原因尚未被完全知晓或理解。全面的根本原因的分析可能需要数周的时间，而设计和实施干预措施以防今后发生类似事件的时间会更长。患者应该预先获得基本信息，然后有新的发现时再向患者提供额外信息。遗憾的是，在Moore等的研究中，24/30的受访者表示没有收到这样的更新，尽管这些医疗机构致力于实现这一想法。

　　在这些访谈中，患者和家属的意见都是有益的，其中谈到需要提供实际的隐私空间、合适的人（管床医师和主治医师都应该在场）、联络人（与错误无关但代表医疗机构的人）和良好的沟通实践（尽可能长时间地倾听，与家人平静地坐在一起，允许所有家庭成员发言），提供有关患者安全改进的最新信息，并询问有关CRP的反馈[39]。一种有趣的方法是在不良事件回顾中纳入患者和家属，询问他们哪些因素可能导致不良事件，并提出解决这些因素的建议[40]。每个参与者都确定了至少一个影响因素，平均值为3.67[40]。显然，让患者及其家属回顾他们所经历的不良事件，不仅提供了情感支持，而且也有力地证实了医疗机构和医疗提供者关于透明度的声明，以及关于改善安全性和防止问题事件再次发生的努力。在某些情况下，这也可以让患者了解到达成下一个目标有时是多么困难。相反地，在其他情况下，患者以这种方式参与可能有助于医疗机构确定哪些改进是明确的、需要的、负担得起的而且切实可行的，并确保这些改进得到落实贯彻。最重要的是，这种方法是与拒绝患者截然相反的。

如前所述，对错误信息披露的最大担忧之一是会增加诉讼风险。我们在第十一章会重新讨论这个问题，但总的来说，结果似乎是完全相反的。列克星敦的退役军人事务医疗中心（Veterans Affairs Medical Center）是最早实行全面披露制度的机构之一，该中心报告称，在实行全面披露制度10年后，该机构的责任性花费中位数是私营机构的1/5。另一所率先实行全面披露的大学是密歇根大学（University of Michigan），它在2001年做出了坚定的承诺，要"在调查、辩护和解决潜在的医疗事故索赔方面保持开放和诚实"[41]。首席律师Richard Boothman设想了一个有补偿的全面披露模式，其中的受害患者将得到快速而公平的补偿，患者将全面了解所发生的事情，包括所犯的任何错误，以及如何利用这些经验改进系统的学习。自2001年应用该模式后，在之后6年，总的责任性赔偿费用显著降低（图4.2）[42]。遗憾的是，尽管有明确的证据表明，瑞士医疗系统中的用药错误已经对患者造成了伤害[43]，但最近对瑞士法医学利益相关者的一系列结构化采访发现，至少一些责任保险公司在错误发生后仍然拒绝与受害患者沟通[44]。制定适当的信息披露政策和做法，需要医疗保健行业各个层面的协调努力。

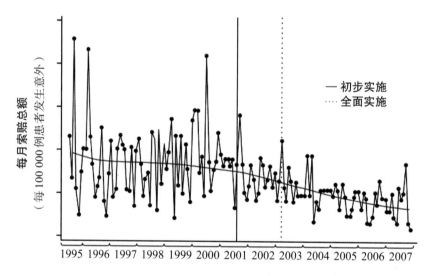

图 4.2　密歇根大学卫生系统"随招随出"计划实施前后的每月总负债成本比率
（资料来源：经 Kachalia 等许可转载，2010[42]）

4.5 ▎结论

患者因用药错误而受到伤害的比例很小，但当伤害发生时，其后果可能是非常严重的。此外，这种主要危害只是冰山一角。除生理伤害之外，患者及其家属还会遭受长期的心理、情感和经济影响。如果不能以关怀、同情和透明的方式来应对不良事件，实现我们所谓的"下一个承诺"，这些二次伤害就会加剧。涉及有害用药错误的临床医师和医院的做法对患者恢复至关重要，要求：①充分和透明地披露所有已知的错误原因；②包括同情和情感支持在内的道歉，仔细倾听患者及其家属的诉说，不试图推卸责任或淡化影响；

③适当而迅速地补偿；④问责；⑤定期向所有人反馈正在进行的事件调查和已采取的干预措施，以防止该事件发生在其他患者身上。建立一套优秀的知识体系，可以指导医疗机构及其跨专业的临床团队如何设计和实施一个符合伦理且以患者为中心的沟通和解决方案，不仅为患者及其家属，也为出错的员工提供情感支持。

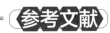 参考文献

1. Noble DJ, Donaldson LJ. The quest to eliminate intrathecal vincristine errors: a 40-year journey. Qual Saf Health Care. 2010;19(4):323-6.

2. Merry AF, Brookbanks W. Merry and McCall Smith's Errors, Medicine and the Law. 2nd ed. Cambridge, UK: Cambridge University Press; 2017.

3. Bogod D. The sting in the tail: antiseptics and the.neuraxis revisited. Anaesthesia. 2012;1(12):1305-9.

4. Nathanson MH. Guidelines on skin antisepsis before central neuraxial blockade. Anaesthesia. 2014;1(11):1193-6.

5. Sheather M. Grace Wang: my epidural hell. Australian Women's Weekly. 2012. Accessed January 9, 2020. https://www.nowtolove.com.au/celebrity/celeb-news/epidural-victim-grace-wang-im-terrified-my-husband-will-leave-me-9747

6. Clinical Safety Quality and Governance Branch. Safety Notice 010/10. Correct identification of medication and solutions for epidural anaesthesia and analgesia. NSW Department of Health; 2010. Accessed January 9, 2020. https://www.health.nsw..gov.au/sabs/Documents/2010-sn-010.pdf

7. Swede asks for epidural and gets disinfectant. The Local. 2014. Accessed December 5, 2019. https://www.thelocal.se/20140813/pregnant-woman-treated-with-disinfectant-for-pains

8. Patel S, Loveridge R. Obstetric neuraxial drug administration errors: a quantitative and qualitative analytical review. Anesth Analg. 2015;121(6):1570-7.

9. Hatch DM, Atito-Narh E, Herschmiller EJ, Olufolabi AJ, Owen MD. Refractory status epilepticus after inadvertent intrathecal injection of tranexamic acid treated by magnesium sulfate. Int J Obstet Anesth. 2016;26:71-5.

10. Reason J. The Human Contribution: Unsafe Acts, Accidents and Heroic Recoveries. Burlington, VT: Ashgate Publishing; 2008.

11. Perez B, Knych SA, Weaver SJ, et al. Understanding the barriers to physician error reporting and disclosure: a systemic approach to a systemic problem. J Patient Saf. 2014;10(1):45-51.

12. Gallagher TH, Waterman AD, Ebers AG, Fraser VJ, Levinson W. Patients' and physicians' attitudes regarding the disclosure of medical errors. JAMA. 2003;289(8):1001-7.

13. Ottosen MJ, Sedlock EW, Aigbe AO, et al. Long-term impacts faced by patients and families after harmful healthcare events. J Patient Saf. Published online January 17, 2018. doi:10.1097/PTS.0000000000000451

14. Kohn LT, Corrigan JM, Donaldson MS, eds. To Err Is Human: Building a Safer Health System. Washington, DC: National Academy Press, Institute of Medicine; 1999.

15. Committee Opinion No. 681 Summary: disclosure and discussion of adverse events. Obstet Gynecol. 2016;128(6):1461.

16. Nitkin K, Broadhead L, Smith L, Smith P. No room for error. The Johns Hopkins Newsletter. January/February 2016. Accessed January 20, 2020. https://www.hopkinsmedicine.org/news/articles/no-room-for-error

17. Wu AW, Folkman S, McPhee SJ, Lo B. Do house officers learn from their mistakes? JAMA. 1991;265(16):-2089-94.

18. Hiatt HH, Barnes BA, Brennan TA, et al. A study of medical injury and medical malpractice. N Engl J Med. 1989;321(7):480-4.

19. Safren MA, Chapanis A. A critical incident study of hospital medication errors. Hospitals. 1960;34:32-4.

20. Cooper JB, Newbower RS, Kitz RJ. An analysis of major errors and equipment failures in anesthesia management: considerations for prevention and detection. Anesthesiology. 1984;60(1):34-42.

21. Hilfiker D. Facing our mistakes. N Engl J Med. 1984;310(2):118-22.

22. Boyle D, O'Connell D, Platt FW, Albert RK. Disclosing errors and adverse events in the intensive care unit. Crit Care Med. 2006;34(5):1532-7.

23. Petronio S, Torke A, Bosslet G, et al. Disclosing medical mistakes: a communication management plan for physicians. Perm J. 2013;17(2):73-9.

24. Duncan EM, Francis JJ, Johnston M, et al. Learning curves, taking instructions, and patient safety: using a theoretical domains framework in an interview study to investigate prescribing errors among trainee doctors. Implement Sci. 2012;7:86.

25. Rosner F, Berger JT, Kark P, Potash J, Bennett AJ. Disclosure and prevention of medical errors. Committee on Bioethical Issues of the Medical Society of the State of New York. Arch Intern Med. 2000;160(14):2089-92.

26. Lipira LE, Gallagher TH. Disclosure of adverse events and errors in surgical care: challenges and strategies for improvement. World J Surg. 2014;38(7):1614-21.

27. Cole AP, Block L, Wu AW. On higher ground: ethical reasoning and its relationship with error disclosure. BMJ Qual Saf. 2013;22(7):580-5.

28. D'Errico S, Pennelli S, Colasurdo AP, et al. The right to be informed and fear of disclosure: sustainability of a full error disclosure policy at an Italian cancer centre/clinic. BMC Health Serv Res. 2015;15(1):130.

29. Eadie A. Medical error reporting should it be mandatory in Scotland? J Forensic Leg Med. 2012;19(7):437-41.

30. Lehmann LS, Puopolo AL, Shaykevich S, Brennan TA. Iatrogenic events resulting in intensive care admission: frequency, cause, and disclosure to patients and institutions. Am J Med. 2005;118(4):409-13.

31. Schoen C, Osborn R, Huynh PT, et al. Taking the pulse of health care systems: experiences of patients with health problems in six countries. Health Aff (Millwood). 2005;(suppl; web exclusives):W5-509-25.

32. Etchegaray JM, Ottosen MJ, Dancsak T, Thomas EJ. Barriers to speaking up about patient safety concerns. J Patient Saf. Published online November 4, 2017. doi:10.1097/PTS.0000000000000334

33. Nazione S, Pace K. An experimental study of medical error explanations: do apology, empathy, corrective action, and compensation alter intentions.and attitudes? J Health Commun. 2015;20(12):1422-32

34. Hojat M, Vergare MJ, Maxwell K, et al. The devil is in the third year: a longitudinal study of erosion of empathy in medical school. Acad Med. 2009;84(9):1182-91.

35. Neumann M, Edelhauser F, Tauschel D, et al. Empathy decline and its reasons: a systematic review of studies with medical students and residents. Acad Med. 2011;86(8):996-1009.

麻醉及围手术期用药安全

36. Ferreira-Valente A, Monteiro JS, Barbosa RM, et al. Clarifying changes in student empathy throughout medical school: a scoping review. Adv Health Sci Educ Theory Pract. 2017;22(5):1293-313.

37. Varjavand N, Bachegowda LS, Gracely E, Novack DH. Changes in intern attitudes toward medical error and disclosure. Med Educ. 2012;46(7):668-77.

38. Horsburgh M, Merry A, Seddon M, et al. Educating for healthcare quality improvement in an interprofessional learning environment: a New Zealand initiative. J.Interprof Care. 2006;20(5):555-7.

39. Moore J, Bismark M, Mello MM. Patients' experiences with communication-and-resolution programs after medical injury. JAMA Intern Med. 2017;177(11):1595-603.

40. Etchegaray JM, Ottosen MJ, Aigbe A, et al. Patients as partners in learning from unexpected events. Health Serv Res. 2016;51(suppl.3):2600-14.

41. Biermann JS, Boothman R. There is another approach to medical malpractice disputes. J Oncol Pract. 2006;2(4):148.

42. Kachalia A, Kaufman SR, Boothman R, et al. Liability claims and costs before and after implementation of a medical error disclosure program. Ann Intern Med. 2010;153(4):213-21.

43. Schwappach DL. Frequency of and predictors for patient-reported medical and medication errors in Switzerland. Swiss Med Wkly. 2011;141:w13262.

44. McLennan S, Shaw D, Leu A, Elger B. Professional liability insurance and medical error disclosure. Swiss Med Wkly. 2015;145:w14164.

第五章

用药错误对
从业者的影响

吴美奎，倪 诚

 5.1 | **引言**

在第四章中，我们讨论了可避免的药品不良事件对患者的影响。这些影响是可变的，但可能导致心理、情绪、身体、财务和其他形式的伤害，有时还包括死亡。与患者关系密切的人，包括家属和朋友，也会受到影响。本书的一个重要主题是，医疗保健中发生了太多可避免的药品不良事件，应对这些事件的措施应包括照顾受伤的患者，并寻求减少未来类似事件发生的方法。保持沉默的同时，我们提出一个问题：是否应该解决这些事件对参与其中的从业者的影响，以及可能对与事件相关的人和事件发生机构的影响。作为一个说明性案例，我们转向Bawa-Garba博士（专栏5.1）和她的患者Jack Adcock[1]，她的案例将在第十二章中进一步详细探讨。这说明了医疗不良事件对相关从业者造成的后果有多严重。

专栏 5.1　Jack Adcock 和 Hadiza Bawa-Garba 博士（第十二章）

　　Jack Adcock 于 2011 年 2 月就诊于莱斯特皇家医院，年龄 6 岁，他前一天晚上身体不适，有呕吐和腹泻。Bawa-Garba 博士在休息了 13 个月产假后重返工作岗位。在离开前，她一直在社区管理患非急症疾病的儿童。医务人员和护理人员都很短缺，因此她同意承担医院的急诊儿科工作。她在 10：30 见到 Jack，诊断他为脱水和病毒性肠胃炎。乳酸为 11 mmol/L，pH 值为 7.0，她给予了液体，没有给予抗生素。Jack 的病情在液体治疗下，得到了改善，在第二次检测时，pH 值为 7.24（该样品不足，未进行乳酸测量）。15：00，Jack 坐起来喝水，但胸片显示感染，于是开始使用抗生素。20：00，他突发死亡，尸检证明死亡原因是链球菌感染和败血症。然而，

Bawa-Garba 博士在这天没有受到直接指导——她与顾问医师（即主治医师）的第一次查房是在下午稍晚的时候，顾问医师没有直接查看和评估 Jack[1]。

受此案影响最大的人无疑是 Jack 和他的家人，尤其是他的母亲。而且，Bawa-Garba 博士也遭受了痛苦。毫无疑问，她和任何医师一样，会对她照顾的孩子的死亡感到强烈的遗憾。此外，在随后 7 年中，她两次被指控犯有过失杀人罪，一次被定罪，从医疗登记册上被除名，然后又被恢复——这些都让她付出了巨大的情感和经济代价。

对这些的看法取决于医师在 Jack 死亡事件中的罪责程度。第十二章详细讨论了该案例，本章的重点是，该案例提供了鲜明的例证，即当医师在支持不足的情况下尝试治疗重病患者的决策出现问题时，可能产生潜在的后果。

▶ 5.2 "第二受害者"的概念

2000年，《英国医学杂志》用一整版报道医疗差错[2]。在此版[3]的一篇社论中，Wu 讨论了此类错误对医师、护士、药剂师和其他从业者的影响。他承认"不批评是一种常态"，但表示来自同事的无条件支持非常罕见。他引用第四章提到的1984年叙述的内容，其中初级医师Hilfiker讨论了他犯的几个错误。Hilfiker的主要观点是，所有医师在其职业生涯的某个阶段都不可避免地会犯错误，他表示，当这些错误发生时，需要认罪、赔偿和赦免。他呼吁对待错误应该更诚实，无论是对患者还是同事，并更多地理解他们。他认为，这两件事将促进患者的安全和医师的福祉。最近，Gawande提出了类似观点[4-5]。Wu 对这些主题进行了扩展，创造了"第二受害者"一词，以表达错误对相关临床医师的影响是巨大的[3]。

这个术语已经获得了相当大的关注：Gomez-Duran等最近在PubMed找到100多篇标题包含此词条的文章[6]。附属"受害者"的概念已经扩展到包括潜在的"第三受害者"，该术语适用于将机构看作"社会机体"[7-8]，在发生不良事件后经历的"自尊和自信心受损"，它还用于遭受伤害的同一临床医师管理的后续患者，更令人心酸的是，无意中伤害患者的临床医师，其情绪可能损害该医师安全行医的能力，至少是短期影响，而且可导致随后的错误[9]。

一些专家对这个术语持有保留意见。值得注意的是，Clarkson等在最近一篇题为《受医疗差错伤害的家庭和患者的呼吁》的社论中指出：由于诸多有说服力的原因，应该放弃该术语[10]。这些作者认为，"受害者"一词意味着医疗保健专业人员和机构对造成有关伤害不承担任何责任。在第六章、第七章和第八章中，我们讨论了医疗中出现问题的原因，在第十一章和第十二章中，我们探讨了医疗中不良事件的责任问题。风险确实在医源性伤害的发生中起重要作用，然而，这并非唯一因素。本书中，我们同意Clarkson等的观点。人们倾向于将可预防的不良用药错误视为不可避免，并把它当作是"运气不好"的结果。

他们认为，这种微妙的含义对"以患者为中心、注重患者安全所需的文化"变革构成威胁。Tumelty报告了爱尔兰的研究结果，表明医师对该术语表示不满，并认为"受害者"一词对患者不敏感，并忽略了医师的专业身份[11]。这些作者都没有质疑可避免的不良事件对从业者影响巨大这一观点，主要是关于框架和术语的辩论。一种观点认为，"第二受害者"一词的优点是引人注目，可以引起管理者和决策者的注意[12]；而我们倾向的另一观点认为，通过保持对受害者的敏感性，可以更有效地传达这种重要性。此外，我们同意，"受害者"的含义倾向于反映潜在的宿命论，即医疗中可避免的不良事件发生率高——这意味着不良事件超出了医师的控制和管理范围，因此阻止不良事件的发生并不是医师的责任。至少，我们认为"第二受害者"一词应该保留给那些试图正确行医和护理的医师和护士，尤其是在惩罚与失败不成比例的情况下。在我们看来，一些从业者是法律制度的受害者，这种制度没有抓住人为错误的本质。

在第六章、第七章和第八章中，我们认为，错误本身并不是罪魁祸首，而违规行为在不同程度上可能是罪魁祸首。因此，"第二受害者"一词可能更公正地仅适用于那些因犯了错误而受到起诉、诉讼、投诉或其他正式回应的从业者。情况并非总是如此。此外，使用该术语背后的核心是，伤害患者本身就足以使做这件事的从业者产生巨大的压力、羞耻、悔恨和悲伤感。这是Hilfiker[13]的观点，他提到了被起诉的可能性，但这对他来说并非最重要的问题。他的文章清楚地描述了他无意中伤害患者后的情绪反应。我们的经验表明，可能对患者造成伤害的悔恨也很严重，我们对同事的观察证实，出于这个原因的悔恨可能超过相关法律后果的情绪反应。

然而，对不良事件的法律和监管可能增加这种情绪反应。对患者的治疗失当可能被认为有其合理性。然而，正如我们指出的，这种失败不一定应受谴责。在第十一章和第十二章中，我们讨论了惩罚错误后果，而不是其道德责任的倾向。值得注意的是，只有造成严重伤害的用药错误才需要受到惩罚，但它们的道德可责性通常不大于造成很少或没有伤害的用药错误。第七章和第十一章讨论的有关多巴胺的病例就是很好的例子。可以找到许多例子，其中对从业者的影响（在这位麻醉医师案例中，被判过失杀人罪）与潜在治疗失败（在治疗患者时犯下的用药错误）的道德责任不相称，以至于"第二受害者"可能是合理的。然而，我们的感觉是这个词被过度使用了。

到目前为止还没有更好的术语[12]，也许不需要任何术语，仅提及可避免不良事件对无意造成这些事件从业者的影响就够了。与遭受严重不良事件患者相关的从业者不应扮演"受害者"角色，因为这样并不会低估这种情况对从业者提供积极理解和支持的潜在价值。挑战在于如何做到这一点，同时关注并支持受伤害的患者和家属。

在目光转向关于不良事件影响从业人员性质和程度的经验证据，以及考虑如何减轻这些影响前，我们已经尽力讨论了重要的术语和观点。这样做是因为我们相信医疗中可避免不良事件（包括药品不良事件）的主要受害者是患者及家属。在很大限度上，支持对相关医师采取更多支持的论点在于，相信这将有助于使患者的治疗更安全。

5.3 不良事件的情感后果

在探讨患者遭受可避免伤害时从业者所面临的压力的问题前，需要往更广泛的方向考虑人们在当今世界的处境。

5.3.1 日常生活的创伤事件

我们生活在一个对暴力、伤害和意外死亡司空见惯的世界，并且以不同的透明度进行报道。2019年3月15日，新西兰克赖斯特彻奇两座清真寺发生恐怖袭击，造成51人死亡，多人重伤，这是近期的例子。与往常一样，这次袭击直接影响的人很多，包括家属、救援人员、警察、目击者和许多其他人。此外，这次袭击在Facebook上进行了直播。该视频在被下架之前已在互联网上广泛传播了近半个小时[14]。有多少人看过该视频也只能猜测了。事实上，普通人的生活中不乏情感创伤事件，以及社交媒体和传统媒体上的可怕内容。2001年9月11日，在美国发生的袭击提供了第二个典型例子。这些袭击的直接影响是巨大的，燃烧的双子塔和人们从塔上跳下而死亡的视觉图像在世界各地都可以看到。地震、丛林大火、洪水、传染病流行、战争和许多其他灾难经常摧毁许多人的生命，并且每天都在正式或非正式媒体上以图片形式展示。事实证明，人类在正常范围内就会接触到创伤性事件。Benjet等对24个国家进行了广泛的人口调查，共有68 894名成年受访者[15]，超过70%的受访者表示经历过创伤性事件，其中许多人曾经历过几次。一半的报告涉及5种事件：目睹死亡或重伤、亲人意外死亡、被抢劫、发生危及生命的车祸，以及经历危及生命的疾病或伤害。

医疗并不是唯一压力大的职业，许多职业比现代医疗机构中的医师、护士或药剂师更具有挑战性。例如，军队中的战时勤务接触在战争中死伤的人，情形通常更令人痛苦。救援和救护车服务、消防、警务和许多其他活动也经常使工作人员面临情感创伤。与医疗一样，人们继续进入这些就业领域，而且大多数人似乎都在面临相同的压力。事实上，医疗和其他领域的普遍期望是从事这些职业的人应该接受随之而来的压力（专栏5.2）。人们可能会问，这些压力事件的情感挑战是否会导致在特定领域雇用人员困难。但在大多数情况下，包括医疗系统，情况并非如此。一般来说，这些不良事件的负面影响似乎会被这些职业的许多积极方面所抵消。然而，当人们观察个体时，会出现不同的情况。众所周知，有些人能够很好地应对压力事件，但有些人会出现严重的心理后果，有时会对工作和生活产生严重影响。在医疗领域，培训医师、护士和药剂师是一个漫长而昂贵的过程，因此要重视有价值的专业人员的流失问题，即使是少数也要重视。此外，正如"第三受害者"的概念所指，压力性不良事件后表现不佳的后果可能非常严重。特别是从业者在参与此类事件后的相当长一段时间内，安全管理药物的能力受到影响。因此，真正的问题不是问题存在与否，而是问题的严重程度及如何更好地改进？下一节中，我们将回顾管理创伤事件后果的一些关键概念，然后具体讨论哪些技术可以使参与药品不良事件的专业人员恢复到高绩效水平。

专栏 5.2　如果你受不了高温（压力）

在国际上，根据病例组合，常规心脏手术的死亡率超过 1%。因此，每位有一定病例量的外科医师和麻醉医师每年都可能面临至少 1 ~ 2 例死亡，甚至更多，尤其是在急诊病例量很大的情况下。在心脏手术后外科重症监护病房工作的医师和护士将处理大量此类死亡病例，因此面临此类事件的频率远高于其他职业。

对于有爱心的从业者来说，失去择期手术患者可能会给他们带来心理压力。处理这类事件时，需要与必须告知的家属和其他亲属进行沟通，在临床状况恶化过程中，需要做多次沟通，最后是在死亡发生后。随后，此类死亡事件通常会在多学科会议上介绍和审查，其中的讨论通常很激烈，内容是冷酷的临床讨论，而非情感内容。在很多方面，病例管理可以做得更好。讨论的问题范围很广，可能包括药物管理，如心力衰竭的用药管理。因此，麻醉医师和相关人员会像外科医师一样受到批评。但批评并不意味着这些案例中的大多数会出现严重错误，而只是反映了在复杂和高风险手术后，观察者对完美的追求。然而，这种分析很容易被认为是对临床医师工作的批评，因此可能会增加其心理压力。如果在患者死后有正式的投诉或诉讼，情感影响可能会变得更大、更持久。

最近，本书的一位作者与一位资深的心脏外科医师会面，讨论特定手术面临的某些挑战。讨论中提到了约翰·霍普金斯医院的压力事件恢复（RISE）计划（本章稍后讨论）。这位心脏外科医师没有听说过这个程序，也没有听说过类似的东西。对于涉及不良事件的临床医师可能需要情感支持的想法，他礼貌回答，但他的肢体语言表明这并没有引起他的共鸣。虽然没有明确表达，但信息很明确，他认为想要从事此类工作的人需要接受相关的情感挑战。这种观点听上去跟电影和电视英雄形象有所共鸣。不过，从本质上讲，他的观点是，压力只是心脏手术和麻醉中的一个事实。

如本章其他部分所述，职业压力不仅限于医师。Harry S.Truman 常使用"如果受不了热，最好离开厨房"这句话，尤其是在 1952 年 12 月 17 日华盛顿特区的一次演讲中。他说："无论如何，总统手上会有很多来自各方面的烫手山芋，而无法处理它们的人是无法当总统的。"[16]

5.3.2　创伤后应激障碍和心理急救

暴露于创伤性事件后的压力可能导致创伤后应激障碍（专栏5.3）。创伤后应激障碍（post-traumatic stress disorder，PTSD）是美国精神病学协会《精神疾病诊断和统计手册》中列出的"创伤和压力相关疾病"之一[17]。其终身患病率因国家而异，从1.3%到12.2%，它的特征包括不愿被提及触发事件、睡眠不安、情绪和认知的改变及普遍的威胁感和高度警觉。人们普遍认为PTSD是一个严重的问题，需采取主动措施减少其发生，并在发生时提供治疗[18]。预测哪些人特别容易患PTSD，并对疑似患PTSD的人作出明确诊断是很有用的。适合初级医师使用的并经验证的筛查仪器可用于此目的[19]。

专栏 5.3　创伤后应激障碍的要点

- 各行各业的人都频繁地经历高度创伤性事件。
- 与压力相关的疾病，包括 PTSD，可能会发生在此类事件之后。
- PTSD 筛查是可行的并是有必要的。
- 有多种治疗选择可用于 PTSD，并可能对患者有效。
- 药物治疗效果往往有限，许多患者没有效果，且可能发生过度用药。
- 早期干预以预防或减轻压力事件的影响是符合逻辑的，但提供信息和支持倡议的证据有限

Shalev等最近在1篇评论文章中总结了PTSD的治疗方案[20]。主要包括心理干预和药物治疗。在前者中，认知行为疗法似乎有最好的支持证据，但在如何提供治疗的细节上存在许多差异，而且并非所有方法都能达到同等的效果。抗抑郁药、抗焦虑药和抗精神病药都可用于治疗PTSD，尽管症状可能会得到缓解，但缓解的情况并不常见。

鉴于治疗PTSD的挑战，早期干预以减少创伤性事件的直接后果是优先选择，几十年来的努力工作，已为经历此类事件的人们提供了早期的社会心理支持。Dieltjens等最近对比利时佛兰德斯红十字会（Belgian Red Cross-Flanders，BRC）的文献进行了系统评价，其中涉及一种更流行的策略，称为心理急救（psychological first aid，PFA）[18]。

世界卫生组织将PFA定义为"对遭受痛苦和需要支持的人群的人道和支持性反应"。作者解释道，PFA包括倾听、安慰、帮助他们建立联系、提供信息和实际支持以满足他们的基本需求。PFA可由外行提供，BRC为外行提供3小时的基础课程，为卫生专业人员提供更全面的28小时课程。遗憾的是，他们的文献检索结论是"缺乏关于灾难发生后PFA有效性的高质量试验和观察研究"。他们讨论了造成这种情况的原因，包括支持PFA的各种定义和框架。在这种情况下，通常建议在PTSD发生后进行情况说明，这是PFA的一个要素。然而，Cochrane评价发现，没有证据表明单次事后的情况说明可以降低PTSD发生率，并且一些研究表明，情况说明可能使PTSD和抑郁症更易发生[21]。但缺乏效果的证据并不等同于没有效果，如Dieltjens等所说，在制定基于证据的培训外行和专业人员的PFA指南之前，需要更多的研究来得出结论。

关于PTSD的一个基本观点是，这不是一个简单的同质性问题。诱发事件和接触这些事件的个体反应存在相当大的差异，有效管理需要专业知识和时间不足为奇。尽管治疗或预防PTSD的方法存在不确定性，但在暴露于压力事件后进行早期干预有许多实际原因。我们同意Shalev等的观点。应确定每个患者的优先事项，并在创伤事件后优先稳定他们的

生活。注意力应该集中在降低自我毁灭行为的风险上，并解决潜在的孤独和绝望问题[20]。对于患有PTSD的临床医师，应将降低对患者造成伤害的风险添加到优先事项列表中。

5.3.3 伤害而不是帮助

在大多数情况下，当经历工作或生活中的情感创伤时，人们不会推进压力情况，或将已存在的情况与受害者联系起来。在这方面，军队应该被视为特例，即为了工作明确期望杀死被官方指定为"敌人"的人所产生的情感影响超出了本章的范围。

卫生专业人员不得不为前来寻求帮助的人承担风险。在综合医学委员会（General Medical Council，GMC）最近发布的《对重大过失杀人和过失杀人罪的独立审查》第55页上可找到以下观察结果[22]：尽管没有人凌驾于法律之上，但我们职业的性质，从处方到诊断/误诊，再到轻微或重大的侵入性手术，都会对个人造成实际或潜在的伤害。我们的职责意味着我们每天需要对公众做有潜在的危险甚至是致命的治疗，这是我们职业角色中不可分割的一部分，与其他职业不同，这必须得到法律承认。我们对患者进行切开、操作、插入和注射等动作，但突然间我们被认为是在攻击并造成严重伤害——虽然只在合适的时机进行。

卫生专业人员在工作期间可能会经历两种类型的情感创伤：一种是他们没有在这种情况中发挥作用；另一种是他们造成了这种情况。

与在其他领域工作的人一样，临床医师面临许多不是他们造成的痛苦情况，而是疾病和事故造成的结果。看到患者因这些原因遭受痛苦或死亡，可能会非常令人痛苦，尤其是某些类别的患者，如儿童。COVID-19大流行提供了一个典型的例子，它使临床医师还需承受同事因照顾患者而去世的痛苦。临床医师通常不需要对这些患者所处的位置感到任何内疚，甚至可能在努力改善这种情况时获得情感上的收获。然而，如果我们只是坚持不懈地继续前进，且不受患者痛苦的任何影响，作为医师，会变得更可怜。毕竟，减轻患者痛苦是许多人进入这些行业的首要原因。

不幸的是，尽管尽了最大的努力，从业者有时还是无法帮助这些生病和受创伤的患者，有时甚至会以本可避免的方式造成新的伤害。一些失败是可以理解的，但仍然令人失望（例如，未能挽救因主动脉夹层而接受高风险紧急手术的患者）。其他人则面临更大的挑战（例如，在扁桃体切除术等常规低风险手术中无意中使用了禁忌药物，导致患有过敏症的患者死于过敏反应）。

在试图缓解困境时无意中造成伤害的现象不仅限于卫生专业人员。例如，警车高速追捕可能会导致轻微犯罪的被追捕者死亡。然而，即使在这样的例子中，受伤害的人通常也不会像患者与医师那样，与造成伤害的警察有明确和依赖的关系。被可避免的药物事件伤害的患者不是旁观者，也不是需要逮捕的罪犯，他们是真正意义上的无辜受害者。

对于负责帮助患者而不想对患者造成伤害的临床医师来说，这种失败是如此严重，以至于对此类事件的情绪反应非常深刻，可能包括羞耻感、内疚感、悔恨感和愤怒[23-24]。最后，职业创伤心理后果的频率和严重程度并不是最重要的点，重点是有充分理由相信这个问题在医疗中具有重要意义。此外，考虑到药品不良事件的发生频率，它与安全用药管理高度相关。

▶ 5.4 责备与疏忽问题

对无意伤害患者的从业者提供情感支持的基础是，他们不需要被指责。例如，Wu等[12]写道："他们经常抱怨自己的责任可能不值得。在某些情况下，患者的伤害可能是不可避免的。此外，尽管得到了最好的治疗，许多患者仍会出现不良后果。"如前所述，这是正确的，但人们并没意识到，因为假设并不总是正确。

如第六章和第七章所述，许多可避免的药品不良事件确实是无可指责的错误所致，其主要原因在于医疗的复杂性和系统的不完善。不幸的是，正如我们在第八章中讨论的那样，违规行为在医疗中也很常见，如果因此发生错误，用药错误的可能性更大，或者后果更严重。尽管许多违规行为是轻微的，但它们是可避免的，并且它们至少反映了某种程度的疏忽。在第十一章和第十二章中，我们展开了对这个难以指责内容的讨论，但这些问题是Clarkson等[10]和Tumelty[11]论证的核心。我们同意这些作者的观点，即接受医疗中的不良事件是不可避免且没有责任这一观点是不够的。

如果将可避免的药品不良事件归因于疏忽，那么人们很可能会争辩说羞耻、痛苦和悔恨的感觉是完全合适的。如果患者以明显超出疾病和治疗正常进展的方式遭受伤害，从患者的角度来看，要求调查是否涉及疏忽的问题是合理的，即使这样会增加有问题从业者的压力。

如果其他职业的人不经意间受到伤害，调查将很常见，尤其是在涉及警察的示例中。在医疗领域，此类询问很少会在药品不良事件之后进行。发生这种情况的可能性将取决于事件造成的伤害有多严重，以及它与可识别的治疗失败的相关程度。还有相当大的运气因素，通过系统、流行文化和事件背景的相互作用表现出来。更简单地说，在患者没有投诉的情况下，用药错误会在一个机构中以最小的反应被接受，但在另一个机构可能会被当作根本原因进行分析；如果患者恰好爱打官司，就会对这两家机构中的任何一个发起诉讼。医疗事故诉讼与医源性伤害的关系变化很大[25]，药品不良事件的数据表明它们也不例外：只调查了一小部分，但一旦被调查，后果有时会非常严重，甚至会扩大到失去执照和刑事起诉[26]。当这种情况发生时，就像Bawa-Garba博士的例子一样，医疗专业人员和受伤害患者家属之间常会出现紧张关系，前者可能认为惩罚的严重程度与医疗失败所涉及的应责程度不相称，而后者考虑到伤害的严重性（在这种情况下是死亡），可能会认为它过于宽容。一方面，有许多人呼吁建立一种无指责的文化，重点完全放在改善系统上；另一方面，许多人呼吁卫生专业人员要承担更大的责任。

总之，人们越来越认识到患者的伤害在某种程度上是不可避免的，是医疗的固有部分。与此同时，越来越多的人意识到，通过机构层面和个体从业者更多参与患者的安全管理，可避免一些伤害。不过，这些事件很少涉及"坏"人。大多数情况下，卫生专业人员实际上一直在努力做好自己的工作，并且他们通常在困难的情况下工作，而且完成工作的标准通常与同事的标准非常一致。识别疏忽的调查可能会大大增加这些从业者的压力，即使结果发现从业者完全没有过错。一方面，以不必要或不公正的方式应对不利事件似乎是不可取的，这会导致无辜的员工士气低落；另一方面，无论是在医疗、警务还是其他职业，优先采取免责的方法似乎同样成问题。公众应该信任卫生专业人员，仅仅由于他们是卫生专业人员，这种观念不值得推荐。

本书的一个基本主题是公正文化。在公正的文化中，调查任何可以避免的严重药品不良事件是合适的，调查应了解清楚相关从业者对安全性的谨慎和关注。即使从改进系统的角度来看，承认人类是系统的一部分，对其行为进行适当问责是十分重要的。

这里的重点不是应不应该进行调查，而是如何进行。由专家组织实施是非常重要的，调查人员应该对一个复杂系统成功和失败背后的原理，以及人为错误的性质有一定的鉴别能力。他们还应该接受此类调查的敏感性培训，目的是尽量减少患者、家属及从业者的压力。实际上，有充分的证据表明，接受询问对于患者、家属及临床医师往往是非常有压力的。减轻一组人压力的方法很可能会减轻每个人的压力。这就是为什么应由经过培训和有资格的人员，以有充分根据、谨慎和一致的方式进行调查的原因之一。

鉴于这种观点，在最近的一份报告中读到英国国家卫生服务局进行调查的方式缺乏一致性，令人非常不安。英国GMC在《重大过失杀人罪的独立审查》中指出，一些组织有专职调查员，但往往调查员是临床医师或管理人员（他们还有其他日常工作），他们在调查方法和技巧方面接受的培训有限，在此任务上花费的时间有限，并且每次调查都需要重新建立方法[22]。

没有理由相信其他国家在这方面会有很大不同，尽管会有一定差异，而且一些机构在进行不良事件调查方式上比其他机构好。到目前为止，我们的观点佐证了我们的观察，即从业者无意中伤害患者时，可能必须学会应对情绪压力，而且似乎很多人都这样做了。同时，对此也应该有合理的限度。如果完全可以避免的话，那些积极性和能力强的从业者不应该仅仅因为他们在照顾患者时犯了错误就成为受害者。即使有些指责可能是适当的，调查的目的也应该是尽可能补救。这使得我们从理论回到实践数据，后者源于调查不良事件对医疗系统中从业者的影响性质和程度，因为这些从业者实际上在发挥作用。

▶ 5.5 可避免的药品不良事件对从业者的影响

涉及任何药品不良事件的从业者可能会在不同时间经历某种后果（专栏5.4）。此类事件之后的各种过程可能需要数年时间，且可能在情感和经济上都具有挑战性。严重不良事件的影响通常不仅仅局限于从业者，还会延伸到从业者的同事、家人和朋友，甚至可能延伸到整个机构。

专栏 5.4 不良事件对涉事从业者的影响（包括情感、时间、经济和声誉等）

- 对当前情况的情绪反应
- 对满足患者需求的主治医师日常工作的影响（例如，可能需要取消下一个病例，或找其他医师来继续日程中的工作）
- 记录事件、整理事件报告和其他通知所需的时间
- 参与调查、原因分析或其他内部调查的成本
- 参与验尸官调查的费用
- 为民事诉讼辩护的费用
- 为刑事诉讼辩护的费用

5.5.1 情绪影响

　　似乎没有太多研究关注麻醉和手术期间的药品不良事件对从业者的情绪影响，但Busch等发表了一篇称其为医疗不良事件"第二受害者"的文章，对其身心状况进行了系统评价和荟萃分析[24]。该文章最终选定1991—2016年发表的来自不同国家11 649名参与者的18项研究，包括对5000名麻醉医师的调查，用以评估经历灾难性事件的比例（结果是85%，至少有一些是药品不良事件），以及对此类事件的反应[27]。还有一项关于急诊科住院医师对错误反应的研究[28]，一项对美国外科医师所犯错误的研究[29]，一项探索家庭医师及其办公室工作人员面对"患者安全事件"的情绪反应和应对策略研究[30]，以及希腊的护士在犯错误后实践变化的研究[31]。这些研究都至少包括一些用药错误，作者还特别介绍了一项由土耳其护理专业学生进行的用药错误研究[32]。因此，尽管结果适用于所有类型的不良事件，但可以合理地假设它们可外推至药品不良事件，以及这18项研究中包括的各种其他类型的不良事件。

　　评价的主要结果是涉及不良事件的医疗人员身心状况的患病率，包括住院和门诊中各种年龄或性别的医疗专业人员。作者未尝试确定这些不良事件是否可以避免，他们的荟萃分析结果展示在表5.1中。总之，超过2/3的人报告了令人不安的记忆、焦虑、愤怒、自责和痛苦；超过一半的人表示害怕未来的错误、尴尬和内疚；1/3的人报告说难以入睡。受访者似乎更关心同事的反应，而不是患者的反应：39%的人表示担心同事的反应，8%的人表示担心患者的反应，但是，这些估计仅分别来自3项和2项研究。在讨论中，作者认为需要从指责和审判转变为一种公正的文化。他们的结论是，数据证实，涉及不良事件的从业人员承受了严重的心理负担，并可能对医疗人员产生严重的影响，他们认为，在这种情况下从业人员支持计划有可能提高患者的安全性和医疗质量。

表 5.1　涉及不良事件的医护人员经历的身心状况的整体患病率

症状	整体患病率（%）	96% 可信区间	I^{2a} 研究	n
令人不安的记忆	81	46 ~ 95	27.8	3
焦虑 / 担忧	76	33 ~ 95	46.1	3
对自己的愤怒	75	59 ~ 86	4.8	5
后悔 / 悔恨	72	62 ~ 81	0	3
苦恼	70	60 ~ 79	0	2
对再次出现错误的恐惧	56	34 ~ 75	0	5
难堪	52	31 ~ 72	13.6	4
内疚	51	41 ~ 62	53.1	12
挫败感	49	43 ~ 55	0	2
愤怒	44	6 ~ 91	0	3
害怕 / 恐惧	43	32 ~ 54	0	3
感觉力不从心	42	27 ~ 59	0	7
工作满意度降低	41	36 ~ 47	52.2	3
担心同事的反应	39	14 ~ 71	0	3
抑郁症表现	36	20 ~ 56	48.6	9
对不良事件后果 / 官方处罚的担忧	36	21 ~ 54	0	6
睡眠障碍	35	22 ~ 51	5.0	5
对他人的愤怒	33	18 ~ 52	0	4
信心丧失	27	18 ~ 38	6.5	10
关注患者反应	8	0 ~ 70	0	2
自我怀疑	6	2 ~ 14	0	2

资料来源：经 Busch 等许可转载（2019，略有修改）[24]。
a：I^2 统计提供了异质性的估计，30% ~ 60% 为中度异质性，50% ~ 90% 为明显异质性。

Busch等未量化不良事件情绪反应的严重程度或持续时间，但系统评价中包含的一些研究表明，两者都有相当大的波动范围。例如，在前面提到的美国医师的研究中，一些受访者的恢复需要几天时间，而另一些则需要1年多的时间[27]。

5.5.2　自杀风险

本章引用的几位作者[6, 9]提到了此类事件导致自杀的可能性，但Busch等没有提到，而且很难找到强有力的证据证明卷入不良事件和后续决定自杀之间存在明确的关系。以下关于压力的调查可在英国GMC的《重大过失杀人罪的独立审查》第42页中找到[22]："我们经常听到'第二受害者'现象，以及参与调查的工作人员缺乏支持。我们还听到过这导致被调查者精神崩溃甚至自杀的情况。"

Grissinger报告了一个案例，一名叫Kimberly Hiatt的护士在计算儿童药物剂量时犯了致命错误，并在7个月后自杀[33]。Kimberly在一家机构工作了27年后失去了工作。为了满足州执照要求，她支付了罚款，并将在未来的任何护理职位上接受为期4年的药物管理监督。总的来说，她是一位称职的护士，深受患者的喜爱，许多人参加了她的葬礼。然而，她无法找到新的工作，人们可能认为这导致了她最终的绝望。毫无疑问，还有其他这种类型的案例，但没有报告的话，就没有方法可以识别它们。此外，此类报告将只占一种或多种药品不良事件导致失败，并引发自杀总数中的一小部分。自杀的决定反映了复杂因素之间的相互作用，在任何情况下，很难确切知道不良事件经历及其后果对此有多大影响。对更大群体临床医师的前瞻性研究通常是评估自杀的危险因素，而不是自杀的发生率。例如，一项针对美国外科医师的研究发现，在发生重大医疗差错后的3个月内，自杀意念的风险增加了3倍（自杀意念的基本率为5.4%）[34]。人们普遍认为，无论麻醉医师最近是否参与了不良事件，他们的自杀风险都会增加[35]。事实上，与其他死因（如冠状动脉疾病）相比，绝对发生率仍然很低，而且很难确定这种看法是否正确（尽管可能是正确的）。如果它是真实的，这种增加至少是一个可能的原因。一般来说，自杀尝试通常不致命。一旦冲动过去，这些尝试的幸存者通常会继续他们的生活，而不会进一步尝试自杀。因此，现成的高效自杀手段（麻醉医师具备）确实增加了冲动行事成功的可能性。与伤害患者相关的绝望可能会引发这种冲动，尤其是对于已经存在其他风险因素的人。

因此，尽管数据很少，但在其他风险因素背景下发生的严重药品不良事件，可能增加从业者自杀的机会。

5.5.3 谈话或写作对不良事件的影响

有证据表明，通过对话释放情绪总体上对身心健康有益，而对话是处理生活中所有创伤事件的重要组成。

在第十一章中，我们讨论了与同事交谈在处理药品不良事件后果方面的重要性，其目的是改善对患者的影响。但这很可能意味着向同事披露错误，而这些信息可能会招致同事的批评甚至将事件通知当局，进而可能会增加整体局势的压力。相反，非常重要的是，通过减少潜在的投诉、诉讼和起诉的可能性，成功地减轻伤害，可能才是减轻错误带来的短期和长期情绪后果最应该做的，这也是正确的做法，并且我们认为，做正确的事情可能更容易恢复情绪。

然而，特定对话对经历药品不良事件的从业者的影响在很大限度上取决于该对话。有些对话可能是治疗性的，而另一些对话可能没有帮助。沉默特别难以应对。Coughlan等论述了与同事交谈以应对医疗中不良事件的重要机制[36]。May和Plews-Ogan对61位医师进行了深度访谈，了解他们应对严重医疗差错的经历[37]。他们发现，一些医师在律师的建议下，为降低风险或出于羞耻感，对他们参与的事件保持沉默。这种沉默被描述为"非常孤立"。其他人，尤其是同事和主管的沉默也令人痛苦，并会使当事人产生一种被抛弃的感觉。一些参与者被试图免责的同事欺骗，这显然没有帮助。与这些参与者交谈的一些人被发现麻木不仁甚至残忍，而另一些人则倾向于将事件最小化。相比之下，与患者、家属、同事和导师的真诚对话被认为是有帮助的。据报道，向患者和家属披露和道歉对治疗有重要帮助。上述报道强调与患者的关系及继续提供治疗的责任。

在不良事件发生后，从业人员与患者及家属接触的程度在不同学科之间存在差异。患者的主治医师会经常参与这样的讨论，即使是药品不良事件发生在手术中和围手术期，尽管事实上主治医师可能没有参与事件。如果护士参与到药物的安全过失，那么护士是否会亲自参与此类对话还有不确定性，尤其是在管理情况的早期阶段。有人可能会推测，对于药物误用的药剂师来说，同样的情况也是如此，但我们没有这方面的数据。在他们对围手术期灾难性事件的研究中，Dhillon等发现，麻醉医师仅在大约一半的审查病例中参与向家属披露信息，这非常令人担忧，Dhillon等说，麻醉医师在与家属进行诚实交流、作为团队的一部分与家属互动、减少孤立感及促进相互信任方面是很有价值的[27]。我们强烈赞同这些观点，并完全同意涉及不良事件的临床医师应从一开始就积极与患者家属进行沟通。受伤的患者和家属能够看到负责人的关心是非常重要的。同样重要的是，医师应被视为一个人，而不是任由伤者想象而成为某种表现的冷酷对象。从医师的角度来看，与患者或家属的讨论不太可能因为推迟而变得更容易。任何特定个体的反应是不可预测的，我们将在第十一章讨论与患者或家属会面，以讨论药品不良事件的方法。然而，在大多数情况下，亲自接触可能对患者和从业者双方都有直接治疗作用，就医师而言，也可以视为持续医患关系的组成部分。

写作也可以是一种情感表达方式，起到治疗的作用[38-39]。1986年，Pennebaker和Beall对心理学的学生进行试验，结果表明，写下他们生活中早期的创伤事件可以减少健康问题的出现概率[40]。不同研究人员的研究证实了这一点[38-39]，但很难将试验条件下的发现转化为本章的内容，或者其积极影响是否与一个人负责该事件，而不是与一个人是实际受害者有关。

在管理遭受药品不良事件的患者的过程中，文档显然很重要。基本规则是将其限制在事实而非意见上，但明智的做法是记录与家属和患者的对话关键点，包括已有的道歉。这种缺乏情感内容的写作可能不具有治疗作用，但与其他示例一样，仅仅参与的良好实践可能已具有一定的治疗价值，反之亦然。无法妥善处理不良事件后续的临床过程可能会影响从业者的自尊。

在第十二章中，我们对Bawa-Garba博士的案例进行了详细讨论，谈到作为英国持续职业发展要求的一部分，要在不良事件发生后进行书面反思。如果这是以保密和受保护的方式完成，那不仅有助于吸取教训，而且可能还有情感上的好处。相反，对失败的过度思考可能是不健康的。不幸的是，记录与不良事件相关的推测性意见，可能会在以后的法律程序中造成本可避免的实际困难，从而也增加了从业者面临的心理挑战。我们只能想象该事件对Bawa-Garba博士造成的情感影响：首先让她的上级同事介入这一过程，然后在随后的刑事诉讼中，将她的反思笔记用于检方对她的指控（第十二章）。这些笔记在多大程度上对她随后的定罪产生作用，是一个值得考虑的问题，但要点很明确，与医疗不良事件相关的任何文件都需要非常小心。

5.5.4 法律和监管后果

在第十一章和第十二章中，我们讨论了可避免的药品不良事件的法律和监管，在这一点上可以说它们是实质性的。Bawa-Garba博士的事例是一个令人毛骨悚然的例子。我们注意到，刑事定罪和暂停执业对这位医师的影响也无法与患者死亡或患者母亲和家属的经历相抵。然而，事实本身并不能证明过度反应是正当的——正义不该是复仇。

5.5.5 对临床能力的影响

2014年，Stiegler采访了Chesley（Sully）B. Sullenberger III上尉，他的飞机被加拿大鹅撞击，随后他领导了近乎完美的危机应对行动，并成功降落在哈德逊河上[41]。此事件没有任何错误，没有人死亡。尽管如此，Sullenberger机长告诉她，所有机组成员都有数月的PTSD。他本人在事件后的3个月内无法入睡或集中注意力，需要药物控制心动过速。Stiegler引用了Gazoni等的文章，后者对1200名随机选择的美国麻醉医师协会成员进行了调查，发现67%的受访者认为，在他们最难忘的灾难事件发生后4小时内，他们提供患者护理的能力受损（有趣的是，只有7%的人得到休假）。我们已经提到了Stiegler、Dhillon和Russell对5000名随机选择的美国麻醉医师协会成员进行的调查，结果发现，几乎一半（49%）的人在经历不良事件后，信心、表现或两者均受到了影响。大多数（42%）报告在几天内恢复，但差不多1/4需要1年或更长的时间才能恢复[27]。

显然，不良事件对个体的实际影响将根据事件的性质和严重程度及个体应对压力的能力而有所不同。事实上，有几个理由必定会使经历严重药品不良事件的麻醉医师不会对手术名单上下一位患者继续常规的医疗活动，我们将在第十一章讨论这些内容。其中最重要的是医疗能力受损的可能性。Stiegler指出，预计Sullenberger机长和他的机组人员不会再次飞从拉瓜迪亚机场起飞的航班，也不会在完成"哈德逊河上的奇迹"后继续工作（因为这一非凡事件已广为人知）。即使是空中交通管制员也被免职了几个星期。同样，我们可以设想，在严重的药物事件后，无论事件是否可避免，业务能力均可能会在一段时间内受损。

从长远来看，人们希望大多数临床医师和机构能够从不良事件中吸取教训，改进他们的医疗实践。这是事件报告、死亡和并发症讨论、根本原因分析，以及其他审计、审查和质量改进方法的基础概念。相反，投诉或法律诉讼可能会导致从业者信心丧失和实践变化，造成医疗行为趋于防御性而不是变得更好[23, 42]。Scott等的研究显示了可能性的范围，该研究采访了31名被卷入患者安全事件调查的美国卫生专业人员。文中指出这些专业人士的3种可能发展路径：退出、生存或蓬勃发展[43]。被描述为蓬勃发展的人觉得他们从这次事件中吸取了教训，从而成了更好的临床医师，就像Hilfiker在他文章中所述，这是一个理想的结果，但其他人的情况没有这么好，能够继续生存的人会基本保持与以前大致相同的能力水平，或者能力水平略微降低，而还有一些人选择完全退出，放弃执业。

对于犯了严重用药错误的从业者来说，退出是不是好结果，值得仔细考虑。这可能会减少不称职从业者的数量，并最终减少未来错误的数量。这种观点带来的一个问题是，大量的从业者犯了用药错误。显然，投入大量资源培训从业者，然后因为每个人都会犯的无法避免的错误，逐步将他们从医疗实践中移除，是不可持续的。另一方面，与严重的可避免的药品不良事件及后果相关的创伤和信心丧失是影响巨大的，很可能会影响从业者的自信心和未来安全行医的能力。

在这种情况下，累犯严重错误的数据很有趣。Hopping等近期对英国麻醉医师进行的一项调查中，探讨了为减少区域阻滞错误的发生率，人们对采取安全举措的态度[44]。1/4的受访者在职业生涯某阶段实施了错误的区域阻滞。这一高比例支持我们的观点，即将所有这些人从医疗实践中移除是不可持续的。另一方面，这是非常令人不安的统计数据。尽管许多阻滞错误是在进行了适当的暂停确认情况下发生的，但在许多情况下，从业者未能进行这样的暂停。这些暂停旨在简单地识别阻滞的正确侧，不像诊断那样，涉及相当的复杂性。选择不执行暂停，表明未充分采用合理的方法来避免已知的重要问题。更令人不安的是，之前执行错误阻滞的5名受访者表示，他们仍然没有执行建议的检查，称为"阻滞前暂停"。同样令人不安的是，有几位受访者在他们的职业生涯中实施了不止一次地错误阻滞，并且至少有1个人犯了4次这种错误[44]。在澳大利亚，Bismark等对全国11年期间向卫生监察员提出针对医师正式投诉的样本进行了调查。这些投诉的分布非常不平衡：澳大利亚3%的医务人员占投诉的49%，在3%的医务人员中的1%的医务人员占投诉的25%。先前的投诉与进一步投诉之间存在密切关系。对这些发现的解释并不直接，但很明显，单次被投诉的医师设法继续执业，而不产生进一步的投诉；而其中一小部分似乎以使他们容易被再次投诉的方式继续执业。

综上所述，对于单一的、可避免的药品不良事件对从业者未来能力的影响这一问题，始终无法得出简单的答案，要么是因为潜在的态度或其他问题，要么是因为从业者从经验中学习的能力缺乏。答案可能取决于从业者、事件的性质、对患者的影响，以及随后的反应。一方面，很难看出过失杀人罪的定罪和一年暂停执业（如Bawa-Garba博士的案例，第十二章）能对执业者的自信心或胜任力产生积极影响。另一方面，参与建设性的过程，从事件中学习，尤其是灾难性较小的事件，可很好地提高从业者安全执业的能力，也可能是治疗性的，通过有意义的努力来提高自己的能力，加强未来患者的安全性。我们将在第十一章和第十二章呼应部分主题。

5.5.6 对职业和声誉的影响

我们在第四、第十一和第十二章中讨论了公开披露，并强调尽早坦率地披露不良事件的细节不仅是许多国家的法律要求，而且是合乎道德的正确做法。然而，我们也得出结论，尽管公开披露可能是有益的，但很难预测公开披露对个案中后续投诉或诉讼的影响。在机构层面，高级职员和管理人员对医疗差错的反应也可能不一致，有时甚至是不赞成和指责[45]。除了机构之外，诉讼、起诉和不利的媒体宣传都可能伴随着错误的披露或发现。这可能导致停薪停职，并且很难找到新的工作，就像Kimberly Hiatt（前面提到的后来自杀的护士）一样[33]。不管哪种方式，严重的药品不良事件都可能对从业者的声誉和未来的就业产生不利影响。

5.6 关爱从业者

我们在本章结束时简要讨论了机构应该采取哪些措施来减轻药品不良事件对相关从业者的影响。

本次讨论的出发点无疑是，药物安全应列入医疗机构董事会的治理议程。在我们看来，那些负责医疗机构治理的人，以及那些负责临床管理的人，都应该参与到药物安全各个方面的积极管理中，包括药品不良事件。

对同一人反复卷入可避免的药品不良事件应引起警觉，并对原因进行更详细地评估。这应考虑到特定个体是否愿意参与旨在确保用药安全的实践，也许还应考虑其在麻醉和围手术期管理药物方面的基本能力。不排除极少数从业者可能需要结构化地再培训计划，对某些人来说，寻找替代就业领域可能符合每个人的利益。坚持不安全行为的从业者显然属于故意违规类别，应按照第十一章和第十二章的详细说明进行管理。然而，对于大多数临床医师来说，目标应该是让参与这些事件的从业者恢复状态。理想情况下，他们应该比以前更强大、更有能力，从事件的适当审查和审查行动中吸取错误或系统故障的教训。

机构的风险管理部门通常可为涉及不良事件的从业人员提供程序和法律支持。这些部门常以他们的专业知识和流程为基础，而不是专注于药物事件，这可能是大多数机构在这种情况下运作的唯一务实方式。

然而，很少有机构有正式的体系来照顾参与药品不良事件从业者的心理健康。通常从业者得根据自己的需要寻求帮助和支持，而同事对此类请求的反应可能会有所不同。也有一些例外，Pratt等描述了马萨诸塞州波士顿Beth Israel Deaconess医疗中心开发的工具包，用来帮助机构实施此类项目[46]。马萨诸塞州波士顿的布莱根妇女医院和哥伦比亚的密苏里大学医疗中心都为参与伤害患者事件的从业者提供了支持计划[12]。Krzan等指出，俄亥俄州哥伦布市的国家儿童医院为参与药品不良事件、患者伤害或其他工作受到相关精神创伤的药房员工提供了支持[47]。在马里兰州巴尔的摩市约翰·霍普金斯医院，2010年启动的一项倡议促使建立了RISE同伴支持计划[48]，以补充现有的员工支持计划，这个程序值得进行更详细地讨论。

RISE计划的长期目标是在员工之间建立一种相互支持和促进复原力的文化，这与将医疗行为理解为复杂系统背景下的新兴理念是一致的。它本质上是跨专业的，这也与当前医疗团队合作的想法一致[49]。

埃德里斯等解释RISE计划的出现，是因为认识到机构在向因不良事件而受到创伤的从业者提供支持的能力方面存在差距[48]。有趣的是，这种差距得到了"患者安全领导者"而非临床工作人员的认可，可能与专栏5.2中概述的结果一致，尤其是在医师方面。有趣的是，RISE计划进行评估调查的受访者主要是注册护士，而且似乎只有一名医师参与。在该计划的试点阶段，119名呼叫者中有56%是护士，16.2%是医师。在没有分母数据的情况下，这些比例很难解释，但很可能一些医师对参与此类项目感到满意所需的文化转变大于其他从业者群体。

RISE项目的重要观点是"同伴"应该提供支持，因为他们了解不良事件的临床背景。"同伴"一词并不意味着应答者与需要支持的人进行分享，但确实暗示了他们至少是医护人员的同伴。一个有趣的推测是，应答者如果来自同一主要学科，是否会有区别？例如，与医师交谈，会比与护士或药剂师交谈更自在吗（反之亦然）？在围手术期药物管理的背景下，麻醉医师面临的挑战可能不会被其他从业者群体充分理解。

在RISE计划中，应答者接受培训以倾听受事件影响的人的声音，专注于情绪而不是事件的细节。术语"心理急救"和"情感支持"用于描述直接目标。应答者还提供有关机构中有帮助的其他可用信息。根据马里兰州法律，这种互动是保密的，并假设在患者安全范围内。如果应答者认为存在自我伤害或伤害他人的可能性，则本规定的一个例外是允许为管理这种风险而进行沟通。在会面结束时，应答者还会在汇报会议中获得RISE团队其他成员的支持，这同时也提供了一个学习的机会。

Dukhanin等对RISE计划进行了混合评估[50]。这为有效性提供了一些证据（93%的受访者可能会向其他人推荐该计划），但也甄别出了此类计划的一些问题，包括需要更多的员工时间来处理不良事件。尽管普遍认为受访者应该是具有临床专业知识的倾听者，但受访者对此类计划特征的看法存在很大差异[50]。

▶ 5.7 结论

尽管所有相关人员都尽了最大努力，但仍会发生一些药品不良事件，包括一些本应避免的事件。本章回顾的证据表明，这些事件很可能对负责照顾经历这些事件的患者的从业者产生各种各样的，有时甚至是严重的后果。为这些临床医师提供支持是明智的，包括实际支持、对受害患者的优质治疗及协助处理不良事件后果的程序。首要原则是提供情感支持。我们已经描述了计划并提到了其他计划，但目前很少有机构系统地提供此类支持。首先是指导支持的证据有限，支持计划需要大量专家资源才能有效。最重要的内容是教育，以便更好地理解事情如何出错，并建立支持环境。高年资麻醉医师可以通过与初级员工或受训人员谈论他们可能犯的错误来"定下基调"，从而就应采取的适当步骤及预期的情绪反应展开讨论。这种向初级同行披露信息的做法，可以使不可避免的人为错误及其之后的处理正常化。监测参与事件的员工是否有PTSD，以及临床机构是否愿意缓解员工的临床压力都非常重要，因为在不良事件后可能出现的压力和分心，可能会对患者造成持续的风险。

我们认为，支持从业者的举措应在有效的文化中制订，使用语言改善患者安全，并期望从业者为实现这一目标积极参与并努力。对于那些不幸遭遇厄运的从业者，我们需要做的是为他们提供安慰，但这绝不是宿命式的接受。我们同意那些希望避免使用"第二受害者"一词的观点，但我们会更进一步强调从不良事件中学习并不断改进麻醉和围手术期药物管理过程的价值。可能从业者确实需要适应"吃不了苦，就别在厨房待着"，但将问题保持在低水平也很重要。所有在机构内监督或提供医疗服务的人均致力于提高用药安全才是实现这一目标的最佳方式。减少对患者造成伤害的可能性，是提供给患者和从业者的最佳支持。

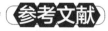

参考文献

1. Ameratunga R, Klonin H, Vaughan J, Merry A, Cusack J. Criminalisation of unintentional error in healthcare in the UK: a perspective from New Zealand. BMJ. 2019;364:l706.
2. Leape LL, Berwick DM. Safe health care: are we up to it? BMJ. 2000;320(7237):725-6.
3. Wu AW. Medical error: the second victim. Br Med J. 2000;320:726-7.
4. Gawande A. When doctors make mistakes. The New Yorker. 1999:41-55.
5. Gawande A. Complications: A Surgeon's Notes on an Imperfect Science. New York, NY: Metropolitan Books/Henry Holt; 2002.
6. Gomez-Duran EL, Tolchinsky G, Martin-Fumado C, Arimany-Manso J. Neglecting the "second victim" will not help harmed patients or improve patient safety. BMJ. 2019;365:l2167.
7. Russ MJ. Correlates of the third victim phenomenon. Psychiatr Q. 2017;88(4):917-20.
8. Denham CR. TRUST: the 5 rights of the second victim. J Patient Saf. 2007;3(2):107-19.
9. Martin TW, Roy RC. Cause for pause after a perioperative catastrophe: one, two, or three victims? Anesth Analg. 2012;1(3):485-7.
10. Clarkson MD, Haskell H, Hemmelgarn C, Skolnik PJ. Abandon the term "second victim." BMJ. 2019;364:l1233.
11. Tumelty ME. The second victim: a contested term? J Patient Saf. 2018;18:18.
12. Wu AW, Shapiro J, Harrison R, et al. The impact of adverse events on clinicians: what's in a name? J.Patient Saf. 2020;16(1):65-72.
13. Hilfiker D. Facing our mistakes. N Engl J Med. 1984;310(2):118-22.
14. Shaban H. Facebook to reexamine how livestream videos are flagged after Christchurch shooting. The Washington Post. 2019. Accessed January 20, 2020. https://www.washingtonpost.com/technology/2019/03/21/facebook-reexamine-how-recently-live-videos-are-flagged-after-christchurch-shooting/?noredirect=on&utm_term=.6b9903d7c3b0
15. Benjet C, Bromet E, Karam EG, et al. The epidemiology of traumatic event exposure worldwide: results from the World Mental Health Survey Consortium. Psychol Med. 2016;46(2):327-43.
16. Mieder W. The Politics of Proverbs: From Traditional Wisdom to Proverbial Stereotypes. Madison, WI: University of Wisconsin Press; 1997.
17. American Psychiatric Association. Diagnostic and Statistical Manual of Mental Disorders. 5th ed. Arlington, VA: American Psychiatric Publishing; 2013.

18. Dieltjens T, Moonens I, Van Praet K, De Buck E, Vandekerckhove P. A systematic literature search on psychological first aid: lack of evidence to develop guidelines. PLoS One. 2014;9(12):e114714.

19. Spoont MR, Williams JW Jr, Kehle-Forbes S, et al. Does this patient have posttraumatic stress disorder?: rational clinical examination systematic review. JAMA. 2015;314(5):501-10.

20. Shalev A, Liberzon I, Marmar C. Post-traumatic stress disorder [Review]. N Engl J Med. 2017;1(25):2459-69.

21. Rose S, Bisson J, Churchill R, Wessely S. Psychological debriefing for preventing post traumatic stress disorder (PTSD). Cochrane Database Syst Rev. 2002(2):CD000560.

22. Hamilton L. Independent Review of Gross Negligence Manslaughter and Culpable Homicide. London: General Medical Council; 2019. Accessed January 3, 2020. https://www.gmc-uk.org/about/how-we-work/corporate-strategy-plans-and-impact/supporting-a-profession-under-pressure/independent-review-of-medical-manslaughter-and-culpable-homicide

23. Cunningham W, Wilson H. Shame, guilt and the medical practitioner. N Z Med J. 2003;116(1183):U629.

24. Busch IM, Moretti F, Purgato M, et al. Psychological and psychosomatic symptoms of second victims of adverse events: a systematic review and meta-analysis. J Patient Saf. 2019;3:26.

25. Localio AR, Lawthers AG, Brennan TA, et al. Relation between malpractice claims and adverse events due to negligence. Results of the Harvard Medical Practice Study III. N Engl J Med. 1991;325(4): 245-51.

26. Skegg PDG. Criminal prosecutions of negligent health professionals: the New Zealand experience. Med Law Rev. 1998;6:220-46.

27. Dhillon AK, Russell DL, Stiegler MP. Catastrophic events in the perioperative setting: a survey of U.S. anesthesiologists. Int J Emerg Ment Health. 2015;17(3):661-3.

28. Hobgood C, Hevia A, Tamayo-Sarver JH, Weiner B, Riviello R. The influence of the causes and contexts of medical errors on emergency medicine residents' responses to their errors: an exploration. Acad Med. 2005;80(8):758-64.

29. Wu AW, Folkman S, McPhee SJ, Lo B. Do house officers learn from their mistakes? JAMA. 1991;265(16):2089-94.

30. O'Beirne M, Sterling P, Palacios-Derflingher L, Hohman S, Zwicker K. Emotional impact of patient safety incidents on family physicians and their office staff. J Am Board Fam Med. 2012;25(2):177-83.

31. Karga M, Kiekkas P, Aretha D, Lemonidou C. Changes in nursing practice: associations with responses to and coping with errors. J Clin Nurs. 2011;20(21-22):3246-55.

32. Cebeci F, Karazeybek E, Sucu G, Kahveci R. Nursing students' medication errors and their opinions on the reasons of errors: a cross-sectional survey. J Pak Med Assoc. 2015;65(5):457-62.

33. Grissinger M. Too many abandon the "second victims" of medical errors. P T. 2014;39(9):591-2.

34. Shanafelt TD, Balch CM, Dyrbye L, et al. Special report: suicidal ideation among American surgeons. Arch Surg. 2011;146(1):54-62.

35. Swanson SP, Roberts LJ, Chapman MD. Are anaesthetists prone to suicide? A review of rates and risk factors. Anaesth Intensive Care. 2003;31(4):434-45.

36. Coughlan B, Powell D, Higgins MF. The second victim: a review. Eur J Obstet Gynecol Reprod Biol. 2017;213:11-16.

37. May N, Plews-Ogan M. The role of talking (and keeping silent) in physician coping with medical error: a qualitative study. Patient Educ Couns. 2012;88(3):449-54.

38. Frisina PG, Borod JC, Lepore SJ. A meta-analysis of the effects of written emotional disclosure on the

health outcomes of clinical populations. J Nerv Ment Dis. 2004;192(9):629-34.

39. Petrie KJ, Fontanilla I, Thomas MG, Booth RJ, Pennebaker JW. Effect of written emotional expression on immune function in patients with human immunodeficiency virus infection: a randomized trial. Psychosom Med. 2004;66(2):272-5.

40. Pennebaker JW, Beall SK. Confronting a traumatic event: toward an understanding of inhibition and disease. J Abnorm Psychol. 1986;95(3):274-81.

41. Stiegler MP. A piece of my mind. What I learned about adverse events from Captain Sully: it's not what you think. JAMA. 2015;313(4):361-2.

42. Cunningham W, Wilson H. Complaints, shame and.defensive medicine. BMJ Qual Saf. 2011;20(5): 449-52.

43. Scott SD, Hirschinger LE, Cox KR, et al. The natural history of recovery for the healthcare provider "second victim" after adverse patient events. Qual Saf Health Care. 2009;18(5):325-30.

44. Hopping M, Merry AF, Pandit JJ. Exploring performance of, and attitudes to, Stop- and Mock-Before-You-Block in preventing wrong-side blocks. Anaesthesia. 2018;73(4):421-7.

45. Sirriyeh R, Lawton R, Gardner P, Armitage G. Coping with medical error: a systematic review of papers to assess the effects of involvement in medical errors on healthcare professionals' psychological well-being. Qual Saf Health Care. 2010;19(6):e43.

46. Pratt S, Kenney L, Scott SD, Wu AW. How to develop a second victim support program: a toolkit for health care organizations. Jt Comm J Qual Patient Saf. 2012;38(5):P235-40.

47. Krzan KD, Merandi J, Morvay S, Mirtallo J. Implementation of a "second victim" program in a pediatric hospital. Am J Health Syst Pharm. 2015;72(7):563-7.

48. Edrees HH, Wu AW. Does one size fit all? Assessing the need for organizational second victim support programs. J Patient Saf. 2017;30:30.

49. Braithwaite J, Wears RL, Hollnagel E. Resilient health care: turning patient safety on its head. Int J Qual Health Care. 2015;27(5):418-20.

50. Dukhanin V, Edrees HH, Connors CA, et al. Case: a second victim support program in pediatrics: successes and challenges to implementation. J Pediatr Nurs. 2018;41:P54-9.

第六章

为什么药物安全管理会失败

田乃元，倪　诚

 ## 6.1 引言

过去的50多年已在麻醉和围手术期用药和技术方面取得了很大进展，麻醉医师的培训和专业知识也有了很大提高。至少在高收入国家，麻醉的风险已比过去小得多。某些用药错误，特别是与给氧有关的错误，已经通过改进（例如，引进针式索引和抗缺氧输送装置）、脉冲血氧仪和二氧化碳检测仪的出现，以及监测输送给患者的气体，而基本消除。因此，令人惊讶的是，尽管一再呼吁采取行动，但麻醉期间几乎所有其他类型的用药错误仍然以令人无法接受的高比率发生[1-5]。同样，人们对接受手术患者的术前评估和术后管理的重视程度也有了很大的提高。然而，正如我们在第二章所看到的，用药错误仍然困扰着他们的治疗。

在本书的前几章中，我们讨论了围手术期患者用药管理的一些复杂情况。可以认为，用药错误和不良事件问题的一个重要部分在于，可用药物数量和药效的不断增加。普遍使用的药物数量增加带来的风险与这些药物的制造标准和药理特性的改进，以及提高安全性的技术之间存在着一种平衡。为了说明这些观点，我们将在本章开始时简要介绍50多年前在实施麻醉时发生的药品不良事件。

6.1.1　2例毒气病例

1966年9月5日，在布里斯托尔总医院，一位39岁的健康妇女前来接受韦特海姆子宫切除术[6]。她已经用哌替啶、异丙嗪和阿托品做了预处理。在9：05时，John Clutton-Brock教授[7]用硫喷妥钠进行麻醉诱导，然后让患者吸入氧气和氧化亚氮，接着使用筒箭毒碱。患者的肺部通过使用连接到圆形吸收器电路的面罩手动按压再呼吸袋进行通气。随即发绀出现，被认为是通气不足造成的，但通过改善通气并没有改善发绀的状况。于是对该患者进行气管插管，吸入气体中的氧气浓度增加到50%，然后是100%。初次使用硫喷妥钠6分钟后，她的脉搏为每分钟90次，血压为75/60 mmHg。接着患者的发绀加深了，并被描述为"开始看起来非常糟糕"。鉴别诊断为冠状动脉血栓或肺栓塞。检查心电图和便携式X线片，并咨询了心内科专家。穿刺股动脉以区分中心性和外周性发绀，血液"明显发绀，并显示出明显的棕色"。患者在5天前曾用含有叶绿素的溶剂做了淋巴管造影，外科医师提出这可能是变色的原因。血液被送去检测分析，心内科医师提出，最可能的诊断是肺栓塞，因此患者被转到放射科进行肺血管造影。在这个阶段，X线片显示肺部区域有几个不明确的不透明区域，与此同时肺部越来越难以充气。血管造影显示右心压力正常，所以排除了肺栓塞的诊断。

在这些程序进行时，出现了下一个病例。这是一个因不孕症而接受手术的年轻女性，她在几周前的麻醉诱导中出现了心搏骤停。John Clutton-Brock教授负责这次麻醉，他在心脏手术的麻醉方面有丰富的经验。与上一个病例类似的麻醉剂10：40开始使用。这例患者和上例患者一样，在开始用氧气和氧化亚氮的肺部通气后不久就出现了发绀。中毒是显而易见的，但毒物的来源仍不明确。麻醉医师对她进行了气管插管，麻醉机被换成了另一台，并关闭了氧化亚氮，用100%的氧气进行通气。实验室工作人员被要求紧急检查从第一个患者身上提取的动脉血中的异常色素，并很快确定了高铁血红蛋白的存在。2例患者都被注射了10 mL的1%亚甲蓝，2位患者的颜色都迅速变成了亮粉色。随后对可疑药物（尤其是硫喷妥钠、筒箭毒碱和氧化亚氮）进行了系统评估，以确定毒物来源。作为这项调查的一部分，氧化亚氮钢瓶被送回英国氧气公司，该公司发现它已被更高的氮氧化物污染。该污染物后来被证实是一氧化氮[8]。

John Clutton-Brock教授随即采取措施，确保全国所有的氧化亚氮钢瓶都被召回，并完全停止使用氧化亚氮，直到供应的纯度能够得到保证。

第二位患者，因为对她的症状进行了迅速地诊治，逐渐康复了。但不幸的是，第一位患者的情况继续恶化，以至于心搏骤停，并于当天晚些时候死亡。后来发现，第三例一氧化氮中毒发生在2天前，但由于可能同时存在发绀而没有做出正确诊断，这个患者也已经死亡。在这些事件前的40年里，没有高浓度氮氧化物中毒的报道。

6.1.2　系统在药物安全管理中的作用

毒气的案例形象地说明了在这个复杂的系统中，有大量相互关联的因素，这些因素总体上支持着医疗服务，尤其是麻醉和围手术期的药物使用。麻醉医师期望他们使用的药物具有可接受的纯度和质量。这批氧化亚氮被污染的事反映了制造过程中的失误（即"系统错误"），这可能使参与该过程的人为错误未被发现。这一制造故障在时间上和事实上都与悲剧发生有一定的距离，这表明了一个重要的点，即复杂系统中的许多（也许是所有）元素都是相互关联的。巴西的一只蝴蝶拍打翅膀可能会引发得克萨斯州的龙卷风[9]，这也是一个有名的例子。

6.2 药物管理和工作类型

对许多从业者来说，围手术期的药物管理往往发生在不理想的条件。认知辅助系统（如条形码、计算机化的决策支持）常是缺席的。外观相似的安瓿中有相似但不同的药物，放置在药物抽屉里，更有可能出现识别错误。一些从业者仍然需要使用特殊的标签系统（可能是没有预印的标签），而不是根据国际标准进行颜色编码的标签。从业者通常会有时间的压力，而且通常所有类型的从业者都常在疲劳状态下工作。

Moppett和Shorrock[10]提供了一个有趣的视角。在术语中，根据指南和教科书进行的药物管理将是"按规定进行工作"（图6.1）。"理想的工作"包括井然有序的手术室，仅有益的和支持性的评论才能打破平静，所有因素保持一致，才能促进药物安全。但"已完成的工作"与这些理想不同，正如这本书前面章节回顾的经验数据所证明的那样。最后，"工作报告"取决于谁来报告，以及出于什么目的。可以假设，在药物安全的背景下，大多数未能按规定完成的工作都没有被报告。

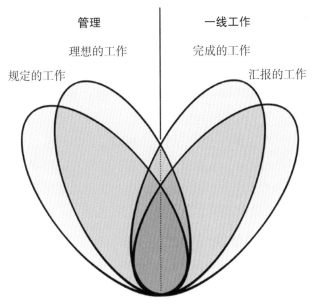

图 6.1　工作的四种类型
（资料来源：Moppett 和 Shorrock，2017[10]）

规定工作方式是应当的，但这种规定应充分考虑工作场所的现实情况，并得到必要资源的支持。遗憾的是，这两个条件往往没有得到满足。在提高药物安全性的过程和程序中，主要的挑战是将"规定的工作"与"理想的工作"统一起来，然后确保"完成的工作"与"规定的工作"相一致。

6.3 复杂性

过程或系统可以是简单的、复杂的或复合性的[11-13]。计算少量项目是一项简单的任务。计算导弹从发射台到将卫星送入轨道的轨迹是很复杂的。然而这两个过程都可以做到，一旦被理解，就能可靠地复制。它们本质上是确定的和线性的。预测天气是很复杂的，与前两个例子完全不同。当代人的能力无法预测未来短时间内的天气——时间越长，不确定性就越大。这是因为有许多元素在起作用，这些元素之间有许多相互关联，以及对天气影响因素的非线性性质。这些影响因素是确定的，而不随机，所以短期预测可以相当准确。关键的是，为了保持预测准确，预测依据的计算需在短间隔内定期重复，每次都要重新设定基线变量。

复杂的系统很难受影响，这样做需要随形势的不断发展，反复重新评估，并随之调整可应用于系统的影响因素（或"杠杆"）。我们管理复杂性的能力部分取决于我们的知识和理解复杂事物相互作用的能力。因此，随着时间的推移，我们在预测天气方面变得更加成功，但我们影响天气的能力仍然非常有限。

养育孩子特别能说明一个复杂过程的性质。父母不能仅仅因为以前的成功而保证以后的成功。事实上，甚至可能很难定义成功。然而，有一些有效的方法可以提高孩子成长为有贡献、值得信赖、具备有效生活技能的成年人的可能性。人们可以提高管理过程的能力，无论是否复杂，但简单的线性方法，无论它们看起来多么合乎逻辑，在复杂系统中，我们都不能依赖它。

我们列举的毒气案例源于制造过程中的一个故障。许多制造过程适合采用线性解决方案，而现在，至少在高收入国家，在麻醉气体和蒸汽的制造过程中出现的失误案例非常罕见（第十章对不合格药品的讨论）。相比之下，这些问题的临床表现在本质上是复杂的。它基本上是不可预测的，其管理必须实时从第一原则出发。

6.3.1 复杂系统中事故的必然性

Charles Perrow在他的《正常事故》[14]一书中，将活动分为两个轴：复杂性和耦合性。在毒气案例中，氧化亚氮的污染与相关患者的后果紧密相连。静脉用药错误与对患者造成的后果的耦合性更多变——后果取决于药物和环境。疲劳是一个影响因素，它与成功用药的关系相当松散，与患者结果的关系更松散（将在第八章中详细讨论疲劳）。疲劳有可能是产生错误的因素，但许多药物由疲劳的医师准确地管理[15]，许多错误是在没有疲劳的情况下发生的。此外，如果真的发生了用药错误，它可能会，也可能不会造成伤害。

Perrow建议，在努力提高可靠性的过程中，应考虑系统的所有组成部分。他认为这些要素包括设计、设备、程序、操作人员、用品和环境，可用英文缩写DEPOSE表示。他强调，仅仅把注意力集中在参与事件最后阶段而导致灾难的个人身上，不可能有效地找出避免同一问题再次发生的方法。同样重要的是，应该认识到人是系统的一部分——其中的操作员。有时，人们会将基于人的事故分析方法和基于系统的方法区分开。这些可以被认为是不同的实体，基于系统的方法自动免除了个人的责任。相反，基于系统的方法应该被看作是更全面的范围，系统的所有元素，包括人，都应该被考虑在内（图6.2）。

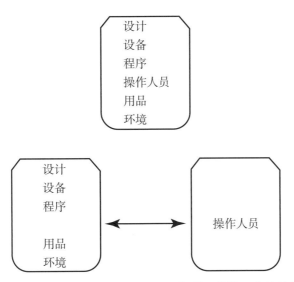

图 6.2　任何系统的要素中，操作人员都是系统的一个关键部分，
任何改善系统的举措都应着重考虑这一作用

（资料来源：Perrow，1999[10]）

Perrow认为，在既复杂又紧密耦合的系统中，事故是不可避免的，尽管事故的间隔或长或短，这取决于系统的复原力和内在的安全文化因素。他对核工业风险的可接受性很感兴趣。在考虑这个问题时，他提醒人们注意任何特定活动的需求与最终发生事故的后果严重性之间的平衡。Perrow认为，核电站事故的潜在后果如此严重，以至于这个行业不能被真正证明。这种观点显然是有争议的，但他提出了一个重要的观点，即在一个复杂系统中实现安全的挑战。与核工业一样，麻醉也是复杂的、紧密结合的，一旦出了问题，就会给个人带来严重后果。另一方面，利益与危害的净平衡是明确的，我们认为如果可能的话，今天大多数患者会拒绝接受没有麻醉的手术。

6.3.2　围手术期药物管理是复杂的过程

从截至目前的讨论可以推断，围手术期药物的整体管理是复杂的，这是因为它在治疗过程中的多个点涉及人。然而，这种复杂性在第一次检查时可能并不明显。在某种程度上，这是因为过程中的各个部分并不复杂。例如，一项任务分析确定了麻醉[16]中静脉用药的41个步骤。这个数字不是很小，但也不太大。此外，每个步骤看起来都很简单，它们似乎以一种线性方式相互作用。因此，一旦诊断正确，在正确的时间通过正确的路线，给予正确的患者正确剂量的正确药品，并准确记录和监控，是相对简单的（专栏2.2）。

简单来看，即使是一种特定药物从生产到分配再到给药的过程（表6.1[17]）也有许多线性特征，可能看起来烦琐，但其实不复杂。现代药物生产过程是高度自动化的，有多种质量检查，而且非常可靠。不幸的是，在临床实践的后期，未能将这种过程应用于药物管理。在许多医院，仍然是由易受干扰、疲劳和压力影响的人来管理，没有双重检查、认知辅助或任何其他系统方法来确保可靠性。此外，即使有专业的过程改进措施，它们也未必会被彻底采用（后面的章节会回到这个问题）[18]。

表 6.1　药物管理的阶段和药物制作、交付给医院、由医师选择和交给患者服用的一些松散联系的流程，以及流程失败的例子

开发	一家制药公司开发药物，在人体进行临床试验，并将其推向市场。在这个阶段，相对少的患者接触过它，所以不寻常的不良反应可能还没有被确定
制造	制药公司依据国家法规生产、包装和标记药品，过程通常是非常可靠的，但也可能会失败（例如，污染不同批次的药物）。在一些低收入或中等收入国家，不合格或伪造的药物使患者面临相当大的风险（第十章）
分配	药品被分发到零售机构，也许会跨越国界，需要遵守进一步的法规。这个阶段可能涉及重新包装和重新贴标签。在高收入地区，这些过程通常是可靠的，但也可能发生错误。在药品短缺的压力下，可能会有更广泛的药品来源，因此可能会出现更多的错误。外观相似的标签和难以辨认的标签是这一阶段进入系统的潜在因素
采购、储存和展示	一个机构购买药物，储存药物，进一步将其分配到病房和手术室，并以各种形式和方式进行展示。偶尔，这部分流程涉及重新包装（例如，装入预装注射器）或使用技术来管理存储和分配。一个常见的错误是把安瓿放在药物抽屉的错误隔间里。药品短缺往往需要药品供应的快速变化，这可能会带来现在看起来很像但并不是以前药物的小瓶或安瓿
诊断	临床医师评估患者并确定需要药物干预的情况或状态；如果诊断是错误的，所有后续阶段也将是错误的。可能反映出错误的信息（例如，错误的检查结果、遗漏的检查、不可用的结果）和错误的结论
处方或选择	该临床医师针对患者的病情或生理状态选择一种特定的药物；这一阶段的错误包括错误的药物、错误的剂量、错误的配方、开具有禁忌证的药物，包括已知的过敏药物和药物间的相互作用
分配（准备、组合）	一个临床医师选择一个小瓶、安瓿或注射器并准备好剂量。错误包括小瓶、安瓿或注射器互换，错误的浓度（错误的稀释），错误的配方（例如，在需要使用生理盐水时使用水），错误的标签，以及错误的患者（例如，将药房准备的药物送到错误的手术室）
管理	这个临床医师现在给患者用药，错误包括用错药物（如注射器调换）、剂量错误、途径错误、时间错误、技术错误（如栓塞与渗漏）和遗漏
监控	临床医师可能认识到也可能没认识到药品不良事件或对药物的反应认识不充分
记录	给药是有记录的，但记录可能是不正确的，或者根本就没有被记录
上市后监察	制药公司、研究人员、各种政府和非政府机构通过许多程序（包括事件报告）监测整个用药范围内的不良事件，并对不良事件的证据做出反应

资料来源：根据 Wahr 和 Merry 2017[17] 进行了修订和扩展。

6.3.3　药物设计与管理

对象具有启示[19]——它们适合于某些功能，其设计方式影响它们的应用方式。例如，对门的自然反应是推，而对门把手的自然反应是拉。例如，老式麻醉机流量计上的旋钮大

小及其从左到右的顺序，会影响在希望提供氧气时选择正确旋钮的可能性。一个独立的脉搏血氧仪相对容易识别，但当并入一个集成的监测显示器时，血氧数据可能会合并大量的其他信息。普遍地说，大文本比小文本更容易阅读，但许多药物安瓿标签上的文本很小，关键信息往往丢失在许多对临床医师没用的事实中。

一些旨在促进安全使用药物的解决方案已经非常成功，特别是为避免气体和挥发性药物供应与麻醉环路间的错误连接而做的索引系统[20]。然而，药物管理的许多方面不适合采用这种"故障安全"的解决方案。在围手术期环境中，似乎导致用药错误的设计比避免用药错误的设计更多。

失败的可能原因是对硬件和软件间区别的认识。Norman[19]解释说，人类非常擅长某些活动，而机器则擅长其他活动。硬件解决方案是指试图通过技术来解决整个问题。软件解决方案指承认人和机器的不同优势，并提供一种解决方案，流程中适合技术的部分由机器来支持，人的优点得到促进，弱点得到弥补。

Reason在描述"人类监督控制的陷阱"[21]时，对这一悖论做了进一步的阐述。人不善于长时间监控缓慢的发展，例如，在长期麻醉过程中逐渐发展的低血容量。设计良好的机器在工作中的表现比人要好。然而，机器不能分心，它们僵硬地专注于它们被分配的任务。人可以分心，这是一种进化优势，允许我们在意外情况发生时迅速转移注意力。因此，人类比机器更善于发现不可预测的情况，如麻醉过程中的危机。一旦发现这种情况，人类更善于处理。这是因为人类具有想象力，可以从第一原则出发思考，并能从经验中获得对复杂情况的解释，而且可以随机应变。人类还可以把判断力和同情心带到可能影响患者生死的决定中。然而，长时间监测患者（或其他常规形式的工作）并不能发展或保持麻醉医师处理危急情况的专业知识。此外，医疗系统的设计在这种困难情况下往往不那么有用。在迅速需要提供正确的药物时，麻醉医师可能会看到一个外观相似的安瓿，正好放在他或她所期望的药物位置。

6.3.4　交互、社会、人的因素和复杂性

表6.1中显示的过程并不是在无菌的机器或真空的环境中发生。相反，它们以各种方式和背景涉及人在现实世界中的相互作用。国家和组织文化、个人道德和信仰体系、能力、健康和社会经验等都在各阶段发挥作用。经济方面的考虑尤其重要。这些因素可能表现为医院要满足预算的压力、公司或个人要追求利润，以及患者不同的支付能力。提供训练有素的医师，通过技术先进的系统管理高质量的药物，是很昂贵的。因此，在一些低收入国家，患者不仅需要支付药物费用，还需要购买药物并将其带到医院。即使在高收入国家，要求投资于提高安全性的举措（如使用预装注射器进行静脉用药或条形码扫描）也常因经济原因而被拒绝。我们将在第十三章中再次讨论用药安全的经济限制问题。

患者所服用的药物数量也与之相关。例如，据估计，麻醉医师对每例患者平均使用10种药物[18]，而有些患者用药的数量更多。正如第二章所述，在麻醉前后也向患者施用许多

其他药物，其途径包括椎管内、直肠、透皮贴、口服和静脉注射。如果考虑到每天接受手术的患者数量、任何特定国家的机构数量及参与医疗活动的大量护士和医师，就会发现，患者每天要么自己服药，要么多次被注射给药，更不用说每月和每年。根据专栏2.2中所列的"权利"，给患者服用一种药物是一回事；在不同的环境中，在时间的压力下，在注意力分散的情况下，反复做几百万次，则是另一回事。

最后，无论其他方面是否会造成复杂性，系统中人的存在肯定会造成复杂性。患者本身的生理学和药理学是多变和复杂的，临床医师的认知过程也是如此。毒气的事例提供了一个有趣的例子，说明人的决定在不良事件中的作用。事后来看，这个事例最有趣的部分是在没有清楚了解第一个病例的情况下，决定对第二个患者进行治疗。此外，正如我们在第五章中所讨论的，一个刚刚经历严重事件的麻醉医师不太可能处于最佳的情绪状态，为下一个患者提供安全的麻醉。时代变了，人们对Clutton Brock教授的期望与今天的期望大不相同。在麻醉实践中引入人为因素培训，使得在这种情况下继续下一个病例的可能性，在现代的背景下降低。然而，即使在今天，继续治疗患者的工作压力可能是压倒性的，有利于生产，而不是患者安全。

如果考虑到麻醉和围手术期用药系统中相互作用的部分，以及人的核心作用（在开处方和管理药物及应用药物方面），我们肯定会得出结论，它是复杂的。从某种意义上说，这只反映了整个医疗系统是复杂的[13]。

▶ 6.4 心智模型与智慧层次

临床医师选择药物并将其用于患者[16]可以归纳为以下几个步骤。首先，必须有人选择要使用的药物并计划如何使用（如剂量、途径、使用时间等）。然后，必须有人通过识别药物、准备药物和使用药物来执行计划。这一事件应该被记录下来。最后，应监测药物的效果，这可能导致这一周期的进一步反复。如果用药的人与开药的人不一样，那么准确而详细的处方沟通也是必要的。这种责任的转移创造了失败的可能，但也带来了某些检查的机会。这些因素中的每一个都有可能失败，这既取决于人脑的内部运作，也取决于药物的物理特性、接受者和使用的具体情况。

6.4.1 我们如何感知世界：模式、框架和认知模型

人做决定和采取行动的基础是他们对自己所处情况的认识，而不是在"真实世界"中实际存在的情况本身。这些认识可能准确，也可能不准确，且它们很少是全面的。

James Reason在他的经典著作《人类错误》[21]中强调，人首先是模式匹配者，使用图表将情况的关键因素储存在记忆中，以便于将来进行模式匹配。在特定情况下，人会将几个模式综合成更全面的整体图景，创造出有时被称为个体对该情况的心理模型[22-23]。术语"框架"传达了不同的想法，即人们从不同的角度看待同一情况，每个人都倾向于相信自己的框架是正确的，即使几个人可能对同一遭遇应用不同的框架[24]。决定只有在做决定人

的视角及其当时的心理背景下才能被正确理解。

6.4.2 个人知识：数据、信息、证据、知识、智慧与启迪

在任何患者的医疗环境中，医师都会带着记忆中的信息和知识，以及长期以来从阅读、教育或经验中习得的一套临床技能行事医疗活动。总的来说，这些要素可以被认为是专业知识（我们将在本章后面对专业知识的概念进行阐述）。

有些信息比其他信息更可靠。循证医学鼓励临床医师使用证据，即来自研究，经过适当分析和解释的、有科学依据的、经过验证的数据（专栏6.1）。从技术上讲，人们可以认为来自研究的证据就是数据，但原始数据在做出临床决定时没有什么直接价值，所以为了实际目的，可以把证据看作是一种特殊类型的信息。不过医师记忆中的信息不是这个意义上的证据。

专栏 6.1　循证医学

近几十年来，人们对"循证医学"非常重视。其中随机对照试验（RCTs）的证据或 RCTs 的荟萃分析是其顶级证据。事实上，Sackett 等[25] 将循证医学定义为"追踪最好的外部证据，以回答我们的临床问题"。这些作者指出，不同的研究设计适合不同的问题。Merry 等[26] 在同年的一篇社论中也对这种证据等级提出了挑战。这篇社论明确地将定性研究作为重要的证据来源，并强调研究的质量是决定证据强度的关键因素。因此，无论是 RCTs、定性研究还是其他形式的研究，只要研究的设计、实施和报告良好，证据就可以被采纳。反之亦然，世界上有许多质量差的 RCTs。

许多但并非所有与围手术期药物管理有关的问题都适合做 RCTs。例如，RCTs 可以提供关于某种非甾体类抗炎药物的疗效和不良反应的信息[27]。然而，关于患者对这些风险和获益的相对重要性的看法的证据，也与纳入这种药物的医院的常规术后多模式镇痛方案有关。后一种类型的证据在本质上是定性的，而且在药理学的背景下，如果有的话，往往也是很难得到的。

人大脑中的事实知识都沉浸在各种类型的价值观、态度或偏见的环境中，这些价值观、态度或偏见也是多年来被植入和修改的，可能是有意识或无意识的。即使是事实性的知识，在任何时候都可以被有意识的头脑所获得。一些作者[28-30]讨论了一组相互关联的概念，包括数据、信息、证据、知识和智慧，并试图将这些概念整合成各种形式的层次结构，如数据、信息、证据、知识或DIEK层次结构[30]。对细节的争论还在继续，但在这些文献中可以看出合理程度的高层一致意见（专栏6.2）。因此，一个人的知识比信息或证据更广泛、更深入、更丰富。它是多方面的、动态的、特定环境的、受无意识影响的，而且往往是不完美的。然而，临床医师每天会将其知识用于发展连续演变情况下的认知模型，并制订计划来处理这些问题。

专栏 6.2 "智慧层次结构"：说明性类比

1987 年，Zeleney 用啤酒和面包来比喻决定的不同要素[28]。在此，我们对这些类比进行表述和扩展，以反映药物管理的背景。

数据就像小麦或水的原子或分子，或酵母菌——在未加工的状态下，它们没有统一的形式或身份，但它们可以与其他成分一起用于制造各种东西，包括啤酒和面包。同样，分子是药物管理的核心，大鼠研究中关于药物效果的单个数据点也是如此。单个数据点，在表格中未经处理，在对患者做出临床决定时没有直接用途。

信息将数据汇集成具有特性的物质——面粉、水、酵母，在这一点上，可能性仍然是多方面的，但它们更加有限：现在不太适合制作啤酒，但仍然可以用来制作面包，而且是许多种类的面包。同样，对以前研究中收集的数据进行适当的统计分析，并在其他信息（包括药理学、麻醉学和内科学教科书中包含的信息）的背景下对这些"结果"进行解释，将数据变成可以用于决策的新信息。从研究数据中得到的信息可以认为是证据，但我们应该认识到，即使不同的人用同样的材料做出完全不同的面包，个人也可经常以不同的方式解释同样的统计结果。

知识是用原料制作面包的"诀窍"，也许可以用其他东西（如烤箱）来完成。同样的，收集适当的数据、分析和解释数据所需的经验也是知识。信息是知识的一个要素，但将信息转化为知识的相互联系和重新排列是动态的，通常是"模糊的"或含糊的，并且通常反映了随着时间推移的经验和学习。知识包括知道哪些药物适用于常见病症等内容。

智慧涉及比较、选择，以及对做什么和是否做什么的判断（例如，应该做白面包还是黑面包，还是应该直接开车去面包店买现成的面包）。同样，智慧处理的问题包括："我们是否应该将这种分子商业化，制造一种专利药品？"或者"我是否应该给这个特定的患者多注射一个剂量的芬太尼？"

启发比智慧更进一步——它是基于价值的，反映了道德和诚信。价值观在各行各业都很重要。关于研究欺诈的讨论（专栏 6.3）只是说明了价值观在支持与药物管理有关的决策方面的重要性。药物的临床管理是以信任为前提的，患者在很大程度上依赖于医师的诚信。尽管如此，在所谓的"DIKW"等级制度中，启发教育经常被取消。

▶ 6.5 集合事实构建"知识库"

为了构建特定情况的认知模型，临床医师会利用从他们的眼睛、耳朵和其他感觉器官获取的来自真实世界的信息。除此之外，他们可能会添加以各种方式和在各种地点记录的信息，如在患者的笔记、教科书、医学期刊、万维网或张贴在墙上的标志上。他们还可以访问存储在其他人头脑中的信息，包括患者、家庭成员、其他临床医师和其他任何在场的人。他们用个人知识的摘录来汇总所有这些信息。

一个人在制订任何特定决策中访问并纳入的全部信息被称为该决策[21]的"知识库"。从这个知识库中，个人必须构建一个情境下的"认知模型"。正如我们所解释的那样，这些决定都是基于认知模型而不是现实来做出的。鉴于个人在同一情况下会带入不同的知识，并从不同的框架来感知情况，即使他们在同一个手术室里并肩作战，个人也会依据各自不同的认知模型行事。

6.5.1 访问、解读和存储事实

形成用于决策的完整的认知模型有很多挑战。通常有大量信息需要被处理，临床情况不断变化，重要的事实往往缺失或不正确，正确的信息可能被曲解，记忆可能不完整，无意识的情绪反应可能导致人以缺乏根据的方式来处理。

6.5.1.1 信息过载：需要筛选、查找和验证

我们每个人都被过多的感官输入所困扰。世界上各种来源的信息通常只有小部分是我们眼前所需要的。同样，尽管我们希望自己知道得更多（特别是那些困难的和快速发展的学科，如药理学），但真正的挑战在于，能够在正确的时间想起正确的信息。为了有效地发挥作用，我们必须获取和选择真正需要的信息，来形成完整和准确的认知模型，使我们能够做出明智和及时的决定。

一个人在非洲河口附近的岩石上捕鱼，可能要在捕鱼的目标和风险之间取得平衡。在河口岸边的位置优势可能需要接受一定程度的风险，例如，与鳄鱼的关系。因此，有必要对相关的潜在危险给予相当的关注，如半淹没的"木头"，其中任何一个都可能是鳄鱼。高度的警惕性是应当的，困难在于应当注意大量"原木"中的哪一个。超过一定距离的"原木"可以被忽略，这样所有的精力资源就可以被引导向那些可能真正重要的"原木"。但是，虽然鳄鱼可能是人们最先想到的，但也可能存在其他易被忽视的风险，例如，在附近岩石上打瞌睡的毒蛇所带来的风险。

对药物也可以做类似的评估。同样，人们必须平衡药物的潜在利益和潜在风险，这些风险可能是已知不良反应的直接风险，也可能是与药物管理错误有关的间接风险。正如第二章所讨论的，尽管相关文献中有大量的同行评议论文（专栏6.3），但在患者及其药物管理中需要做出决定的大多数问题，证据强度是不稳定的[31-33]。另外，背景也很重要，任何一项研究的结果是否适用于特定情况下的特定患者，可能存在疑问。人们常常关注安全用药管理的一个方面，而忽视另一个同样重要的方面。

专栏 6.3　与文献相关的一些挑战

- 发表的期刊文章太多，即使是专业期刊，任何个人都不可能全部读完[32]。
- 互联网上的信息太多了，如维基百科这样的信息来源虽然经常很有帮助，但有时也不可靠。
- 太多的教科书出版了，任何个人都无法全部阅读，而且出版过程很慢，至少有些信息在教科书出版时就已经过时了。
- 许多已发表的研究在设计或执行方面存在缺陷，或在数据的统计分析方面存在缺陷。
- 许多研究受到商业或其他方面的影响，特别是制药公司和医疗设备公司的影响。个别研究人员也会受制于对知名度的渴望，或需要发表文章来提升自己的职业生涯。作者可能会不自觉地偏向于以最引人注目的方式介绍他们的工作，不管这是否准确地代表了他们的所有结果[33-35]。
- 越来越多的人发现表面上信誉良好的人在研究方面存在欺诈行为。欺诈行为破坏了欺诈性文章本身的完整性，也破坏了引用这些文章的评论或书籍章节的完整性，同时破坏了包含其数据荟萃分析的完整性。这种欺诈性研究大多涉及麻醉和围手术期常用的药物，包括 β - 肾上腺素能受体阻断剂、用于补充血容量的胶体和抗炎药物[35-41]。
- 二手资料（如评论和书籍章节）往往提供反映其作者意见的文献摘要。这些资料有时也会出现错误。二手资料常会被重复引用，所以错误的观点可能会通过多次出版而反复延续下去。通过这种方式，教科书经常毫无限制地重复那些缺乏证据的教条。
- 媒体的报道往往对研究的信息有所倾斜，并可能产生误导。

6.5.1.2　变化的情况

围手术期的药物管理往往是在生理和临床状态不断变化的患者身上进行的，特别是在麻醉期间。事实证明，人很难识别周围环境中缓慢而渐进的变化，尤其是他们没有明确关注的变化。各种动画图片演示中，图片以某种方式缓慢变化：大多数人发现如果没有人向他们明确指出，很难识别这种变化。因此，在我们的例子中，一个在非洲的垂钓者的注意力集中在区分"原木"和鳄鱼上，也许还留意着蛇，那么就容易忽略逐渐上涨的潮水所带来的威胁，而它有可能会阻断唯一的出口。同样，麻醉患者生理上的重要变化（如体温升高和其他与恶性高热有关的迹象）可能会因逐渐发展而被忽略。

6.5.1.3　错误或缺失的信息

决策所依据的认知模式往往既不完善又有局限[21]，因为关键知识和信息往往不正确或不完整。

即使是专家级的医师，他们的个人知识也有差距和误解。此外，从外部来源获得的信息往往有缺陷。即使是正确的，也可能被不准确地吸纳。造成这种情况的原因是认知模型的解读方式。人们倾向于看到他们期望看到的东西，特别是在阅读注射器和安瓿的标签时。

用来做临床决定的信息很少是完整的。为了说明许多决策中使用信息的局限性，常用的比喻是火炬的光束。在任何时候，光束只能照亮黑暗房间的一小部分、黑板上的一段文字或夜晚的一个物体。其所揭示的信息可能是准确的，但它是不完整的，因此，可能非常难以解读。同样，在指导患者用药的临床决策所需的科学证据中，临床医师对该证据的个人认知中可能存在空白，或者在核对患者用药时获得的信息中可能存在缺失。如活组织检查或检测通常提供一部分而不是诊断所需的全部信息。例如，围手术期经食道超声心动图获得的图像只提供了整个临床情况的部分信息，明智的做法是将这些信息与其他来源的信息结合起来，在决定治疗前对患者的情况进行更全面的评估[42]。再举一个例子，并非所有出现过敏性休克的患者都有皮疹。这种体征可能缺失，也可能存在但被遗漏（例如，可能隐藏在衣服下，而临床医师没有找到皮疹）。同样，以前没有青霉素过敏的病史，或者以前的病史可能在庞杂的笔记中被遗漏了，或者患者没有准确列出所有已知的过敏源。另外，一个临床医师可能已经获得了正确的病史，但没有转达给另一个医师。

6.5.1.4 标签与认知：大小、形状、颜色和声音

一些麻醉医师将注射器或安瓿的大小和形状作为识别其内容的辅助手段。关于这种方法没有什么证据。用它来补充标签似乎没有什么坏处，但是关于标签的共识是明确的，所有药物和注射器都应该有明确的标签[31]。

不幸的是，即使用了标签，不能正确读取，或无法读取，也是局限和不完善的认知模型。有人认为这种失误等同于疏忽，而事实上，尽管从业者尽了最大努力，但其由我们获取信息的认知模式引起。因为人类是天然的模式识别者，我们倾向于通过识别单词和短语的一般形状和形式来阅读文本，而不是依次评估每个字母。我们也可能受到暗示的影响，倾向于根据期望看到的东西来解释文本。如果拿着我们认为是多沙普仑的安瓿，看到"多巴胺"这样的词，我们很可能把它读成"多沙普仑"（第七章开篇的事例），特别是当标签背景颜色相同（通常是白色）或小瓶盖颜色相同时。

从剑桥大学Matt Davis的一个有趣的在线讨论中（https://www.mrc-cbu.cam.ac.ukpeople/matt.davis/cmabridge/，2020年7月17日访问）可以获得这方面的见解。字的顺序不一定影响短语的意思[43]，每个词的第一个和最后一个字母被保留下来，就可以保留词的大致意思。然而，这在多大程度上是可行的，取决于具体情况，而且阅读杂乱无章的文字要比阅读正确排序的文字花费更长的时间。

一些评论家，特别是药剂师，认为标签的颜色编码使某些类型的错误更有可能发生，并有促进错误的整体效果，特别是某些类别的错误[44-45]。颜色编码可能会被用来代替阅读标签，重要的是如何保证其不会发生。在第九章，我们详细讨论了标签颜色编码的证据，

并得出结论：根据商定的国际标准进行颜色编码，在改善用药安全中是有用的。然而，颜色编码也有可能导致用药错误。

2002年，Christie和Hill发表了对皇家麻醉医师学院导师的邮寄调查结果。当时，不同的医院使用不同的颜色编码系统，尽管其中一个系统的使用比其他各种系统要普遍得多[46]。这种差异对那些在医院之间或国家之间流动的人来说是很困难的（例如，参加培训的人），而且几乎肯定会造成错误。显然，需要做出改变，皇家麻醉医师学院、大不列颠及爱尔兰麻醉医师协会、事故和急救医学院及重症监护协会的理事会同意实施单一的注射器标签国际标准[47]。这一变化带来了挑战，在过渡期内，报告的潜在错误有所增加[48]。有趣的是，唯一减少这些潜在错误风险的因素是之前使用国际编码系统的经验。2012年，对欧洲麻醉学会成员进行的调查显示，欧洲各国在使用彩色标签方面仍有很大差异，大约1/3的国家使用国际标准[49]。另外，从一个国家到另一个国家的麻醉医师很可能被误导，以为某种颜色意味着一类药物，而在特定的国家或机构，它被用来表示另一类药物。

在药物短缺的情况下，药店往往会将一个多剂量瓶分成多个注射器以节省供应。这些注射器虽然含有熟悉的药物（如新斯的明、氢吗啡酮），但可能没有预期的彩色标签。这增加了混淆的可能性，特别是由于短缺的药物经常变化。因此，这周的白色标签可能是新斯的明，而下周则是氢吗啡酮。

预装注射器实际上提供了管理这个问题的机会，即供应商提供特定的药物都采用带有适当颜色编码的标准标签。这提出了导致用药错误的因素——机构内不同部门未能统一管理用药过程中的系统性问题。我们承认，关于颜色编码的证据并不明确，但适用于它导致错误的说法，也适用于它减少错误的观点。因此，实际上是麻醉医师在管理这些药物，麻醉医师将对这样的错误负责，我们认为，在机构内部，麻醉科应该在这个问题上做出最终决定，而且无论他们做出什么决定，都应该得到药学部门的支持。

鉴于标签可能难以阅读，而且颜色编码本身不足以确保准确识别注射器内的药物，因此建议双重检查应该是选择和管理静脉注射药物的标准做法，这是合乎逻辑的。与另一个人进行双重检查并不完全可靠，因为第二个人也可能受到对所给药物期望的影响，并倾向于阅读标签上的预期内容而不是实际内容。尽管如此，双重检查偶尔会失误，并不意味着它不值得被提倡。2010年，英国的一项研究认为，每次用药前进行双人核对，有助于减少用药错误，但这很难实现[50]。他们建议，使用条形码技术对每种静脉注射药物进行双重确认，并辅以声音及视觉提示（第九章），将更为可行。此外，计算机是不受暗示的，它将显示实际刷过条码阅读器的药物名称[17, 51-52]。而这两种建议都没有被广泛采用，说明药物管理中不断出现失误的主要原因是，从业人员倾向于继续按照他们的一贯做法，而且存在惰性，抑制了采纳改善用药安全的方法或创新的努力。

6.5.1.5　储存事实：记忆

获得信息后，临床医师须将信息在工作记忆中保留足够长的时间，将其与长期记忆中的信息和知识结合，然后利用既往的技能来决定行动。临床医师也希望逐步增加和强化他们长期记忆中的知识。

记忆可以是陈述性或非陈述性的。陈述性记忆可以被有意识地获取并以文字表达。例如，对某事件的记忆，如特定患者使用特定药物后出现的过敏反应，叫情节性记忆。陈述性记忆更多是概念性的，药理学知识属于这种类型，从简单的事实（例如，快速使用异丙酚能导致患者血压下降）到关于药效动力学和药代动力学的复杂概念，由于数据的多变性而变得复杂（例如，在一项研究中，美沙酮的半衰期在13~47小时变化[53]）。这种类型的记忆被称为语义记忆。非陈述性记忆与程序性技能有关，如静脉置管或为患者气管插管，这些技能很难获得，一旦获得，通常会长期保留。

工作记忆（本质上是陈述性的）在意识中保留的时间很短，最多一两分钟。在工作记忆中，可以保留的信息量因人而异，但许多人通过反复重复一个数字，可以在脑海中保留六七位数。一方面，在决定如何应对不断变化的情况时，必须将药物或患者的即时信息积极保留在工作记忆中。另一方面，在一个长期的常规麻醉之后，可能很难回忆起许多细节，过了几天或几周后则更难。同样，通过阅读患者的笔记、记录病史或与同事交谈了解到的事实，甚至可能无法嵌入到中期记忆中，在需要时被遗忘。

形成和保留长期记忆的过程非常复杂，涉及回顾记忆，向自己复述"故事"，重新保存记忆的反复循环。这个过程可能受到记忆的情感影响，也可能受到其他外部来源信息的暗示，如媒体中类似主题的故事。通过这种方式，可能创造出虚假记忆，个人则相信这些记忆是真实的[54-55]。人们越来越广泛地认识到，不同目击者对事故或犯罪的描述可能会有所不同，部分原因是记忆的产生和修改方式，部分原因是我们吸收周围世界信息的方式[56]。这种现象对法庭上提供的证据显然很重要，但它也可能与麻醉和围手术期医学有关。例如，几天前评估的一个复杂患者的关键特征，很可能在这段时间内发生了一些变化。这个患者的特征甚至可能与在同一诊所或同一病房就诊的另一个患者的特征融合在一起。

对于临床医师来说，大量的长期知识储备是必不可少的。可以主动使用技术来促进学习。有趣的是，信息可在无意识和有意识的情况下被储存，甚至可能在麻醉状态下被储存[57]。

如上所述，决策的知识库通常涉及将记忆中的知识加入做出决定时获得的知识。这不仅要求相关的信息已经储存在记忆中，而且还要求在需要的时候能够被准确地回忆起来。某物已被储存在长期记忆中的事实，并不一定意味着在需要时能被召回，反之亦然。例如，有时可能很难回忆起一个知名人士的名字或过去学过和用过的药物名称或剂量。这种阻断可能是自发的，也可能是由一个竞争性的想法引发的，这个想法似乎妨碍了对所需事实的回忆。阻断并不意味着记忆已经丧失。通常，在一个人继续思考其他事情之后，它还会回来。这种现象随着年龄增长而增加。

6.5.2 第六感和情境意识

有经验的麻醉医师有时会通过第六感区分安全和错误情况，尽管他们可能难以说明焦虑的确切来源。Gary Klein等研究了专家在消防和战斗[58]等压力下的决策，决策反映了人们在现场（而不是实验室）、时间压力、有限和不完善信息下的工作方式。

这种情况下，情境意识的重要性很明显，其意味着保持对大局的把握，同时解决细节问题。一定程度的实用主义对危机的成功解决至关重要。目标是迅速找到可行的解决方案，与其比较所有的备选方案以追求最佳解决方案，不如采取务实的方法来达成可接受的方案[58-60]。在压力下做出快速决策时，有经验的人常有一种似曾相识的感觉——经历过同样的情况。他们经常做出伟大的决定，让团队中经验不足的成员感到难以理解，但这些决定常被证明是正确的。回过头来看，这些决定似乎反映了比一般人更多的认知模式，这些专家可以从复杂的情况下认识到细微的差别，并从经验中判断需要做什么。主观上看，这些决定常来自一种不安的感觉，即"有些事情不太对劲"。

Malcolm Gladwell在《眨眼》一书中探讨了这种在潜意识模式识别基础上对情况或事物做出反应的能力[61]。他认为，第一印象往往是可信的，但不总是。这方面的例子有：一位艺术家觉得一幅真迹有些可疑（因此不买原来是赝品的东西），或者一位消防队长觉得一座燃烧的房子不对劲（因此在房子倒塌前几分钟下令撤离）。同样，麻醉医师有时会产生一种莫名其妙的感觉，认为患者的出血量比吸引器中所显示的要多，于是在这种情况变得明显之前就下令输入所需单位的血液。

自然决策的一个重要含义是，它的成功取决于经验。在这方面，现实生活中的经验和模拟经验是有区别的。模拟训练有很多优点，但它很难准确地捕捉个别患者对不同临床情况反映的变化。有人可能会说，真正的患者不读教科书，人们可以从模拟训练中开发出大量有用的模式和规则，但在现实生活中开发的专业知识更有价值。因此，要成为一名优秀的临床医师，关键因素是积累丰富的临床经验。

6.5.2.1 似曾相识：朋友还是敌人？

遗憾的是，很难通过临床实践获得罕见情况的处理经验，更难从实践中吸取教训。一个人从经验中制订的规则通常由情感联想决定，而不是由事情和原因的逻辑评估决定。一方面，错误的决定可能会有好结果；另一方面，尽管有合理的医疗，患者仍可能死亡。这么做还存在将不良规则储存在记忆中的风险。因此，似曾相识的感觉，即以前见过的情况，自己在以前的场合如何处理，以及处理是否有效，有时可能会使人误入歧途。

例如，在麻醉诱导后不久，患者可能会出现低血压、通气困难、二氧化碳峰值减少或消失，可能没有明显的荨麻疹，但这些迹象可能表明患者正在发生过敏性休克。过敏性休克并不常遇到。由于迫切需要做出反应，人们可能会决定注射肾上腺素并采取其他治疗过敏性休克的措施，但却没有花时间去排除其他可能。其中一个可能是麻醉回路的呼气端受阻，这是一个非常罕见但可能致命的问题。

主动决定假设正在处理多个诊断中最有可能的一个，被称为概率赌博。医学生经常被告知，"常见的事情经常发生"，如果听到马蹄声，应该想到马而不是斑马。不幸的是，斑马确实时常出现，还有更多不寻常的"动物"，临床实践中确实出现了意想不到的情况[62]。如果从隐喻回到麻醉，我们可以看到，这一点在毒气的案例中得到了很好的说明。对Clutton Brock教授来说，被污染的氧化亚氮在他的实践中没有先例，而且他不太可能接受任何针对这种意外情况的培训，尤其是他那个时代。这种情况下，有一种真正的危险，即不考虑一些低概率事件的可能性，而采用可获得的启发式方法，固定在首个诊断。此外，一旦做出诊断，就会有一种倾向，即把新的信息解释为对该诊断的支持，无论它是否真的支持，这种现象被称为确认偏见。

因此，概率赌博和模式识别的速度很快，但可靠性不高。正因为人类天生不倾向于使用逻辑，至少在时间的压力下，认知辅助工具是如此有用。模拟的真正优势在于，能够按需创造罕见的场景，然后反复练习不同的反应、汇报和学习，从而避免将患者置于危险中。

6.5.2.2 偏见与偏倚

偏见和偏倚是人类认知中强大而隐蔽的元素。它们可能会因一个人的种族、口音、性别、年龄、体重、身高、社会阶层和许多其他特征而产生，且往往是无意识的[61, 63-64]。营销专家明白，微妙的线索可能会影响客户的行为。在一些国家的商店里取消香烟的展示，证明仅仅看到产品就会产生购买欲望。产品在商店货架上的位置、信息呈现的顺序、高级团队成员意见的分量及对尴尬的恐惧，都可能影响我们的决定。制药公司的营销可以对医师的决定产生深远的影响。甚至一些因素，如最近看到的关于某种药物的信息，以及在哪里看到的信息，都会影响到选择或开具这种药物的可能，最近的经验是选择规则的重要驱动因素[21]。许多上市后的药物试验由相关公司的营销预算资助，目的可能是给人印象，即知名机构已经对这些药物进行了研究，从而真正提高关于其安全性或药理学的认知。可以理解的是，用于调查专利产品的资金远远超过用于早期价格较低的类似物，已发表的研究报告分量往往更有利于前者。由于这些原因，人们越来越重视会议发言者的潜在利益冲突声明。

许多其他偏倚也影响我们的决定[65-66]。例如，50%的麻醉医师不认为他们在这个领域低于平均水平，但从统计上来看一定是真的。这一观察反映了乐观主义者偏倚。结果偏倚是指对事件结果的认识偏倚。审稿人对包含不良结果和好结果的相同医疗标准的意见是不同的[67]。

Kahneman的书《思考，快与慢》[63]对这些影响我们决策的微妙因素进行了深入探讨。对于这些因素的理解对法院有着深远的影响，这个问题在其他地方也有详细的论述[68]。要说明的是，无论是有意还是无意，偏见和偏倚都可能对我们的药物选择（进而对安全用药管理）产生重要的影响。从积极的一面来看，利用社会工程原理[21]来推动安全用药管理的事业有很大的潜力。

6.5.3 专业知识

我们认为，大量临床经验是有实际价值的。然而，经验本身并不足以确保对特定情况的最佳反应。有些事件发生率很低，以至于在这些事件中获得经验是不切实际的，例如，氧化亚氮中毒。即使是比较常见的事件，通过经验学到的做法也可能不理想，而且我们对合适规则的选择可能会受到各种偏见的影响，而我们甚至可能没有意识到。

因此，经验应该得到其他系统学习的补充。此外，在手术室或病房中遇到困难情况时，本能的、以识别为目的的决定应该得到更多结构化和系统化管理的支持。这就是认知辅助工具，如核对表和算法，可以提供很多帮助，但这些只是工具，它们的价值在于促进专业知识，而不是取代它。

专业知识可以被认为是成为专家所需的技能和知识，但无论是技能还是知识本身都是不够的。即使在高度概念化的领域，如哲学，专业知识也不仅仅是知道事实，从信息中获得意义的能力，以及交流意义的能力，也是专业知识的重要组成部分。

围手术期的药物安全管理需要大量的知识和技能，以及有效应用两者的能力。技能可以是技术性的（例如，为患者气管插管的能力）和非技术性的（例如，在危机中与整个团队有效沟通的能力）。对情况的评估也是一项重要的技能，它包括获得必要的信息，然后解释信息，作出决定，并在适当的时候采取行动的能力。例如，要成功地处理困难气道的患者，特别是在"不能插管，不能氧合"的危机发生时，需要的技术性和非技术性的能力。

"临床技能"一词通常用来描述获取病史和对患者进行临床检查的过程，然后将获得的信息与检查结果相结合，做出诊断并制订治疗计划。评估麻醉过程或病房中出现的临床情况，然后制订适当的应对措施，是这类技能的延伸。采取行动来执行也需要技巧。显然，中心静脉置管，或获取有用的心脏超声图像都需要高水平的技能。将多种药物从安瓿中抽取到注射器中，然后在麻醉医师的职业生涯中对许多患者施用这些药物，并始终遵循专栏2.2中所列"权利"，也需要相当的技能。事实上，这方面的成功需要相当多的专业知识，但很少有麻醉医师在这一工作方面接受正式的培训。

其他科室的临床医师也参与了麻醉和围手术期的安全用药工作，包括护士、药剂师、外科医师和实习生，他们都为管理患者的用药任务带来自己的专业知识。每个人在这方面都有优势和劣势。我们希望，在专业领域重叠的地方能保持一致。医疗领域的趋势是，不同专业群体的培训是分开的，就像在教育孤岛上。他们的背景经验在细节和性质上是不同的。在任何一个特定问题上，这些不同的人至少有部分模式和规则不同。还有许多其他原因导致他们对特定情况的医学处理不一致。因此，与团队中其他成员有效沟通的能力，应该是所有医疗专业人员的核心能力。

▶ 6.6 结论

在前面的章节中，我们回顾了大量的经验性证据，表明围手术期发生不良事件非常普遍。其中许多事件是可以避免的。用药安全取决于系统因素，其中一些因素涉及远离临床的过程（如开头的事例所述）。管理药物的系统是复杂的，因为人是系统的关键部分。人类的认知过程尤其复杂，对复杂性和认知的理解往往可以为医疗服务的失败提供解释，这些概念将为我们在第七章分析人为错误提供参考。更重要的是，这种理解为我们追求用药安全提供了基础。

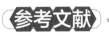

1. Merry AF, Anderson BJ. Medication errors: time for a national audit? Paediatr Anaesth. 2011;21(11):1169-70.

2. Llewellyn RL, Gordon PC, Reed AR. Drug administration errors-time for national action. S Afr Med J. 2011;101(5):319-20.

3. Merry AF, Webster CS. Medication error in New Zealand-time to act. N Z Med J. 2008;121(1272):6-9.

4. Orser BA. Medication safety in anesthetic practice: first do no harm. Can J Anaesth. 2000;47(11):1051-2.

5. Eichhorn J. APSF hosts medication safety conference: consensus group defines challenges and opportunities for improved practice. APSF Newsletter. 2010;25(1):1-7. Accessed January 3, 2020. https://www.apsf.org/article/apsf-hosts-medication-safety-conference/

6. Clutton-Brock J. Two cases of poisoning by contamination of nitrous oxide with higher oxides of nitrogen during anaesthesia. Br J Anaesth. 1967;39(5):388-92.

7. Obituary. Professor John Clutton Brock, MA, MB, BChir, DA. Bristol Med Chir J. 1987;102(1):26-7.

8. Taylor MB, Christian KG, Patel N, Churchwell KB. Methemoglobinemia: toxicity of inhaled nitric oxide therapy. Pediatr Crit Care Med. 2001;2(1):99-101.

9. Lorenz E. Does the flap of a butterfly's wings in Brazil set off a Tornado in Texas? Paper presented at: American Association for the Advancement of Science, 139th Meeting; December 29, 1972; Cambridge, MA. Accessed January 16, 2020. http://eaps4.mit.edu/research/Lorenz/Butterfly_1972.pdf

10. Moppett IK, Shorrock ST. Working out wrong-side blocks. Anaesthesia. 2017;27:1-5.

11. Glouberman S, Zimmerman B. Complicated and Complex Systems: What Would Successful Reform of Medicare Look Like? Commission on the Future of Health Care in Canada; 2002. Discussion Paper No. 8. Accessed January 2, 2020. https://www.alnap.org/system/files/content/resource/files/main/complicatedandcomplexsystems-zimmermanreport-medicare-reform.pdf

12. Gawande A. The Checklist Manifesto. New York, NY: Metropolitan Books; 2009.

13. Braithwaite J, Churruca K, Ellis LA, et al. Complexity Science in Healthcare-Aspirations, Approaches, Applications and Accomplishments: A White Paper. Australian Institute of Health Innovation; 2017. Accessed July 17, 2020. https://www.mq.edu.au/__data/assets/pdf_file/0003/680754/Braithwaite-2017-Complexity-Science-in-Healthcare-A-White-Paper.pdf

14. Perrow C. Normal Accidents: Living with High Risk Technologies. 2nd ed. Princeton, NJ: Princeton University Press; 1999.

15. Webster CS, Merry AF, Larsson L, McGrath KA, Weller J. The frequency and nature of drug administration error during anaesthesia. Anaesth Intensive Care. 2001;29(5):494-500.

16. Fraind DB, Slagle JM, Tubbesing VA, Hughes SA, Weinger MB. Reengineering intravenous drug and fluid administration processes in the operating room: step one: task analysis of existing processes. Anesthesiology. 2002;97(1):139-47.

17. Wahr JA, Merry AF. Medication errors in the perioperative setting. Curr Anesthesiol Rep. 2017;7(3):320-29.

18. Merry AF, Webster CS, Hannam J, et al. Multimodal system designed to reduce errors in recording and administration of drugs in anaesthesia: prospective randomised clinical evaluation. BMJ.

2011;343:d5543.

19. Norman D. Things That Make Us Smart: Defending Human Attributes in the Age of the Machine. Reading, MA: Perseus; 1993.

20. Craig DB, Longmuir J. Implementation of Canadian Standards Association Z168.3-M 1980 Anaesthetic Gas Machine Standard: the Manitoba experience. Can Anaesth Soc J. 1980;27(5):504-9.

21. Reason J. Human Error. New York, NY: Cambridge University Press; 1990.

22. Lipshitz R, Ben Shaul O. Schemata and Mental Models in Recognition-Primed Decision Making. Naturalistic Decision Making. Mahwah, NJ: Lawrence Earlbaum Associates; 1997:293-303.

23. Nakarada-Kordic I, Weller JM, et al. Assessing the similarity of mental models of operating room team members and implications for patient safety: a prospective, replicated study. BMC Med Educ. 2016;16(1):229.

24. Rudolph JW, Simon R, Dufresne RL, Raemer DB. There's no such thing as "nonjudgmental" debriefing: a theory and method for debriefing with good judgment. Simul Healthc. 2006;1(1):49-55.

25. Sackett DL, Rosenberg WM, Gray JA, Haynes RB, Richardson WS. Evidence based medicine: what it is and what it isn't. Br Med J. 1996;312(7023):71-2.

26. Merry AF, Davies JM, Maltby JR. Qualitative research in health care. Br J Anaesth. 2000;84(5):552-5.

27. Merry AF, Webster CS, Holland RL, et al. Clinical tolerability of perioperative tenoxicam in 1001 patients-a prospective, controlled, double-blind, multi-centre study. Pain. 2004;111(3):313-22.

28. Zeleney M. Management support systems: towards integrated knowledge management. HSM. 1987;7(1):59-70.

29. Ackoff RL. From data to wisdom. J Appl Syst Anal. 1989;16:3-9.

30. Dammann O. Data, information, evidence, and knowledge: a proposal for health informatics and data science. Online J Public Health Inform. 2018;10(3):e224.

31. Wahr JA, Abernathy JH 3rd, Lazarra EH, et al. Medication safety in the operating room: literature and expert-based recommendations. Br J Anaesth. 2017;118(1):32-43.

32. Bawden D, Robinson L. The dark side of information: overload, anxiety and other paradoxes and pathologies. J Inf Sci. 2009;35(2):180-91.

33. Loadsman JA. Dilemmas in biomedical research publication: are we losing the plot? Curr Opin Anaesthesiol. 2012;25(6):730-5.

34. Moore RA, Derry S, McQuay HJ. Fraud or flawed: adverse impact of fabricated or poor quality research. Anaesthesia. 2010;65(4):327-30.

35. Merry AF. Ethics, industry, and outcomes. Semin Cardiothorac Vasc Anesth. 2008;12(1):7-11.

36. Shafer SL. Tattered threads. Anesth Analg. 2009;108(5):1361-3.

37. Loadsman JA, McCulloch TJ. Widening the search for suspect data-is the flood of retractions about to become a tsunami? Anaesthesia. 2017;72(8):931-5.

38. Carlisle JB. Data fabrication and other reasons for non-random sampling in 5087 randomised, controlled trials in anaesthetic and general medical journals. Anaesthesia. 2017;72(8):944-52.

39. Kharasch ED, Houle TT. Seeking and reporting apparent research misconduct: errors and integrity. Anaesthesia. 2018;73(1):125-6.

40. Carlisle JB. Seeking and reporting apparent research misconduct: errors and integrity-a reply.

Anaesthesia. 2018;73(1):126-8.

41. Runciman B, Merry A, Walton M. Safety and Ethics in Healthcare: A Guide to Getting It Right. Aldershot, UK: Ashgate Publishing; 2007.

42. Sidebotham D, Merry AF, Legget M, eds. Practical Perioperative Transoesophageal Echocardiography. London, UK: Butterworth-Heinemann; 2003.

43. Rayner K, White SJ, Johnson RL, Liversedge SP. Raeding wrods with jubmled lettres: there is a cost. Psychol Sci. 2006;17(3):192-3.

44. Rupp SM. Color-coding of syringes may not enhance safety. Reg Anesth Pain Med. 2005;30(6):589-90.

45. Grissinger M. Color-coded syringes for anesthesia drugs-use with care. P T. 2012;37(4):199-201.

46. Christie W, Hill MR. Standardized colour coding for syringe drug labels: a national study. Anaesthesia. 2002;57:793-8.

47. International Organization for Standardization. Anaesthetic and respiratory equipment-user-applied labels for syringes containing drugs used during anaesthesia-colours, design and performance. ISO 26825:2008. Accessed January 20, 2020. https://www.iso.org/standard/43811..html

48. Haslam GM, Sims C, McIndoe AK, Saunders J, Lovell AT. High latent drug administration error rates associated with the introduction of the international colour coding syringe labelling system. Eur J Anaesthesiol. 2006;23(2):165-8.

49. Wickboldt N, Balzer F, Goncerut J, et al. A survey of standardised drug syringe label use in European anaesthesiology departments. Eur J Anaesthesiol. 2012;29(9):446-51.

50. Evley R, Russell J, Mathew D, et al. Confirming the drugs administered during anaesthesia: a feasibility study in the pilot National Health Service sites, UK. Br J Anaesth. 2010;105(3):289-96.

51. Jelacic S, Bowdle A, Nair BG, et al. A system for anesthesia drug administration using barcode technology: the Codonics Safe Label System and Smart Anesthesia Manager. Anesth Analg. 2015;121(2):410-21.

52. Merry AF, Webster CS, Mathew DJ. A new, safety-oriented, integrated drug administration and automated anesthesia record system. Anesth Analg. 2001;93(2):385-90.

53. Inturrisi CE, Verebely K. The levels of methadone in the plasma in methadone maintenance. Clin Pharmacol Ther. 1972;13(5):633-7.

54. Loftus EF. Memory distortion and false memory creation. Bull Am Acad Psychiatry Law. 1996;24(3):281-95.

55. Loftus EF. Planting misinformation in the human mind: a 30-year investigation of the malleability of memory. Learn Mem. 2005;12(4):361-6.

56. Loftus EF. 25 Years of eyewitness science … finally pays off. Perspect Psychol Sci. 2013;8(5):556-7.

57. Veselis RA. Memory formation during anaesthesia: plausibility of a neurophysiological basis. Br J Anaesth. 2015;115(suppl 1):i13-i19.

58. Klein G. Sources of Power: How People Make Decisions. Cambridge, MA: MIT Press; 1999.

59. Simon HA. Rational choice and the structure of the environment. Psychol Rev. 1956;63(2):129-38.

60. Endsley M. The role of situational awareness in naturalistic decision making. In: Zsambok CE, Klein G, eds. Naturalistic Decision Making. Mahwah, NJ: Lawrence Erlbaum Associates; 1997:269-83.

61. Gladwell M. Blink. The Power of Thinking Without Thinking. New York, NY: Little, Brown and

Company; 2005.

62. Rotella JA, Yeoh M. Taming the zebra: unravelling the barriers to diagnosing aortic dissection. Emerg Med Australas. 2018;30(1):119-21.

63. Kahneman D. Thinking, Fast and Slow. London: Penguin Books; 2011.

64. Thaler R, Sunstein C. Nudge: Improving Decisions about Health, Wealth and Happiness. New Haven, CT: Yale University Press; 2008.

65. Stiegler MP, Neelankavil JP, Canales C, Dhillon A. Cognitive errors detected in anaesthesiology: a literature review and pilot study. Br J Anaesth. 2012;108(2):229-35.

66. Stiegler MP, Tung A. Cognitive processes in anesthesiology decision making. Anesthesiology. 2014;120(1):204-17.

67. Caplan RA, Posner KL, Cheney FW. Effect of outcome on physician judgments of appropriateness of care. JAMA. 1991;265(15):1957-60.

68. Merry AF, Brookbanks W. Merry and McCall Smith's Errors, Medicine and the Law. 2nd ed. Cambridge, UK: Cambridge University Press; 2017.

第七章
围手术期用药错误

张　欣，吴宏亮

7.1 引言

1994年，Lucian Leape在《医学中的错误》这篇颇具影响力的论文中做出了如下评论：人类经常犯错。依赖一种无差错系统是不现实的[1]。本书的主题之一是想要减少对无差错系统的依赖，就需要临床医师积极参与，但有时临床医师很难参与其中。因此，在本章的开头，我们讲述了这样一个事例：为减少对无差错系统的依赖而引入的新系统也没起到相应的作用。相反，这个事例也展示了在强大且资源充足的当代临床环境中惰性的组成要素。

7.1.1 多巴胺的两次误用：未能从历史中吸取教训

几年前，在新西兰一家大型城市医院，一位临床经验丰富的麻醉住院医师在一位资深主治医师的指导下，为一位接受恶性肿瘤切除手术的患者提供医疗服务。手术时间较长，为了便于麻醉管理，麻醉医师进行了有创动脉压监测。[上标1]

在新西兰，大多数药品均是由政府主导的中央采购机构Pharmac采购的（http://www.pharmac.govt.nz/，2020年1月20日访问）。其中许多是非专利药品，并且是批量购买和重新包装的。这导致不同的静脉注射药物经常被装在外观相似的安瓿里。例如，硫酸镁和多巴胺被装在尺寸相似的安瓿中，每个透明的安瓿玻璃上都有普通的黑字。

在这家特殊的医院里，他们平常使用一个更安全的麻醉管理多重系统。这个系统将在第九章中会提及，并有文献详细描述[2]。一项随机对照试验（randomized controlled trial,

---

1　这个案例的细节不在公共领域，但对其中一位作者（AM）来说是很熟悉的。我们选择只提供足够的信息来说明某些有意思的问题。

RCT）显示，在按照预期使用的情况下，它能有效地减少静脉用药和文书记录的错误[3]。除此之外，该系统提供了专门为用户设计的带条形码的注射器标签。当条形码阅读器扫描这些标签后，计算机会播报药物的名称，并在屏幕上清楚地显示出来。在屏幕和标签上，都用颜色编码来区分麻醉中常用的药物类别。因此，该系统可以在用药前核准药物。

在一次麻醉过程中，当时主治医师不在手术室，患者的血压出现了短暂上升。该术间住院医师决定给患者注射镁剂。他抽出了他认为是镁剂的药物，并在注射器上未贴标签的情况下进行了注射，因此在注射前没有刷条形码或进行任何其他检查。结果此患者收缩压迅速上升到300 mmHg以上。事后在检查安瓿时，该住院医师意识到，他实际上已经一次性注射了200 mg多巴胺。

回到手术室的主治医师迅速回到术间了解情况，他立即给患者注射了大剂量硝酸甘油，成功地迅速控制血压。患者没有受到永久性伤害。后来该住院医师被要求在科室会议上如实汇报整个事件过程，并向患者解释说明。这件事没有任何法律或纪律方面的后果。

令人意外的是，这个案例与20年前发生在新西兰小型农村医院的一个重大案例非常相似。在那次事件中，麻醉医师无意中用多巴胺代替了呼吸兴奋剂多沙普仑，给一位麻醉后出现缺氧的患者使用。当时没有置入动脉导管，而这一错误的结果是心搏骤停。麻醉医师在将患者转诊到附近大医院的重症监护病房后回到手术室才发现这个错误。这名患者最终死亡。麻醉医师本人披露了这一错误，随后被判处过失杀人罪。这一事件有文献详细描述[4]。开发更安全的麻醉管理多重系统的主要目的之一（该住院医师绕过了这个系统）是防止这种特殊类型的错误再次发生。

7.1.2 让医疗错误变成医学宝藏

与Leape的论文《医学中的错误》[1]同时发表的还有David Blumenthal的一篇社论，题为《将医疗错误变成"医学宝藏"》[5]。Blumenthal提到了公众在传统意义上赋予医师的"非凡的自主权和权力"，并描述了"除其他事项外，医师应该保证患者接受的医疗服务质量"的期望。当然，这种保证可以通过不同的方式来实现。理想的情况是，为了实现这种期望，人们将系统工程的原则应用于医学实践，以弥补医疗服务这个复杂系统中出现的人为失误。然而，与此形成鲜明对比的是，Blumenthal解释说，人们采用了一种更简单的结构：对完美表现的期望。他写道："这种社会契约中隐含着双方的信念，即医师自己有能力进行无差错或几乎无差错的医疗，并确保系统的其他部分也能正常运作。"[5]的确，如今在高收入国家工作的麻醉医师、外科医师和护理人员的确在其领域尤其是药理学领域的理论方面受到了高水平的训练，这在麻醉医师身上体现得更为明显。当用药错误发生时，这些错误通常不是因为对药物的知识认知有缺陷。相反，它们通常是由于做出和执行决定的过程中出现了明显的失误。在我们看来，未来25年内，内科医师和其他临床医师有能力进行无差错医疗的观念仍然主宰药物的管理和使用，但这种观念是错误的。许多从业者和机构非但没有采纳为改善用药系统设计和药物管理流程而提出的大量建议，反而抵制变革。人们似乎普遍固执于专业知识，小心翼翼地阅读标签，期望在多年的经验证据表明，这种方式的加大努力会突然变得有效。不幸的是，从一个系统或过程中获得不同结果的先决条件是改变该系统或过程。因此，经验性证据（在第二章和第三章中概述）表明，围手术期患者用药管理中仍然存在大量错误。更令人惊讶的是，目前人们普遍没有意识到在这种情况下用严密的逻辑将因果关系联系在一起。并非所有可预防的药品不良事件都是由错误引起的。正如我们在第八章中所讨论的，个人层面的违规行为（例如，未能应用和使用条形码标签）和系统层面的违规行为（例如，没有投资促进用药安全的举措）也在破坏用药安全方面发挥了非常重要的作用。无论怎样，如果我们在处理用药问题方面继续依赖人类的完美表现，那么注定会发生我们难以接受的用药安全方面的频繁失误。

在第六章中，我们描述了在复杂系统中工作的临床医师获取、阐述和储存信息的方式。我们概述了这些过程中固有的一些缺点。现在我们转向决定、行动和人为错误这方面的主题。本章和上一章讨论的一个基本结论是，本书所定义的错误是人类认知过程所固有的，不应该被指责。与Blumenthal一样，我们提倡一种强调公开报告错误的文化，以期从这些"医学财富"中学习。同时，我们认识到有一个问题必须用这种方法来解决。Blumenthal问道："那些可能危及人类健康的错误怎么可能被视为'宝藏'？对于医师来说，采取这样的态度似乎不仅是不道德的，而且在职业上也是很玩忽职守的。"[5]这是一个很重要的论题。第二章和第三章中描述的用药错误问题是一个很严重的问题，这必须予以纠正和解决。一些人提出问责制也是可以理解的。法院和纪律部门认为不符合预期医疗实践标准的行为是不可容忍的，关于这一点大家也能接受。

我们承认尽管我们为安全用药做出了种种努力，但总会发生一些用药错误。然而，目前用药错误率高得令人无法接受，在改善用药安全方面还有很多工作要做。谨慎和认真当然有作用，但它们的应用方式需要考虑到容易出错的人为和系统因素。这意味着要加大对良好举措的投入，以提高实践的安全性。临床医师需要做更多的工作来坚持、拥护和支持这样的举措。此外，违规行为（通常被认为是"小事"）在用药安全失误的成因中发挥了作用，需要解决它们在医疗领域的广泛默许问题。

在本章中，我们感兴趣的主题是"错误"。在第八章中，我们讨论了违规行为，并扩展了它们诱发错误和错误发生时加剧后果的作用。在本书的后半部分，我们将转向实践和态度的改变，如果我们要成功地提升麻醉和围手术期患者的用药安全，就必须要有这种改变。

▶ 7.2 错误的定义

在第一章中，我们对"错误"的定义如下：错误是无意的；它涉及使用一个有缺陷的决定或计划来实现一个目标，或者未能按计划执行一个方案的行为。非正式地说，人们可以认为错误是指一个人试图做正确的事情，但实际上却做错了。在其他出处已经相当详细地讨论了选择这一定义的理由[4]，但在这里有必要对这一定义的两个关键因素做一些解释。

7.2.1 要素1：错误是无意的，但反映了一种意图

要素1乍看之下是自相矛盾的。如果出现错误，就会出现做一件事情时会无意地导致决定和行动的脱节。

错误的概念只能理解为与实现特定结果或结局的意图有关。反射动作则完全是另一回事。想象一下，一个外科医师在手术中被烧伤，在收回手的反射动作中，撕裂了一条血管或对患者造成了一些其他伤害。这种类型反射是由脊柱层面的神经环路完成的——在感觉到疼痛之前，手就已经收回了，更不用说这个反射发生在中枢神经任何的认知过程被采用之前，或者在任何意图产生之前，甚至一开始就存在于潜意识中。值得注意的是，至少在许多国家，法律认可这种类型的"自动"行为，并且通常将这种行为视为无责。

一个罪犯可能会做一些在道德上被认为是错误的事情的意图（这种意图可能因犯错而误入歧途）。相比之下，在医疗实践的背景下，这个意图通常是做正确的事情。我们非正式版本的定义非常清楚地说明了这一点。例如，我们可以合理地推测，大多数麻醉医师会接受在手术切皮前对所有患者预防性地使用抗生素的意图。人们可以推测，这样做的根本目的是减少术后感染的风险。如果在某个特定的场合，麻醉医师只是忘记了在正确的时间使用抗生素，这种失败是无意的。

主要意图的性质区分了错误和违规。在一个违规行为中，一个人故意偏离被广泛接受的最佳做法，这不是"做正确的事"，即使个人希望不会像通常的违规行为一样造成实质上的伤害。James Reason将造成伤害的明确意图称为"破坏"[6]，但我们认为这在围手术期的药物管理中是非常不常见的（实际上在普通的医疗保健中也不常见）。

区分错误和违规可能很困难（专栏7.1）。即使很清楚某项行动是故意的，违反了最佳做法，但是该行为是违规行为而不是错误，相关决定的合理性也可能有等级之分。在一个极端情况下，医师可能会公然地、反复地忽视给患者造成的额外风险。在另一个极端情况下，可能有一个明确的理由来决定打破规则或偏离正常做法。让事情变得更加复杂的是，在执行预期的违规行为时，也有可能出现错误。我们将在第八章中详细讨论违规行为。

专栏 7.1　举例说明同一行为（如未按指示用药）如何代表错误或违规；在评估这种类型的失败时，有必要了解从业者的心理模式（或框架），但这可能并不容易确定

有个报告给医院管理层的案例，一位麻醉医师没有遵循医疗相关规定对一位接受全髋关节置换术的患者进行预防性抗生素治疗。存在以下可能性（众多可能性的一部分）。

1. 他本打算给患者注射抗生素，但由于他在关键时刻被处理患者时所遇到的一些问题所困扰而忘记。这种行为是非常规的，因为护理人员和外科医师都知道他通常在这方面的工作是谨慎和认真的。

2. 他决定不使用抗生素，原因有二：a. 他认为这样做的付出过大，不值得这样做——他知道无论如何只有 1% 的接受关节置换术的患者会发生感染，他认为这个患者没有任何特殊的危险因素，而且他认为使用抗生素没有什么收益。b. 这名患者有 Stevens-Johnson 综合征，并表示愿意接受感染风险的增加，以避免抗生素可能诱发这种病症。他与所有相关人员（包括外科医师）讨论过这个问题，并形成了应该尊重患者意愿的观点。

3. 他经常不给接受髋关节置换术的患者使用抗生素，因为他太懒了，不能确保总是这样做，而且他个人认为这些患者的感染风险与手术和患者因素的关系比与使用预防性抗生素的关系更密切。

可能性 1 是一个错误。可能性 2a、2b 和可能性 3 都是违规行为，尽管它们的相关罪责有很大不同。可能性 2b 实际上发生在作者的医疗机构中，但不是同一类手术。这问题在于外科医师和麻醉医师的固有观念，即不使用抗生素是一种严重的风险，发生 Stevens-Johnson 综合征的机会很小，而感染的可能性却很大。尊重患者意愿可以被看作是合理的（既不是错误，也不是违规），但可能更好的说法为有理由的违规（第八章）。

7.2.2 要素2：不应根据其结果来判断决定或行为

我们定义错误的第二个重要因素是它不以结果为前提。我们的定义与其他许多错误的定义不同，完全没有提到结果。这是因为一个错误可能没有结果（至少在涉及患者结局的意义上），或者它甚至可能有一个积极的结果。

在专栏7.1的第一个例子中，麻醉医师可能忘记给患者预防性注射抗生素（这是个错误）。然而，患者可能没有出现术后感染。因此，这个错误不会有什么后果。许多用药错误都是如此。我们可以把这个想法进一步延伸，考虑"幸运的错误"的可能性，而这种错误结果可能存在相互矛盾，但却是可取的。因此，在我们目前的病例可能是麻醉医师不知情时，患者对预防使用的抗生素产生了过敏反应。如在这种情况下，这错误使患者避免出现过敏性休克而导致的严重伤害，当然这种情况发生率很低。反之，尽管做法完全正确，但按原定计划成功使用抗生素可能会引发严重的药品不良事件。一项决定或行动的结果可能会受到行为人无法控制的多种因素的影响。

我们的核心观点很明确：许多错误包括许多用药错误，都没有实质性的后果，而有些药品不良事件是在没有错误的情况下发生。结果并不能区分前者和后者。通过对做出这些决定和行动时信息的合理了解才能评判最终决定和行动的合理性。这种信息不会包括其结果。

"治疗所需数量"（NNT）的概念为这种解释用药结果的讨论增添了色彩。举例来说，并不是每个接受抗抑郁药治疗的抑郁症患者都能体验到抑郁症状的缓解。因此，可能需要治疗一定数量患者才能达到一个积极的结果。尽管我们的麻醉药效非常可靠，以体重为基础的丙泊酚剂量可以有把握地达到麻醉效果（NNT=1），但这个剂量对患者的心输出量、脉搏、血压、冠状动脉循环和心肌的影响是易变的。上述影响会受到患者当时生理状态的影响，起作用的因素可能既复杂又动态变化。此外，一些患者在麻醉状态下意识恢复[7]，表明即使是用药最主要结果（麻醉）也会有变化，特别是在一定时间的麻醉过程中。治疗结果很少完全是二元的，对药物反应的定义需要考虑其程度、持续时间及性质。

　　如果确实发生了药品不良事件，包括对药物没有反应（依然有意识），那么就有理由追查是否发生了错误。这个问题的答案将取决于几个方面。首先，人们可能会问，麻醉医师是否成功地使用了预设剂量。如果不是，我们就可能是一个疏忽或失误，或者可能是一个技术错误（见下文）。如果是，我们就可能是在处理一个错误。错误可能发生在计算剂量或给药时间的选择上。考虑到患者的年龄、体重、身高和性别，以及用药史之类的其他信息，我们需要询问预设的剂量或输液速度是否符合公认的准则。更普遍地说，要确定是否犯了错误，应按以下思路进行询问：该决定是不是一个合格的麻醉医师在该特定情况下可能做出的决定？如果不是，而且如果失误是无意的，那么无论结果如何，这种失误都是一个错误。重要的是，反过来也适用：在没有任何错误的情况下发生不良事件是很有可能的。

7.2.3　用药错误和药品不良事件的定义

　　许多作者对各种类型的用药错误进行定义。故首要任务是将错误定义进行统一，如前面给出的定义，然后将用药错误定义为用药过程中任何环节的错误（根据表6.1和第一章的定义）。因此，用药错误可以被认为是医疗错误的一个子集，即那些涉及用药的错误。同样地，用药错误可以指开具和记录药物的错误。

　　在第一章中，药品不良事件（AME）被定义为"药物的非期望反应并且对患者造成伤害"，我们在这里指出，未按规定用药的非期望反应或有害影响应包括在AME中。在第一章中，我们还指出，AME可能可以避免也可能无法避免。与错误相关的AME在理论上应该是可以避免的。在实践中人为错误是无法消除的，但通过重新设计系统，应该可以减少与错误相关的AME的发生率。与违规相关的AME当然是可以避免，其中一些也可以通过重新设计系统来解决（我们将在第八章中详细介绍不同类型的违规及其原因）。

▶ 7.3　决策和行动

　　在第六章中，我们讨论了人们如何从各种外部来源获取信息（"世界上的信息"），并将其与存储在记忆中的信息结合起来，形成特定的概念化的心理模型。我们现在转向下一个步骤——在这个心理模型的基础上决定做什么，然后去做。我们还考虑了这些步骤中一些可能出错的形式。

7.3.1　快速和缓慢的思维方式

　　在经典著作《人类错误》[6]中，James Reason借鉴了Jens Rasmussen的工作，提出了一个通用错误模型系统（GEMS），他将错误分为下意识的行动失败（称为"基于技能的错误"，也被称为"无意错误"或"失误"）和决策失败（"错误"）。他进一步将错误分为"基于规则"和"基于知识"的错误。

GEMS的一个基本假设是不情愿的合理性。用Reason的话说，"人类是狂热的模式匹配者"[6]。用Rouse的话说，"对人类来说，如果有选择的话，更愿意作为特定环境的模式识别者，而不是试图计算或优化"[8]。在第六章中，我们介绍了心理模型概念，以及捕捉在各种情况下关键因素的模式。在可能的情况下，人类会利用他们对以前见过的情况的记忆（并存储为模式）来找到一个最符合他们当前境况的心理模型。这一行动是下意识的，人类通常不知道所选择的记忆中的模式如何与当前的情况相匹配，也不知道两者不匹配的确切原因。为了决定做什么，他们优先寻求和应用从经验（或其他方式）中学到的规则。在理想情况下，上述过程是快速、毫不费力和几乎无意识地完成的。在这个过程中，一个常见的失败原因在于应用了一个不恰当的或有缺陷的规则，因此被称为"基于规则的错误"。

有时候，一个人会在这种模式的匹配或找到一个适当的规则方面遇到困难。在这种情况下，有必要从第一原则出发，努力地、有逻辑地思考。这种积极的认知过程可以为特定问题建立知识库。这种决策失败的一个常见原因是知识库（或心理模型）不完整或不正确，因此被称为"基于知识的错误"。

在第六章中，我们已经阐明所有决定都是基于特定情境下的心理模型，而不是基于情况本身的现实条件。因此，一个不准确或不完整的心理模型（或知识库）就像从第一原则出发造成的思考失败一样，可能导致应用错误的规则。基于规则的决策和基于知识的决策的关键区别在于他们的认知过程，以及Kahneman[9]和相关人[10]所说的"快"和"慢"思维之间的区别。Stanovich和West使用了"系统Ⅰ"和"系统Ⅱ"的术语[11-12]。系统Ⅰ思维是快速的、联想的、无意识的、毫不费力的和基于规则的，而系统Ⅱ思维是缓慢的、演绎的、有意识的、努力的和有逻辑的（表7.1）。系统Ⅱ思维非常强大，是科学方法的基础，对于在不寻常的情况下做出困难的决定至关重要。例如，在术前评估门诊中很可能需要它来决定患者术前的用药变化。然而，在麻醉期间不平稳患者的药物使用是不断变化的，系统Ⅱ思维所需的时间可能是一个主要的限制。

针对麻醉状态下和围手术期其他阶段的患者，麻醉医师可能需要快速连续地就药物（和其他事情）做出很多决策和行动。这些决策和行动是在不断变化而不是孤立的情况下做出的，是根据以前的情况以及近期和远期的预期来决定的。更深层次的复杂性来自医院固有的团队合作——许多决策和行动都涉及个人之间的互动，因此由一个人犯下的错误可能有几个根源，涉及不同的人及提供医疗服务的系统和流程的各个方面。有时，将个人事件与特定类别的错误（如疏忽或失误或基于规则的错误）联系起来考虑是有帮助的。然而，将从业者思考和管理药物的方式概念化可以看成是一个连续体，在这个连续体上认知在快速、自动和下意识这个极端与努力且缓慢这个极端之间反复转变，这比试图将

表 7.1 描述思考方式的两个系统，与 James Reason 所用术语的关系

系统 Ⅰ：快速和自动	系统 Ⅱ：缓慢和深思熟虑
联想的	演绎的
无意识的	有意识的
不费力的	费力的
利用模式识别和规则	使用逻辑并从第一原则出发进行工作
前馈式	反馈式
以个人在特定情况下的心理模式为依据	以个人在特定情况下的心理模式为依据

Reason 通用错误模型系统中使用的术语		
基于技能的	基于规则的	基于知识的

资料来源：Reason，1990[6]；Kahneman，2011[9]；Thaler 和 Sunstein，2008[10]。

每个决定和行动纳入一个限定的类别更好。因此，麻醉医师的大脑必须在有意识的思考和自主行动之间动态变化。我们一定要实时监控所有的这些行动（尤其是那些涉及药物管理的行动），甚至包括那些自动和无意识的行动。这涉及元认知，或对思想的思考，在此期间，从业者还必须保持大家通常所说的情景意识。这一动态过程还涉及与团队其他成员的沟通。

7.3.2 围手术期用药失误的分类

对药品不良事件的认知过程的理解，对问责的合理程度的了解与区分、预期合理改变行为的情境和主要改进预防措施系统的情境至关重要。

我们将在后面的章节中再讨论这些主题。然而，正如第二章所述，在涉及许多事件的大型研究中，很少使用这种分类。特别是对错误和违规进行区分的情况并不多见。他们通常选择现象学方法而不是基于认知的分析方法（表2.2）。在本章的最后，我们提出了一个对用药错误进行分类的框架，该框架将用药错误的现象学分类与用药错误产生的认知过程结合了起来。

用药错误的报告还可以包括对促成或诱发因素的二次分析（表2.3）。识别促成因素可以帮助理解错误的发生机制，并找到减少错误发生的方法。例如，分心容易导致技能方面的错误（走神和失误），目前主流的建议是减少药物准备和给药过程中的分心风险。Reason强调了分析系统中的潜在因素对找到事故原因的重要性[13]。他还认为，单一的失误很少导致严重的伤害，因为它们通常被系统中存在的任何一种或多种防御措施所阻止。这些观点被描绘成瑞士奶酪片的形象，奶酪片代表了防止事故发生的防御层[14]。每片奶酪上的洞代表威胁这些防御系统完整性的潜在因素。当一系列的孔洞排成一排，并能被"事故轨迹"穿过时，就会发生伤害。不幸的是，在手术室里，对于某个麻醉医师来说，常用的多种药物管理防御系统是不存在的，潜在的因素比比皆是。

提升复杂过程安全性的关键是智能使用多种防御措施。即使在事故发生后，凭借事故后的防御措施也可以避免伤害。例如，安全气囊可以在机动车事故发生后挽救司机的生命，而动脉血管监测和经验丰富的主治医师及时出现拯救了无意中被使用了多巴胺而不是

镁剂的患者。

识别促成因素当然可以为提升用药安全的举措提供参考。然而，在任何报告的用药事件中，可能会发现相当多的促成因素或潜在因素。此外，被报告的促成因素可能与特定事件有关，也可能与之无关。两件事情之间的关联本身并不意味着其中一件事情导致了另一件事情，甚至是促成了这件事情。例如，许多关于用药错误的报告表明，麻醉医师在发生错误时很疲劳。需要进行更复杂的分析，以评估疲劳是否促成了错误的发生（第八章中关于疲劳和Libby Zion案例的讨论）。

总之，错误的范围很广，从简单技能性失误，如在拿起注射器给患者注射药物的操作，到由一群人长期共同考虑做出的决定中的错误。尽管我们强调导致错误的潜在认知过程的连续性，但在这个连续性的不同部分，错误也存在着重要差异。现在我们从错误入手，更深入地探讨这些差异。

▶ 7.4 错误

围手术期患者用药管理的每一个行动都来源于一个反映即时意图的决定（如麻醉诱导），这个行动是实现整体意图的一个步骤（如以最安全、最无痛的方式帮助患者手术成功）。即使是一个简单意图的实现，也可能需要几个相互关联的决定，这些决定不仅仅是对药物和剂量的选择，还包括对这些药物进行管理、记录和监测效果等许多次要方面。

沟通的过程也可以被认为是行动。因此，可能还需要与相关人员（如患者及其家属、其他工作人员）进行适当的沟通。这适用于术前审查、合理化和管理患者用药，麻醉的实施及麻醉恢复室、重症监护病房、病房和出院时的药物管理。沟通失败是很常见的，其中包括与患者沟通的失败。正如第二章和第三章所叙述的那样，患者在出院时没有得到关于他们继续服用药物的足够信息的情况是很常见的。

围手术期患者用药管理过程中发生的错误可以分为处方错误（即根据情况选择最合适的药物和剂量）和将处方转化为有效安全的治疗措施的错误（表7.2）。麻醉与大多数（但不是所有）其他医疗领域不同的一个因素是麻醉医师通常自己选择、拟定和管理药物，大多数情况下没有任何其他卫生专业人员（如药剂师或病房护士）参与这一过程。因此，他们的"处方"通常不会在用药前写下来，而在其他情况下通常存在的保障措施（如第二人检查，或电子检查剂量和药物相互作用）在麻醉实施的环境中通常被忽略。

7.4.1 系统Ⅰ思维的决定和错误

我们已经注意到，在处理动态变化的临床表现时，可能没有时间去思考每一个用药的决定，而在麻醉过程中往往就是如此。事实上，一般来说医学的特点之一就是临床工作的压力往往大到无法进行系统Ⅱ思考。在实践中，大多数决定必须及时做出，即使是在诊所或病房的背景下。每次需要开药、选药或给药时，都参考教科书是不现实的。大多数医师都应具备合理的药理学专业知识，有些医师（包括麻醉医师）则应具备相当的专业知识。

表 7.2　围手术期患者用药管理中涉及的决定和行动。决策中出现的失误是错误。发生在行动中的失误通常是基于技能的，但也可能是技术性的，或者可能涉及在决定如何执行行动时的错误

需要做出的决定	• 在开具药物处方之前，应该在多大程度上寻求有关患者和将要使用的药物的各种可能的信息
	• 应该向患者提供有关拟用药物的信息，包括提供多少信息、何时提供，以及以何种方式提供
	• 药物的选择，考虑患者的意愿，包括是否应该使用某些药物的问题[a]
	• 用药的剂量、配方、途径、频率和给药时间
	• 确保安全用药的保障措施（例如，给注射器贴上标签，用无菌方法提取药物等）
	• 如何监测药物的效果
	• 药物之间潜在的相互作用
	• 应考虑的患者因素
将要采取的行动	• 与患者和其他临床医师进行沟通[b]
	• 开具处方（麻醉期间通常省略这一步骤）
	• 选择药物（从片剂、液体、安瓿或其他形式的药物中选择），这可能需要药剂师配药
	• 准备用药或给药（例如，将药片从包装中取出，或将静脉注射药物抽入注射器中，并给注射器贴上标签）
	• 给药
	• 做好适当准确的记录
	• 监测所用药物的效果

　[a] 询问被麻醉的患者喜欢哪种肌肉松弛药显然是不现实的；另外，患者很可能希望参与许多关于药物（尤其是术后阿片类药物）和更广泛的麻醉方面的决策过程，这里的重点是，麻醉医师需要决定询问患者什么问题。

　[b] 沟通是一个复杂而动态的过程，包括倾听和交谈，并可能得到书面或说明性材料的支持。

在前面的章节中，我们已经看到了这种药理学知识可能是相当复杂的。再加上人类更倾向于选择快速和不费力的系统Ⅰ思维，而不是更费力的系统Ⅱ思维（表7.1），因此围手术期的许多用药决定显然是基于规则的。

例如，一条规则可以是如下形式：如果患者的血压在麻醉诱导后下降，那么给患者注射1 mg间羟胺；或如果患者在术后出现呕吐，则建议8 mg地塞米松静脉注射。

这些规则与相关专业知识有关联。例如，第一条规则在潜意识中可能被理解为反应序列中的第一步。如果低血压解决了，就不需要进一步思考。如果问题仍然存在，尽管有后续的基于规则的步骤可以先执行，仍需要进行系统Ⅱ思维思考。其他自动或半自动的步骤可能更多的是属于我们认知范围中的系统Ⅰ思维部分，而不是系统Ⅱ思维部分。在控制恶心和呕吐的例子中，一个特定的麻醉医师可能会在每次麻醉中使用昂丹司琼和甲氧氯普胺作为标准的止吐剂。因此，如果麻醉医师被要求术后访视他自己的患者，这位麻醉医师就没有必要在开地塞米松处方之前弄清楚已经给了什么药物。但是，如果他被叫去访视一个被其他麻醉医师麻醉的患者，关于地塞米松的规则就不适用了。这位麻醉医师需要审查麻醉记录和使用系统Ⅱ思维思考。

基于规则的决策在本质上是前馈（表7.1）。这些决定是在期待某种特定结果的情况下做出的，例如，高血压或恶心和呕吐症状的改善。这种期望是所学的理论知识和过去经验的结合。如果获得预期效果，在某种程度上这种成功就会自动储存在记忆中，这也是系统Ⅰ思维的主要特点，并且规则会得到加强。如果没有获得预期效果，那么这种反馈可能会使系统Ⅱ思维发挥作用，以决定进一步的决策，也可能会削弱规则的作用。因此，尽管基于规则的决策是前馈的，但决策的结果常常引发反馈，而这种反馈促使大家学习。也可以通过阅读和参与其他教育活动（如讲座、讨论和模拟训练）使规则得到补充或完善。

临床专业知识的一个重要部分在于能够识别各种情况，并将合适的规则应用到每一种情况中。如前所述，重要的是每种情况的关键特征，专家能够将这些特征从相关的特征和背景的特征中分离出来，形成一个概念模式，可以将这个模式与以前储存的模式进行比较。基于规则的错误源于对某种情况的误解（错误的心理模式），源于对正确理解的情境应用一个不理想的规则，或者源于这两个过程的组合。

模式识别和随后的规则应用过程在很大程度上是潜意识的。它在本质上是感性的，而布尔逻辑即在心理模型中将关键信息项目还原为真或假，并不是感性的。正如第六章所讨论有意识的和无意识的偏见和偏移都可能影响对特定情况的解释和构建，从而影响对规则的选择[9, 15-16]。偏见可能有时间和情感的渊源。具有强烈情感联想的经历可能比普通经历更容易让人想起相关的规则，最新的经验比老旧的经验更容易让人联想相关规则。一些成文的规则可能比其他规则更不可靠。

7.4.2 系统Ⅱ思维的决定和错误

在阐明基于规则的错误和基于知识的错误的认知过程区别时，Reason提到了针对具体环境的表征规则，这些规则可以被快速且不费力地检索和应用，也提到了更抽象的地形规则，这些规则将问题简化为基本要素，因此在性质上更普遍，但在定位和使用方面也更费力[6]。他还解释说，虽然可能因为对逻辑原理的不理解或由于推理或计算中的简单错误而犯错，但在基于知识的决策中，失败的主要原因最常见于知识基础的缺陷或不精准[6]。正如我们刚才指出的，同样的原因也可以解释基于规则的错误。在用药管理方面，系统Ⅱ思维的主要特点是缓慢而费力，倾向于使用归纳或推理的方法，而不是使用模式识别。当要求一个医学生回顾一个患者，并写一个简短的病历以阐明在一个特定的临床问题上使用某种特定的药物，他可能几乎完全是在系统Ⅱ思维的基础上完成这个任务。随着时间的推移和经验的积累，系统Ⅰ思维会得到发展，面对同样的问题，专家很可能毫不费力就能在记忆中找到所需的药理反应知识。值得注意的是，医师经常需要查阅相关药物的药理学知识。即使对专家来说也是如此，但专家至少会知道在哪里找到需要的所有知识，并且获得不同信息。专家还能够运用个人经验，对任何复杂的情况做出平衡的、符合背景的解释。错误很容易在对特定的临床表现或特定的药物不够了解的情况下发生。即使是一些相对而言较为基本的情况，如超过药物剂量的10倍错误，在熟悉一般药物管理的临床医师身上也不太可能发生，在熟悉相关药物的临床医师身上更不可能发生。要意识自己不知道的事情是很难的，所以新手可能不知道该在多大程度上寻求和检查信息。任何药物的潜在相互作用、不良反应和禁忌证的清单可能很长、很晦涩难懂，而且可能根本不知道这些内容哪些是真正重要的，哪些是不重要的或罕见的。

麻醉专家在实施麻醉的过程中，很少采用系统Ⅱ思维这种费力的认知过程。有些麻醉医师通常会使用系统Ⅱ思维来监控和修改使用系统Ⅰ思维做出的决定。然而，当无规则可用时系统Ⅱ思维必须被调用，因为某种情况以前从未见过。对于病房患者的常规护理，这可能不会造成任何特别困难。然而，在麻醉过程中一些事情可能迅速变得非常棘手。危机的一个定义是，它是一种紧急情况，在这种情况下，标准规则已经无效，没有足够的时间使用系统Ⅱ思维来解决问题[17]。

第六章所讨论自然主义决策是专家应对危机的典型做法。这结合了隐性和显性的模式识别，同时在系统Ⅰ思维和系统Ⅱ思维之间快速移动，并同时保持对形势的认知。专家寻求满意的决策（第六章），而不是完美的决策[17-18]。要描述一个新手的错误可能很容易，但要确定一个全程参与管理动态和复杂状况的专家所犯错误的确切来源就比较困难。

系统Ⅱ思维被描述为具有反馈的性质。做出并实施一个决定，然后从其效果中获得反馈，用来重新评估不断变化的情况并指导下一步的决定。患者在动脉血压监测到位的前提下，才可对连续静脉注射血管活性药物，这个例子就说明了这个概念。每一个后续的剂量都是根据对之前所给剂量的反应来决定的。在某种意义上有必要通过"试验和错误"来取得进展。这一点再次表明好决定和被定性为错误的决定之间的界限是多么模糊。在创业活动中，有时会说"早期失败"是一件好事。其含义是如果要取得成功（和大笔财富），就必须承担风险，而判断一些决定是否合理的唯一方法是对其进行测试，从而迅速认识到何时限制损失和继续前进。正如本章开头概述的涉及多巴胺的两个案例中的第一个案例所说明的那样，快速反馈（在这种情况下是以血压意外骤增的形式出现）往往可以使错误的后果得到缓解。然而，正如这两个案例中的第二个案例所说明的那样，患者不一定能从用药错误中恢复。实际上，在做出用药决定时，有效使用反馈有严格的界限。即使在使用系统Ⅱ思维来选择药物时，该决定通常也会包含大量有关该药物的药理学知识。

人们可能会认为不管它有什么其他限制，系统Ⅱ思维至少会倾向于高度客观、严格理性和布尔逻辑。但现实却完全不同，我们已经注意到人类根本不是天生的布尔思维者，基于规则的决策会受到许多无意识的影响。系统Ⅱ思维的决策也同样受到有意识和无意识偏见的影响。Kahneman[9]和Stiegler等[16]都列举了许多这类偏见的例子，其中一些已经在第六章中提到了。

7.4.3　更为普遍的错误

错误的产生要么是由于决策所依据的心理模式缺陷，要么是由于在正确的心理模式基础上制订计划失败，或者是两者的混合。制订计划过程可能涉及系统Ⅰ思维或系统Ⅱ思维，或者两者结合（最常见），并可能被各种方式破坏（表7.3）。

表7.3   患者用药管理过程中可能出现的一些错误原因

由于这些原因，对患者情况和需求的心理模式存在缺陷	• 执业医师自身知识的缺陷（如药理学） • 没有阅读患者的病历 • 患者的病历存在缺陷 • 与患者、患者家属或其他工作人员的沟通存在缺陷 • 教科书、期刊文章或在线资料中的错误信息，或所学的内容有误 • 患者监测方面的缺陷
由于这些原因，根据现有信息制订患者的用药计划存在缺陷	• 经验或训练不足，导致在系统Ⅰ思维中使用的流程框架太少或表述不清 • 在系统Ⅱ思维中对逻辑（包括布尔逻辑）的应用不佳 • 潜意识偏见的影响（例如，由最近的经验、接触到的营销材料或根深蒂固的偏见产生的） • 简单的技术错误（如计算错误） • 麻醉医师的个性特征（傲慢、过度自信、不愿意沟通或参与团队合作）

7.4.4   决策中的判断和不确定性

我们在第二章和第三章中已经看到，围手术期管理患者用药科学性和艺术性方面充斥着相当大的不确定性。在管理患者的过程中，我们不仅仅是在解答简单的算术题，其正确答案可以在教科书中找到。相反，每个患者都是独一无二的，他们正经历着与病理、手术和麻醉有关的相当大的生理挑战；每个患者都有个人的信仰、愿望和境况，这些可能与隔壁床的患者有很大不同。麻醉医师之间也存在差异。理想情况下每个麻醉医师都会有相同的完美知识和技能组合，当然这种情况是不现实的。优秀的临床医师在管理患者时会考虑到他们自身的长处和局限性，并在有条件的情况下也会考虑到同事的支持和建议。在一个特定地点和时间，对一个特定患者做出的正确决定，可能与在不同的地点和时间，也就是不同的背景下，对另一个有着基本相似问题的患者做出的正确决定不一样。此外在任何特定情况下，可能有不止一个正确的（或可接受的）决定。我们还阐述过（在第六章和本章前面），决定需要的是满意，而不是完美。由此可见在对患者用药做出决定时往往需要判断。如果这些决定的结果良好，可以说已经展示了"良好的判断力"。如果结果不好，人们通常会说是出现了"判断错误"。这些术语反映了复杂变化的临床表现中所固有的不确定性。

当然有些决定是毫无争议。例如，麻醉医师对快速下降的动脉血氧饱和度必须做出理解和反应，几乎不涉及判断。判断的概念只能合理地应用于"正确"与"错误"没有明显区别的情况下做出的决定。事实证明，在许多情况下即使是高度熟练的专家之间也存在一些意见分歧。不幸的是，不确定性并不妨碍个别从业者持有强烈的意见。相反，它可能只是说明一组从业者持有的强烈意见与另一组从业者持有的意见不同（专栏7.2）。如果一个医师偏离了他或她的部门所要求的规范，而患者遭受了可能归因于某种特定做法的不良事件，批评就会随之而来。这很可能是暗示从业者表现出"判断力差"的一种形式。

专栏 7.2　我们处理问题的方式会影响对其他问题的判读

本书作者之一（AM）是一名住院医师，在爱丁堡待了一年后，他回到了奥克兰。此后不久，他被一位资深同事训斥，因为他允许一位接受手部手术的患者在全身麻醉下自主呼吸。当他被询问为什么要给这个患者此种通气模式时，他回答："这就是我们常规的处理方式。"当时爱丁堡科室的许多专家积极主张在条件许可时可进行自发通气，他们认为在无特殊情况下，患者避免使用神经肌肉阻断剂会增加安全性，同时他们也开展了一些相关研究，研究结果支持他们的观点。在可能的情况下，麻醉过程中自主通气是当时爱丁堡的"工作方式"，但这显然不是奥克兰的工作方式。尽管爱丁堡的研究在评估成人自主通气时包括了测量动脉血气，但这个特殊事件发生在毛细血管造影术应用于临床麻醉之前。后来通过监测二氧化碳后发现，许多自主呼吸患者（目前临床工作中常使用喉罩）的呼气末二氧化碳水平明显升高。

故新出现的问题是呼末二氧化碳水平究竟多高是安全水平。事实证明，这个问题的答案很难确定，最近发表的一篇文章报道，通过高流量、湿润的鼻腔吸氧导致了长时间的呼吸暂停，结果表明患者 $PaCO_2$ 虽高达 15 kPa 的水平但没有出现不良后果[19]。已发表的各种案例报告中患者呼末二氧化碳水平虽超过 10 kPa，但没有造成伤害。此外在重症监护的某些通气患者中，允许性高碳酸血症现被认为是可以接受的。然而，对安全性的评估并不取决于少量的案例报告，在某种情况下对某一患者安全的 $PaCO_2$ 水平在另一患者身上可能并不安全。同样，患者保留自主呼吸模式时呼末二氧化碳水平的高低，似乎可以被解释为是麻醉医师的判断问题。不幸的是，如果出了问题，$PaCO_2$ 高于麻醉科其他成员认为可以接受的水平，很可能会招致批评。可以看出，在临床实践中存在着很强的规范性因素，从业人员如果偏离了"规范"，无论他们的决定是否有根据，都会带来风险。

控制这种不确定性的一个合理方法是制定正式的政策。这可以在国际、国家或部门层面进行。如果有一个商定的或授权的政策，那么不遵守这个政策通常就会构成违规（第八章）。然而这样政策往往不存在，即使存在，也会随着时间的推移而改变（例如，管理意外呼吸困难的政策在过去几十年中发生了变化，并且很可能继续发生变化；专栏7.3）。在同一时间，关于同一问题的政策之间也可能存在矛盾。事实上，许多政策中所使用的语

言是有意选择的，为实践中的差异留有余地。部分原因是政策制定者希望避免给从业人员带来不合理的医疗法律责任，部分原因是认识到支持临床实践多方面的证据水平，即使是那些已经确立的证据，也往往不高于专家共识水平（专栏7.4）。

专栏 7.3　意外困难气道的处理准则

在使用药物诱导麻醉后，无论是否添加神经肌肉阻断药，对困难气道的最佳管理都与患者围手术期用药的安全管理有关。

2015 年，困难气道协会发布了修订后的指南[20]，部分内容来自英国皇家麻醉医师学院第四次全国听证会项目和困难气道协会研究的证据[21]。这些指南在其摘要中指出，如果决定通过手术建立气道，建议将外科环甲膜切开术作为首选救援技术，所有麻醉医师都应该这样做。这一明确的（我们认为是明智的）立场与以前的指南相比有了很大改变，以前的指南对插管和环甲膜切开术予以同等重视水平[22]。

然而在正文中可以发现以下有点矛盾的表述："使用熟悉的设备和演练过的技术，制订一个简单的气道抢救计划，可能会增加成功的机会。目前的证据表明，一种手术技术最符合这些标准。"接着陈述："环甲膜切开术可以使用手术刀或插管技术进行。"最后一句话之后是对基于插管技术的大量讨论。对于想知道如何最好地处理"无法插管，无法吸氧"危机的麻醉医师来说，这就增加了不确定性。美国麻醉医师协会困难气道管理特别小组对这个问题有这样的说法，"侵入性气道通路包括手术或经皮气道、喷射通气和逆行插管"[23]。

我们可以理解为，在许多有经验的麻醉医师甚至协会的心目中，应对"无法插管，无法通气"危机的最佳方法仍然是一个气道开放的问题（尽管本书作者认为，数据为环甲膜切开术的标准化提供了合理的有力支持）。

专栏 7.4　肾上腺素在心搏骤停中的应用

长期以来许多权威的心搏骤停管理指南都提倡使用肾上腺素。令人惊讶的是，在这种情况下使用肾上腺素的证据非常有限，以至于直到最近人们还认为存在着等效替代药物。为了应对这种不确定性，国际复苏联络委员会呼吁进行安慰剂对照试验。PARAMEDIC2 试验现在已经证明，院外心搏骤停患者使用肾上腺素可提高患者的存活率，但神经系统方面的结果并无明显的差异[24]。

因此，要知道一个特定的决定是否构成一个错误是非常困难的。在一项使用高度逼真的现实模拟场景的研究中，研究者对麻醉医师进行了观察[25]，说明了这种困难。研究者包括本书的作者之一（AM）。他们报告说，每个场景的平均错误为9.7个（标准差为3.4个）。这个结果显然取决于什么被认定为是一个错误。在研究设计过程中，对未能遵守既定准则是否构成错误进行了大量的讨论，由于前面概述原因，这种失败本身并不充分。最终采用了一个五阶段的进程来鉴定这些错误，其中前两个阶段与目前讨论有关。第一步是建立对事实的一致性描述。这是根本原因分析的标准做法——就实际发生的事情达成一致很重要[26]。第二步是在质询事件涉事人员方面，质询者直接判断事件性质时会发生错误。在有些情况涉事者认为自己并没有不遵守准则或发生了用药错误，但质询者说涉事者是有意为之，并为此提供了充分的理由，但实际上这些情况不能确定为错误。所以应允许涉事者参与错误事件鉴定的过程。

正如已经指出的那样，当事情进展顺利时，人们往往会因良好的判断力而受到赞扬；而如果结果不好，则会被指责为判断力差或判断错误。我们本章节前述中曾强调，不应该根据结果来判断一个决定是否合理。当结果不确定时，这与基于风险评估的判断尤其相关，赌博中就有这样的例子，在机会游戏中下注如果被认为是合理的，那么采取赔率有利的赌注是合理的。例如，一个人可能会接受这样的机会：如果扔骰子的结果是6，他就会输掉1美元；如果扔的是其他数字，他就会赢1美元。这些赔率对下注人有利，因为在大量的投掷中，每6次有5次可以赢。因此，无论某次投掷的实际结果如何，这一决定在统计学上是合理的，但如果真的投出了6，而人们只被允许投掷一次骰子，这种统计学上的合理性可能就很难被认同。

最后，对"判断错误"的认定需规范。它取决于这样一种观点，即一个人所做的决定与评估该情况的另一个人所做的决定不同。事实上，这可能只不过是受结果偏移影响的意见分歧[27]。我们可以更重视一群从业者的意见，而不是只重视一个人的意见；由此推断，两个或更多人协商做出的决定比一个人做出的决定更不易受到批评，即使事实、逻辑和结果可能是相同的。安全用药的原则之一是有疑问时要协商。

7.4.5 关于心理模型的更多信息

在一个麻醉医师被叫到病房评估患者术后情况下，我们在表7.4中列出了一些可能有助于麻醉医师应对这种情况的心理模式的因素。这份清单是说明性的，并没有试图使其面面俱到。我们只是想说明可能影响所做决定的广泛因素。

所列的一些项目可能令人惊讶，如社会因素。事实上，即使一个有良知的医师打算把所有的个人因素放在一边，集中精力为某个患者做正确的事情，如在晚宴上迟到等因素也会下意识地给已经很困难的情况增加压力，增加医师的血压、脉率和焦虑感。这就是做出临床决定的真实世界。此外，无论这些看法是否正确、合理或有启发性，正是构成医师个人的复杂环境心理模型的各种要素为决策提供了信息依据。

在第六章中，我们讨论了信息的来源。要获得有关患者的关键事实往往很困难。此外，一个医师的个人药理学知识可能与另一个医师有很大不同。这本身就可能影响到某位医师实际可使用的药物数量，人们倾向于将他们的药物选择局限于他们所熟悉的药物，这是可以理解的。

表 7.4　一名麻醉医师被要求去看望术后患者（一名做了腹腔镜阑尾切除术的 35 岁妇女）时，一些可能有助于其心理模式的感知因素

需要处理的问题	• 高血压 • 恶心呕吐 • 疼痛
相关信息的来源	• 患者的病历（需要花多长时间找到） • 护士或初级医师知道一些事情的可能性
可能的治疗选择范围	• 不活动–完全不治疗 • 非药物治疗（热疗、安抚、按摩、针灸） • 进一步的诊断测试 • 药物治疗
关于药物的事实	• 可用药物的范围 • 这些药物的药理作用
关于患者的事实	• 她对自己认为的疼痛和其他症状的描述 • 用药史，包括过敏史 • 并发症 • 生理状态（生命体征、实验室结果等） • 信仰体系（信仰、文化、语言、对药物的看法等） • 财务状况（有保险、无力支付等） • 种族 • 是否有刺青 • 体型（正常与肥胖的身体质量指数）
关于环境的事实	• 外科医师的可用性和合群性（或其他） • 护理人员和初级医师的可用性和水平 • 同事的可用性和帮助的意愿 • 可用的技术（通过互联网获取信息，使用监视器等）
潜意识中的偏见	• 基于种族的 • 基于性别的 • 基于外观的 • 关于手术（例如，认为腹腔镜手术不痛） • 某制药公司最近关于一种新的止血药的介绍
社会因素	• 一天中的时间（19：30，这已经是漫长的一天） • 家人和朋友的期望（配偶的周年纪念日，在餐厅吃饭已经迟到了）
分散注意力的因素	• 病房里的其他患者状态（神志不清，吵吵闹闹，安静，看起来很危重） • 汹涌的头痛的存在 • 觉得应该由外科医师处理这个问题 • 对生活不公平的深刻且日益增长的感觉

　　类似的练习也可以用来决定如何处理麻醉过程中出现的低血压。从表面上看，这似乎是一个简单的系统 I 思维问题，涉及识别模式和应用本章前面概述的那种规则：实际上，如果血压低，就给予静脉注射间羟胺。想象一下，在一个游离皮瓣病例中，有一个

难缠的外科医师，他想知道麻醉医师具体在做什么，并且不喜欢给他的患者使用血管收缩药。稍微修改一下画面，考虑一下这样的情况：麻醉医师是一位住院医师，他已经被这位外科医师警告过，但也对自己的主治医师感到紧张，因为主治医师希望低血压能得到治疗。所有这些影响因素可能会阻止麻醉医师问一个很明显的问题：这时患者血压为什么会低？

因此，许多情况并不像最初看起来那么简单。显然，起点将是改善做出决定的知识基础。这将涉及观察（看引流管，看外科医师对心脏做了什么），回顾到目前为止的情况，分析生命体征，以及沟通（例如，询问外科医师这个患者是否可能在出血）。简单地给予间羟胺是对低血压做出的基于规则的反应；然而，这也可能被外科医师视为"在错误的情况下错误地应用了一个正确的规则"，因为外科医师的规则是"在游离瓣的情况下永远不要给予血管收缩药"。在弄清事实后，这可能仍然是恰当的反应。在这一点上所需要的认知工作是弄清情况并确保心理模型是充分和准确的。做完这些工作后，可能仍然需要的是使用间羟胺。这个决定可能仍然是使用系统 I 思维做出的——使用基于规则的反应来解决一个熟悉的问题。另一方面，如果不断变化的问题需要更加个性化的反应，也许涉及药物、液体和进一步评估的组合，那么现在可能需要用于提供解决方案的系统 II 思维。对于大多数有经验的麻醉医师来说，做出一个正确决定的关键在于明确心理模式。一旦情况清楚了，通常就会比较直接地决定做什么。

麻醉医师很少单独工作。他们是一个团队的一部分，其中包括外科医师、住院医师、实习生、护士、其他病房工作人员和患者本身。在围手术期和手术室里，决策的责任通常是动态变化。即使某项决策的责任完全由麻醉医师承担（例如，是否给予血管收缩剂或输液或开始肌内注射），它也很可能与团队的其他成员有关。反之亦然。没有必要询问外科医师出血是否过多，因为大家应该共享这类信息。事实上，在一般的医疗保健中，尤其是在围手术期重要决定最好是经商讨后做出的。工作目标需一致，每个人都要朝着同一个目标努力。这需要对情况有共同的理解，或至少对情况的关键因素有共同的理解。它还需要对如何处理这种情况达成一些共识。

信息共享的程度有很大的不同。在图7.1中，3个人对手术情况的心理模型都有可能对他们所在的位置、患者是谁以及手术的总体情况有相同的看法。护士或外科医师不太可能知道麻醉医师使用的所有药物，麻醉医师也不太可能知道护士在担心自己找不到棉签这一不成文的事实。人们可能会认为，与患者治疗直接相关的实用信息才是真正需要分享的，但其他类型的信息也可能与团队的有效运作有关。例如，如果外科医师有听力障碍，护士和麻醉医师知道这一点可能会有帮助。

并非所有的信息都需要被分享。在第六章中，我们讨论了信息过载的问题。不难看出，过滤信息的需要可能适用于需要分享的事实，也适用于团队中每个成员作为个体需要过滤和分析的所有感官输入。事实上，在医疗卫生方面，往往可以假设很多信息。大家可以期望训练有素、经验丰富的专业人员知道他们同事的任务的基本内容，而细节往往并不

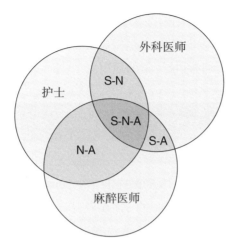

图 7.1　Venn 图描述了麻醉医师、外科医师和护士对一台正在进行的手术的心理模型。只有一个相对较小的信息子集是由这三个人共享的，即空间 S-N-A 所描述的。有些信息只由护士和麻醉医师分享（N-A），有些信息由外科医师和麻醉医师分享（S-A），有些信息由外科医师和护士分享（S-N）。由于个人对某些重要的事实有不同的理解，或者由于团队中的一个成员知道的情况的关键方面没有与其他成员分享，可能会出现错误

重要。例如，没有理由让麻醉医师知道外科医师选择使用哪种缝线，也没有理由让外科医师知道麻醉医师使用了哪种神经肌肉阻断剂。有人明白将进行一些缝合，另外有人明白患者可能会肌肉松弛，但不需要知道细节了。另一方面，在有些情况下，细节是至关重要的。一些外科医师在乳突骨的手术中使用神经刺激器来识别面部神经，但这种监测方法并不普遍。因此，一个习惯与不使用这种监测的外科医师合作的麻醉医师可能不知道另一个外科医师依赖这种监测。如果双方不能理解每个团队成员需要或不需要知道哪些细节，那么其他外科医师就有可能因为刺激神经后肌肉没有抽动（肌松状态）而被误导。

　　本书的作者曾报道，由于用长效的罗库溴铵代替短效的琥珀酰胆碱，负责的团队没有意识到这一变化，他们平时常根据患者是否出现体动反应来决定镇静剂的使用，这导致患者虽处于肌松状态，但意识清醒。心理模型的共享失败可能表现为关键信息的简单缺失，但也可能表现为认知偏差，因此，两个人对一个共同点（如图7.1中的S-A段）的信念可能不同，在这种情况下，其中至少有一方是错误的。有趣的是这种特殊类型的错误会表现为失误。在上述神经刺激监测的病例中，很有可能两位临床医师只是忘记了核对彼此的关注点。这从另一方面反映出对医疗活动中相互沟通重要性的认知不足。许多错误，包括许多用药错误，都源于心理模型准确性和一致性失误，而有效对策的关键在于有效沟通。这可能常常意味着重复大家认为其他人已经知道的事情，以确保他们确实知道。

　　人们经常对假设的风险提出建议（简单的笑话是"假设你和我成为一个傻瓜"）。在患者管理方面，分享充足的信息通常比分享少量信息要好。考虑到这一点，世界卫生组织制定《外科手术安全检查表》的一个重要目标是促进关键信息的交流，并鼓励创造一个让人们能够畅所欲言的环境[28]。以鼓励的方式进行介绍，有助于激活人们在受关注时说出自己的想法，通常是通过提出问题说出自己想法。反过来，这也有助于测试、调整和纠正心

理模式（专栏7.5）。检查表还包括一些检查，这些检查既是一般检查表的经典内容，也与用药安全有关，特别是在"标注"患者过敏病史时进行核实检查（或重新核实），以及在"超时"时提醒避免忘记预防性抗生素的使用。

专栏 7.5　一个用药错误、一个错误的心理模式以及沟通的价值

　　几年前，作者熟悉的一位麻醉医师为一位接受二尖瓣手术的患者做了麻醉诱导，除其他药物外，他使用了自认为正确的 3 个安瓿药物，每个安瓿含有 4 mg 的泮库溴铵。该病例术中肌松恢复迅速，就在做完胸骨切开后，外科医师说患者在动，麻醉医师说这不可能。外科医师也认为这也许是不可能的。这位麻醉医师保留了使用过的安瓿。他检查这些安瓿时，发现所使用的药物实际上是短效的琥珀酰胆碱（suxamethonium）。含有琥珀酰胆碱的小塑料安瓿在外观上与泮库溴铵的安瓿相似。有人在给装药物的车放药时，将琥珀酰胆碱放在了指定用于存放泮库溴铵的地方。这个问题很容易解决，而且没有对患者造成伤害。麻醉医师认为患者接受了大剂量的长效神经肌肉阻断剂，这种想法非常深刻，只有外科医师的明确沟通，并通过获取"现实中"的实际信息来加强，才使他发现自己的想法是错误的。

▶ 7.5 基于技能的错误

　　近年来，一些最引人注目的用药错误可能是基于技能的错误（即失误或失败）。第六章中描述的两起不慎将多巴胺而非多沙普仑（一个案例）[29]和镁剂（另一个案例）给药的案例可能属于这种类型。基于技能的错误是指在执行合理的决定或计划时的错误[4]。这些错误有专业的特点，因为它们通常发生在相关人员熟悉的任务序列中，以至于它们几乎完全是自动进行的。静脉注射常规使用的药品是一个典型例子。大多数麻醉医师在其工作生涯中要进行几十万次的静脉注射。在他们职业生涯的初期，需要相当注意细节，以选择正确的药品，选择正确容量的注射器，将特定的药品从安瓿或小瓶中吸到注射器中，给注射器贴上标签，将注射器放在一个合适的托盘中，然后将它和其他几个注射器放在一起，直到需要使用时，最后再次识别它并将其内容注入患者的静脉注射管路中。随着时间的推移，这个过程变得越来越常规，需要的大脑思考的机会也越来越少。在这一连串任务的关键点或决策节点上，有什么东西分散了麻醉医师的注意力，于是出现了失误。失误可能涉及选择错误的小瓶或安瓿，或错误的注射器。随之而来的是用药错误，有时会造成灾难性后果。另外，同样由于在关键时刻的分心（"注意力捕捉"），发生了失误导致忘记用药。未能使用指定的预防性抗生素或随后重新服用抗生素是典型的失误例子。

　　对于非专业人士来说，失策和失误往往有不小心的感觉。事实上，它们通常并不与缺乏关注或照顾有关。有许多新闻报道涉及父母忘记了他们的婴儿，通常是固定在家庭车辆后面的婴儿座椅上，后来才发现孩子已经死于极度高温[4]。一般来说，父母不关心自己孩子的想法是不可想象的，但这种疏忽的数量足够多，所以被命名为"遗忘婴儿综合征"（尽管从技术上讲，这种现象不是一种综合征）[30]。

在日常生活中可以找到许多关于失误和疏忽的例子。一个常见例子是一个人在使用糖多年后决定戒掉糖，却发现他或她无意中在一杯茶中加了糖。

疏忽或失误与基于规则的错误之间的主要区别在于，前者的错误在很大程度上是完全无意识的。通常说它们只是行动上的失误，而不是计划或决策上的失误；另一方面，它们并不是反射性的行动，它们起源于潜意识。因此，它们可以被看作是反映出以前正确的计划的暂时回归，而现在确定是错误。以这种方式来定义它们，可以支持这样的观点，即失策和失误占据了本章前面描述的从快到慢的决策范围的一个极端。

通常情况下，疏忽和失误只有在事后凭借发生的后果才能被发现，如茶水意外的甜味或对非预期药物的令人印象深刻的血流动力学反应（第六章两个例子中的非预期多巴胺）。事实上，很有可能许多用药错误从未被发现，尤其是那些涉及遗漏药物的错误，这些药物缺失的影响在当时并不明显。遗漏预防性抗生素就是这种失误的一个例子。由于安瓿上的标签相似，以及看起来相似但内容不同的安瓿定位或错位等因素，使得涉及注射器或药瓶互换的失误更有可能发生。在一系列案例中，在肝内给予氨甲环酸产生了灾难性的结果，这在很大程度上是由于所涉及的安瓿相似[31]（图7.2[32]）。正如第六章所解释的，人们往往会看到他们期望看到的东西。在专栏7.5描述的例子中，使用泮库溴铵的计划是合理的，但正是由于这些原因，最终执行失败。

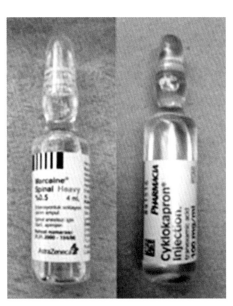

图 7.2　氨甲环酸和丁哌卡因的安瓿
（资料来源：转载经 Hatch 等许可，2016[32]）

7.6 技术错误

技术性错误是Reason-Rasmussen GEMS[6]或大多数现象学分类法所没有的一类用药事件。它们反映了个体的技能和特定任务的难度之间的平衡[33]。

医学上许多手术都有固有的失败率。例如，进行硬膜外麻醉时存有一定比例的硬膜穿刺失败率。由于解剖学上的各种原因，对那些"技术上"比正常人更难的患者来说，这一比率会增加。如果硬膜外麻醉是由技术不如同行的临床医师进行的，也会增加这一比率。在技术性错误中，决定是正确的，没有发生疏忽或失误，没有违反或破坏的迹象，但有一个意外的失败，成功地执行了一个预期的行动。

其他的技术错误也很容易识别。硬膜外导管可能会跑到脊髓的前面，甚至从硬膜外间隙穿过后出现。这种导管的错位会导致阻滞失败。人们可能认为这反映了概率问题，但另一种观点认为，问题在于对操作任务的描述不足。在这个例子中，可以通过使用图像增强技术来改善规范[1]，这在硬膜外放置脊髓刺激器的过程中是常规做法，它大大增加了电导线在硬膜外空间准确定位的可靠性。我们并不是说图像增强和不透光的导管应该常规用于硬膜外导管的放置，只是说它们可以被使用。我们承认这些失败可归因于概率，因为解剖结构不同，而机会决定了某一患者的解剖结构是困难还是容易。然而这种类型的变化的影响可以通过技术和工艺的改进来减轻，而实际上真正的概率没有被改变，如与掷骰子有关的概率。对于中心静脉管道的置入，也可以做出类似的解释。与仅依靠解剖学标志相比，使用超声成像可以更可靠地应对解剖学中的变化。在操作者的技能（由技术支持或加强）和手术的难度之间存在着平衡。当某一特定患者带来的挑战超过了某一特定操作者在当天使用的技术能力时，就会出现技术错误。

技术性错误可以从体育中得到直观的理解，如板球，它的成功取决于投手、击球手和外野手在任何时候所表现出来的不同技能的平衡，并由当时的球场条件所影响。例如，在外野手伸手可及的范围内，没接住球应该被认为是技术错误。有些接球可能比其他的更难，有些人比其他人更善于接球，即使是好的外野手也有不好的时候。

7.7 人类、系统的复杂性和错误的可预测性

从本章和上一章的讨论中可以看出，人们做出决定和采取行动的方式是复杂的。也可以看出，在麻醉和围手术期的用药治疗中，失败的机会是非常多的。

现在应该也很清楚，某些条件或因素会导致某些类型的错误（表2.3）。因此，在特定情况下可以预测特定类型的错误。例如，在外观相似、药名相似的药物面前，注射器调换（滑落）的可能性更大（图7.2）。在实施麻醉的过程中，由于注意力分散，很可能忘记正确的时间给予预防性抗生素，除非在流程中设置特定的提醒。如果做出决定所依据的

---

[1] 还需要不透射线的导管。

知识基础存在缺陷，就会出现错误。在麻醉方面，如果没有在一个有利于获取所有必要信息的时间和地点进行彻底的术前评估，就更有可能出现这种缺陷。同样，如果在治疗转换期没有进行药物核对，预计也会导致对药物安全至关重要的信息的缺失。如果没有共同接受过沟通培训且从未一起工作过的人在最后一刻被召集到一起承担一项困难的任务（如在一些手术室和病房的抢救中发生的许多情况），几乎肯定会发生沟通失败。即使在没有明确的相关努力和培训的情况下，麻醉住院医师和主治医师一起工作，也可能出现类似的沟通不良的情况。例如，如果一个人在给药时没有在麻醉记录中记录细节，或者另一个人在给同样的药物之前没有看记录，就会发生重复错误，特别是在两人都没有告诉对方自己已经做了什么的情况下。

因此，在减少麻醉和围手术期药物管理的错误率方面，可以做很多工作。一项大型的观察性RCT显示，一个以解决麻醉期间用药系统中一些明显的潜在因素为基础的多层面系统在这方面有一定的效果[3]。然而，用多巴胺代替镁剂的案例说明，即使有这种类型的系统，也有可能失败。这在一定程度上说明了从业人员需要参与安全倡议行动，并在提供支持系统的情况下使用这些系统。

此外，这种类型的解决方案是以线性提高安全性的方法为前提的，而这些方法可能不适合复杂的药物管理。这种方式使用线性解决方案并不是完全没有道理的。在第六章中，我们指出药物生产和临床医学使用系统的某些方面是线性的，因此使系统的这些部分更加安全是非常必要的。然而，不能想当然地忽视整个系统的复杂性。

人的思想是特别复杂的，故人对安全举措的参与可能是变化的。仅仅安装一个条形码系统并期望它发挥作用是不够的。RCT的结果显示了这一点，该系统在减少用药错误方面功效不大。遵守系统原则与用药错误率和记录用药错误之间存在反比关系。

然而，许多参与者并没有遵守这些原则[3]。其他作者也发现人类有同样的倾向，即使有条形码扫描也不使用[34]。还有更多的例子可以支持这样的观点，即在实施科学的指导下做出相当大的努力，是改善患者安全的所有大规模举措成功的关键[35]。

奥克兰市立医院（ACH）是开展多方条码系统RCT的机构，在支持和参与安全倡议方面有着良好的记录，包括（在很多其他方面）外科安全检查表[36-38]。事实上，愿意对该系统进行投资，并支持其与许多其他用药安全研究一起进行调查，以及许多麻醉医师在研究期间确实遵守了该系统的原则，都证明了他们先前的承诺。

此外，我们完全有理由相信，ACH在改善用药安全方面所做的工作是值得肯定的[3, 39]，其他机构，特别是华盛顿大学的类似举措也是如此[40]。这是一个半杯水的事例，但它表明，大幅消除用药错误需要巨大的努力。这种努力也需要持续进行，并以实施科学的合理原则为基础[35]。

7.8 用药错误分类的新框架

当我们考虑到用于不同的药物管理失败分类的传统方法的优缺点时，似乎每一种方法都有其优点，需要某种形式的矩阵来结合它们。表7.5中的框架旨在促进对用药错误的思考，将其现象学方面（如注射器调换）与产生错误认知的过程结合起来。以这种方式分析用药错误的主要目的是为了便于确定有效的应对措施。例如，该框架首先将违规行为与错误分开，因为违规行为往往适合采取与预防错误所需的不同类型的应对措施。

在这个框架中，假设心理模式的失败可能是任何类型错误的主要原因。心理模式被放在了突出位置，因为理解心理模式往往对确定对策很有帮助。例如，沟通错误是心理模式出错的常见原因，而沟通可以通过培训和使用某些设备、工具和技术来改善（如世界卫生组织的手术安全核查表）。

相比之下，如果麻醉医师本人对某种药物特性的理解存在缺陷，就需要进行更多的药理学培训。因计算失误而发生的错误令人惊讶。在表7.5中，我们展示了慢速思维中的错误，而心理模型中没有错误（E）。这是一种可能性，但对许多麻醉医师来说，计算稀释药物浓度的错误更可能涉及快速思考和无心之失。对于那些心算能力强的人来说，后一种类型的错误可能与失误有很多共同之处。同样，在这两种情况下，尽管一些解决方案（如预装注射器）可能会解决两种类型的认知失误，但所需的应对措施可能是不同的。

正如前面所讨论许多关于用药错误的研究中所使用的方法并不适合于识别每个个体事件涉及的认知过程。最终，这些信息只能从犯错的从业人员的诚实证词中获得。然而，当医师、护士或药剂师犯错时，通常可以很容易对所涉及的过程做出猜测。例如，如果一位众所周知的认真用药的麻醉医师在时间紧迫的情况下给了错误的药物，而事件涉及的安瓿或药瓶与预期药物的外观相似，那么很可能这是一次失误。

7.9 结论

用药错误不是随机事件，也不一定是有关从业人员缺乏谨慎态度的证据。在一定程度上，在特定情况下可能发生的特定类型的用药错误是可以预测的。此外，如果我们继续采用目前的方法来管理围手术期的用药，这些类型的错误的发生率将不会有所改善。反复提醒从业者更加谨慎，这并不能减少错误的发生。相反，我们需要从根本上改进给患者提供、选择和使用药物的方法。如果要提升用药安全，就必须加大对基于系统的举措的投资，以改善用药管理。然而，如果要使这些措施有效，临床医师参与其中也是至关重要的。实现这一目标需要各部门和机构在科学原则的指导下一起努力。

表 7.5 药物管理中人为失误的分类框架

事件的现象学描述	主导的思维类型	意图做"正确的事"？是／心理模型（"知识库"）的失误：否	个人知识	信息采集	交流沟通	其他	？	技术性错误	否：违规
遗漏	潜意识	A							
	快速		B						
	缓慢								
	？								
重复	潜意识								
	快速				C				
	缓慢								
	？								
替代物	潜意识								
	快速			D					
	缓慢								
	？								
插入	潜意识								
	快速								
	缓慢								
	？								
错误的剂量	潜意识								
	快速								
	缓慢	E			F				
	？								
错误的路径	潜意识							G	
	快速								
	缓慢								
	？								
错误的时间	潜意识								
	快速								
	缓慢								
	？								
其他	潜意识								H
	快速				I				
	缓慢								
	？								

缩略词：UC：无意识。

注：本表中包含了每个事件的现象学类别所涉及的意图、心理模式和推理。破坏行为在医疗保健中很少见，因此没有包括在内。违规行为不是错误，在表8.2中做了进一步分类。促成因素也应单独列出（表2.3）。示例：A-失误（无意中遗漏给药）；B-由于缺乏知识，在重复使用琥珀酰胆碱之前没有给阿托品（基于规则的错误）；C-由于主治医师和住院医师之间没有沟通，错误地重复给药；D-由于误读安瓿上的标签而造成的替代；E-由于在计算用生理盐水稀释的药物浓度时出错导致剂量错误（由于算术推理失败，基于知识的错误）；F-由于在计算用生理盐水稀释后的药物浓度时记录的患者体重有误而导致剂量错误（由于"知识库"的失误而导致的知识性错误）；G-硬膜外置管时不慎刺破硬膜（技术性错误）；H-故意不给注射器贴标签（违规）；I-由于错误地认为患者实际上是同一名单上的另一个患者而导致手臂阻滞方位错误。"？"=不知道（没有给出例子，但提供这一栏是因为通常可能无法确定某个特定案例中的心理模式是什么）。

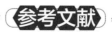

1. Leape LL. Error in medicine. JAMA. 1994;272(23):1851-7.
2. Merry AF, Webster CS, Mathew DJ. A new, safety-oriented, integrated drug administration and automated anesthesia record system. Anesth Analg. 2001;93(2):385-90.
3. Merry AF, Webster CS, Hannam J, et al. Multimodal system designed to reduce errors in recording and administration of drugs in anaesthesia: prospective randomised clinical evaluation. BMJ. 2011;343:d5543.
4. Merry AF, Brookbanks W. Merry and McCall Smith's Errors, Medicine and the Law. 2nd ed. Cambridge, UK: Cambridge University Press; 2017.
5. Blumenthal D. Making medical errors into "medical treasures". JAMA. 1994;272(23):1867-8.
6. Reason J. Human Error. New York, NY: Cambridge University Press; 1990.
7. Leslie K, Culwick MD, Reynolds H, Hannam JA, Merry AF. Awareness during general anaesthesia in the first 4,000 incidents reported to webAIRS. Anaesth Intensive Care. 2017;45(4):441-7.
8. Rouse W. Models of human problem solving: detection, diagnosis and compensation for system failures. In: Johannsen G, Rijnsdorp JE, eds. Proceedings of IFAC/IFIP/IFORS/IEA Conference on Analysis, Design and Evaluation of Man-Machine Systems, Baden-Baden, Federal Republic of Germany. Vol 15. Issue 6. Oxford, UK: IFAC/Elsevier; 1982:167-84.
9. Kahneman D. Thinking, Fast and Slow. London: Penguin Books; 2011.
10. Thaler R, Sunstein C. Nudge: Improving Decisions about Health, Wealth and Happiness. New Haven, CT: Yale University Press; 2008.
11. Stanovich KE, West RF. Discrepancies between normative and descriptive models of decision making and the understanding/acceptance principle. Cogn Psychol. 1999;38(3):349-85.
12. Stanovich KE, West RF. Individual differences in reasoning: implications for the rationality debate? Behav Brain Sci. 2000;23(5):645-65; discussion 665-726.
13. Reason J. Managing the Risks of Organizational Accidents. London: Routledge; 1997.
14. Reason J. Human error: models and management. Br Med J. 2000;320:768-70.
15. Gladwell M. Blink. The Power of Thinking Without Thinking. New York, NY: Little, Brown; 2005.
16. Stiegler MP, Tung A. Cognitive processes in anesthesiology decision making. Anesthesiology. 2014;120(1):204-17.
17. Merry AF. To do or not to do? How people make decisions. J Extra Corpor Technol. 2011;43(1): P39-43.
18. Endsley M. The role of situation awareness in naturalistic decision making. In: Zsambok CE, Klein G, eds. Expertise: Research and Applications. Naturalistic Decision Making, Mahwah, NJ: Lawrence Erlbaum Associates; 1997:269-83.
19. Patel A, Nouraei SA. Transnasal Humidified Rapid-Insufflation Ventilatory Exchange (THRIVE): a physiological method of increasing apnoea time in patients with difficult airways. Anaesthesia. 2015;70(3):323-9.
20. Frerk C, Mitchell VS, McNarry AF, et al. Difficult Airway Society 2015 guidelines for management of unanticipated difficult intubation in adults. Br J Anaesth. 2015;115(6):827-48.

麻醉及围手术期用药安全

21. Cook TM, Woodall N, Frerk C. Major complications of airway management in the UK: Results of the Fourth National Audit Project of the Royal College of Anaesthetists and the Difficult Airway Society. Part 1: Anaesthesia. Br J Anaesth. 2011;106(5):617-31.

22. Henderson JJ, Popat MT, Latto IP, Pearce AC. Difficult Airway Society guidelines for management of the unanticipated difficult intubation. Anaesthesia. 2004;59(7):675-94.

23. Apfelbaum JL, Hagberg CA, Caplan RA, et al. Practice guidelines for management of the difficult airway: an updated report by the American Society of Anesthesiologists Task Force on Management of the Difficult Airway. Anesthesiology. 2013;118(2):251-70.

24. Perkins GD, Ji C, Deakin CD, et al. A randomized trial of epinephrine in out-of-hospital cardiac arrest. N Engl J Med. 2018;1(8):711-21.

25. Merry AF, Weller JM, Robinson BJ, et al. A.simulation design for research evaluating safety innovations in anaesthesia. Anaesthesia. 2008;63(12):1349-57.

26. Bagian JP, Gosbee J, Lee CZ, et al. The Veterans Affairs root cause analysis system in action. Jt Comm J Qual Improv. 2002;28(10):531-45.

27. Caplan RA, Posner KL, Cheney FW. Effect of outcome on physician judgments of appropriateness of care. JAMA. 1991;265(15):1957-60.

28. Weiser TG, Haynes AB, Lashoher A, et al. Perspectives in quality: designing the WHO Surgical Safety Checklist. Int J Qual Health Care. 2010;22(5):365-70.

29. R v Yogasakaran [1990] 1 NZLR 399.

30. Anonymous. Forgotten baby syndrome explained by neuroscientist. DailyMail Online Videos; 2015 Accessed January 3, 2020. https://www.dailymail.co.uk/video/news/video-1107664/Forgotten-baby-syndrome-explained-neuroscientist.html

31. Veisi F, Salimi B, Mohseni G, Golfam P, Kolyaei A. Accidental intrathecal injection of tranexamic acid in cesarean section: A fatal medication error. APSF Newsletter. 2010;25(1):9. Accessed January 3, 2020. https://www.apsf.org/article/apsf-hosts-medication-safety-conference/

32. Hatch DM, Atito-Narh E, Herschmiller EJ, Olufolabi AJ, Owen MD. Refractory status epilepticus after inadvertent intrathecal injection of tranexamic acid treated by magnesium sulfate. Int J Obstet Anesth. 2016;26:71-5.

33. Runciman B, Merry A, Walton M. Safety and Ethics in Healthcare: A Guide to Getting It Right. Aldershot, UK: Ashgate Publishing; 2007.

34. Jelacic S, Bowdle A, Nair BG, et al. A system for anesthesia drug administration using barcode technology: The Codonics Safe Label System and Smart Anesthesia Manager. Anesth Analg. 2015;121(2):410-21.

35. Dixon-Woods M, Leslie M, Tarrant C, Bion J. Explaining Matching Michigan: an ethnographic study of a patient safety program. Implement Sci. 2013;8:70.

36. Martis WR, Hannam JA, Lee T, Merry AF, Mitchell SJ. Improved compliance with the World Health Organization Surgical Safety Checklist is associated with reduced surgical specimen labelling errors. N Z Med J. 2016;129(1441):63-7.

37. Haynes AB, Weiser TG, Berry WR, et al. A.surgical safety checklist to reduce morbidity and mortality in a global population. N Engl J Med. 2009;360(5):491-9.

38. Hannam JA, Glass L, Kwon J, et al. A.prospective, observational study of the effects of implementation strategy on compliance with a surgical safety checklist. BMJ Qual Saf. 2013;22(11):940-7.
39. Webster CS, Larsson L, Frampton CM, et al. Clinical assessment of a new anaesthetic drug administration system: a prospective, controlled, longitudinal incident monitoring study. Anaesthesia. 2010;65(5):490-9.
40. Bowdle TA, Jelacic S, Nair B, et al. Facilitated self-reported anaesthetic medication errors before and after implementation of a safety bundle and barcode-based safety system. Br.J.Anaesth. 2018;121(6):1338-45.

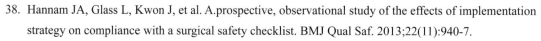

麻醉及围手术期用药安全

第八章

违规用药及用药安全

周博文，吴宏亮

近年来，众多文献报道指出，人为错误在药品不良事件（特别是医疗行为中的不良事件）的发生过程中有重要作用，且被逐渐引起关注。但目前关注于违规用药的文献仍偏少。本章节我们将针对违规用药行为进行讨论，特别是所致后果较小的轻微违规用药，以便此类违规能够得到与一般违规用药同等重视。

8.1 违规用药的定义

如第七章中所述，用药错误和违规之间的区别在于，用药错误指医师期望通过用药来达到某种治疗作用，但结果是用药不当所致的不良后果，这不具有主观故意性；而违规用药则是医师主观错误应用药物所致（尽管这种故意并非恶意）[1]。区分用药错误和违规用药定义的核心即评价医师在用药方面是否存有主观错误。更为正式的违规用药定义如下：违规行为是一种故意——但不是恶意，也不一定应受谴责——偏离那些认为必要的行为（通常可由规则制定者、管理者或监管机构判定）或个人认为为患者安全有益的行为[1]。与第七章中所讨论的错误的定义一样，该定义及理由已被他人[1]详细讨论过。

轻度违规用药是医疗行为中特有的一种现象，但此类违规用药并非意味着麻醉医师具有主观恶意，与此相反，麻醉医师主观上更加期望能够为患者提供良好的医疗并避免对其造成伤害。但出现此类违规用药行为的医师往往认为其行为并不会对患者造成伤害，或认为此类行为存在足够的正当理由并能逃脱惩罚，如使用未标记的注射器为出现心动过缓或低血压的患者注射阿托品。事实上，此类行为通常情况下对患者造成实质性伤害的风险几乎可以忽略不计，甚至部分麻醉医师认为在此情况下，标记注射器所浪费的时间能够成为他们违规用药的充分理由。

如第七章中所述，主观上对患者进行伤害的行为不应归为违规用药，而应被认定为故意伤害[2]。英国全科医师Harold Shipman因对老年患者给予过量的阿片类药物而导致200余名老年患者死亡，最终被定罪，此类行为就不应被认定为违规用药[3-4]。但与之对应的，法国麻醉医师Frederic Pechier在患者的补液中加入过量氯化钾从而引发了威胁患者生命安全的危机，以便他能够及时加以处理从而扮演英雄角色[5]。尽管最终他并未被判有罪，但其行为似乎与故意纵火的消防员无异[6]。事实上，在医疗行为中，此类故意伤害非常罕见，目前报道的仅有Shipman一人因此被定罪[7]。

　　另一个例子是加拿大的一位麻醉医师，在实施麻醉后离开手术室[8]致使该患者处于无人照护的状态，结果该患者因回路脱落缺氧而导致严重脑损伤，这显然并非此医师主观故意的结果。事实上，该医师的行为已经严重违反了国际医师公认的必要的安全原则，即麻醉实施后应有接受过相应训练的人员在旁进行监护，从而保护患者的围手术期安全[9-10]。很显然，麻醉回路的断开导致无法供氧，进而引起患者出现严重的脑损伤，这并不是这位麻醉医师希望的结果。然而，如果说他的行为只是医疗错误，这明显偏离了为保证患者医疗安全而被公认必要的做法（包括那些制定标准和指南的人[9-10]）。重要的是，这条原则显然没有任何争议，大多数麻醉医师都能明白它的重要性。后续所讨论的内容中部分原则的确被大多数麻醉医师所质疑，但该事件显然不能归结于此类范围中。

▶ 8.2 风险、违规行为与道德因素

　　医疗行为中大多数决策都涉及对患者进行利弊分析，并从中达到某种平衡。麻醉医师的主要工作是管理并尽可能减少患者的围手术期风险。由于医疗风险的普遍性，麻醉行为本身也具有多重风险，但这并不意味着（注射丙泊酚或肌肉松弛剂）是违规用药行为，但此类药物必须由具有相应资质的从业者在适当场合才能实施。违规行为的特点是会给患者、设备或系统带来不必要的风险。

8.2.1　并非所有违规行为都是相同的

　　事实上，此种微小的违规行为在生活中随处可见。例如，轻微超速在现实生活中极为常见，但根据驾驶者是否存在主观故意性，可将此行为视为错误或违规。无论是哪种情况，此行为所导致的风险并不大，且没有任何人会认为此行为将会导致严重后果。但如果超速过多，可能会导致更大的风险，此时还会认为其不会导致伤害的人将会越来越少。如果出现此类情况，当事人一般情况下都不会被认定为错误或违规，而是考虑其可能具有主观上的过错，因此各国法律对于超速的处罚往往是阶梯式的。事实上，区别错误和违规往往是非常困难的[11]。Frederic Pechier的动机存在着争议，尽管他主观上并非希望患者死去，但他将此患者置于非必要的严重风险中，这即可认定为故意伤害。事实上，在可避免的药品不良事件中，故意伤害仅仅是非常小的一部分，而用药违规才是主要原因。

　　但在实践中，违规者的主观思维往往难以被认定，大多数遵从于其行为所带来风险的严重性。如轻微超速被认为是违规行为，而严重超速则是更为严重的违法行为，主观动机

往往不那么重要。严格责任是一个司法概念，通过评价行为来认定违法，而对于主观动机则不那么重要。对于导致轻微风险的行为，主观动机对司法的判罚影响不大，但对于严重伤害行为，当事人的心理状态对判罚则很重要，这便体现了司法中的"mens rea"原则，即拉丁语"主观故意"。

8.2.1.1 麻醉记录、数据缺失及数据调整

准确而详细地记录麻醉过程中使用的药物，是保证围手术期安全的原则之一，但在此方面常出现轻微的违规行为。麻醉记录中应准确而翔实地记录麻醉药物的应用及患者接受此种药物前后的生理状态，以便于质控、司法鉴定及研究[11]。一项对比麻醉医师及一名病例观察者所记录的麻醉单的临床研究结果显示，麻醉医师所记录的麻醉单据有许多遗漏及不翔实之处[12]，但这并未对患者造成任何伤害。最近的另一项临床研究对比了手工和电子麻醉信息记录系统（anesthesia information management system，AIMS），结果提示手工麻醉记录可能产生更大的违规差值[13]，以至于不同的麻醉医师根据同一份手工麻醉记录单，甚至可能做出不同的决策[14]。在上述第一项研究中作者认为，未能翔实地做出麻醉记录的原因可能与麻醉医师对麻醉记录的价值认知不足有关，而其他观点也认为，麻醉记录表格的设计缺陷可能也是导致麻醉医师在此方面违规的一项重要因素。上述问题我们还将在本章后续进行讨论。

事实上，手工记录一份准确全面的麻醉记录需要注重大量细节，在此过程中可能导致一些细微的遗漏和数据偏差。尽管这些遗漏和偏差通常情况下都不会成为大错误，但仍有部分可能作为违规行为的一部分，导致进一步的不良后果（图6.1）。这也反映了管理者努力制定规则是为了尽力避免造成不必要的麻烦。与之相似的是，数据的记录也可能被轻微修改使之变得更为平滑，例如，将生命体征视为随时间推移的一组常数，并非通过捕捉患者的不同时点生命体征从而记录真实数据。甚至部分医师可能通过此种手段调整数据，以掩盖其麻醉医疗行为中的某种缺陷。这恰恰反映了麻醉医师期望将患者风险降至最低。因此，并非所有违规行为在道德上都是平等的，除了部分相关人员提供的供词外（同样可能不完全真实），往往无法揭示当事者的主观动机。这就为此类违规的处罚提出了新的问题：是否应以违规行为本身作为处罚的依据，抑或是理解违规者的主观动机及其内心的认知过程，从而确定处罚方式呢？

8.2.1.2 规则、罚款与违规行为

有一种观点认为，凡是打破规则的行为都应该视为违规行为，因此若无正式的规则便意味着不会出现违规行为。但本书中所认同的观点则更加注重违规行为者的主观意图，以及其对相关决定或行为的理解程度。从此角度而言，对于打破规则的行为，应使其承认并应将其行为定义为无意的错误或有意的违规。此外，对于没有明确规则的部分领域，也不应主张在此领域内没有违规行为，而将患者置于不必要风险的行为，即使没有规则的限制，也应该视为违规行为[1]。

继续以超速行驶为例，不同国家的超速上限并不相同，即便德国的部分高速公路没

有超速上限，也不意味着驾驶员可以任意速度驾驶。驾驶速度的临界值也应该根据具体环境、天气等因素进行调整。即使部分规则存在不完善等情况，主观故意的违反也应被视为违规行为（部分特殊情况下，违反规则的行为可能被视为正当）。无论故意与否，一旦行为超过安全范围，此行为就应当被视为违规。

细微的差别可能导致对于部分围手术期的决定和行为做出合理解释变得十分困难。探明一个人的精神状态往往十分困难，例如，安全速度上限就是个仁者见仁、智者见智的问题。但这些细微的差别无论对于制定违规的处罚，或是对于违规行为的预防，都具有重要意义。

例如，在超速问题中，若通过增加惩罚或钓鱼执法等方式，确实可能有效地减少超速的发生，这可能是因为超速的原因主要来自主观违规而非错误，并可以通过主动保持速度的方式来避免。此外，通过更改立法并与执法相结合方式，能够对道路交通事故及通行费用产生影响。但值得注意的是，驾驶员对于罚款的注意程度可能更甚于造成事故的可能性。事实上，如若驾驶人能够意识到严重交通事故是微小的违规所致，那么驾驶人便能够避免此类违规。这体现高频率、低影响的事件似乎比低频率、高影响的事件更能够有效地改变行为。因此，充分有效地执行法律能够有效地减少违规行为的发生，并能够改善安全，这一点在医疗行为中同样具有重要意义。

8.2.1.3　区分违规和错误的方法：决策测试

正如之前所述，违规与错误往往难以区别，因为两者均涉及错误决策。"决策测试"是一项可以区别两者的思想实验。

考虑一种情况，符合违规的后半部定义（即违反公认的能够保证降低潜在风险的决定或必要措施），如果此种情况可以通过遵守必要的规则轻易地改变结果，那么此种错误行为就是一种违规行为。上述例子中，一名麻醉医师因为在实施麻醉后将患者独自置于手术室，如果其决定不能将患者独自留于手术室，则可避免最终结果，那么此种行为就应该被视为违规，除非存在极为特殊的情况（这里我们不离题，不讨论这些可能是什么）。相比之下，只要求麻醉医师禁止注射错误药物，此种情况往往难以实现。因此，麻醉期间出现的错误用药可能更多的应该归结于错误。此种评估方法对于区分明显导致伤害或明确能够保证患者安全的措施相对容易，但更多情况下，这两者之间的区别仍然难以区分。

▶ 8.3　违规与错误间的模糊地带：以疲劳工作为例

近年来，由疲劳导致的一系列情况备受关注。事实上，由于情况的多样性，疲劳与其所导致的一系列问题之间的关系往往非常复杂，需要结合具体情况进行分析。这一方面的问题具有讨论价值，因其能够说明违规行为和正当行为之间存在大量的模糊地带。如何去评估其所带来的风险（如疲劳时工作），这不仅非常必要也具有重要价值。

8.3.1 疲劳与酒精

众所周知，麻醉医师在酒精影响下从事麻醉行为或围手术期管理工作是一项违规行为。1997年Dawson和Reid发表的一项研究中，将40名受试者随机分为两组，一组强迫其保持清醒状态持续28小时以上，另一组则通过间隔30分钟饮用酒精的方式使其血液酒精浓度达到0.10%。然后通过评估手眼协调能力，对受试者的精神认知功能进行检测。结果表明，两组受试者之间产生了惊人的相似性。随着强迫清醒时间的增加，其精神认知功能与饮酒后的受试者一致（图8.1）。该文作者认为，超过17小时的强迫清醒可能导致受试者出现与血液酒精浓度0.05%相似的认知行为能力。这与大部分国家制定的酒驾标准相同，按照法律此时就应吊销其驾驶资格并可以对其定罪[15]。当强迫清醒时间超过24小时后，其认知行为能力与血液酒精浓度0.10%受试者相同，这已经大大超过了所有国家对于合法驾驶的认定范围。目前已有大量研究证实睡眠不足与决策、行为不当之间存在明确关联[16]。因此为了进一步减少麻醉和围手术期的用药错误，本书建议将在17小时未睡眠的情况下从事麻醉行为作为禁忌，除非在某些紧急情况下。

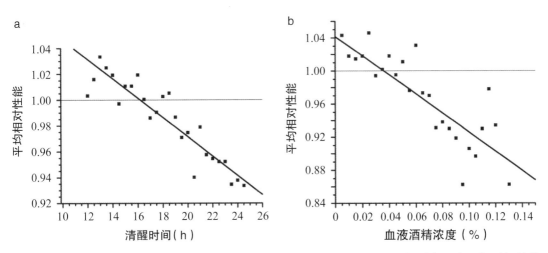

图 8.1　a. 40 名受试者在持续清醒的第 10 小时和第 26 小时之间的平均相对表现水平与时间的散点图和线性回归（F1，24=132.9，P=0.05，R^2=0.92）；b. 血液酒精浓度高达 0.13% 时平均相对表现水平与血液酒精浓度的散点图和线性回归（F1，24=54.4，P=0.05，R^2=0.69）

（资料来源：经 Dawson 和 Reid 许可转载，1997[15]）

8.3.2　疲劳工作对医师的影响

近年来，随着认识的不断深入，疲劳工作导致围手术期风险增加的思想已经推进了许多国家对低年资医师最长工作时间的法案进行改革。如第三章中所述，1984年Libby Zion案使得此问题受到重点关注（专栏3.1）。18岁的Libby Zion被送至纽约的一家医院急诊科后不幸去世[17]，调查显示其主管低年资医师连续值班已超过18小时。在对本案进行审查后，最终美国医师的工作时长改革方案被敲定为急诊科低年资医师每轮值班不得超过12小时，平均每4周工作时间不得超过80小时，同一人连续工作时间不得超过24小时，并要求低年资医师不能从事其他兼职工作。与此同时其他国家也逐步推进了对低年资医师工作时长的限制[18]。值得注意的是，在Libby Zion案后，相较于Dawson和Reid等未公布的数据，各国纷纷推出的工作时长限制改革似乎过于严苛。尽管此类改革政策引发了相当多的争议，但反对者却缺乏足够的证据说明工作时间限制后所导致的交接班次数增加或临床经验不足所带来的风险[19-20]。基于过去"糟糕"的情况，对于低年资医师所引发的"论战"比比皆是（专栏8.1）。毫无疑问，当前的医师培养文化是基于将医师"英雄化"而建立的。

专栏 8.1　传统模式下一位低年资医师的职业成长之路

　　本书的作者之一——ALAN MERRY，于 1977 年 1 月 1 日（星期六）在津巴布韦哈拉雷市的哈拉雷中央医院开始了他的职业生涯——住院医师（亦可被称为"管家"）的工作。当时的津巴布韦，低年资医师处于绝对的短缺状态，长时间的工作是低年资医师的常态。在庆祝新年的日子里，由于 ALAN MERRY 原定的工作计划在下周一才开始，因此他在前一日将庆祝活动持续至深夜，以至于他 4：00 才上床休息。

　　周日6：30，由于当天轮班的医师身体不适，上级医师打电话给ALAN MERRY并恳求他能够参与到这个周末的工作中。ALAN MERRY并没有询问原定的住院医师身体情况，也没有关注自己的身体状态，而是直接答应并前往工作。尽管他已经设法腾出时间，能够在这个周末的每一天保证4～5小时的睡眠，他仍需在剩下的时间里不间断工作。

　　1 月 3 日，周一这天，ALAN MERRY 继续按照原定计划工作，并需要按照原定计划，在白天工作结束后继续值班。周二一早，主治医师终于关注到了他的身体状态，他表现出明显的不适感，主治医师便将其送回家休息。

　　这个事例本身在当时的环境下几乎没有什么特别之处，而且和其他医师的情况相比更普通。唯一不同于其他事例的，是周二主治医师对其所表现出的同情。

　　有趣的是，在低年资医师刚刚开始职业生涯的时候，几乎不会造成伤害性错误，而此种状态可能会持续 2 年之久。试想对当时 ALAN MERRY 所开出的处方及对病患的管理措施进行详尽审查，如果不能找出错误，可能原因仅能够归结于运气。相比之下，爱尔兰的一名低年资医师 Teoh 却没有那么幸运。在 1 周内连续工作 120 小时后，她无意间开出青霉素处方导致患者死亡，而她本人也因此收到了过失杀人的起诉（尽管最终没有成立）[21]。此事件也在后来为运气成分在区分错误和违规中的法律论证方面提供了相应基础。

　　尽管自1984年起，对于低年资医师工作时长的改革层出不穷，但着眼于高年资医师工作时间相应规定的改革却少之又少。例如，新西兰已于1985年对低年资医师实施了单轮值班16小时的限制，但支持该时间的研究结果早已在其12年前就已经由Dawson和Reid发表（图8.1）。尽管此类限制已有很多证据证明其可行性，大多数医师也已达成共识，但由于高年资医师的反对，其实施存在着诸多限制。随后对于麻醉医师的调查则显示，低年资医师及高年资医师均认为工作时长仍然多于其所认为的安全时长（基于患者或自己的安全）[22]。目前，对于高年资医师的工作时间限制仍不常见，在新西兰、美国等多个国家仍然存在很多高年资外科及麻醉科医师连续工作24小时甚至更长时间的例子。

8.3.3 疲劳工作作为违规行为的必要性、适当性及正确性

目前认为临床中疲劳工作是一项违规行为的观点依然收到相当多的认同，甚至其严重程度堪比酒驾[23]。在航空业中，所有飞行员的工作时间已经受到严格限制。事实上，一些商业飞行员每月的工作时间甚至少于医师每周的工作时间。

另一方面，工作时间过长似乎并没有令人震惊。相反，大量超时工作的医师具有很高的积极性，他们觉得自己已陷入Reason所描述的"双重束缚"之中[2]。既可能是因为工作人员受限，也可能是对患者的奉献精神所致，或二者兼而有之，使得他们被迫超时工作。如若最终未导致任何伤害的出现，这样的做法很可能会被认为是"必要的"违规或"适当的"违规行为，甚至于将此类行为视作"正确的"行为（章节8.5.3）。然而，就如同Bawa-Gaba和Teoh医师一样，一旦因此导致患者死亡，此种行为就常常被视作严重问题。

如果工作时间过长是不合理的雇佣条件所致，加之工作单位不切实际的"工作文化"，那么此单位的主要负责人就应该对此种违反安全规定的行为负责。但如果基于病患临床需求考虑，在医疗资源严重有限的情况下（专栏8.1所示），情况将会有所不同。许多国家的医疗资源匮乏，甚至在许多发达国家，应对突发的公共安全事件时，也难以配备足够的医疗资源以应对疫情所带来的影响。以较小临床中心的心脏外科医师为例，大部分医师可能拥有合理的日常工作时间，但若在短时间内出现几个需要急诊手术的患者，确实可能导致医师被迫延长工作时间。此类情况在较小的医疗单位的医疗行为中尤为常见。曾有一项广为人知的案例，一名护士在连续工作两个8小时轮班后（代替其生病的同事），仅休息了6小时便开始第三轮8小时轮班，结果误将用于分娩镇痛的丁哌卡因用作静脉注射[24]。此类现象即使在人员齐备的大型医疗机构中，仍然存在。例如，在连续工作一天后，外科医师和麻醉医师可能不得不为急诊手术患者延长工作时间。

另一方面，延长工作时间可能也并非完全处于无私的考量，金钱方面因素也可能参与其中。许多医疗工作者可能会通过延长工作时间的方式来获得更多的薪资报酬。事实上，金钱的驱动力可以使得雇佣双方为了经济利益对工作时长进行谈判。如果管理者能够有效控制总成本，管理者和投资人似乎并没有理由通过增加雇员的方式来合理限制工作时间。但事实上，对于减少工作时间但不减少薪资的提议往往难以通过。对于固定工资的员工而言，雇主往往会要求雇员工作更长时间。但如果加班费比例过高，也可能诱使医师故意将工作改在加班时间进行。在这两种截然不同的情况下，平衡工作安全和工作时间往往都难以做到公正。

8.3.4 疲劳工作和医疗安全的深层次分析

疲劳工作和医疗安全之间存在强烈的相关性。包括人类在内的任何动物都需要足够的睡眠，在极端情况下，不断地睡眠剥夺最终会导致死亡。在保证医疗安全的前提下，人类睡眠剥夺的临界时间目前尚无明确定论，而不同医师间也存在明显的差异。此外，规定医师群体的工作时长（尤其是实习医师和住院医师）与患者安全之间的相关性十分难以预测。事实上，此类限制不仅仅影响规定的医师群体（低年资医师），还可能间接地影响其他群体的工作时间（如上级医师可能因为低年资医师的工作时间减少而不得不弥补其所留下的工作空缺）、病例被交接班的次数，从而影响临床医疗工作的连续性及正在接受培训的医师在临床中积累经验的机会。采取轮班制作为解决方案，亦可能产生昼夜生理周期所导致的不良影响，也应纳入考量中。不仅如此，过多的限制工作时间也会造成医疗机构甚至整个国家的医疗支出大大增加，导致大量机会成本的产生，即用于薪资的支出无法支付其他的药物等。除此之外，导致医师疲劳的因素不仅仅只有工作时间，家庭负担（特别是养育子女）、社会活动及兼职等都是其重要因素（Libby Zion案之后，法案禁止医师从事兼职活动）。事实上，Dawson和Reid的数据也仅仅是报道了强迫清醒的持续时间而并非工作时间。轮值夜班的医师很可能在开始工作前就已经处于长时间的清醒状态，特别是当其处于此轮夜班的第一天时。健康状况不佳，包括急性病毒感染、心理健康等问题，甚至是过量饮酒引起的宿醉，都可能导致与疲劳相同的后果，并与疲劳工作之间相互促进。

与之同时，过长的工作时间及持续性的睡眠剥夺都可能影响医疗工作者的个人健康和幸福感，从而进一步产生恶性循环。事实上，医疗人员只有将自身的健康状态调整好后才能提供正确的医疗服务。世界卫生组织在近期对日内瓦宣言进行了修正，具体内容如下[25-26]："我将关注自身健康、幸福和能力，以提供最高标准的照护"。

多年以来，以上这些因素都已被考虑进来，特别在Libby Zion案[17]及欧盟委员会针对英国医师工作时长的修改案[27-28]之后。但这并不意味着目前情况下，不再需要对工作时间过长的问题进行修改——事实上Libby Zion和专栏8.1中所显示的工作明显过量，这也提示我们需要一种较为复杂的管理制度来对患者和医务人员进行管理，从而寻求最佳结果[18]。

目前很少有疲劳的相关研究针对一般的临床实践或更为具体的药物安全问题，这是容易被忽视的一点。大部分临床研究多是通过敏感性分析方式对医师的一般情况进行评估，很少有对临床情况或临床结局进行评价的。以精神警戒反应为例，其本质上是对屏幕上的重复图像进行反应，以此来作为衡量麻醉医师夜间给药的准确度，但其实这两者之间几乎没有明确的相关性。事实上，给予麻醉药物本身与驾驶之间也有很大不同。驾驶过程中，如果出现短暂的注意力不集中，也可能造成严重的后果，而麻醉过程中出现的微睡眠若发生在平稳的麻醉维持阶段，通常也不会产生严重后果。与之相同的，在一项关于体外循环灌注医师的研究中，超过半数的医师均表示其在运行体外循环之中曾出现微睡眠的情况，但并未出现严重错误及事故[29]。此外，与自然界中大多数生物相同，不同个体在不同的清醒时间工作能力也不尽相同。受其他因素影响，如不同的工作背景和工作性质，也可能表现出较大的个体差异。3：00的常规麻醉可能导致医师昏昏欲睡，但急诊病例就可能会使医师兴奋及肾上腺素飙升。Howard等通过对比研究12名住院医师在睡眠不足和充分休息的情况下的表现，结果显示两者在警戒反应方面存有差异，但对于临床工作表现并未具有明显的差异[30]。另两项研究则显示，ICU中实习医师在24小时或更长时间的轮班之后，相比于短时间的轮班后将会导致更严重的临床错误。消除额外的工作班次能够有效提升睡眠并能减少工作中注意力不集中的程度[31-32]。然而，另外3项针对外科医师的大型临床研究显示，睡眠剥夺对患者严重并发症发生率和死亡率并没有显著影响[33-35]。这些研究并未对一般和严重错误发生率进行研究，表明研究对象有能力解决和补偿错误，并非缺乏错误。此外，患者结局不存在差异也不能够反映睡眠剥夺对其没有实质性影响。相反，这可能提示需要进一步大规模研究，注意力不集中可能仅在麻醉或手术的关键阶段造成严重后果[30]。

昼夜节律也可能造成较大影响。Howard所做研究均是在早晨完成的。如果研究在昼夜节律低谷时（午夜后的几个小时）重复，住院医师疲劳状态和休息状态之间的差异可能会更加明显。另一项研究则探讨了这些因素，比较了3种状态：①正常工作时间；②在医院24小时值班后；③补充较长时间睡眠后。主要结果提示①中人群睡眠潜伏期与②中相类似，表明正常工作状态的医师就可能存在严重疲劳状态。睡眠潜伏实验是指受试者在安静而黑暗的房间里闭眼入睡所需时间。①和②中医师潜伏时间为5~6分钟，与发作性睡病的患者类似，但主动休息后的患者则为12分钟。此外，昼夜时间对睡眠潜伏期也具有很大影响[36]。

大量研究已经提示了疲劳与用药错误之间的关系[37-38]。如多项研究均显示，长时间工作或不规律的轮班能够增加护士用药错误的风险[39-40]。然而，仅仅通过调查对象或调查者自述是否存在疲劳，或疲劳是不是导致错误的因素，并不能够提供足够的证据，因非疲劳状态下仍可导致许多用药错误，需要考虑如年龄等附加因素[41]。因此，分析一个案例中疲劳是否增加错误的发生率，需要极为复杂的分析方式，换言之，在理想条件下，需要多种类型的研究来共同提供证据。一项大型研究通过简便报告等形式记录用药错误，结果提示睡眠情况与主观评价之间并未存在相关性，即疲劳可能只是错误的一个促进因素[42]。

为了进一步探究药物管理的相关性，Cheeseman等设计了药物识别和确认测试（medication recognition and confirmation test，MRCT）[43]。该测试本质上是在触摸显示器上显示几张药物安瓿和药物标签的照片，并要求受试者根据指示选择特定的一项，然后触摸屏显示该图片或另一个随机的图片，并要求受试者在短时间内选择是否与之对应。此项测试能够在很短的时间内（如20分钟）对任何受试者进行数百次测试，并能够在不同的昼夜时间对特定人群（如麻醉医师）进行测试以模拟不同的工作时间。Cheeseman等通过两次实验得出结论，受试者在8~12小时夜班睡眠时间平均较8~12小时白班少1小时（平均差57分钟，95%置信区间0.15~1.39小时，P=0.013），这说明了通过排班管理疲劳的复杂程度。除此之外，夜班的平均反应时间相较于白班更慢，但在错误率方面没有统计学差异。

Griffiths等采取了不同方法以探究疲劳对麻醉的相关影响。这项在澳大利亚开展的研究中，研究人员使用了一套标准的计算机化认知测试（Cogstate [44]）来调查在册麻醉医师（实际上是住院医师）在连续7次白班和连续7次夜班前后的表现。工作1周后，夜班医师的检测和识别任务的速度小幅下降，具有显著性差异，但其准确性却无明显差异[45]。这些研究表明，虽然在疲倦时认知和执行可能会变得更加困难和缓慢，但通常仍然可以准确完成[46]。

这一讨论再次显示了医疗行为中的复杂性和不确定性。事实上，我们仅仅总结了一小部分关于疲劳对医疗行为影响的证据，尽管很难找到明确表明疲劳时用药错误风险更大的证据，但却有足够的间接证据可以得出应尽可能避免在疲劳时工作的结论。与之相反，目前也有足够多的证据表明，即使在相当严重的疲劳状态下，保证药物使用和麻醉诊疗的安全并非不可能。任何时候疲劳都应该被视为一种严重的健康问题，并且应该根据每个特定的情况评估其对继续工作的影响。依据常识，除非在极其必要的情况下，应避免在不适时从事具有潜在危险的工作。在那些真正必要的情况下，明智的做法应当是在任何时候暂停目前的工作并予以明确指出问题，并要求团队对疲惫的成员加强监督及提供相应的支持。

8.3.5　疲劳是一种违规行为

航空公司及现在的许多医疗机构都有效地采取措施减少了员工的疲劳，表明主观观念的转变能够起到作用。因此，作者认为，未能以有效的方法来管理疲劳应被视为违规行为，而医院管理人员和医疗工作者的责任应同等重要。同时，针对疲劳工作的管理需要深思熟虑，贴切务实。尽管我们已经讨论了疲劳工作的复杂性，但似乎很清楚的是，工作时间超过16小时（甚至24小时）至少会导致医师的工作能力下降。因此，解决疲劳工作的问题显然不是依靠简单的公式化思考。医疗机构的管理者需要考虑昼夜节律因素及工作时间。还有许多应对疲劳工作的对策可能有效，包括为夜班医务工作者提供短暂的"小睡"时间或咖啡因（甚至其他兴奋剂类型饮品）等多重手段[46-47]。改革的核心是建立一种以医疗安全为重的文化，在此之中，应该让低年资医师和上级医师（包括其他工作人员）在彻夜未眠或患有急性病期间宣布自己不适合工作，并能鼓励他们表达出自己不适合工作的状态且并不因此受到惩罚。在人手充足的科室，在不中断医疗服务的情况下，此类改革是可能的，但在部分科室，短暂中断医疗服务可能比让接受择期手术的患者承受不必要的风险更可取。

一个有用的测试是询问患者（或者只是假设一位与自己处于相同情况的患者）他们是否希望他们的择期手术由过去 24 小时内没有睡眠的麻醉医师或外科医师进行。疲劳工作是一个非常具有启发性的问题，它说明了在医疗领域，违规与切实的奉献行为之间常常没有明确的界限。

8.4 人为因素与违规行为

　　某些行为可能非常难以避免。医疗工作者和良好的医疗行为之间存在许多障碍。典型的例子是病房和手术室乙醇手消毒装置供应不足导致的手卫生问题。即使这些装置安装好之后，也需要维护以保持其完整和正常运行。此外，如果这些装置被设计得易于使用，其使用率也会相应提高。Norman所著的《日常用品心理学》[48]（后来更名为《日常用品的设计》）一书很好地概述了工业设计让物品直观易用，从而更有可能按照预期方式被使用。例如，直立的螺纹管可以直观地告知麻醉医师通气回路的状态，而悬挂式螺纹管则不能（专栏8.2）。Norman将物品的能力定义为其适合于某些用途，例如，球棒适合击球，而帽子几乎只用于戴在头上。横穿马路是新西兰很常见的一种行为（和许多国家一样）[49]，这种行为未必违法，且各个国家对此的法律也不尽相同。事实上，选择受控的人行横道，似乎比横穿马路更安全；但大多数人宁愿乱穿马路，也不愿多走几个街区到达受控的十字路口。图8.2中显示了3个人行道，旨在促进行人在被道路隔开的两座主要建筑物之间流动。许多人需要在这两栋建筑中穿梭，其中一座是大学，另一座是医院，许多大学的工作人员在医院里为卫生专业人员培训和进行临床研究。这些人行道的主要目的是减少横穿绿地的人数，而后观察结果也表明人行道的设计相当成功。

专栏8.2　悬挂式螺纹管

　　淘汰呼吸机的悬挂式螺纹管是人为因素设计以改善错误的例子。悬挂式螺纹管的主要问题在于呼气时，即使麻醉回路断开，也会因为重力而默认处于"完好"状态，因此回路断开的影响并不明显。相比之下，当回路中存在大量泄漏时，直立的螺纹管会塌陷并且无法充气。手术室中的任何人都可以清晰地观察到回路的断开，甚至呼吸机的声音也可能发生变化。人们可能会认为，麻醉医师应该能够第一时间发现任何一种螺纹管回路的断开，特别在现今完善的设备下，这些警报已集成到几乎所有的麻醉机中。然而事实上，单单依靠这些监测和警报并不总是可靠的。从人为因素的角度来看，直立螺纹回路会让这种潜在的致命问题更容易被发现。

　　其中一条路径通向由红绿灯控制的人行横道，而另外两条道路上没有人行横道。如果不通过人行横道，从一栋建筑到另一栋建筑的步行距离似乎会更短一些。但无论如何，这3条路径中无人行横道的两条（图8.2中的路径2和路径3），似乎使行人远离受控制的十字路口。尽管交通相当繁忙，仍有大量行人在不受控制的道路上横穿马路。从人为因素角度，人们倾向于选择最简单的方法来实现目标，而这些路径的布局促进了此类轻微违规行为的发生。这个例子也与本章后面关于某些违规行为和可接受的做法之间界限模糊的讨论及本章前面关于需要一个正式规则来确定是否发生违规行为的细微差别的讨论相关。据我们所知，截至目前乱穿马路没有发生任何事故，而且在该国也并不违法。因此可能有人争辩说，这种做法是合理的，并非涉及任何违规行为。但另一方面，大多数人均同意在不受控制的地点过马路相比在受控的人行横道处过马路风险更高的观点。此外，一旦有事故发生，很可能会有相应行动禁止和防止在该特定地点乱穿马路。

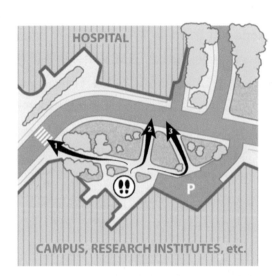

图 8.2　一个真实情况的计划。一位行人（以两个脚印表示）希望从大学医疗校园（设有研究机构和其他设施）的正门步行到马路对面的一家医院（该校学生在此地接受临床培训并进行大量临床研究），其有三个选择，路径 1 中他将通过一个有红绿灯控制的人行横道，而路径 2 和路径 3 更加直接，因此很多人选择这些（尤其是路径 2），即使这些路径需要横穿马路

　　如第六章中所述，针分度系统理念的成功改进，防止了气体与麻醉机的错误连接，该案例成了硬件工程应用于麻醉药物安全管理的经典例证。目前临床上通过不同硬件形式来确保挥发罐与相应吸入麻醉药物相对应。麻醉机防缺氧装置则是另一个通过硬件工程减少违规的案例，在发生数次二氧化碳与氧气错误使用所导致的灾难后，所有麻醉机中的二氧化碳钢瓶被移除。Norman 在其所著的《使我们变得聪明的事物：在机械时代捍卫人类属性》一书[50]中指出，机械在特定活动方面（如麻醉期间生理数据的记录）具有优势，而人类则是其他方面做得更好，如决定患者的药物使用。在这本书中他介绍了人类和机械相结合的设计理念，称其为软件工程，并非硬件工程，其目的是找到完全消除人类错误的方法，如针分度等系统的成功促成了人为错误可以"被系统设计预防"的概念。麻醉和围手术期药物管理的动态性和复杂性使得做到这一点变得尤其困难。但不幸的是，许多提高药物安全性的举措都依赖于临床医师的参与。实际上，临床医师工作中常常被要求格外小心，并通过多种额外步骤等方式来积极地影响药物管理工作。与乱穿马路的例子相似，人类常常执着于寻找完成工作的最优解，而增加工作步骤以提高药物安全性的举措往往很难落实在临床实践中。

8.4.1　促进规范化流程：以血氧监测和知情同意为例

　　脉搏血氧仪和二氧化碳检测仪对麻醉中药物管理的安全性产生了意义非凡的影响，

因术中应用许多药物如镇静、镇痛和肌松药，氧气交换尤为重要。首次将其引入常规监护时，由于其能及时反映临床实践的变化，受到了部分麻醉医师的大力支持。而后哈佛大学将其正式引入临床实践规范中[51]，促进了这一变化的推广，随后这些检测被广泛采用并在世界其他地区颁布了类似的标准。临床实践标准的引入是努力推进临床麻醉实践安全管理中一个值得称道的例子。这些标准不仅为从业者提供了理论依据，还给医疗机构投资者及政府管理部门施加了压力，要求他们提供必要的监测设备并在当地推广使用。在30年前，发生了另一件与药物管理变化（特别是那些与麻醉相关的药物）相似的临床实践变化，即对"完全知情同意"的认识。这种实践上的变化也得到了各种标准的支持，且在一些国家法律层面有了明确规定[52]。然而，这两种临床实践变化的推广过程却有着明显的不同。

在医疗资源可以负担的地区（即世界上资源丰富的地区），使用脉搏血氧仪和二氧化碳检测仪进行监测已被临床医师广泛接纳并采用。在高收入国家中，这种监测的临床应用是相当一致的，几乎不存在违反相关标准的情况。相比之下，在澳大利亚和新西兰，麻醉医师培训中对知情同意的法律和思想层面的规定都很明确[52]，但对提供完整知情同意的必要性的接受程度比血氧仪和二氧化碳检测仪更低，并且在实践中存在相当大的差异。以一项调查研究为例，部分麻醉医师几乎从不告诉患者其可能在剖宫产麻醉期间死亡，但其他人却总是这样做。在许多其他关键信息方面也产生了类似的变化[53]。对于此种差异原因的推测却很有趣（表8.1）。直观地看，导致血氧仪和二氧化碳检测仪被快速推广的主要因素可能包括它们的高识别度、操作简便性以及早期使用者所反馈的积极信息。就目前情况来看，每位麻醉医师都使用过这些监护仪，但第一批使用的麻醉医师会被视为先驱者和创新者。而这些仪器的使用情况也呈现"全或无"式——要么监测血氧饱和度和呼气末二氧化碳，要么不监测。相比之下，知情同意显然在接受与不可接受之间存在模糊地带。此外，对于外科医师等其他人而言，麻醉医师花费时间取得良好知情同意的行为并不能够被其所识见，甚至可能是导致手术（尤其是在早期）不必要延期的一项原因，因此常不能够为其他同事所接受。

在某些时候，未能正确的就所建议的治疗方式（包括麻醉医疗行为）取得患者知情同意这种行为构成违规，但目前这一点并没有准确定义。本书作者认为，违规既可能是二元问题，也可能是程度和观点的问题。此外，与某种行为相关的合规性可能取决于许多因素，包括系统设计、实践可行性及其开展的难度。

人们可以将这一讨论扩展到医学的许多领域：一方面，与"软件工程"的解决方案相比，一般的解决者，特别是医师，似乎倾向于采用技术或机械方案以迅速解决。如前所述，二氧化碳检测仪、脉搏血氧仪、针分度系统和取消悬挂式螺纹管等技术都是相对较快地实现的，而团队合作技能（如回话式沟通或交接班协议等）的推广却不尽相同且困难重重。尽管多年的证据和大规模研究早已证明提高团队合作技能的好处[54]（如手术安全核查、药物转移后的核对等），似乎这方面的改进更难以进行。另一方面，即使软件工程的进步具有较强的技术性，如手术室内条码扫描等，也遇到了相应阻力。部分执行者对于"临床改进"的抵制使得解决问题的行为成为违规行为而不是单单用保守主义观点，使得该行为的推广难以决定。

表 8.1　过去 30 年来临床实践中两项变化的特征比较：脉搏血氧仪和二氧化碳检测仪及患者针对麻醉（抑或是手术）做到"完全的"知情同意

	脉搏血氧仪和二氧化碳检测仪	知情同意
有指南或标准规定	是	是，部分国家规定
有法律规定	不明确	不统一，但大多数地区均需要
是否非黑即白	是	否，实践中存在很大差异
是否需要额外的工作	几乎没有	大量
是否为麻醉医师提供直接、即时而明确的帮助	大量	很少
开拓者是否能够得到利益	大量	不确定
不遵循而导致的损伤所面临的诉讼风险	高	高
违规是否易被发现	及时且明确	延迟且不易发现
成本	中度（主要是购买和维护设备）	中度（麻醉医师的时间成本）
是否有趣味性	是，特别是新技术刚开展时	与患者讨论死亡风险或严重不良事件既不有趣也不舒适
是否使临床医师工作更轻松	是	否
是否有一级证据或专家共识支持	专家共识（专栏 8.3）	专家共识
是否有明确的责任路径	是，由麻醉医师负责	较少，外科医师和麻醉医师在风险问题上（包括大手术后死亡的风险）可能存在重叠和分歧

8.4.2　流程设计和用药安全

在麻醉期间和在病房中为患者开处方并注射药物的过程中，不同的要素为我们提供了一个十分好的例子，因其未能将安全性纳入安全系统中。除个别案例外，人为因素的科学性问题似乎被故意地避而不谈。各地管理部门均颁布并强调了在用药时要"阅读标签"，但却没有同时保证安瓿上的标签清晰易读且易于区分，这只是其中一个例子。在前面的章节中，我们讨论了流程设计与用药错误之间的关联。如果专注于违规行为，再次审视此类事件便很有趣。事实上，每次药物的注射过程，在遵循规定的同时，几乎每一步都需要医师付出额外的努力。这种努力并不是显而易见的，在崇尚英雄主义和创新文化的思想中，按部就班也不能提高医师的临床声誉，尽管重视安全的思想中可能会按照标准执行，使用如预充式、预标记注射器等安全性创新是有成本的，而医院管理人员对此种成本的理解往往并不完全清楚。标准和指南的确存在，但其重要性却低于监测相关的标准和指南，而且特异性也较低。此外，标准和指南大部分依赖于专家意见，而非随机对照试验的硬性数据结果，因此其可靠度大打折扣。支持使用脉搏血氧仪标准的证据也是如此（专栏8.3）。后面我们将会继续讨论违规用药性质和程度，但现在的着眼点是围手术期药物应用流程似乎不仅仅能够导致错误，还促进了不少违规行为。毫无疑问，真正的问题出在麻醉和围手术期监护与药物管理的过程并没有融入整体设计理念——大多仅是随着时间的推移而发展，就像杂草一样。

专栏 8.3　关于脉搏血氧仪监测的证据

一篇关于脉搏血氧仪的 Cochrane 综述 [55] 得出以下结论：

"研究证实，脉搏血氧仪可以监测低氧血症及其相关事件。然而，没有研究表明脉搏血氧仪会影响麻醉的结局。尽管从相对大量的人群中收集到了相关数据，但这些结果与医师的主观认知间相互矛盾，这表明使用脉搏血氧仪进行围手术期监测在改善结果、有效性和效率方面的价值是值得怀疑的。"

这一结论最终备受质疑 [56]。然而，许多随机对照试验的主要结果数据不支持强制使用脉搏血氧仪是正确的。相反，它被写入专家共识中。然而，除非在经济条件极为不佳的国家，在麻醉期间不使用指脉氧监测无疑会被视为严重违规行为。

8.5 | 违规行为的种类

不同类型原因导致的违规行为已经做出罗列（表8.2）[2]。在第七章中，我们曾讨论了针对大多数药品不良事件以现象学为基础的分类。这些研究中很少有人试图在错误和违规间做出基本的区分。然而，此种区分对理解可能发生的不同类型的违规行为具有价值。出于完整性考量，不同种类行为（特别是违规和故意伤害）需要被清楚地区分（表8.2），尽管后者在医疗保健方面很少见。

表 8.2　决策的类型及其相应的行动。可能涉及相关例子：例如，看似对违规的优化（超速），可能有令人满意的结果（更早到达目的地），并且也适合适当和正确的违规类别（如妻子分娩时尽快将其送至医院 [a]）

决定或行为的种类	评价
良好行为	与预期相适应的决定或行为
错误	完全无意所导致
违规行为	主观故意（但无意造成伤害）
必要的违规行为	由系统导致
适当的违规行为	违反规则或指南，但有足够的正当理由
正确的违规行为	合理且结果令人满意 [b]
常规的违规行为	个体或整个人群的特征，日常实践中反复出现，或群体中广泛存在（作为标准化偏差）
意外的违规行为	不具有个人体征，日常实践中很少见到
优化的违规行为	追求刺激或满足感
故意伤害	主观故意（并意图造成伤害）

注：[a] 这个例子的适当性是有争议的，可以说取决于所承担的风险程度，因为驾驶者为了自己家人的利益而将其他人置于危险之中。然而，很少有事情是非黑即白的，合理的、轻度的超速至少在上述情况下是可以理解的。[b] 许多违规行为达到了预期的结果，可以说被认为是"正确的"：我们认为单单此类事实不能证明任何意义。

8.5.1　常规操作导致的违规

医疗行为中隐藏着许多轻微的违规行为，这些违规行为已成为个人或部分人群日常实践的一部分。不遵守手卫生指南是常规违规的一个典型示例，我们将在本章后面内容中深度讨论。在世界上大部分医院中，日常反复发生的违规行为，通常将其描述为常规违规。常规违规是典型的，但似乎很少有人关心。对不良行为的广泛接受被称为归一化偏差。如果所有人（或几乎所有人）都在做某件事，那么意味着这件事被广泛接纳可能是由于其社会结构的依据而不是科学依据。实际上，医学实践中的不良习惯通常是从老一辈医师中习得，并且通常情况下只是传代，而没有太多积极的思考。围绕任何特定违规行为的归一化偏差可能都是普遍的，尽管可能是部分机构的特征所致，但实际上没有任何机构能够免于这个问题。

8.5.2　优化违规行为和医疗行为中的"英雄主义"文化

优化违规行为满足了对个人的关注。事实上，"违规行为"这个名称并不十分直观，常无法区分必要或适当的违规行为（如疲劳工作的例子，请参见我们对疲劳工作的讨论）。常用以举例优化违规的例子是为了寻求刺激而超速。

最难以理解和管理的性格特征是"强大"。对此类人而言，以技巧和效率达成某种任务是一种乐趣。对其中部分人来说，寻求这种"乐趣"可能导致需要承担更多的风险。在这种情况下，此类人通常认为"它不会发生在我身上" [57-58]。这可能就是Costa Concordia

船长引导客轮驶近Isela del Giglio岩石，意外更改了航线的原因，从而导致沉船和32人丧生[59]。

某些违规具有内在的风险补偿机制：随着任务变得更安全（如防抱死制动器和安全带），人们会乐意于承担更大的风险（如紧跟前车驾驶或快速并道）；因此，总体事故率不会改变[60-61]。"风险承受能力"意味着人类对于一定程度的风险是可以接受的，而随着安全性的提高，人们乐意于承担更多的极端风险，并且很可能会做出违规行为，因为其认定相关规则不是必要的。容易举出的例子是驾驶员在雪和结冰的道路时通常是谨慎慢行，一旦他们的汽车配备了四轮驱动和防抱死制动技术，他们就会以正常的速度行驶。

有趣的是，随着文化和营销的巨大影响，以下观念得到许多支持：目前汽车的高性能，特别是速度方面的高性能是一种优点。许多汽车甚至以快速为核心设计理念，并且绝大多数的现代汽车的最高时速远高于法律限制，并且加速性能越发进步。汽车制造商将这些具有一定潜在违规行为可能的特点作为优点进行宣传。有一个有力的论点是，至少对于广泛超速行驶的责任及在巡逻道路上的大量投资的需求可以归咎于那些倡导速度驾驶的人——尽管制造商只是为了迎合人类对刺激而不是安全的偏爱。同样，强调医疗安全性的人，应为促进医疗安全而负责。医疗安全相关的文化也很重要。试想一个社会中，人们会为拥有一辆高性能快速的汽车感到尴尬。然后相应地改变背景，想象一个机构中管理层和医务人员都真正将医疗安全融入他们所做的一切中。相比之下，反思现状，即使在资源丰富的机构中，在现实工作中许多医务人员常无法得到充分的技术和团队支持，而这些技术和人员可以保证安全用药。事实上，有许多原因可以用来解释，但其中之一就是如何应对。毕竟，一个好的医务人员通常被认为是不需要简单的技术帮助就能避免错误。事实上，医务人员自己的看法是存在部分英雄主义的。一位麻醉医师通常会以行动迅速，对复杂的麻醉管理稳如泰山，对特殊病例的管理不依赖特殊的监护或是其他医师的帮助为自豪。在适当的情况下，"自我认同"的态度是良性的，如果是为了获得某些外科医师或其他同事的尊重而违反标准或寻找捷径，这与违规行为的态度一致。

尽管简单地选择不超速驾驶，或者禁止在没有安全保障的情况下见义勇为是十分正常的，但一般来说，寻求刺激和特别是崇拜"英雄主义"的行为，本身就受到基因多态性的调控。早在1996年，研究就已经发现多巴胺受体D4上重复的外显子Ⅲ等位基因的数量与男性寻求新奇事物有关[62]。在随后的20年中，D4区域的类似多态性与女性的认知共情有关（但在男性中并未发现）[63-64]，与男性的冲动与不良生活事件有关[65]，在男性医学生中还能够导致责任心的缺失[63]。对与违规行为相关的基因多态性进行全面回顾着实超出了本书的范围，但重要的是要认识到其中一些行为的客观因素驱动力（可能由单个D4DR的重复次数决定）与习惯的培养和经验同等重要（尤其是不良生活事件）。此外，正如我们在第五章中指出的（专栏5.2），在医疗领域，一定程度的"英雄主义"，特别是在某些十分具有挑战性的学科，至少会有一席之地。

8.5.3 例外、适当、必要和正确的违规行为

例外违规行为通常来自本身异常的情况，是复杂系统的健康从业人员不得不经常处理的独特情况。无论掌握多少规则或获得了多少经验，从业人员都将面对时不时出现的此类情况，且只能使用System Ⅱ思维从第一原理来解决问题。在这种情况下，有时可能需要打破规则，特别是在紧急情况下。在本章后面将会举例，麻醉医师可能在特殊情况下，优先确保患者的气道安全而不是无菌操作。并且在某些特定情况下，这种观点绝对是合理的。引用Paul Brickhill对Harry Day（第一次世界大战中的一名战斗机飞行员）的话来说：智者思考规则，愚者服从规则[66]。

因产科急诊患者而超速到达医院的例子（表8.2）可以这样考虑。另一方面（如上文所述），为了怀孕乘客的利益而增加的风险至少有一部分是由其他人承担的——驾驶者和行人，他们从违规行为中得不到任何好处。类似的，在医疗领域，违规行为很少会增加对违规者造成伤害的风险，通常只会增加对其他人造成伤害的风险（针刺伤是一个例外）[57]。在此方面考虑，如违规行为能够因为避免患者受到另一更严重的风险，从而将患者置于其他风险之中，或能够使患者获益的情况下使患者接受一定的风险，两者是完全不同的。后一种类型的决定如果能由患者和医疗者共同做出，是特别值得支持的，但即使是医疗者单方面在特殊情况下替患者做出此类决定，通常也应该得到支持，特别是在无法咨询患者意见的情况下，如在全身麻醉状态下。例如，在麻醉期间处理严重的低血压时，关闭吸入麻醉药物通常是合适的操作，尽管可能存在术中知晓的风险。

阻止在特殊情况下打破常规或接受风险的原因之一是对于违规行为倾向于根据其结果来判断决定。如果过程顺利，所涉及的人可能会因头脑冷静和理智而受到称赞。正确的违规行为便是指此种行为[67]，通常情况下这意味着结果顺利。然而事实上，此类正确的违规行为可能仅仅是因为好运。如果做出错误的决定，涉及的医师可能会被描述为头脑发热和鲁莽，但同样的是，此种结果可能也仅仅是因为运气不佳而不是错误的决定。这些考量与第七章中关于所谓"判断错误"的讨论有很多相同之处。

必要或适当违规的最好例子之一是，如患者只能在接受疲劳工作医师的治疗和不接受治疗之间选择，那毫无疑问疲劳工作就是一种必要或适当的违规行为。

8.5.4 日常违规、规范化偏差和实践随时间的变化

在第六章中，我们讨论了不同类型的工作（图6.1）。事实证明，当根据想象或规定的工作进行判断，已完成的工作通常可能就是以常规违规为特征。在本节中，我们将更深入地探讨常规违规行为的原因。

8.5.4.1 为什么轻微违规很常见：从麻醉医师超速与不佳的手卫生说起

许多轻微违规行为的动机可以理解。例如，麻醉医师超速驾驶的动机可能是希望尽快到达医院以处理突发的急诊情况。与之前所述的产科示例相同，这种违规行为不仅仅涉及一个人的平衡风险与收益，因为风险负担的人群面比潜在获益的人群面更广。不仅是驾

驶者，其他人也因超速而面临更大的风险，但对于其中的绝大多数而言，超速没有给他们带来任何潜在的获益，而他们也没有参与到风险的决定中。此外，可以预见到的紧急需要（就一般意义而言），应通过在医院值班的而不是在家中待命的医师来解决。这再次说明了预防违规行为的责任包括医疗机构的组织者及医疗一线的工作者。

医疗行为中的许多违规行为都是类似的。此类行为通常出于可以理解的原因，但它们仍然是违规行为。对两家儿科医院用药过程中自报违规行为的调查发现，护士自报违规行为的比例为33.3%～90.8%，且不同机构之间、不同过程之间，违规发生的具体情况存在很大差异[68]。除其他因素外，该文章作者得出结论，当一线医师所做的工作与规则或指南的设计者所想象的工作不匹配时，就会发生违规行为。临床医师的过度忙碌导致他们经常觉得需要解决他们所认为的资源不足、监管过度和系统工程设计不当等问题，以支持他们更好地完成临床工作。尽管此类决定可能看起来很有主观动机性，但却很少有人询问患者这些决定，除非是发生纠纷时，不合理的工作条件有时会成为各种要求或行为的理由。

医院通常情况下有过多的政策和规则，而其中大部分似乎是由缺乏临床经验的管理者制定并实施的，这便使得做出打破规则的决定变得十分困难。缺乏对医疗操作的敏感性和对专业知识的尊重（第九章）[69]则使其更为明显。从Iszatt-White所引用的警告中可以看出，"永远不要侧滑并始终保持对车辆的控制"[57]，表明此问题并非医疗行业所独有的。另一个具有启发性的例子则是要求道路维修人员佩戴护耳器以防止听力损失。此政策可能是出于好意，但由于维修工人无法在佩戴护耳器时保持对交通的专注观察，可能会造成更大的风险（甚至死亡）[57]。甚至，部分这样的政策连初衷都并非好意。Reason指出，许多政策的主要推动力是保护组织负责人——董事或高级管理人员[2]。从这个角度看，某些期望是不切实际的，因此某些违规行为既有其合理性又不太可能对任何人造成重大伤害，往往是可以理解的。一个典型的例子就是在麻醉背景下的手卫生问题。

8.5.4.2　麻醉与手卫生

在全球范围内，医院获得性感染是对患者造成伤害的重要原因之一[70-71]。在无菌操作中，良好的手卫生有助于预防医源性感染[72-74]。为应对手卫生方面的不足，世界卫生组织发起了WHO关于患者安全联盟的第一个全球挑战，即"卫生清洁使医疗更安全"[75]。这一挑战的关键要素之一是制定WHO手卫生指南，其中包括5个手卫生时机和步骤（专栏8.4和专栏8.5）[72，76-78]。美国医疗保健流行病学协会最近发布了关于预防手术室内麻醉相关感染的专家指南，即从遵守WHO手卫生的5个时机开始[79]。尽管该指南得到了广泛的传阅，但关于手卫生的统计仍显示有相当大比例处于"失败"结果[80]。这意味着许多专业医疗人员（包括麻醉医师[81]）通常会在一定程度上违反手卫生要求，从而使患者面临更高的感染风险。可以理解的是，非医疗人员对此通常感到十分震惊。近年来管理者已投入了大量精力来提高对手卫生指南的遵守度[73，82]。

专栏 8.4　WHO "手卫生的 5 个时机"

1. 接触患者之前
2. 清洁 / 无菌操作之前
3. 体液暴露风险后
4. 接触患者后
5. 接触患者周围环境后

资料来源：世界卫生组织 2009[77]。http://www.who.int/infection-prevention/campaign/clean-hands/5moments/en/，2020 年 7 月 18 日访问。

专栏 8.5　关于如何进行手卫生的共识性建议及其证据类别。证据类别 Ⅰ A：强烈建议实施，有较多临床试验或流行病学研究的大力支持。证据类别 Ⅰ B：强烈建议实施，并得到部分临床试验或流行病学研究的支持，并有强有力的理论依据。证据类别 Ⅱ：建议实施并得到一定临床试验或流行病学研究或理论依据及小规模专家共识的支持

* 当明显脏污或沾有血液或其他体液时（Ⅰ B），或如厕后（Ⅱ），应用肥皂与水进行手卫生。
* 如果强烈怀疑或已经证实接触了病原体或潜在的孢子，包括艰难梭菌暴发，用肥皂和水进行手卫生是首选方法（Ⅰ B）。
* 在其他临床情况下，如果手没有明显脏污，用含酒精的洗手液作为手卫生的常规首选方法（Ⅰ A）。如果无相应条件，请用肥皂和水（Ⅰ B）洗手。

资料来源：世界卫生组织 2009[77]，其中每项建议均有大量文献支持。

　　值得关注的问题是，为什么需要额外的工作以推广手卫生？为何麻醉医师这样训练有素的专业人员对手卫生漠不关心，以至于经常违反手卫生要求？

　　理解此问题的答案，一方面，要着眼于为何同一位麻醉医师在进行中心静脉导管和硬膜外导管置管时通常会密切注意无菌操作。大致原因是此类程序中，无菌操作的重要性显而易见。另一方面，麻醉医师在动脉导管置管时可能不会非常认真地遵守无菌守则，这可能是因为中心静脉导管感染发生率较高且可能致命，而动脉导管感染则不太常见，通常情况下也不太严重。但即使在中心静脉导管置管方面，事实证明麻醉医师的无菌操作仍有广泛的改进空间。有趣的是，实现这一改进的运动取得了相当大的成功[83-84]。因此，较差的无菌技术似乎更多是因为缺乏对于某项特定技术的无菌理念，而不是因为缺乏对患者医疗安全的关注。此外，部分麻醉医师认为，未能遵守WHO的手卫生规定实际上并不等同于

无菌技术差。通常情况下，他们有理由相信日常实践中他们所使用的无菌技术，这种技术并不等同于遵守WHO关于手卫生的5个时机，而是需要在手卫生和麻醉操作的其他方面之间取得某种平衡。此外，仍有麻醉医师辩解道，这些指南凸显出制定者对医疗操作缺乏敏感性及对专业知识缺乏足够的尊重[69]。

临床麻醉的医疗环境与病房非常不同，为此WHO才设计了手卫生的5个时机。针对麻醉医师的工作要求通常很高，包括承担各种任务（其中一些可能很困难），包括在相当大的时间压力下进行数量惊人的静脉药物注射[11]。在麻醉诱导后的这段时间内，麻醉医师的主要职责是管理患者的气道。通常情况下，患者的唾液或血液（极少数情况下）可能污染喉镜（或其他仪器）和麻醉医师戴着手套的手。理想情况下，使用过的器械应放置在指定的容器中，以避免将潜在的污染物扩散到手术室的其他工作区域。此外，麻醉医师在调整麻醉机上的流量计和其他通气装置以设定气体和吸入麻醉药物浓度之前，以及在伸手去拿下一个静脉药物注射器并用其给药之前，均应摘下被污染的手套。然而，我们有理由怀疑，麻醉医师此时既没有关注于目前的患者，亦可能对某位6周后因伤口感染而再次进行手术的患者无动于衷，而此类事件往往均是不注意无菌技术所致。事实上，麻醉医师很少见到因感染而再次入院的患者，除了极少因感染需要再次手术的患者。麻醉医师在无菌技术方面的疏忽与术后感染之间存在较为松散的耦合状态（有关耦合的讨论，第六章）。此外，即使存在直接因果关系，术后感染与失败的无菌操作之间的关联仍然很少在实践中被察觉。

事实上，我们也有理由怀疑，麻醉医师当时思考的问题可能是，避免患者出现术中知晓、缺氧、脑损伤以及血流动力学不稳定等情况，抑或是将患者安全地置于手术体位。简而言之，麻醉医师最关心的是患者的直接安全。因此，轶事观察（由麻醉模拟病例观察中所得[85]）表明，在手术麻醉最初阶段，严重违反无菌技术的行为并不罕见。在模拟研究中，放置于人体模型口腔中的标记染料在气管插管后20分钟内便广泛分布在整个手术室（图2.2[86]）。此外，越来越多的证据表明，麻醉团队违反无菌操作可能会直接导致部分患者术后感染[87-88]。

在麻醉期间，麻醉医师会在相当长的时间内与同一名患者进行多次接触。在此种情况下，微生物从一名患者传播到另一名患者的风险似乎很小，并且可以确定的是，手卫生最重要的实际是在患者交替之时，即将一名患者送至麻醉恢复室（postanesthetic care unit，PACU）和开始下一位患者麻醉操作之间的时机。因此，从麻醉医师的角度看，手卫生的五个时机通常被视为不切实际的指南，且该指南源自对麻醉临床工作背景了解很少的专家之手，几乎与临床没有相关性。甚至部分麻醉医师争辩道，强调5个手卫生时机，并强迫麻醉医师进行手卫生可能会分散对患者的注意力，从而增加患者的净风险（与前文所举护耳器示例相同）。

即使在病房环境下，手卫生的临床情况也可能并非像制定初衷那样简单。首先，一个强有力的例子指出，各个手卫生时机并非同等重要[80]。很显然，在5个手卫生时机中，时机2（清洁/无菌操作之前）和时机3（体液暴露风险后）似乎（直观地）为患者创造了最大的感染机会。医务人员往往十分重视这两个时机，但对时机5（在接触患者周围环境后）往往十分不注意。毫无疑问，患者周围的环境表面可能含有病原微生物，但通过此种方式接触的病原微生物，能够感染给患者或从患者传播的风险可能远低于更换手术伤口敷料的风险。至少，此种看法是可以理解的。事实上，并非在时机5的手卫生不重要，而是在时机5的违规行为可能被认为不如在时机2或时机3时违反手卫生所带来的后果严重。此外，在繁忙的查房中，坚持让6~8个人组成的查房团队的每位成员，在每位患者之间进行手卫生，无论他们是否与该患者有直接接触，可能会给他们带来较大的负担。这与坚持在为某位患者换药前后进行手卫生形成了鲜明对比。

8.5.4.3 医疗行为中的自主性和多样性

在前面的例子中，我们试图说明部分积极性很高的医务人员是如何习惯于某些表面上看起来对患者毫无责任感的违规行为。事实上，有许多可能的理由，使得这些医师们选择违规，或反复在不同情况下遵守手卫生的五个时机，这种行为本身是不值得付出努力的。在第十一章中，我们将讨论部分医师的观点，即他们有权作为主治医师（或被称为"顾问"）使用自己的权力替患者在医疗方面做出自主决定。事实上，的确有部分情况需要他们行使自主权力，但其中不包括手卫生问题。WHO关于手卫生所提出的临床指南，通过对已发表的研究结果仔细分析，从而得到了充分的结果支持，并在此基础上经过广泛的磋商制定。虽然这并不意味着该指南在任何方面都是完美的（事实上，我们已经表明它很可能是不完美的），但它背后所代表的权威性和制定过程，确实需要让那些希望忽略或修改指南的人提供充分的证据。一群持着辩证态度的医务人员在手术室背景下对指南的问题进行仔细批评，并通过对证据的分析支持，推进并修改指南使其符合其所认为的更好方案是一回事；但对于个人医务者来说，简单地忽略此类指南则是另一回事，特别是那些已得到从业机构认可的指南。

理想情况下，改进此类指南应是医务人员及其机构或科室通过正式的修改案等方式进行。在完美的情况下，此类修改应该被认真审校并公布结果，以便其他医务人员从中学习经验。药物管理和临床实践相关的其他标准和指南也应采用此种方法。

本章节提出的关于违规的一般观点得到了其他评论家的支持。1997年，James Reason提出"无责文化既不可行也不可取"的观点。书中他写道：

"一小部分人及其不安全的行为是令人震惊的且需要制裁，在某些情况下，此种制裁应是严厉的。对所有不安全行为均不采取处罚，将会导致机构在员工中缺乏可信度。更甚者，此种不作为可能被视为反对自然正义。有必要建立一种公正的风气和氛围，即人们应该因为其提供了保障基本安全的相关信息而受到鼓励甚至奖励，但在此种氛围中，人们也必须清楚地在可接受和不可接受的行为之间划清界限。[67]"

麻醉及围手术期用药安全

最近，Wachter和Pronovost认为，对患者医疗的失败，即使采用"不归咎"的方针，也必须通过问责制来进行平衡[89]。若与指南存在较大标准化偏差，应在审查时被视为一项重要指标，用以了解根本原因、解决违规行为并为此种行为做出文化变革。 我们将在第十一章和第十二章进一步讨论这些问题。由Pronovost领导的Keystone ICU项目（专栏11.4）提供了一个相关案例的研究，用以说明机构内的领导如何纠正临床实践中不合理的偏离指南和以临床自主权为由地对患者权利的轻微侵犯。

8.5.4.4　随时间而改变的临床现状

临床现状通常会随着时间而改变。许多30年前可接受的做法如今已无法接受——麻醉中监护的发展就是一个很好的例子。如今，针对中心静脉相关血流感染（central line-associated bloodstream infection，CLABSI）所采取的一系列减少感染发生率的措施。如恢复到以前的特殊做法是不可想象的。然而，这种变化通常是逐步发生的，如WHO所设定的手术安全核查表。因此，未能与时俱进的医务人员很有可能从曾经的临床实践的榜样变成如今的医疗标准的违反者。

另一个例子是，麻醉医师过去常常使用未贴标签的注射器进行静脉给药。他们通常按照注射器的大小和位置来对应相应药物，以便跟踪其内药物。在那时，给注射器贴标签既被认为是非必要的，也被认为是不可取的。因此在当时，不给注射器贴标签并不属于违规行为。而这些麻醉医师的学生们毫无疑问地相信他们日常工作所遵循的标准，并且其中大部分人仍会继续按照他们所学的方式操作。渐渐地，个别麻醉医师意识到这种方法的不可靠性。这种认识可能以各种方式体现，包括更换注射器导致的不良事件经验、逻辑思考、同事交流、同行讲座，以及阅读论文、书籍和指南。随着标准发展到某个阶段，对注射器（包括用于给药的各种管路）进行标记的要求开始出现在正式指南中[90-91]。之前的个人习惯逐渐变得难以继续。对于医务人员，某些时候都必须做出积极的决定，并为之付出一些努力，以打破既有的规则习惯，采用改进的注射器标签。

随着临床实践的改变，部分人就成了早期倡导者，他们会在一段时间内成为积极的异常分子。但随着时间的推移，越来越多的人采纳了新的规则，早期倡导者逐渐被大众所接受，而那些坚持守旧的人则变成消极的异类。在某个时间点后，不采用新的实践标准就构成了违规行为。

在规则仍未被改变时，早期倡导者的行为并不一定意味其就是违规行为。此外，并非所有临床实践中的改革，最终都能被证明是合理的。如期望大多数人能够改变，采用新的实践规则，需要一定的证据门槛或专家共识。即使（如Keystone ICU项目）通过大量资源投入来证明临床实践中的变化都是合理的，但改变临床实践指南仍需要一段时间的宣传教育，这种时间需求是十分合理的。然而，在某个时间点，很明显的临床实践标准发生了变化，而此时还未意识到标准发生变化的人，依然按照原先的标准进行，就形成了违规行为。但事实上，这种转变的确切时间点的确难以确定。不幸的是，据估计，新的证据平均需要17年才能成为临床实践标准，普遍认为这个时间过长了[92-93]。

评估医疗机构中的临床工作总负责人是否应该意识到此种改变并采取行动就更加困难了。归一化偏差由于其是归一性的，所以很容易被忽视。直至有人指出改变的合理性之前，任何团体或个人在不提出合理性前提下所提出的批评均会被视为无理的。一旦很多人指出了相关问题，医疗机构领导者就应当负起一些责任，至少应做到评估情况，并就是否需要干预和可行预案做出决定。同样，在这种情况下，合理方案会随着时间而变化，但是必须有一个明确的时间点规定非合理方案就是违规行为。

▶ 8.6 药物管理、系统、从业者和违规行为

在麻醉期间甚至更普遍的情况下，我们是长时间以来在医院和初级保健机构中，众多呼吁持续性和实质性解决用药安全问题的第一人。此外，在临床麻醉期间甚至在病房的常规静脉药物注射流程中，通过这些举措能够改善部分早已实施的有价值的举措。我们将在第九章讨论改善用药安全可能的方法，并在第十三章讨论实施这些措施的障碍。麻醉医师协会已经制定了麻醉期间静脉用药的相关指南[91]，麻醉相关患者安全基金会（Anesthesia Patient Safety Foundation，APSF）也已就提高手术室内用药安全性提出了共识性建议（图9.2）[94]。但很少有医疗机构能够宣称自己机构内的行为能够几乎完美地符合这些准则中的任何一条。因此问题的重点是，为什么有能力实施这些建议的医院没有这样做。目前是否已经具备了足够的证据和专家共识来证明传统的药物注射方法不再仅是一种规范化上的偏差，而已经成了一种违规行为？但值得注意的是，本书的立场并非旨在期望医院采用任何一种特定的系统或设备。相反，我们更着重的是期望医疗机构能够着重审视当前的静脉药物注射相关问题，并就需要改进的方面或接受哪些建议做出正式决定。我们将在第十四章再次讨论这个问题。

▶ 8.7 结论

以往文献总是强调药品不良事件主要与用药错误相关。在本章中，我们认为违规行为同样重要。在药物安全的背景下，从医务人员未标记注射器到管理者未能正确考虑改善用药安全的机会，对他们来说违规行为都是不一样的。其中最令人关注的莫过于一线临床人员缺乏医疗管理者对于改善医疗安全计划的支持。

基于对北海石油钻井平台的操作员和监督员的研究，Hudson等[95-96]提炼出违规行为的4个主要原因，恰恰巧妙地总结了本章所提出的要点。

- 必须违反规则才能完成工作的思维方式
- 过分自信，或认为自己无须遵守规则就能熟练完成工作
- 寻找工作中的捷径使其更好或更快地完成
- 计划不充分，从而导致不得不在紧急情况下发现流程问题并随机应变地解决问题

Hudson等试图通过理解和改变违规的共同原因从而减少违规行为。他们认为，惩罚并非有效的解决方法；研究中的大多数违规者都试图按时或更快地完成工作，因此他们不能够在现实世界中遵循相应的规则[95]。

深层次理解违规行为，并愿意在公正的背景下讨论问题的责任归属，很可能是未来提高用药安全的关键。

参考文献

1. Merry AF, Brookbanks W. Merry and McCall Smith's Errors, Medicine and the Law. 2nd ed. Cambridge, UK: Cambridge University Press; 2017.

2. Reason J. Human Error. New York, NY: Cambridge University Press; 1990.

3. Baker R, Hurwitz B. Intentionally harmful violations and patient safety: the example of.Harold Shipman. J.R.Soc Med. 2009;102(6):223-7.

4. Haines D. The legacy of Dr. Harold Shipman. Med Leg.J. 2015;83(3):115.

5. Stubbley P. Frederic Pechier: doctor charged with killing nine patients by "poisoning them during surgery." London: Independent; 2019. Accessed January 17, 2020. https://www.independent..co.uk/news/world/europe/frederic-pechier-doctor-poison-patients-france-surgery-besancon-a8917811.html

6. Wikipedia contributors. Firefighter arson. Wikipedia, The Free Encyclopedia; 2019. Accessed January 18, 2020. https://en.wikipedia..org/wiki/Firefighter_arson

7. Wikipedia contributors. Harold Shipman. Wikipedia, The Free Encyclopedia; 2018. Accessed January 18, 2020. https://en.wikipedia.org/w/index.php?title=Harold_Shipman&oldid=848386767

8. Williams LS. Anesthetist receives jail sentence after patient left in vegetative state. CMAJ. 1995;153:619-20.

9. International Taskforce on Anaesthesia Safety. International standards for a safe practice of anaesthesia. Eur J Anaesthesiol. 1993;10(suppl 7):12-15.

10. Gelb AW, Morriss WW, Johnson W, Merry AF, International Standards for a Safe Practice of Anesthesia Workgroup. World Health Organization-World Federation of Societies of Anaesthesiologists (WHO-WFSA) International Standards for a Safe Practice of Anesthesia. Anesth Analg. 2018;126(6):2047-55.

11. Merry AF, Webster CS, Hannam J, et al. Multimodal system designed to reduce errors in recording and administration of drugs in anaesthesia: prospective randomised clinical evaluation. BMJ. 2011;343:d5543.

12. Rowe L, Galletly DC, Henderson RS. Accuracy of text entries within a manually compiled anaesthetic record. Br J Anaesth. 1992;68:381-7.

13. Edwards KE, Hagen SM, Hannam J, et al. A randomized comparison between records made with an anesthesia information management system and by hand, and evaluation of the Hawthorne effect. Can J Anaesth. 2013;60(10):990-7.

14. Van Schalkwyk JM, Lowes D, Frampton C, Merry AF. Does manual anaesthetic record capture remove clinically important data? Br J Anaesth. 2011;107(4):546-52.

15. Dawson D, Reid K. Fatigue, alcohol and performance impairment. Nature. 1997;388:235.

16. Ferguson SA, Thomas MJ, Dorrian J, et al. Work hours and sleep/wake behavior of Australian hospital doctors. Chronobiol Int. 2010;27(5):997-1012.

17. Asch DA, Parker RM. The Libby Zion case. One step forward or two steps backward? N Engl J Med. 1988;318(12):771-5.

18. Bhananker SM, Cullen BF. Resident work hours. Curr Opin Anaesthesiol. 2003;16(6):603-9.

19. Spritz N. Oversight of physicians' conduct by state licensing agencies. Lessons from New York's Libby Zion case. Ann Intern Med. 1991;115(3):219-22.

20. Patel N. Learning lessons: the Libby Zion case revisited. J Am Coll Cardiol. 2014;64(25):2802-4.

21. Savill R. Tired doctor cleared over patient's death. The Daily Telegraph. May 20, 1995.

22. Gander PH, Merry A, Millar MM, Weller J. Hours of work and fatigue-related error: a survey of New Zealand anaesthetists. Anaesth Intensive Care. 2000;28(2):178-83.

23. Dement WC. The perils of drowsy driving [editorial]. N Engl J Med. 1997;337(11):783-4.

24. Smetzer J, Baker C, Byrne FD, Cohen MR. Shaping systems for better behavioral choices: lessons learned from a fatal medication error. Jt Comm J Qual Patient Saf. 2010;36(4):152-63.

25. Parsa-Parsi RW. The revised declaration of Geneva: a modern-day physician's pledge. JAMA. 2017;318(20):1971-2.

26. WMA Declaration of Geneva. Ferney-Voltaire, France: World Medical Association; 2017. Accessed January 18, 2020. https://www.wma.net/policies-post/wma-declaration-of-geneva/

27. Maisonneuve JJ, Lambert TW, Goldacre MJ. UK doctors' views on the implementation of the European Working Time Directive as applied to medical practice: a quantitative analysis. BMJ Open. 2014;4(2):e004391.

28. Clarke RT, Pitcher A, Lambert TW, Goldacre MJ. UK doctors' views on the implementation of the European Working Time Directive as applied to medical practice: a qualitative analysis. BMJ Open. 2014;4(2):e004390.

29. Trew A, Searles B, Smith T, Darling EM. Fatigue and extended work hours among cardiovascular perfusionists: 2010 Survey. Perfusion. 2011;26(5):361-70.

30. Howard SK, Gaba DM, Smith BE, et al. Simulation study of rested versus sleep-deprived anesthesiologists. Anesthesiology. 2003;98(6):1345-55.

31. Landrigan CP, Rothschild JM, Cronin JW, et al. Effect of reducing interns' work hours on serious medical errors in intensive care units. N Engl J Med. 2004;351(18):1838-48.

32. Lockley SW, Cronin JW, Evans EE, et al. Effect of reducing interns' weekly work hours on sleep and attentional failures. N Engl J Med. 2004;351(18):1829-37.

33. Chu MW, Stitt LW, Fox SA, et al. Prospective evaluation of consultant surgeon sleep deprivation and outcomes in more than 4000 consecutive cardiac surgical procedures. Arch Surg. 2011;146(9):1080-5.

34. Ellman PI, Kron IL, Alvis JS, et al. Acute sleep deprivation in the thoracic surgical resident does not affect operative outcomes. Ann Thorac Surg. 2005;80(1):60-4.

35. Ellman PI, Law MG, Tache-Leon C, et al. Sleep deprivation does not affect operative results in cardiac

surgery. Ann Thorac Surg. 2004;78(3):906-11.

36. Howard SK, Gaba DM, Rosekind MR, Zarcone VP. The risks and implications of excessive daytime sleepiness in resident physicians. Acad Med. 2002;77(10):1019-25.

37. Gander P, Millar M, Webster C, Merry A. Sleep loss and performance of anaesthesia trainees and. specialists. Chronobiol Int. 2008;25(6):1077-91.

38. Garden AL, Currie M, Gander PH. Sleep loss, performance and the safe conduct of anaesthesia. In: Keneally J, Jones M, eds. Australasian Anaesthesia. Melbourne: Australian and New Zealand College of Anaesthetists; 1996:43-51.

39. Saleh A, Awadalla N, El-masri Y, Sleem W. Impacts of nurses' circadian rhythm sleep disorders, fatigue, and depression on medication administration errors. Egypt J Chest Dis Tuberc. 2014;63: 145-53.

40. Valentin A, Capuzzo M, Guidet B, et al. Errors in administration of parenteral drugs in intensive care units: multinational prospective study. BMJ. 2009;338:b814.

41. Zhao J, Warman GR, Cheeseman JF. The functional changes of the circadian system organization in aging. Ageing Res Rev. 2019;52:64-71.

42. Webster CS, Merry AF, Larsson L, McGrath KA, Weller J. The frequency and nature of drug administration error during anaesthesia. Anaesth Intensive Care. 2001;29(5):494-500.

43. Cheeseman JF, Webster CS, Pawley MDM, et al. Use of a new task-relevant test to assess the effects of shift work and drug labelling formats on anesthesia trainees' drug recognition and confirmation. Can J Anaesth. 2011;58(1):38-47.

44. Silbert BS, Maruff P, Evered LA, et al. Detection of cognitive decline after coronary surgery: a comparison of computerized and conventional tests. Br J Anaesth. 2004;92(6):814-20.

45. Griffiths JD, McCutcheon C, Silbert BS, Maruff P. A prospective observational study of the effect of night duty on the cognitive function of anaesthetic registrars. Anaesth Intensive Care. 2006;34(5):621-8.

46. Merry AF, Warman GR. Fatigue and the anaesthetist. Anaesth Intensive Care. 2006;34(5):577-8.

47. Huffmyer JL, Kleiman AM, Moncrief M, et al. Impact of caffeine ingestion on the driving performance of anesthesiology residents after 6 consecutive overnight work shifts. Anesth Analg. 2020;130(1): 66-75.

48. Norman DA. The Psychology of Everyday Things. New York, NY: Basic Books; 1998.

49. Shadwell T. Jaywalk and you could be in court. Dominion Post. February 10, 2014.

50. Norman D. Things That Make Us Smart: Defending Human Attributes in the Age of the Machine. Reading, MA: Perseus; 1993.

51. Eichhorn JH, Cooper JB, Cullen DJ, et al. Standards for patient monitoring during anesthesia at Harvard Medical School. JAMA. 1986;256(8):1017-20.

52. Braun AR, Skene L, Merry AF. Informed consent for anaesthesia in Australia and New Zealand. Anaesth Intensive Care. 2010;38(5):809-22.

53. Braun AR, Leslie K, Merry AF, Story D. What are we telling our patients? A survey of risk disclosure for anaesthesia in Australia and New Zealand. Anaesth Intensive Care. 2010;38(5):935-8.

54. Wahr JA, Prager RL, Abernathy JH 3rd, et al. Patient safety in the cardiac operating room: human factors and teamwork: a scientific statement from the American Heart Association. Circulation.

第八章　违规用药及用药安全

2013;128(10):1139-69.

55. Pedersen T, Nicholson A, Hovhannisyan K, et al. Pulse oximetry for perioperative monitoring. Cochrane Database Syst Rev. 2014;(3):CD002013.

56. Merry AF, Eichhorn JH, Wilson IH. Extending the WHO "Safe Surgery Saves Lives" project through global oximetry. Anaesthesia. 2009;64(10):1045-8.

57. Iszatt-White M. Catching them at it: an ethnography of rule violation. Ethnography. 2007;8(4):445-65.

58. Reason J. The Human Contribution: Unsafe Acts, Accidents and Heroic Recoveries. Burlington, VT: Ashgate Publishing; 2008.

59. Anonymous. Costa Concordia: Captain Schettino tried to "impress." BBC News. December 2, 2014. Accessed January 18, 2020. https://www.bbc.com/news/world-europe-30297395

60. Janssen W. Seat-belt wearing and driving behavior: an instrumented-vehicle study. Accid Anal Prev. 1994;26(2):249-61.

61. Sagberg F, Fosser S, Saetermo IA. An investigation of behavioural adaptation to airbags and antilock brakes among taxi drivers. Accid Anal Prev. 1997;29(3):293-302.

62. Ebstein RP, Novick O, Umansky R, et al. Dopamine D4 receptor (D4DR) exon III polymorphism associated with the human personality trait of Novelty Seeking. Nat Genet. 1996;12(1):78-80.

63. Ham BJ, Lee YM, Kim MK, et al. Personality, dopamine receptor D4 exon III polymorphisms, and academic achievement in medical students. Neuropsychobiology. 2006;53(4):203-9.

64. Uzefovsky F, Shalev I, Israel S, et al. The dopamine D4 receptor gene shows a gender-sensitive association with cognitive empathy: evidence from two independent samples. Emotion. 2014;14(4): 712-21.

65. Reiner I, Spangler G. Dopamine D4 receptor exon III polymorphism, adverse life events and personality traits in a nonclinical German adult sample. Neuropsychobiology. 2011;63(1):52-8.

66. Brickhill P. Reach for the Sky: The Story of Douglas Bader DSO, DFC. London: Odhams Press Ltd; 1954.

67. Reason J. Managing the Risks of Organizational Accidents. London: Routledge; 1997.

68. Alper SJ, Holden RJ, Scanlon MC, et al. Self-reported violations during medication administration in two paediatric hospitals: A systematic review of safety violations in industry. BMJ Qual Saf. 2012;21:408-15.

69. Weick KE, Sutcliffe KM. Managing the Unexpected: Resilient Performance in an Age of Uncertainty. 2nd ed. San Francisco, CA: Jossey-Bass; 2007.

70. Zimlichman E, Henderson D, Tamir O, et al. Health care-associated infections: a meta-analysis of costs and financial impact on the US health care system. JAMA Intern Med. 2013;173(22):2039-46.

71. Donaldson LJ, Panesar SS, Darzi A. Patient-safety-related hospital deaths in England: thematic analysis of incidents reported to a national database, 2010-2012. PLoS Med. 2014;11(6):e1001667.

72. Allegranzi B, Pittet D. Role of hand hygiene in healthcare-associated infection prevention. J Hosp Infect. 2009;73(4):305-15.

73. Allegranzi B, Gayet-Ageron A, Damani N, et al. Global implementation of WHO's multimodal strategy for improvement of hand hygiene: a quasi-experimental study. Lancet Infect Dis. 2013;13(10):843-51.

74. Huang GKL, Stewardson AJ, Grayson ML. Back to basics: hand hygiene and isolation. Curr Opin

Infect Dis. 2014;27(4):379-89.

75. Pittet D, Allegranzi B, Storr J. The WHO Clean Care is Safer Care programme: field-testing to enhance sustainability and spread of hand hygiene improvements. J Infect Public Health. 2008;1(1):4-10.

76. Allegranzi B, Pittet D. Healthcare-associated infection in developing countries: simple solutions to meet complex challenges. Infect Control Hosp Epidemiol. 2007;28(12):1323-7.

77. Clean Care is Safer Care Team. WHO Guidelines on Hand Hygiene in Health Care: a Summary. Geneva: World Health Organization; 2009. Accessed January 18, 2020. https://apps.who.int/iris/bitstream/handle/10665/70126/WHO_IER_PSP_2009.07_eng.pdf;jsessionid=427B1CDF65656AAC96D50E4329449EE3?sequence=1

78. Lau T, Tang G, Mak KL, Leung G. Moment-specific compliance with hand hygiene. Clin Teach. 2014;11(3):159-64.

79. Munoz-Price LS, Bowdle A, Johnston BL, et al. Infection prevention in the operating room anesthesia work area. Infect Control Hosp Epidemiol. 2018;11:1-17.

80. Lucas NC, Hume CG, Al-Chanati A, et al. Student-led intervention to.inNOvate hand hygiene practice in Auckland Region's medical students (the No HHARMS study). N.Z Med.J. 2017;130(1448):54-63.

81. Koff MD, Loftus RW, Burchman CC, et al. Reduction in intraoperative bacterial contamination of peripheral intravenous tubing through the use of a novel device. Anesthesiology. 2009;110(5):978-85.

82. Stone SP, Fuller C, Savage J, et al. Evaluation of the national Cleanyourhands campaign to reduce Staphylococcus aureus bacteraemia and Clostridium difficile infection in hospitals in England and Wales by improved hand hygiene: four year, prospective, ecological, interrupted time series study. BMJ. 2012;344:e3005.

83. Pronovost P, Needham D, Berenholtz S, et al. An intervention to decrease catheter-related bloodstream infections in the ICU. N.Engl J Med. 2006;355(26):2725-32.

84. Gray J, Proudfoot S, Power M, et al. Target CLAB Zero: a national improvement collaborative to reduce central line-associated bacteraemia in New Zealand intensive care units. N Z Med J. 2015;128(1421):13-21.

85. Gargiulo DA, Sheridan J, Webster CS, et al. Anaesthetic drug administration as a potential contributor to healthcare-associated infections: a prospective simulation-based evaluation of aseptic techniques in the administration of anaesthetic drugs. BMJ Qual Saf. 2012;21(10):826-34.

86. Birnbach DJ, Rosen LF, Fitzpatrick M, et al. Double gloves: a randomized trial to evaluate a simple strategy to reduce contamination in the operating room. Anesth Analg. 2015;120(4):848-52.

87. Loftus RW, Brown JR, Koff MD, et al. Multiple reservoirs contribute to intraoperative bacterial transmission. Anesth Analg. 2012;114(6):1236-48.

88. Loftus RW, Koff MD, Birnbach DJ. The dynamics and implications of bacterial transmission events arising from the anesthesia work area. Anesth Analg. 2015;120(4):853-60.

89. Wachter RM, Pronovost PJ. Balancing "no blame" with accountability in patient safety. N Engl J Med. 2009;361(14):1401-6.

90. Merry AF, Shipp DH, Lowinger JS. The contribution of labelling to safe medication administration in anaesthetic practice. Best Pract Res Clin Anaesthesiol. 2011;25(2):145-59.

91. Australian and New Zealand College of Anaesthetists. Guidelines for the Safe Administration of

Injectable Drugs in Anaesthesia. Melbourne: Australian and New Zealand College of Anaesthetists; 2009. Policy document PS 51.

92. Institute of Medicine. Crossing the Quality Chasm: A New Health System for the 21st Century. Washington, DC: National Academy Press; 2001.

93. Morris ZS, Wooding S, Grant J. The answer is 17 years, what is the question: understanding time lags in translational research. J R Soc Med. 2011;104(12):510-20.

94. Eichhorn J. APSF hosts medication safety conference: consensus group defines challenges and opportunities for improved practice. APSF Newsletter. 2010;25(1):1-7. Accessed January 3, 2020. www.apsf.org/article/apsf-hosts-medication-safety-conference/

95. Hudson P, Verschuur W, Parker D, Lawton R, van der Graaf G. Bending the rules: managing violation in the workplace. Leiden: Centre for Safety Science, Leiden University; 1998. Accessed January 21, 2020. https://www.naris.com/wp-content/uploads/2016/10/Bending-the-rules..pdf

96. Hudson P, Verschuur W, Lawton R, Parker D, Reason J. Bending the rules II: the violation manual. Leiden: Centre for Safety Science, Leiden University; 1997. Accessed January 21, 2020. https://www.academia.edu/21944364/Bending_the_Rules_Managing_Violation_in_the_Workplace

麻醉及围手术期用药安全

提高用药安全的干预措施

田 伊，阎 涛

 ## 9.1 引言

　　不同地方报告错误的方式存在很大差异，不同地方的工作流程也存在很大差异。因此对于所有地点和机构来说，我们很难定义什么样的干预措施会使得用药过程更安全。这一观点在文献中多次得到论证，并且在过去的20年中几乎无变化[1]。此外，当地对于用药安全的医院管理文化和氛围差异很大，即使在同一医院内的不同病房之间也是如此[2]；这些差异将会影响到各种用药安全措施的实施，如有的措施可能会提高当地的用药安全，而有的可能只是增加额外的工作没有任何益处。这些措施小到工作流程的改进（例如，为ICU配备临时起搏导线时，始终提供合适尺寸的护套）[3]，大到电子健康记录和计算机化医嘱录入系统（CPOE）等方面的全系统资本支出。每一项拟议的干预措施都应评估其预防错误发生的力度（表9.1），因为许多干预措施对于预防错误几乎没有影响（例如，一项新政策很少能有效减少错误）。不幸的是，那些简单而廉价的干预措施（例如，告诫人们要更加努力、再教育、制定政策或程序）在预防再次犯错方面，通常都显得很鸡肋。而强有力的干预措施，如强制功能（以连接气体和蒸汽的调压阀为例）、CPOE和条形码的使用，将会因为增加工作人员及管理人员的配置，导致成本增加。正如后文所讨论的，通常情况下，药物安全的改善不可能通过某个单一的干预决定，而是通过一整套综合干预来实现[4-7]；用药安全成功的关键在于多角度的应对措施[8]。尽管这些措施会减少用药错误，但对于提高用药安全而言，这些干预措施孰轻孰重无从辨知。

　　下文所述的各种干预措施是基于专家意见而建立的。RCT的循证医学证据等级是建立在理想化的实验设计基础之上，然而在临床试验的实施中，用药剂量的准确性是有偏差的，因此可能会干扰RCT研究的实验结果。计算机模拟技术为干预措施的验证提供了

表 9.1　提高用药安全性的干预力度并举例

较弱措施	中等措施	较强措施
双重检查	清单或其他认知辅助工具	体系结构改变或物理变化
警告和标签	增加人员或减少工作量	领导层切实参与并采取行动支持患者安全
新程序、备忘录或政策	冗余	简化流程或去除不必要的步骤
培训和教育	增强沟通技巧（例如，复述）	设备标准化和护理流程图
额外的研究或分析	增强软件	购买新设备前进行可用性测试
	消除外观相似和声音相似的药物	强制功能（例如，气缸的索引）
	将危险药物（高浓度 KCl）与常规药物分开	
	消除或减少干扰	

另一种手段[9-13]，但基于计算机模拟的临床用药错误的相关研究尚未广泛开展。因此我们可以采用如CPOE或条形码辅助药物管理等主要的技术解决方案，对该技术实施前后的错误发生率进行比较，也可在相似的病房之间对于是否具备该技术与错误发生率的相关性进行研究。例如，Nuckols等通过比较CPOE与纸质医嘱输入两种干预措施，对16项研究进行了荟萃分析，该结果提供了相对可信的研究证据等级，结果表明CPOE在临床上可减少用药错误和药品不良事件，然而该结果同时也受到纳入各组研究的实验设计缺陷所制约（图9.1）：CPOE相较于纸质医嘱输入仅发生一半的药品不良事件［综合风险比（RR）=0.47，95%CI：0.31~0.71］和用药错误（RR=0.46，95%CI：0.35~0.60）[14]。需要指出的是，临床上许多建议的或理论上的指导意见尚未得到循证医学证实，有时甚至没有经过精确定义（例如，"避免相似"或"提供足够照明"的建议）。许多医师在临床医疗过程中随意性太强，并拿缺乏临床证据来为他们的上述行为辩驳，关于这一点，我们将在第十二章中进行详细论述。Jensen等[15]认为"缺乏循证医学一类和二类证据的医疗行为并不能证明其合理性"。相反，Sackett等认为循证医学意味着"寻找最佳的外部证据来回答我们的临床问题"[16]。这种"最佳的外部证据"肯定会从随机试验开始，但如果不存在此类证据，"我们必须沿着这条线索找到次优级的外部证据，并从那里开始工作"[16]。将基于循证医学证据制订安全用药流程的建议，这些证据将来自临床经验、专家共识、对错误发生方式和原因的深度思考，甚至是德尔菲法（Delphi processes，又称专家调查法）。

有一些关于减少用药错误策略的系统评价研究。表9.2列出了来自两项研究的建议。第一项研究来自Wahr等[17]，更新了Jensen及其同事对麻醉用药策略的早期综述[15]；第二项研究来自Miller及其同事对儿科护理的具体策略[1]。以上两项研究中几乎所有的建议都是基于专家意见，但值得注意的是，这些建议十分相似。手术室的建议列表比儿科的更详细，两者中有许多建议是通用的。安全用药实践研究所（ISMP）发布了一个工具包，供各机构在评估其药物错误预防策略时使用：该列表在Wahr综述中提及，但在Miller发表综述时尚未发布。它比表9.2中的任何一个列表都更详细，几乎涵盖了药物安全的所有可能方面。

A

研究	CPOE 失误数，N	单位，N	纸质 失误数，N	单位，N	权重	风险比 D-L，随机 (95%CI)	风险比 D-L，随机 (95%CI)
Bates 1998	54	11 235*	127	12 218	6.08	0.46 (0.34~0.64)	
Bates 1999	50	1 878*	242	1 704	6.12	0.19 (0.14~0.25)	
Bizovi 2002	11	1 594†	54	2 326	4.81	0.30 (0.16~0.57)	
Oliven 2005	220	5 033*	617	4 969	6.50	0.35 (0.30~0.41)	
Shulman 2005	117	2 429†	71	1 036	6.15	0.70 (0.52~0.94)	
Barron 2006	77	240 096‡	252	240 096	6.27	0.31 (0.24~0.39)	
Colpaert 2006	35	1 286†	106	1 224	5.86	0.31 (0.21~0.46)	
Aronsky 2007	73	2 567†	125	3 383	6.17	0.77 (0.58~1.03)	
Mahoney 2007	2 319	1 390 789†	4 960	1 452 346	6.62	0.49 (0.47~0.51)	
Wess 2007	57	13 105†	239	8 595	6.17	0.16 (0.12~0.21)	
Franklin 2009	127	501*	135	438	6.30	0.88 (0.65~1.05)	
van Doormal 2009	1 203	7 068†	3 971	7 106	6.61	0.31 (0.29~0.33)	
Shawnha 2011	1 142	14 064†	3 008	13 328	6.61	0.36 (0.34~0.39)	
Leung 2012	645	1 000§	550	1 000	6.56	1.17 (1.04~1.31)	
Menendez 2012	1 197	11 347§	356	7 001	6.55	2.08 (1.84~2.34)	
Westbrook 2012	1 029	629§	4 270	1 053	6.61	0.40 (0.38~0.43)	

总用药错误：8 361(CPOE)；19 083（纸质）　　总计 0.46 (0.35~0.60)
异质性检验：I^2 98%；Q检查$p<0.0001$
总效力：$z=-5.62$，$p<0.0001$

干预设计和实施（I），情景（C）和方法学（M）因素

		风险比 D-L，随机 (95%CI)
I：开发人员类型	内部（6研究）	0.37 (0.29~0.47)
	商业（9研究）	0.56 (0.36~0.85)
I：临床决策支持—任何	缺少（4研究）	0.51 (0.31~0.87)
	存在（12研究）	0.44 (0.32~0.62)
I：临床决策支持—复杂程度	基本（4研究）	0.40 (0.38~0.87)
	中度或高级（6研究）	0.51 (0.26~0.97)
I：实施范围	有限单位数量（12研究）	0.38 (0.32~0.46)
	全院范围（4研究）	0.78 (0.36~1.70)
C：国家	美国（9研究）	0.39 (0.27~0.57)
	非美国（7研究）	0.56 (0.35~0.89)
M：事件检测方法	药剂师医嘱审阅（7研究）	0.38 (0.27~0.53)
	更全面的方法（9研究）	0.53 (0.36~0.79)

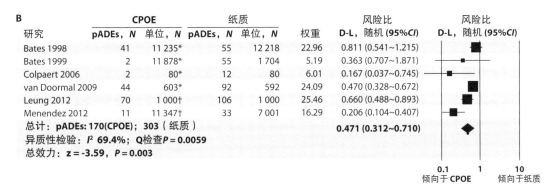

0.1　　1　　10
倾向于CPOE　　倾向于纸质

B

研究	CPOE pADEs，N	单位，N	纸质 pADEs，N	单位，N	权重	风险比 D-L，随机 (95%CI)	风险比 D-L，随机 (95%CI)
Bates 1998	41	11 235*	55	12 218	22.96	0.811 (0.541~1.215)	
Bates 1999	2	11 878*	55	1 704	5.19	0.363 (0.707~1.871)	
Colpaert 2006	2	80*	12	80	6.01	0.167 (0.037~0.745)	
van Doormal 2009	44	603*	92	592	24.09	0.470 (0.328~0.672)	
Leung 2012	70	1 000†	106	1 000	25.46	0.660 (0.488~0.893)	
Menendez 2012	11	11 347†	33	7 001	16.29	0.206 (0.104~0.407)	

总计：pADEs：170(CPOE)；303（纸质）　　0.471 (0.312~0.710)
异质性检验：I^2 69.4%；Q检查$P=0.0059$
总效力：$z=-3.59$，$P=0.003$

0.1　　1　　10
倾向于CPOE　　倾向于纸质

A.全部医疗失误（暴露单位：*1000患者天数；†医嘱数；‡执行剂量；§住院数）；B.药物不良事件（暴露单位：*1000患者天数；†住院数）。

图 9.1　荟萃分析：在医院急教设施中 CPCE 相对于纸质医嘱录入在用药错误和药品不良事件中的相对风险

注：试验设计的主体是前 / 后或对相同单位的对比。
［资料来源：经 Nuckels 等许可，2014（14）］

麻醉患者安全基金会（APSF）召开了两次专家会议，综合所有可用的证据和意见，形成了"改善手术室用药安全的共识建议"（图9.2）[18]。以下内容更多是对主要策略概念的概述，而不是已提出的每种干预措施的详尽罗列。我们根据APSF指南构建了本章。

表9.2　在手术室和儿科照护中减少用药错误的建议

手术室用药安全	儿科照护用药安全（关注普通病房和ICU）
全面的药物核对	
标准格式用药流程图	
手术过程中记录药品的单一位置（贯穿手术前、手术中和在术后麻醉恢复室时）	准确的用药记录
需确认事项包括	标准的单位（kg、cm而不是磅、英寸）
患者身份	
体重	
过敏信息	
用药信息，如使用的抗生素	
麻醉信息系统的自动警报	潜在药品不良事件的计算机警报
剂量	医嘱单标准化，包括过敏信息和体重
过敏	
药物–药物相互作用	
建立基于体重的剂量限制[a]	紧急用药的计算工具
输液器有剂量提示	
计算机提示	
纸张参考	
急救手册，清单和方案；输液速率表	有获取当前临床资料和参考的方便途径
特殊的仪器车有使用说明	
麻醉车中的药物托盘	
所有地方都是标准化的	
托盘划分清楚	
减少药物放置混乱	
系统模块化	
药房管理药物托盘	
在常用位置除去不常用药物	
独特的位置或药物托盘	
在每例手术结束时清理药物	
倾向于使用一次性的药瓶	
如果必须使用多剂量药瓶，在手术结束时丢弃	
高风险/危险药物的管理	药物标准化和适当的存放
没有浓缩的药物	
在仪器车中只有一个标准浓度	
药房提供稀释的高风险药物（胰岛素，肝素）	
在浓缩或高风险药物上有警示标签	
没有大容量肾上腺素	

手术室用药安全	儿科照护用药安全（关注普通病房和 ICU）
将局部药物分隔在局部仪器车上	
只使用不含防腐剂的局部麻醉药	
清晰标示皮下或局部麻醉药	
药房准备所有的混合药物	
局部麻醉溶液与静脉药物清晰分开	
每一个药物标注名称，日期，浓度[a]	清晰和正确标记
使用条形码系统	
根据 ISO 标准预打印的彩色便签	
避免使用缩略词和尾随零	
未标记注射器立即丢弃	
最低限度使用提供者准备的注射器	
尽可能预先准备	
混合和稀释的药物由药房准备	
当提供者准备高风险药物稀释液时进行双人核对或	
小心地双次核对	
与两人确认高风险药物和基于体重的剂量	针对高风险药物的特殊程序和方案
无菌操作	
注射器带帽	
脊髓 / 硬膜外的注射操作，必须无菌	
注射之前确认每个小瓶、安瓿、注射器的标签[a]	药物使用的条形码
用可听化和可视化的条形码系统	
进行双人核对	
单人核对	
所有输液使用智能泵	标准化的设备
智能泵是标准化的	
智能泵具有防护和警报装置	
明确地给药途径	
特殊给药途径设备（硬膜外，静脉等）	
彩色标签（黄色硬膜外，红色动脉）	
在所有输液线路和端口标记	
硬膜外 / 静脉通路没有端口	
无菌区域用药	
同一时间只有一种药物传至无菌区域	
两个人大声检查核对	
标注药物名称、日期、浓度	
丢弃任何未标注的	
将局部麻醉药和冲洗液分开（不在肠外注射器中）	
交接时（交接班、换班时，在麻醉恢复室/ICU，护士、医师之间）应按要求对给药方式和药物在仪器车和区域的位置进行检查	

手术室用药安全	儿科照护用药安全（关注普通病房和 ICU）
口头下药物医嘱时通过复述重复确认，给药时声明，记入流程图（最好记入麻醉信息管理系统）	口头医嘱政策
在手术结束时丢弃所有注射器、容器、多剂量药瓶，快速清洁	
用于事件报告、分析和干预的非惩罚性质量保证系统	质量改进措施：药物使用评价，事故上报/审查
用药安全的书面政策；对新员工在政策方面充分教育	
建立尊重和协作的文化，注重患者安全并建立依从性（仅是文化/依从性）	鼓励审查医嘱的团队环境
充分的监督、教学和在职培训	适当的处方，标签，配药，监督和用药的培训
避免购买外观相似的药物；当不可避免时，请勿靠近存放	对外观相似的药物添加警示标签
药剂师配合手术室工作	药剂师参与临床
药剂师 24 小时/7 天待命回应疑问	药房关闭时药剂师保持联络通畅
药剂师参与教育，参加关于发病率和死亡率的会议 手术室药剂师接受关于手术室的特殊教育	
药房对用药流程负责	儿科有处方管理人员
药房储存、运输、递送药物托盘	合适的药房人员和环境
药房准备所有混合的或稀释的高风险药物 药房准备注射液	药品软件
退回未使用或不常用药物的政策，快速清理	电子化医嘱录入 自动化配药设备 单位剂量分配系统 减少抗凝药相关药品不良事件 患者用药教育

资料来源：第一列，与手术室有关，来自 Wahr 等，2017[17]；第二栏，与儿科护理有关，来自 Miller 等，2007[1]。

a 通过表 9.1 按照推荐强度顺序列出建议。

▶ 9.2 | 文化

"安全文化"或"安全环境"的概念起源于工业，如商业航空和核电工业，这些行业虽然复杂且经常存在危险，但一直有着很高的可靠性。航空母舰也是高可靠性组织（high-reliability organization，HRO）的一个例子。这些高可靠性组织的特性包括：①不过分简单化错误的原因；②对失败的重视；③对操作的敏感性；④对专业意见的尊重；⑤面对错误的恢复能力[19]。在医疗保健和用药安全领域，对失败的重视起始于非惩罚性环境：员工可以报告事故和错误而不用害怕被报复或者被处罚。重视失败会建立起一种团队文化，每个团队成员都持续地关注和报告那些给患者带来危险的潜在漏洞。这些漏洞便是

标准化

1. 高度警戒药物（如去氧肾上腺素和肾上腺素）应由药房准备，以标准化浓度／稀释剂的形式，以适合成人和儿童及时使用的方式（丸剂或注射液）提供。输液应通过包含药物库的电子控制智能设备进行
2. 及时可用的注射器和输液器应该有标准化的完全符合机器可读的标签
3. 额外的建议
a）跨学科和统一的药物管理安全课程可提供给所有培训项目和设施
b）手术室里没有任何潜在致命药剂的浓缩版本
c）需要在环境中对极度高度警戒药物（如肝素）进行重复校检
d）在一个机构的所有麻醉工作站中标准化放置药物
e）采用方便获取的方法保存所有使用过的注射器和药物容器，直到手术结束
f）标准化整个机构的输液库／指南
g）标准化管道专用连接器（静脉，动脉，硬膜外，肠内）

技术

1. 每个麻醉位置都应该有一个在拟用药和用药前识别药物的机制（条形码阅读器）和一个提供反馈、决策支持和文档的机制（自动化信息系统）
2. 额外的建议
a）为所有用户提供技术培训和设备教育，可能需要正式的认证
b）改进和规范输液泵的用户界面
c）将强制性安全检查表纳入所有手术室系统

药房／预填写／预混合

1. 应尽可能停用提供者准备的常规药物
2. 临床药剂师应成为围手术期／手术室团队的一员
3. 应尽可能使用按手术分类的标准化预准备药品包
4. 额外的建议
a）为所有麻醉专业人员和药剂师准备跨学科和统一的药物管理安全课程
b）加强手术室药剂师尤其是他们作为围手术期顾问的培训
c）在手术室套间中部署无处不在的自动配药机（与中央药房及其信息管理系统通信）

文化

1. 建立一个"适合的文化"来上报失误（包括接近失误）并讨论学到的教训
2. 通过必修课程和持续进修课程，在APSF通信和教育视频中传播引人注目的故事，建立教育、理解和责任的文化
3. 在机构、专业组织和认证机构内部和之间建立一种合作文化，认可STPC的利益

图 9.2　麻醉患者安全基金会的提高手术室用药安全的共识建议

［资料来源：经麻醉患者安全基金会许可，摘自 Eichhorn 2010（18）］

Reason说的"错误陷阱"，即每一个人都有犯错的可能。重视失败的团队更善于了解自己的错误，不愿接受对错误最简单的解释，而是应用多学科团队来制定对失误的解决方案。安全文化还可以减少角色之间的权力差异，从而消除破坏性的和不尊重的行为[20]。一项在3个国家的57个ICU完成的前瞻性横断面研究收集了自我报告的医疗差错和对安全环境的评估情况，该研究表明有更好安全环境的单位有着更低的用药和配位失误（即线路和管道）（*OR*每标准差0.62；95%*CI*：0.51～0.89）[21]。

Singer和Vogus[22]提供了一个建立安全环境的概念框架，总结出3种类型的干预措施：决策性措施（例如，提高安全性及创建一线员工安全环境的领导力）；互动性措施（即一线员工直接参与那些可以发现和改正系统漏洞的工作）；系统的反馈措施（通过持续和系统性的反思来促进工作安全）。回顾所有干预措施在改善安全文化方面是否有效已超出了本书的探讨范围；感兴趣的读者可以去阅读这些作者接近200个的研究报告，其中详尽回顾了建立安全环境的各种干预措施及其效果。

9.2.1 领导力和综合用药（患者）安全系统

领导力对建立安全文化至关重要，没有管理者的明确支持，安全文化就无法存在。变革型领导为组织提供一个振奋人心的愿景，并鼓励员工认同这个愿景，这与改善安全文化密切相关[20]。如前文所述，高可靠性组织对操作具有敏感性，同时尊重专业意见[19]。具有这种思维的领导者重在务实，而不是停留在假想中（第六章）。他们欢迎并依靠一线员工来找出失误可能出现在哪里（或错误发生在哪里和为什么会发生错误），并且在涉及系统改进时，他们会听从那些每天从事这项工作的一线人员的专业意见。领导者在工作现场的实地走访可以促进安全文化的发展。正如丰田生产体系所定义的那样，一名高管要实地走在"创造价值的地方"，在医疗领域，则是在普通病房、ICU、手术室等地方。医疗保健改善研究所（Institute for Healthcare Improvement，IHI）[23]的Frankel及其同事将这些称为"巡视"并进一步定义了领导者为促进安全文化应该采取的三项积极举措：发展并实施公正的文化、广泛应用团队技能和沟通训练、采取一些技巧如"巡视"[23-24]。这些积极措施使得一线员工和领导的安全愿景协调一致。一个领导者如果不是经常在现场就不可能保持敏感性。Frankel和同事们认为这不仅仅是走进病房和员工聊聊天那么简单。更确切地说，这是一种"信息循环流动"，通过这种方式识别系统漏洞，结合其他相关的报告事项，如事故报告和根本原因分析（root-cause analyses，RCAs），从而采取行动来解决这些系统漏洞[23]。

2005年，在揭露了严重的用药人为失误后不久，美国医学研究所（the Institute of Medicine，IOM）发布了"提供高质量安全护理标准发展路线图"，标题为"患者安全：实现护理新标准"。建议5指出"所有医疗机构都需要建立全面的患者安全计划，由接受过安全文化训练的人员操作。这些计划应当包括：①查找病例，识别系统性故障；②分析、了解导致系统性故障的原因；③重新设计系统，改进护理流程以防止将来出现错误。患者安全计划应当邀请患者和他们的家属加入并回应他们的询问。"[25]与那时相比，我们对全面安全计划应该包括什么内容的认识已有了极大的提高，但该建议的基本原则仍然成立。

训练有素的人，而不仅仅是那些对该领域有兴趣的人必须领导质量和安全项目。人员可能包括质量分析师、人为因素工程师、数据分析师和能够领导实施工作的项目经理。

当前的流程应当把以下事件作为漏洞和系统性失误进行检出，并使用经过验证的方法进行重新设计予以改进。特别是那些可预防的但对患者伤害程度高的事件，如医院获得性感染、药品不良事件和压疮。用药流程漏洞可以使用安全用药实践研究所"医院药物安全自我评估"进行检出（https://www.ismp.org/assessments/hospitals，2020年1月20日访问）。

应听取一线员工的意见，设计一个全面的方案来解决这些漏洞，并进行持续的监测和审计[7]。这种方法可以减少伤害，包括死亡率[26]。一项全面的安全用药计划可将季度药品不良事件（adverse medication event，AME）发生率从0.17降低到0.04（$P<0.001$）[7]。

应建立和推广事故报告系统，以识别新的或以前未识别的漏洞。报告的事件应得到及时的分析和解决。这样的系统已被证明可以减少用药错误[27]。

每个单位都应该有一个当地的安全团队来推动最佳计划的实施，并处理报告的事故[28-29]。每个单位应指派一名行政人员提供所需的指导或资源。Pronovost等设计的基于单位的综合安全计划（comprehensive unit-based safety programs，CUSPs）已被证明可减少感染[30-31]和改善环境安全[32]。需要进行可靠的数据分析，包括对安全干预措施合规性的审查。正如Deming所说，"你不能管理你没有测量的东西"[33]。然而，简单地测量和呈现数据并不能有效地改变行为[34]。

9.2.2　事故报告系统和更普遍的测量

你永远不能改进不能测量的东西，这是质量改进的一个不争的事实。在第二章我们讨论了一些衡量用药错误率的方法。以一种有意义的方式来显示随时间产生的变化是非常困难的，部分原因是：观察是识别用药错误的唯一可靠方法，而这对于常规监测来说太昂贵了。提高用药安全的全面改进计划，包括结构（如现有的技术、参与围手术期药物管理的药剂师数量）、过程（如抽查手卫生和条形码技术使用情况）和结果的测量。最后一项是最具挑战性的，因为由于药物事故造成的伤害是很难归因的。例如，如何确定术后感染是否真正归因于术后抗生素的延迟使用？

然而，在机构中测量用药过程的状态并显示随时间的变化是尝试提高用药安全性的关键。辅助事件上报（在第二章中解释）辅以偶尔对观察过程进行抽查，提供了一个合理的折中方案。华盛顿大学提供了一个很好的模型，在努力提高药物安全性的同时，采用这种实用且相对便宜的方法来衡量随着时间的推移取得的进展[35]。

如前所述，不同机构和单位之间的工作流程存在着巨大差异，这意味着尽管单位可以互相学习和从已发表的文献中学习，但每个单位都应该有自己上报和分析错误的方法，并通过这些报告设计更为安全的防御系统。易化事故上报（在前文中介绍）将比简单事故上报更全面地实现这一点。如在第十一章讨论的那样，这些系统必须是公正的，将伤害患者的人为错误视为系统性失误，解决方案不包括解雇或处罚上报者，但员工也要对违反最佳实践而负责，这通常被称为"公正文化"[36]。如果一个单位不知道错误发生在哪里，就不能提高安全性；如果员工害怕被报复、羞辱、责备或者受到惩罚，那他们就不会报告错误。对于事故报告系统，如果它能做到以下几点，那么工作效果即为最佳：鼓励报告所有确实影响或可能影响患者安全的事件；报告足够及时；设计的解决方案遵从专家意见（如听取非常了解所涉及的系统和工作流程的一线员工的意见）；对事故进行详细而深入的分析（即不愿对事故原因分析过于简化）。典型的医院事故报告系统与患者的电子医院记录（electronic hospital records，EHR）是分开的，但一些事故报告系统已经合并到EHR中，并提示连接到一个单独的数据库中。在麻醉领域，此类系统已在当地开发（如澳大利亚Alfred医院）[37]或在商业化电子麻醉记录中开发（如Epic、Centricity）。

在ICU中，文化和技术联合干预使得用药错误上报增加了25%，并使错误导致的伤害降低了71%[38]。事故报告系统已被证明可以降低用药错误率[39]。然而，上报失误充满了被羞辱和指责的恐惧，上报人会害怕被报复，更害怕在同事中失去尊重（第十一章）。在美国这样一个充满诉讼的医疗体系中，电子医院记录中的错误报告也会引起人们"被发现"的担忧。

9.2.3 根本原因分析，用药事件会议，从缺陷中学习，以及用药安全巡视

当通过关键的事故报告系统、药剂师干预、触发工具分析或其他机制确定为用药事故时，需要尽快处理和解决。需要一个分类系统来识别那些应该通过正式RCA分析的事件，以确定事件的根本原因并更正系统，确保未来不会发生类似事件。通常，严重伤害是识别要进行分析的标准之一，但显然许多患者的死亡不受到RCA影响，而类似事件又有可能在未来造成严重伤害，这时应当决定是否采取RCA。在医疗保险和医疗补助服务中心（the centers for medicare and medicaid services，CMS）、联合委员会，以及医疗保健研究与质量机构有许多资源可以用于实施RCAs，因此这里不再进一步讨论RCA。"RCA"一词不应该被认为是找到一个单一原因即可——因为通常情况下如果要有效地提高安全性，几个因素需要同时解决[40]。或许应当将用药事件视为一个整体来进行RCA，而不是把每个事件作为单独的一部分。

正如第十一章和第十二章所讨论的，不太严重的事件和那些造成很少伤害或没有伤害的事件经常被忽略。事实上，这些事件集合在一起确实很重要，它们提供了大量的学习机会。每个单位都应该有一个明确的处理这些小事件的固定程序，如医疗保健研究和质量机构（the agency for healthcare research and quality，AHRQ）的"从缺陷中学习"工具，或者由一个核心的跨学科团队（包括护士、药剂师、供应商和质量专家）审查并识别可能的干预措施[41-42]。安全巡视不同于会议，因为它们是定期进行的，而不是由某个事件引起的，旨在让质量领导者了解当地的流程并听取一线员工的意见，了解潜在存在的危险。同样，这些项目可以减少不良用药错误[7]及医院整体死亡率[26]。

9.2.4 政策和程序

每个单位、医院、州或国家都必须针对药物治疗过程的各个方面制定一系列政策和规定程序。虽然政策和程序是预防用药错误相对较弱的方法[43]，但它们确实明确了预期。关于政策和程序有效性的研究很少，一些研究报告显示，政策和程序的缺失与更多的错误相关联，而另一些研究则表明没有这种关联[43]。尽管如此，政策和程序对于具体说明应如何开展工作及应纳入哪些保障措施是有用的，也是机构［安全用药实践研究所（ISMP）[44]或

标准联合委员会（TJC）] 将推荐的最佳做法纳入日常工作的一种促进机制。例如，安全用药实践研究所发布的2020—2021年靶向药物安全用药最佳实践指出："最佳实践：将长春新碱（和其他长春碱类）放在一小袋兼容溶液中而不是注射器中。"[44]当地机构可以将此最佳实践纳入相应的药品政策中，并对系统进行所需的更改。例如，医嘱套将被更改以指示这些药物的注射速率。

如果没有规定政策和程序的具体而精确的文件，就不能指望员工知道如何执行他们工作中的许多重要方面。医院在用药安全方面应该制定的政策和程序清单是庞大的，超出了本书的探讨范围。安全用药实践研究所、联合委员会、世界卫生组织和许多其他协会都制定了详细的指南、最佳实践、标准和目标 [例如，联合委员会的国家患者安全目标（NPSG）（表9.3）] [45]，这些信息会定期发布，需要各个机构将其转化为当地的政策和程序，从而促进对患者安全和工作流程的改进。

表 9.3　将联合委员会国家患者安全目标（NPSG）03.05.01 转换为一个机构程序

NPSG 03.05.01 元素	机构程序
当这些产品可用时，仅使用口服单位剂量产品	自动配药柜中只有预先包装的单位剂量药品供护士使用
使用已批准的方案启动和维持抗凝治疗	制定一套医嘱套和政策
在开始给患者使用华法林之前，评估患者的基线凝血状况；对于所有接受华法林治疗的患者，使用当前的 INR 来调整该治疗。基线状况和当前的 INR 记录在医疗记录中	所有使用华法林的患者都需要在最近 72 小时内[a]进行 INR 检测。需要每天检测 INR，直到患者至少连续 4 天处于目标范围内；然后 INR 可以每 3 天检测一次
使用权威资源来管理接受华法林治疗患者潜在的食物和药物相互作用	药剂师每天对每个患者进行检查，以管理潜在的食物和药物相互作用
书面政策说明抗凝剂需要的基线和持续的实验室检测	华法林启动前 72 小时内[a]测 INR。每日检测 INR，直到至少连续 4 天达到目标范围；然后每 3 天检测 INR。华法林启动前 72 小时内[a]测 Hb。华法林治疗期间每 7 天进行一次 Hb 检测
向开处方者、工作人员、患者和家属提供抗凝治疗方面的教育。患者／家庭教育包括以下内容 • 追踪监测的重要性 • 用药依从性 • 药物–食物相互作用 • 潜在的药物不良反应和相互作用	出院前由药剂师进行口头教育。向患者提供书面材料和华法林视频以供使用
评估抗凝安全措施，采取行动改进措施，并在组织确定的时间范围内衡量这些行动的有效性	执行质量改进指标，并每年向抗凝质量委员会报告

资料来源：经 Nisly 等许可节选，2013（45）。

注：Hb，血红蛋白；INR，国际标准化比值。

[a]，如果患者入院接受择期手术，则前 30 天内进行的实验室检测是可接受的。

政策和程序的制定和实施可能具有一定的挑战性。写得不好的政策可能难以实施，实际上会导致违反政策本身[46]。联合委员会提供1天、3天和5天的关于如何编写有效政策的研讨会（https://www.jointcommissioninterna-tional.org/improve/create-effective-policies/，2020年1月21日访问）。表9.3提供了一家医院遵循NPSG在当地实施华法林使用标准的过程[45]。仅围绕国家政策的每一个要素编写地方政策是不够的。在这种情况下，需要开发一种新的、强制性的医嘱套，并在医嘱套中内置电子警报。计算机检查了所需的国际标准化比值（international normalized ratio，INR）和血红蛋白的医嘱，并由药剂师实施强制性的华法林调整和监测。

一旦制定了政策和程序并制定了相应的医嘱套和软件更改，就需要有效实施。除此之外，必须围绕所需实践开展健全和强制性的教育。需要建立内部审计来跟踪对政策和程序的遵守情况，并在遵守情况不理想的时候采取特殊的干预措施。即使有最好的策略和程序，也会发生意想不到的安全挑战，如条形码阅读器不能扫描，药物短缺需要用危险的相似药物替代熟悉药品，或因人手短缺导致护士在护理期间被干扰分心。还必须认识到，即使是在用药过程中非常合理的改变（如从胰岛素小瓶改为胰岛素笔）也可能产生新的错误，并需要新的政策[47]。

政策与违规之间的关系在第八章中已进行讨论。大量无法管理的政策和设计糟糕的政策都倾向于助长违规行为，有时是出于完成工作的必要，有时甚至是为了确保患者安全。正如在第十一章中讨论的那样，多年来，所有学科的从业者都已经熟练地解决了主要问题，并且经常设法避开他们认为不可行、过时或不安全的政策和程序。因此，领导者必须对面临的挑战保持敏感，而政策只是在复杂系统内促进安全的一个因素。

▶ 9.3 技术

技术在提高用药安全性方面有着巨大的潜力。特别是经过精心设计的"强制功能"可以降低患者遭受医疗失误的可能性。在过去的50年里，重大的技术进步（通常涉及计算机领域）使药物治疗过程更加安全，但每一个进步都代表着一种变化，这种变化本身也会引入错误，而这些错误与既往方案所造成的错误又有所不同。

9.3.1 电子管理系统（或电子病历）及整合

电子病历（electronic health records，EHRs）极大地改变了医疗和患者安全的状况。在20世纪70年代，在本文两位作者还在接受培训时，病历常规是使用纸质记录的，因而手术室的许多文书工作人员每天的任务就是确保每个手术患者的纸质病历在手术当天从病案室送到手术室。病情复杂的患者通常有数英尺厚的病历，按照时间顺序松散地排列。在大多数系统中，病历里没有一个单独的位置来记录患者当前的药物或过敏史信息。过敏史经常被遗漏，而这往往会危及患者生命。

20世纪60年代末，医院开始使用电子健康信息采集系统，最早的系统仅用于计费。1968年，哈佛大学和马萨诸塞州医院开发了计算机存储的门诊记录（computer-stored ambulatory record，COSTAR）。很快，美国各地都认识到了即刻获得准确医疗记录的巨大优势，以及多位医师可以同时访问医疗记录的便利性，因而开始开发各自的地方电子医疗记录系统[48]。到了20世纪90年代，电子病历显现了显著的优势，但同时也存在着需要重新认识和处理的不足之处。1997年，美国医学研究所发表了一项研究，分析了电子病历的相关问题并帮助建立了美国电子病历系统制定标准组织。例如，7级健康标准（HL7）是一项国际标准，用于在不同应用程序之间传输临床和管理数据[48]。电子病历系统通过加强护理协作，帮助改善患者的护理效果，从而有助于提升人群健康水平。然而，各国医疗保健结构的差异导致了国家间电子病历系统的形式和功能有着巨大差异。例如，2011年荷兰99%的初级保健医师都已经在使用功能齐全的国家电子病历系统，它允许医师、医院、药店和其他医疗从业者交换数据[49]；但与此同时，只有46%的美国医师在使用电子病历系统。美国在向电子病历系统过渡方面遇到了许多阻力，因此，在2008年美国政府通过重大的财政激励措施，鼓励医疗从业者和机构使用电子病历系统[49]。

从最基础的层面而言，电子病历系统允许即时访问每个患者的最新药物记录、体重和过敏情况。如第二章和第三章所讨论的，这些药物记录可能有许多是错误的，因为用药方案经常变化，但电子列表有助于进行核对。最好的电子病历系统不仅包含患者的临床信息，还与医嘱录入系统、实验室检查系统和其他相关信息库相关联。上述的系统提供了可靠的信息保障，可以实现基于患者体重的用药剂量计算、过敏警报、药物相互作用警报，以及关联到实验室检查和影像结果等功能。如表9.3所示，有效的电子病历系统连接可增强治疗策略的执行。例如，当医师下达了华法林医嘱时，适当时间间隔测定INR的医嘱也会被自动下达。

药房、门诊记录和医院数据的有效互通可以显著改善药物查对的效果，但至少在美国，这种数据互通还处于起步阶段。在丹麦，100%的处方都是电子化存储在国家数据库中，患者和医师都可以访问[49]；在美国，虽然许多处方是以电子方式创建的，但除了麻醉药物的信息外，每位医师写下的处方和每个药房填写的用药清单都被单独保存，没有共享的渠道。探索国家内部或国家之间的电子病历系统差异不在本书讨论的范围之内，但我们认为电子病历系统的某些特点可以有助于保障用药安全。

9.3.2 计算机化医嘱录入

世界上第一个计算机化医嘱录入系统是Lockheed Martin于1971年为加州的El Camino医院开发的。在20世纪80年代，少量医院建立了基于本地的医嘱录入系统；20世纪90年代，有多种商用计算机化医嘱录入系统面世（http://clinfowiki.org/wiki/index.php/History_of_computerized_physician_order_entry，2020年7月18日访问）。虽然国际上商业计算机化医嘱录入系统已经大量涌现，但如前所述，不同医院乃至不同国家的实施情况差异很大[50]。

2005年，英国国家卫生服务体系开始为大约6000万患者使用国家医嘱录入系统；直到2009年，美国也只有10%的医院有功能齐全的计算机化医嘱录入系统，而丹麦早已达到100%。

计算机化医嘱录入系统的要素可包括以下内容。

• 具有菜单驱动的药物选择。

• 显示所选药物建议的儿童或成人给药剂量、用药频次和起止时间。

• 在门诊软件中提供发药和续药的药量选项。

• 针对哮喘等特定疾病（例如，各种支气管扩张剂、呼吸治疗复诊和肺部疾病会诊）或特定的外科手术疗程（例如，一系列药物、饮食、输液和行走指导）有针对性的医嘱套[51]。这些医嘱套为某一种疾病提供用药方面的指导，并包含适当的实验室检查以监测特定药物治疗期间的有效性和安全性（例如，他克莫司的血药浓度，使用华法林后的INR等）。

• 不同程度的决策支持（稍后讨论）。

• 在儿科中设置基于体重的确定用药剂量的选项（该功能应存在，但这并不总是需要应用）。

• 无论是在门诊还是住院部，向药房自动发送电子订单；然后，药剂师审核医嘱，以专业的身份对用药剂量和用药频次再一次确认，并检查可能的药物–药物相互作用或禁忌证（对该药物过敏或者开具无适应证的药物）。

• 实现已确认医嘱与自动配药柜的连接，并对配药柜加以控制以确保护士只能取出为特定患者开出的药物。

计算机化的医嘱录入消除了手写处方难以辨认的问题及与不适当缩写有关的错误；它可以减少但不能消除决策错误和给药剂量错误。医嘱录入提供对增强药物实践的"监控"方面有很大的潜力。

1998年，Bates等发表了第一项关于计算机化医嘱录入效果的研究，显示计算机化医嘱录入将严重用药错误率从每1000个患者每天10.7个减少到4.9个，减少了55%[52]。Carayon等发现在一个社区医院开展计算机化医嘱录入系统后，医嘱转录阶段的错误率从每次入院的0.13降低到0；减少的错误类型包括遗漏信息、易出错的缩写、难以辨认的医嘱和未更新的医嘱[53]。Nuckols等发表的系统性综述也支持计算机化医嘱录入系统使用（图9.1）[14]。

计算机化医嘱录入系统为临床决策提供支持和保障。它可以在药物存在使用禁忌（如患者对药物过敏）或药物相互作用（如在同一患者中使用依诺肝素和肝素）时给出警告。如果没有相应的诊断记录，医嘱包含的药物将会被标记。系统可以根据患者病历中的体重来建议用药的剂量范围。如果缺少某些特定医嘱（如尿崩症患者的DDAVP测定），系统也会给出建议。决策支持系统还处于起步阶段，但被寄予了很大希望，特别是在儿科基于患儿体重给药方面[54]。计算机化医嘱录入系统应用于新生儿重症监护病房（neonatal intensive care unit，NICU）时，可提供临床决策支持，包括剂量规则、治疗方案；它几乎消除了"超出剂量范围"的用药[55]。儿科重症监护病房（pediatric intensive care unit，PICU）也有一个类似的系统，对不合适的给药剂量进行"软性"或"硬性"警告。实施后，29%的硬性警告使得给药剂量下降，而64%的硬性警告直接导致取消医嘱，只有7%的硬性警告没有改变处方[56]。Li等开发了一套算法来检测NICU中用药管理的错误，这一算法识别出了一个事故报告系统未发现的错误[57]。一项系统回顾研究包含了20项探究计算机化医嘱录入系统临床决策支持功能的研究，发现该系统的使用与减少85%处方错误和减少12% ICU死亡率有相关性[58]。

然而，计算机化医嘱录入系统并非没有错误。Carayon等的研究发现，在实施计算机化医嘱录入系统后，4种错误类型实际上增加了错误的用药、错误的起止时间、重复的医嘱和带有错误信息的医嘱[53]。开处方者需要正确拼写药名，才可以在计算机化医嘱录入系统中找到所需的药物。Senger等发现拼写药物错误可导致在使用系统的过程中17%的时间是找不到药物的。该系统包含海德堡大学医院可访问的105 000个药物品牌名称和有效成分[59]。如前所述，尽管药剂师审核可以减少药物选择的错误，但计算机化医嘱录入系统不能消除诊断错误或药物选择的错误。然而，综述性研究肯定了计算机化医嘱录入系统在提高总体药物安全性方面的价值，在更加精细全面的决策支持下系统会变得更加完善，进一步减少错误。

由于使用该系统有高昂的资金成本，各机构可能不愿意使用这些系统。然而，一项对计算机化医嘱录入系统和纸质处方的研究发现，二者成本相似。使用纸质处方平均每个患者每天花费13.79美元，而使用计算机化医嘱录入系统平均每个患者每天花费16.62美元[60]。一项使用决策分析模型的研究发现，尽管使用计算机化医嘱录入系统可能会带来更高的花费（具体花费可能存在很大差异），但其改善社会健康水平并为社会带来长久财富的概率超过99%。预估计算机化医嘱录入系统节省的费用从1160万美元（25～72张床位的医院）到1.7亿美元（少于250张床位的医院）不等，质量调整生存年数的预估增益从小医院的19.9年到大医院的249年不等[61]。但是，计算机化医嘱录入系统在手术室环境下没有取得实质性进展。尽管自动配药柜很常见，但它们通常与决策支持工具、实验室结果或药房不相关联。麻醉人员开具的药物只需输入麻醉记录，而不与中央药房连接，也不进行任何审核。一些电子麻醉记录系统可以显示患者的过敏信息，但很少能够提供药物相互作用的警告。

9.3.3 电子化药物查对

如第二章所述，在每一次医疗环境转换的过程中，药物查对都是错误的重要来源。尽管电子病历系统和计算机化医嘱录入系统得到了广泛使用，但很少有机构继续采用下一步的电子化药物查对系统。两个不同团队开发了特定的软件，向医师提供从门诊用药记录中提取的列表，基于门诊药物列表和患者情况，住院医师可选择继续、替代、暂停或停止目前的用药方案[62-63]。医师在完成药物查对前不允许录入新的药物医嘱（这是一种强制功能）。而另一种电子查对算法是将住院用药记录与电子药房取药数据关联起来；这种电子药物查对方式可以防止61%的住院医嘱的错误[64]。在新西兰，近年来卫生质量和安全委员会在不断促进药物查对工作的开展，并在减少临床错误方面取得了一些成功[65]。使用这些系统减少了无意识差错的数量[66]，但很少有数据显示通过这种方法可减少患者伤害。此外，迄今为止，文献中的研究主要集中在入院时的电子药物查对，而对出院时的查对并没有重视，而出院时用药的错误对患者潜在的伤害也很大，尤其是患者住院期间中断的药物没有重新开始服用时（如华法林、阿司匹林）。显然，在入院和出院时，将住院和门诊用药清单进行关联将很有可能进一步改善药物查对的效果。

9.3.4 自动配药柜

一旦药房收到医嘱并经核实，药房必须将药物送到病房，由护士给药。上述过程的具体执行细节有很大的差异。某些医院里，护士会从未上锁的药物柜中取出药物进行给药；而在其他医院会使用药房电子集成的全自动配药柜（automated dispensing cabinets，ADC），护士需要输入患者的名字并且要领取的药物已被药剂师批准后，药物抽屉才会自动打开，护士才能够取药。如果对条形码管理也到位，从医嘱录入到患者给药的过程可以通过电子方式形成闭环。自动配药柜的好处包括：药物被锁定，但护士可以在规定的时间段取药；库存、配送和库存控制以电子方式同时进行；自动配药柜还可以与其他数据库相关联，包括入院、转院、出院，甚至付费系统[67]。一项研究报告显示使用自动配药柜可以减少总体用药错误[68]，但有害的错误并没有减少。最近的一项系统评述指出，使用自动配药柜几乎没有减少药物给药错误[69]。许多早期的研究表明第一代自动配药柜在填充药物抽屉和取药时会出现错误。这些错误通常涉及名字发音相似（以及拼写相似）的药物，如对乙酰氨基酚（Fioricet）与咖啡因合剂（Fiorinal）、氢吗啡酮（hydromorphine）而不是吗啡（morphine）、地西泮（diazepam）和地尔硫䓬（diltiazem）。更加先进的配药柜会包括条形码甚至具有自动填充功能，可减少上述错误。即使用药错误没有显著减少，自动配药柜也持续地提高了药房和护理人员的效率[70]。安全用药实践研究所发布了自动配药柜的安全使用指南[71]。

9.3.5 条形码技术

条形码技术几乎应用于现代生活的方方面面，从包裹跟踪到商店结账再到机票处理。条形码扫描仪比人类精确得多：训练有素的数据输入人员错误率为1/300；而通用产品代码（universal product code，UPC）系统的错误率为1/294 000；更复杂的编码格式，如点阵编码，估计只有1/10 500 000的错误率。如第六章和第七章所讨论的，作为人类，即使在与第二个人反复核对时，我们也倾向于"看到"我们期待的药物或患者的名字，而不是药瓶或腕带上实际写的东西。相比之下，条形码阅读器读取信息是更客观的。

9.3.5.1 住院环境

最好的条件是，条形码扫描系统运用在整个医院运行的所有过程中，并与电子数据库相集成。当患者入院时，腕带上印有唯一的条形码，用来识别患者和患者当前入院的状态。每当抽血、影像学检查或给药时，都会扫描腕带。扫描腕带后，一个患者信息链接图将被打开，确认计划实施干预的医嘱是否存在，并自动记录本次干预。在现代医院药房库存系统中，每一种药物在进入药房库存时都有一个复杂的条形码标记，条形码包括制造商、浓度、剂量、配方、指定给药途径、有效期等信息。在对自动配药柜进行药物补充时，会扫描条形码以确保正确的药物在正确的抽屉中，并实现库存控制。在给药时，护士从自动配药柜中取回正确的药物（自动配药柜自动验证医嘱已下，并预留了护士查询时间），然后使用床边的条形码扫描仪扫描患者腕带及药物标签。最终将用药情况以电子方式记录在患者的用药记录（medication administration record，MAR）中。在一项关于使用条形码和电子用药记录前后的用药错误对比研究中，非定时的用药错误由之前的11.5%减少到6.8%，潜在的药品不良事件率由3.1%下降到1.9%（图9.3）[53，72-74]。

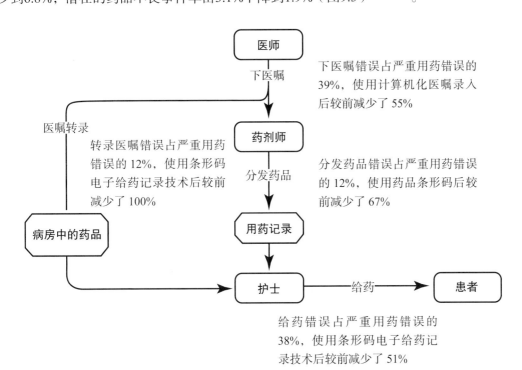

图 9.3　在药物使用过程中关键阶段的健康信息技术效果

注：该图使用得到 Poon 等的许可[72]。关于药物使用 4 个阶段的错误数据来自 Leape 等的研究[73]。Bates 等研究显示使用计算机化医嘱录入（CPOE）减少了医嘱错误的百分比[53]。药房中条形码扫描减少配药错误的百分比数据来自 Poon 等的研究[74]。使用条形码电子给药记录（eMAR）技术减少给药错误和转录错误的百分比，数据来自 Poon 等的研究[72]。

最近的一项系统性综述和荟萃分析发现有5项研究报告了条形码给药（barcode medication administration，BCMA）与计算机化医嘱录入和自动配药柜一起使用时的错误率[75]。条形码给药显著减少了定时和非定时给药错误，并几乎消除了转录错误[75]。虽然给药错误显著减少，但其他一些错误仍然存在，包括条形码扫描仪可能有缺陷或电池电量不足、患者的腕带可能难以扫描（如腕带弯曲、在打印过程中沾污、暴露在水或酒精中而褪色）。条形码给药很难实现100%的依从性。尽管如此，条形码技术的使用仍然是用药安全的一个关键策略。

9.3.5.2　手术室环境

条形码技术在手术室的运用明显落后于其他场景。2001年，Merry等报道了一种以安全为导向的集成化给药和自动麻醉记录系统（现以SAFERsleep销售）。[1] 该系统使用条形码技术，在给药前扫描药物注射器，并具有药物名称和电子化麻醉给药记录的语音和视觉功能[76]。该系统是非常全面的，还具有其他几个要素，共同提高用药安全（表9.4）。在现实世界和模拟中，与常规麻醉管理相比，SAFERsleep系统的使用减少了用药和记录中的错误：每100次给药，SAFERsleep系统在现实世界可以将错误从11.6个降到9.1个[77]；在模拟运行中将错误从11.6个降到6.0个[11]。华盛顿大学医学院创建了一个类似的综合麻醉信息管理系统（anesthesia information management system，AIMS），该系统进一步将Codonics安全标签系统（SLS500I:Codonics Inc.，Middleburg Heights，Ohio）集成到当地开发的麻醉记录系统中[78]。在Codonics系统中，用户扫描药物瓶上的条形码及注射器上的标签。在给药时，扫描注射器上的条形码，系统会发出可视化和可听化的警告，并自动将药物名称（不包括药物剂量）输入麻醉记录单[78]。华盛顿大学通过简化的不良事件报告程序监测用药错误率，结果显示在逐步引入这些技术举措以提高用药安全性后，用药错误率显著下降[35]。

表 9.4　提高麻醉期间用药安全性的多层面系统要素

- 标签条形码标记—扫描条形码后产生听觉和视觉提示以确认药物的名称
- 按照国家和国际标准，根据药品类别制作按颜色编码的标签
- 药物的类别（如"阿片类药物"）和名称（如"吗啡"）以大字体显示在标签上，并在扫描条形码后再次显示在计算机屏幕上
- 通过特制的药物托盘优化工作空间的布局
- 通过标准、合理、优化的间隔颜色编码优化药物抽屉的布局
- 保留已使用的安瓿和药瓶作为已给药物的物理记录，以及使用完整的安瓿或药瓶作为尚未给药的提示
- 在预充式注射器中提供所需的药物并清楚地标记
- 装在小瓶和安瓿中的其他药物，带有附加的"标记标签"，用于转移到注射器中
- 具备明确指定为麻醉科药物管理负责的药剂师（兼职）

资料来源：由 Merry 等描述，2001[76]。

大约20年后，尽管有证据表明这种系统可以减少给药过程中的错误，世界上也只有少数医院使用它们。与许多技术一样，人性会阻碍条形码技术的使用，因为它通常没有强制性。尽管用户必须扫描注射器上的条码，但仍存在一些漏洞：在Merry[11，77]和Jelacic所发表的研究中表明[78]，许多系统的使用者都拒绝及时扫描（即在给药前扫描）。在华盛顿大

1　披露：梅里博士是安全睡眠有限责任公司的董事会主席，并在该产品中拥有财务利益。

学的研究中，尽管Codonics标记系统非常准确，但只有58%的麻醉医师在给药的同时会扫描注射器条码[78]。在麻醉期间强制使用给药核对系统有一些缺点：技术可能在许多情况下甚至是在最糟糕的时刻出现问题。如果系统使得麻醉医师在危急情况下无法给予患者必要的药物，那么该系统显然是存在问题的。开发SAFERsleep系统的基本原则之一是一旦技术出现任何故障，备用方案不应比采用该系统前的状况更差。因此，系统并不会试图强迫使用者扫描药物条码。将来我们可能会发现更好的技术解决方案，可以自动检测给药，而无须使用者与设备（如扫描仪）进行主动交互。尽管我们在本书其他章节讨论了临床医师自主权的问题，但我们认为，总的来说，这样不限制麻醉医师，以他们认为合适的时机和方式进行给药的操作对患者而言是更好的。

Robert Evans博士创立了DocuSys系统，上市了一种将条形码与特定注射接口结合起来的综合麻醉信息管理系统，该注射接口可以测量注射药物的容量，从而计算出给药剂量[79]。DocuSys系统使用了一个预先赋码的注射器装载墨盒（syringe-loaded cartridge，SLC），该墨盒必须与药瓶一起分发。这样做确实对药物存储和开销有一些影响。关于这个系统的同行评议文献数量不多[80]。

Becton，Dickinson Intelliport药物管理系统（http://www.youtube.com/watch?v=6daymy7rxvs，2020年1月20日访问）是一个创新项目，目前还没有广泛投入使用。它同时提供了带条形码标签的注射器和一个专门的注射接口，该接口在注射时会扫描条形码，并提供听觉和视觉提示，同时可以测量给药量（即用药剂量）。重要的是，使用者也可以用带有非特制条形码标签的注射器通过接口进行注射。因此，该系统允许在强制扫码和多用途方式之间进行某种程度的权衡。

9.3.6 智能输液泵

几乎每个住院患者在住院的大部分时间里都有留置的静脉输液管路。1791年，Christopher Wren爵士发明了第一个静脉输液装置。它由猪的膀胱和一根羽毛组成，可以给狗输液。讨论从发明初期到现在输液泵的医学实践演变超出了本文的讨论范围，所以我们重点关注其过去20年中发生的改进。我们也不讨论门诊用的、弹性的、肠内的和大容量泵，尽管所有这些泵都会发生用药错误和药品不良事件。我们主要关注药物输液泵，包括患者控制的镇痛系统，无论其是否使用智能技术。

从20世纪60年代后期到20世纪80年代，药物输液泵在医院广泛应用。尽管这些泵具有堵塞或管道空气报警的安全功能，但仍有数千份错误报告与输液泵相关。2005—2009年，美国食品药品监督管理局收到了56 000份关于输液泵的错误报告，其中一些错误导致了对患者的伤害和死亡（http://www.fda.gov/MedicalDevices/ProductsandMedicalProcedures/GeneralHospitalDevicesandSupplies/InfusionPumps/，2020年1月20日访问）。虽然其中许多不良事件是人为错误（如编程错误），但许多是由于设计缺陷导致的软件问题，包括失控输液、药物流出、设备校准错误导致输液率错误、报警失效、组件损坏、电池故障导致无报警、触电甚至烧伤。导致人为错误的设计缺陷也比比皆是，包括字体太小、暂停时未能显示药物名称、设置输液率时按键反弹导致预定的10变成100、小数点小到看不见等。2010年，美国食品药品监督管理局启动了一项全面计划以提高输液泵的安全性。该计划所涉及的范围超出了本文讨论的内容，但读者可以在前述的美国食品药品监督管理局网站上查看关于这些问题的论述。

　　智能输液泵在21世纪初期开始使用。这些泵包含高风险药物的药物信息及药物剂量的安全限制，这种限制有时被称为"防护栏"。药物信息库通常由每个医疗机构的药剂科编写，并可以根据需要进行远程更新；此外，也可以为新生儿、儿科患者和成人患者编写各自的信息库。2014年，Ohashi等对智能输液泵在降低用药错误率方面的获益和风险进行了系统性综述[81]。他们的结论是智能泵可以减少但不能完全消除错误。他们强调了维护综合药物库的重要性，并提供了显示智能输液泵弱点的相关流程（图9.4）。智能输液泵似乎在提高患者安全性方面有相当大的潜力，但这一潜力尚未被完全发掘。此外，也有一些错误是智能输液泵无法消除的，如输注药物时的两个常见错误——未能监测或调整以适应患者不断变化的病情[82]。

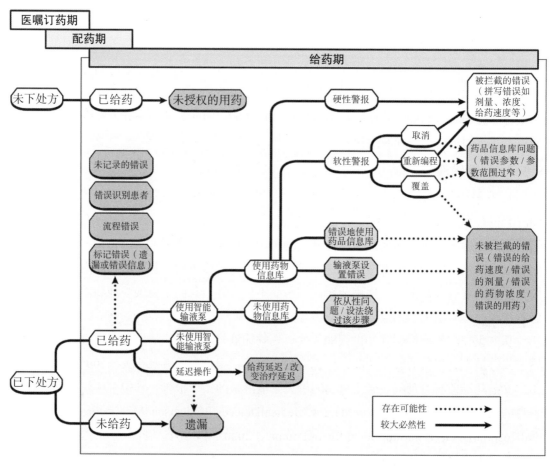

图 9.4　使用智能输液泵的静脉药物给药过程，以及在处方、配药和给药阶段的潜在或可被截获的错误

（资料来源：重绘得到 Ohashi 等的许可，2014[81]）

多个监管和指导组织强烈建议在使用智能输液泵时，对任何给定药物只使用少数的几种浓度。2007年的一项调查发现，对于研究的20种药物，154个重症监护病房有372种不同制剂[83]。尽管胰岛素的使用非常标准化（I U/mL），但仍存在18种浓度的肾上腺素和16种浓度的去甲肾上腺素[83]。此外，在儿科，输液量可能是一个严重问题。由于用药浓度往往是基于婴儿的体重，导致同一种药物需要数百种不同的浓度（无论注射器是由药房或使用者准备）[84]。许多医疗从业者难以计算基于体重的药物浓度[66]，这就使得不准确的用药剂量在儿科中十分常见。此外，医院内不同科室可能对药物浓度或用药规则有不同偏好，这就需要随着患者的转运不断改变注射器和智能输液泵的参数。当智能输液泵和标准药物浓度结合使用时，减少了用药错误的报告数量[85-86]。根据患者体重，使用标准药物浓度和计算机程序来选择药物浓度和输液速度可以改善跨病房护理的连续性。这种方法可以作为智能输液泵的替代方案[87]。新西兰报道了另一种不需要智能输液泵的药物稀释和标记方法，并且有证据表明能够降低计算的错误率[88]。

智能输液泵正在迅速发展，拦截用药错误的能力也越来越强[89]。许多输液泵现在都使用无线信息传输，允许药物信息库进行远程"推送"更新、分析事件日志及识别系统漏洞[86, 89]。大多数智能泵同时提供"软性"（仅供参考）和"硬性"警报（需要进行对应操作才能消除警报）。尽管智能泵可以改善静脉药物给药的安全性，但仍然存在一定的漏洞（图9.4），如医务工作者可以非常轻松地消除硬性警报，或者绕过药物库简单地以"mL/h"为单位对泵进行设置。此外，大部分智能输液泵无法识别错误的体重输入、错误的药物选择或重复的输液给药，尽管它们理论上有能力做到这一点。最新技术允许患者的电子病历与药房和智能输液泵进行通信，当麻醉医师写下医嘱后由药剂师进行审核，输液泵会被自动设置，这完全消除了临床医师手动对输液泵进行设置这一步骤，并提供了一个机会来拦截错误的药物选择（患者的体重直接从电子病历中提取，而在这之前由护士负责将体重信息输入输液泵中），同时提供了输液的自动记录。同样，由于麻醉医师通常不会为手术室内的药物开具医嘱，因此该功能同样不适用。

9.3.7　特定管路的小口径接头

本书的开头就讲述了几个因为给药管路错误所导致的悲剧事例。几十年来，安全专家和一线医务工作者都在为每条给药途径寻找一个独特的连接器而苦苦思索。2009年，英国国家患者安全局发布了一份患者安全报告，要求到2011年取消用于腰椎穿刺和蛛网膜下腔注射的Luer接头，到2013年取消所有局部麻醉操作中的Luer接头[90-91]。不幸的是，虽然有几家公司制造了独特的椎管内和局部麻醉注射用针头和接头，但因为其质量无法令人接受而最终停产[90-91]。

2016年，国际标准化组织（ISO）发布了用于医疗保健用途的液体和气体小口径接头标准，包括用于肠内管道、椎管内阻滞、静脉和皮下注射，以及肢体袖带设备的独特连接方式（https://www.iso.org/search.html?q=small%20bore%20connectors，2020年1月21日访问）。该组织设计并开发了给药通路独特的新型接头，这样肠内管道就不会连接到静脉

Luer接口，Luer注射器也不会连接到椎管内阻滞注射针。现在有多个制造商生产肠内营养接头（ENFit）和椎管内阻滞的接头（NRfit；图9.5），然而制造困难延缓了这些接头的广泛使用。但随着时间的推移，这些特定给药方式的特异性接头的使用将越来越普遍，并有可能显著减少用药路径相关错误，甚至气瓶专用针导接头可以减少气体输送过程中的错误。在上述设备完全投入常规使用之前，麻醉医师应清楚地标记患者身上所有的输液管路和液体进入的位点（如旋塞和输液港）以清楚地显示这些通路。如有可能，这些标记应按照既定标准用颜色进行区分（红：动脉、蓝：静脉、黄：椎管内、绿：肠内）[92]。

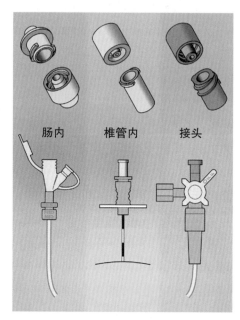

图 9.5　符合 ISO 80369 标准的独特的肠内 (ENFit)、椎管内 (NRFit) 和 Luer 接头

9.4 ▸ 标准化、储存和准备

9.4.1　设备

前一节我们已讨论了将输液浓度进行标准化的好处。同样的原则可以延伸到药物管理的大部分方面。例如，智能泵应该在所有机构中进行标准化，这样临床医师就不会在每个不同的地方遇到不同（和不熟悉）的泵。标准化使得患者可以在不同病房（如急诊室、手术室、普通病房和ICU）间转运，而不需要更换泵。这降低了维持药物库更新所需的工作量，也减少了库存控制问题。药物库也应该标准化，但报警与限制应根据儿童和成人剂量分别制定。整个医疗机构的自动配药柜也应该是相同的。

9.4.2　标签

每一种药物，无论是在药瓶、安瓿、注射器、输液袋还是无菌区域的容器中，都应该有清晰的标签，这是最关键的要求之一，却常常做得不好。标签应至少包括药物的名称和浓度，理想情况下还应包括配制的日期、时间及配制者的姓名首字母[17]。对于手写处方和标签，安全用药实践研究所和联合委员会都提供了指导方针，建议使用缩写，使用前导零而避免使用尾随零，以及避免使用"行话"。

9.4.2.1 醒目标签

预印标签时，建议使用醒目的字母（如多柔比星DOXOrubicin和柔红霉素DAUNOrubicin）以减少拼写相似药物的混淆[17, 93]。但这一建议的证据并不令人信服。最近在美国42家儿童医院进行的一项研究表明，使用醒目字母并没有减少用药错误[94]，同时一篇社论呼吁在更广泛地采用这项技术之前进行更多的研究[95]。相反，澳大利亚采取了另一种方法，其侧重于识别那些名称混淆风险高且错误后果也严重的药物，仅在该项目中确定的35种"极端风险"药物中采用醒目字母。为此，澳大利亚颁布了一项标准[96]。

9.4.2.2 颜色编码

鉴于我们有识别模式的倾向，颜色似乎会影响我们识别药物安瓿或注射器的能力。鉴于这种倾向，如果颜色标签与预期不同（如罗库溴铵是红色，新斯的明是紫色），人们或许不太可能误解文本内容。有人提出，按照药物类别对标签进行颜色编码有可能减少组间错误，而组间错误可能比组内错误更危险[76, 97]。按药物类别进行颜色编码可能会减少组间错误（在麻醉诱导前，给清醒的患者使用神经肌肉阻滞剂，而非阿片类药物或镇静剂），但这有可能增加组内错误（在打算使用维库溴铵时给予阿曲库铵）。在大多数情况下，前者可能更为危险[98]。

麻醉用注射器标签有几个国家/国际规范或标准，其中包括按药物类别进行颜色编码（图9.6）[99-101]。将注射器本身用颜色编码的方案在澳大利亚和新西兰获得了相当大的关注，那里的一些部门已经引入了带有红色活塞的注射器，专门用于肌肉松弛剂[102-103]的给药。

Fasting和Gisvold前瞻性地记录了36个月期间超过55 000例病例信息。在记录18个月后，他们引入了颜色编码的注射器标签[104]。研究观察到用药错误的发生率有所降低，第一阶段有40个错误，而第二阶段有23个错误。然而，这种差异没有统计学意义（$P=0.07$）。他们得出结论，对标签的颜色进行编码并不能消除注射器的误用，但也指出，鉴于用药错误的总体发生率较低，该研究对这一终点的检验效能不足。在一篇社论中，Orser进一步指出，该试验应进行单侧检验，研究结果将是显著的，并且支持使用颜色编码的注射器标签[105]。

如第八章所述，Cheeseman等使用计算机进行了药物识别和确认测试，以一种截然不同的方式探索了疲劳问题，并再次提供了支持使用颜色编码的证据[106]。有趣的是，在NAP5的研究中，没有报告丙泊酚与意识有关的用药错误，这可能是因为该药物醒目的颜色[107]。

货币方面的经验可能也具有一定的相关性。在许多国家，钞票是用颜色编码的，但在美国不是。虽没有已知的试验比较选择钞票支付账单时的出错倾向，但个人经验表明，美国的单色系统并不比英国、加拿大、澳大利亚和新西兰更容易出错（这些国家都使用不同

	PMS[a]	ASTM[b]-RGB		ISO[c]-RGB
诱导剂	四色黄 C	255.255.0		255.255.0
苯二氮䓬类和镇静剂	橙 151	255.102.0		255.102.0
苯二氮䓬类拮抗剂	橙 151/ 白斜条纹	255.102.0		255.102.0
肌肉松弛剂	荧光红 805[d]	255.114.118		
	荧光红 811[e]			253.121.86
	暖红[f]			245.64.41
肌松拮抗剂	荧光红 / 白斜条纹	255.114.118		253.121.86
阿片类药物 / 麻醉剂	蓝 297	133.199.227		133.199.227
阿片类药物 / 麻醉拮抗剂	蓝 297/ 白斜条纹	133.199.227		133.199.227
强安定药和止吐药	鲑红 156	237.194.130		237.194.130
血管加压药	紫 256	222.191.217		222.191.217
降压药	紫 256/ 白斜条纹	222.191.217		222.191.217
局部麻醉剂	灰 401	194.184.171		194.184.171
抗胆碱药	绿 367	163.217.99		163.217.99
β 受体阻滞剂	紫铜 876U	176.135.112		无[g]
	白	255.255.255		255.255.255

a：派通配色系统

b：美国材料试验国际协会 (ASTM International)；2001 年前为 ASTM（American Society for Testing and Meterials）

c：国际标准化组织

d：由美国材料试验国际协会指定

e：由 ISO 指定

f：由 ISO 指定，作为无法打印荧光红时的替代

g：ISO 未规定为 β 受体阻滞剂指定颜色

图9.6 麻醉中用户使用标签的标准规范（ISO 26825：2008）
［资料来源：美国麻醉医师协会关于麻醉学药品标签声明已许可转载（https://www.asahq.org/ standards-and-guidelines/statement-on-labeling-of-pharmaceuticals-for-use-in-anesthesiology，2019 年 12 月 30 日访问）］

的颜色表示不同面额）。

如第六章所述，一些评论家，尤其是一些药剂师，认为标签的颜色编码会导致错误[108-109]。对这一意见的重视程度取决于人们如何看待组内用药错误的临床意义。颜色编码使组内错误更可能发生，而组间错误则不太可能发生。然而，有些例子非常微妙：一个是常见的注射器误用，在打算使用肌松拮抗剂（带白色斜线的红色标签）时给予了更多的神经肌肉阻滞剂（红色标签）。一个是反对这样使用颜色编码的极端想法，所有药物都应该看起来相似，以迫使从业人员阅读标签[108]。在我们看来，这个想法与人为因素科学的任何目标和原则都完全不一致。

总的来说，关于颜色编码在安全用药管理方面的价值证据尚无定论。在最近的一封信件[110]中，Webster和Merry指出，不能指望仅采用任何单一方法来消除注射器误用。在药物管理中建立认知科学的本质是使用综合方法。根据这种观点，按药物类别对标签进行颜色编码是有意义的，这并不是作为其他检查和措施的替代（包括始终仔细阅读标签的措施），而是作为它们的补充。

在世界上许多地方，麻醉人员现在已经熟悉并习惯在手术室使用彩色标签。加拿大[100]、美国[111]、新西兰、澳大利亚[99]，以及英国[101]都采用了用户使用注射器标签颜色编码的单一标准。如前所述，这些标签也越来越多地被贴在从供应商购买的预充式注射器上，或是用麻醉集成软件扫描安瓿或药瓶上的条形码后用打印机直接打印出来。

9.4.2.3 预充式注射器

预充式注射器可由医院药房或制药公司制备；2011年，大约有20家制药公司提供了50种不同药物的预充式注射器[112]。无论哪种方式，都遵循了良好生产规范（good manufacturing practices，GMPs）。这意味着，可以一次准备多个装有相同药物的注射器，有着适当的检查，满足高标准的无菌性，并且制备时没有环境干扰和时间压力。由于这些原因，人们应该会在更大程度上依赖预充式注射器的准确性和无菌性，而不是在麻醉工作的压力和干扰下在手术室用注射器从药瓶中抽取药品。在不使用预充式注射器时，每个单独的注射器仅包含一种药剂，而该药剂是从装有许多安瓿的抽屉或托盘中选择的，并且对每位患者使用不同药物时都需重复这一步骤，这就增加了发生错误的可能。尽管关于这一点的文献很少，但可以认为高无菌标准是预充式注射器的优势（专栏11.3）。

预充式注射器的潜在好处还包括减少针刺伤（因为不需要从药瓶和安瓿中抽取药物）及减少浪费，这主要是避免了准备好但未使用的注射器在工作结束时被丢弃，以及药瓶和安瓿20%~30%的过量填充[112]。尽管预充式注射器较药瓶的相同剂量更贵，但节省的非浪费剂量使其具有成本效益[113]。预充式注射器有可能消除导致用药错误的系统固有"漏洞"，尤其是与条形码扫描一起使用时[11, 113]。事实上，选定某种静脉药物、用注射器无菌抽取并正确标记注射器的多个步骤，是提高麻醉给药安全性中为数不多的机会之一。此外，大多数预充式注射器都带有条形码，它至少包含了药物名称、浓度及有效期信息，通常还有通用名和商品名。这些条形码使得整合手术室和急诊区域扫码系统既简单又有效。

在第六章中，我们讨论了在药品短缺而不得不更换药品供应商时使用预充式注射器的问题。预充式注射器对管理这个问题非常有意义，尤其是在麻醉方面，但这需要药房的理解，需要一致且清晰的注射器标签，在特定麻醉部门还应包括基于药物类别的颜色编码。

2018年修订的皇家药学会"安全可靠处理药品的专业指南"[114]包括以下部分。

C1（如核心指南）所述，应尽可能减少临床区域的药物操作，药物尽可能以预充式注射器或其他"即用型"制剂的形式出现，如输液袋。

看看这一建议需要多长时间才能被广泛实施，将是一件有趣的事情。

9.4.2.4　药物的储存、准备和浓度

多项研究表明，很多医护人员难以准确计算稀释度和剂量[115-118]。例如，Wheeler等分析了由英国ICU工作人员丢弃的输液注射器内容物。他们发现与预期浓度有很大偏差，包括一些是预期药物浓度几倍的例子和根本不包含药物的例子。因此作者推荐使用预充式注射器用于输液[119]。我们普遍认同（不仅适用于ICU），在没有商用预充式注射器时，应由医院药房准备稀释至标准浓度的静脉注射药物。然而，在全球范围内，这仍然没有被广泛采用。

如果临床医师必须自己配制和稀释药物（正如世界很多地方做的那样），那么有一些要点可以提高这一过程的安全性。在专家共识的基础上已颁布了各种相关指南，尤其是澳大利亚和新西兰麻醉医师协会（Australian and New Zealand College of Anaesthetists，ANZCA，2017年更新）[120]。在各种事项中，ANZCA指南强调了整洁的工作区域、良好的照明环境及尽量减少干扰的重要性。指南建议如下。

商定一个一致的流程来确定是在抽取药物之前或之后给注射器贴上标签。抽取药物应一次使用一支注射器和一只安瓿，并检查安瓿上的标签，确保与注射器上的标签相匹配。

将注射器标签上的名称与安瓿标签上的名称进行匹配的过程不等同于简单地阅读安瓿标签，并且看起来更加可靠（尽管缺少支持这一论点的数据）。如果在抽取药物之前将标签贴在注射器上，那么在抽取药物的同时可以进行药物匹配，这似乎是一种既可靠又有效的方法。

对于高风险药物（如胰岛素、肝素、肾上腺素），应该有标准浓度，且最好是单一浓度的药品。应当避免二次稀释高浓度血管加压药——吸取1 mL的1∶1000浓度药物并用9 mL液体稀释，然后再吸取1 mL的1∶10 000的稀释液，用另外9 mL溶液进一步稀释。几乎每个麻醉医师都经历或听说过由于未进行第二次稀释而导致患者严重高血压发作的情况。有充分的理由支持标签应基于质量浓度（如1 mg/mL）而不是比例浓度（如1∶1000）[119]。强效药物的高浓度制剂（如1 mg/mL的肾上腺素）不应作为临床医师的直接选择，除非在某些特定的情况下（如作为抢救车/急救箱的一部分，这种情况下1 mg可能是合适的剂量）。

许多麻醉场所药物不放置在自动分配柜中，这时应使用标准化托盘或抽屉系统[17]，并应在机构内的所有地点进行标准化。每个区域都应清楚标明该处放置的药物。建议不要按字母顺序排序药物，而是按照药物类别或在麻醉过程中使用的阶段（诱导、维持、苏醒）进行放置[76]。麻醉抽屉和托盘应放置提供安全护理所需的最少数量的药物（以降低复杂性）。不常见的药物，如果带入手术室，应放在一个独特的容器中，并在手术结束后取出。局部麻醉药物应与其他麻醉药分开，最好放置在一个单独用于神经阻滞的推车中。神经阻滞推车上只能放置不含防腐剂的溶液。如此类推，特殊的配方不应与标准配方一起储存，例如，高渗盐水应与生理盐水分开储存。高浓度氯化钾不应常规存放于手术室（用于心脏麻醉除外）[17]。

这些意见主要适用于静脉注射用药，无论是通过静脉推注还是静脉输液。由于错误极有可能造成严重伤害，椎管内注射需加倍关注细节，并应保证由第二个人进行仔细的复查。

9.5 | 药房

9.5.1 药剂师参与护理交付

药剂师参与度的增加对用药错误率的降低有显著影响。2001年，Bond和同事回顾了1116家医院的错误率和药学特征，发现分布式药剂师的存在使总体错误率降低了45%，使有害错误率降低了94%[121]。2002年[122]、2006年、2007年[123-124]的后续研究发现，随着药剂师人员配备从1/100个床位增加到5/100个床位，药物不良反应减少了近50%，总体死亡率也有显著降低[124]。药物不良反应率和死亡率的降低与药房的以下几个特征有关[123-124]。

- 临床药剂师的增加
- 药剂师更多地参与
    - ◇ 全肠外营养团队
    - ◇ 给药服务
    - ◇ CPR团队
- 药剂师主导
    - ◇ 在职培训和培训材料的准备
    - ◇ 制定用药流程
    - ◇ 提供药物信息
- 由药剂师进行入院时的药物重整
- 药剂师参与药物不良反应的管理

许多其他研究表明，药剂师更多地参与可以改善药物安全性。药剂师的参与可以改善入院[125-129]和出院[130-135]时的药物重整。药剂师参与任何转运都能显著减少用药错误[63, 136-137]。这种重整准确性的提高显著降低了再入院率[121, 138]并降低了成本[138-139]。

9.5.2 分布式药房服务

如前所述，ICU中药剂师的存在可以减少用药错误[122, 124, 140]。随着计算机化医嘱录入的出现，药剂师可以审查每项医嘱并进行干预，未来的研究可能会集中在错误的拦截上[141-142]。研究表明，近16%的ICU初始用药医嘱是不正确的，并且若没有药剂师的干预可能对患者造成伤害[143-144]。拥有一名专业的重症监护药剂师（不同于集中式药房审查）显著增加了药剂师干预的次数[145]。不幸的是，如前所述，计算机化医嘱录入并未用于麻醉期间，药剂师无法审查药物选择。这反映了手术室内药物选择和管理的动态特性。一定程度上，一些综合麻醉信息管理系统确实提供了这方面的相关信息（例如，SAFERsleep可以检查过敏信息和其他药物禁忌证，并提醒医师及时给予预防性抗生素），但很难想象在这一过程中如何安排一个药剂师进去。而手术室附属药房，可以通过准备所有输液药物并稀释当日所需血管收缩药从而对手术室的用药安全产生显著影响[146]。理想情况下，麻醉科也应配备专门的药剂师。药剂师可以就药物的购买和提供与麻醉科联络。真正的双向参与可能会降低成本并提高临床医师的满意度，他们（在第六章所观察到的）才是需要使用这些药物的人。它还可以减少目前因药物短缺而迫使医院改变常用药物的意外情况。多项研究表明，手术室附属药房显著节省了成本或增加了收益，增加了药房准备的高风险药物的使用，并改善了手术开始不及时的情况[146-149]，可以预计，随着新药物不断被添加到处方中，药剂师参与而带来的影响只会增加。

9.5.3 药物订购、供应、分配和库存控制

几乎没有随机对照试验或病例队列研究比较药房主导与非药房主导药物管理的差异。然而，大多数药物安全指南（例如，安全用药实践研究所、联合委员会、美国卫生系统药师协会的指南）将整个药物供应链的责任归于药房。这包括（但不限于）决定在处方中使用哪些药物；选择每种药物的制造商、浓度及制备方法，以避免出现相似的产品；进行储存和库存控制，包括危险药物和溶液的管理，如高渗盐水或局部麻醉剂；附属药房的数量和位置；药物管理技术的选择；药物短缺的管理[148, 150]等。专家建议，在前一位患者手术结束到下一位患者进入手术间的过程中，药剂师应该参与每一台手术室的清理，以便在下一台手术前清理掉所有使用过的和不常用的药物[17]。

▶ 9.6 团队合作、沟通和其他非技术技能

尽管很少有专门关于沟通或团队合作和用药错误的数据，但沟通失败可能是医疗错误导致患者受到伤害的最重要因素[151]。多项对医疗事故索赔的分析都支持这一论点[152-153]。用药错误来源通常包括患者和护理人员或临床医师之间的沟通失败（例如，出院到初级保健）。临床医师间的沟通不畅比患者和临床医师间的更常见[153-154]。临床医师之间的交接很少会对药物状态进行正式的核查，尤其是在手术室。随着患者转运，信息质量下降，这对患者构成了真正的危险[155-156]。其他可能缺乏的团队合作技巧包括情境意识（例如，麻醉医师注射大量镇痛剂后，未能意识到外科医师正在注射局部麻醉剂）和团队检查（例如，由护士或其他同事完成给药这一关键步骤）。

9.6.1 团队培训

在退役军人医疗系统的74家医院实施全面的团队培训项目，将手术死亡率降低了18%，而未接受培训的34家医院降低了7%；在培训中的每个季度，每1000场手术死亡率下降0.5[157]。小型研究表明，团队培训或非技术技能培训可以减少外科医师的失误[158-159]、改善安全氛围[160]、提高沟通技巧[161]并提高团队沟通技能[162]。如前所述，团队检查是团队合作中重要的一部分，团队成员积极地互相检查，并在看到错误或不安全行为时进行干预。虽然团队培训对用药错误的影响尚不清楚，但这种培训所带来的沟通和其他团队合作技巧的提高似乎很有可能转化为更安全的药物实践。

9.6.2 结构化的沟通方案

9.6.2.1 复述，复读，语音

闭环通信和特定的语音技术在航空和军事中被统一使用，但在医疗系统中的使用却不一致，即便在高风险环境中也不例外[163]。临床职业治疗专家已将这纳入他们工作的一部分[163]，同时围手术期注册护士协会已将此作为手术护士与外科医师沟通的重点事项，尤其是口头医嘱方面。在澳大利亚和新西兰，所有麻醉学员都必须接受包含这些原则的模拟培训，许多高年资的麻醉医师也会进行培训[164]。澳大利亚皇家外科学院最近创立了尊重手术流程（https://www.surgeons.org/ education/skills-training-courses/operating-withrespect-owr-course，2020年1月20日访问），其中也包括一些这样的原则。不幸的是（而且有点讽刺），这些流程往往只在少部分团队中实施。然而，在新西兰，经过成功的可行性研究[165]，事故赔偿公司（Accident Compensation Corporation，ACC；https://www.acc.co.nz/，2020年1月20日访问；第十二章）资助了一项名为NetworkZ的为期5年的计划，在5年内为全国所有手术室团队开展现场模拟培训。

在一项关于急诊科用药错误的研究中，口头医嘱所致的错误占所有用药错误的32%[166]。尽管闭环沟通会消除很多类似错误，但许多机构已禁止口头医嘱以减少相关错误[167]。复述或复读关键信息或许能防止严重的用药错误，但需要清晰明确（专栏9.1）。严格注意沟通是避免患者受到伤害的关键，且不仅仅是药物伤害。

专栏 9.1　本地案例

一名糖尿病患者被送进急诊室，神志不清。护士助理接到要求给他测一个即时血糖，并向护士口头汇报血糖结果为27。护士听成了527，但没有将它向助理复述，只是让助理重复检测。第二次即时血糖结果为29，但在向护士汇报时，助理只是简单地说"一样的。"随后开具了胰岛素输注。幸运的是，护士助理稍后检查了患者，发现了错误，避免了灾难。

资料来源：个人通信，JW。

9.6.2.2 下达简令和交接

在手术室，下达简令已被证明可以显著减少延误[168]、技术错误[169]和死亡率[170-171]。下达简令还被证明可以显著减少药物遗漏的数量，尤其是那些涉及术前抗生素和预防静脉血栓药物的遗漏[172-173]。

如第二章和第三章所述，患者在手术住院过程中会经历多次转运，在转运交接中很少进行药物核对，因此药物重整是很常见的错误。显然，在缺乏结构化交接流程的情况下，可能会出现重大遗漏[155]，并且（如前所述）患者的信息会在整个护理过程中逐渐弱化。在手术室内，麻醉医师之间的交接不清与死亡率增加有关[174-175]；尚不清楚这是不是用药

错误或遗漏造成的。无论是从手术室转运至ICU[176-177]，还是手术室内或者病房内的移交主管医师[178]，结构化的交接方案已多次被证明可以减少遗漏错误。结构化的交接应包括对当前用药计划的核查、已暂停哪些药物、关键药物的最终剂量和即将使用哪些药物（例如，重新使用抗生素）。

9.6.3 多任务处理、疲劳和"英雄"心态

大部分药物配制是基于技能的工作，并且更多地依赖于下意识的本能完成。无论是输入药物医嘱、从药瓶中抽取药物，还是给药，都是如此。这些任务在被打扰、中断、配药人员分心或匆忙（如时间紧急而有制备压力）时很容易出错。尽管我们大多数人都认为自己可以出色地处理多项任务，但研究表明，除非任务是完全自动的（如走路和嚼口香糖），否则大脑实际上会在执行任务时进行不断切换并且每次只能专注于一项任务[179]。这种持续的任务切换实际上减慢了每一项任务的完成速度[180]并更容易发生错误[181]。每当任务中断，我们就有可能在返回时回到错误的位置——要么重复已经完成的任务，要么省略一个步骤。出于这个原因，许多医院已经限制或禁止打断护士进行药物处理。他们甚至让护士穿上霓虹灯或橙色背心以防止被打断。不幸的是，尚未发现这些干预措施可以减少错误[182]，因此还需要进行更多的研究。

显然，医疗工作者为患者奉献了很多，一旦有需要，他们愿意花费大量的时间在工作上。然而，这种"英雄"心态忽略了疲劳会影响人的表现。我们在第八章中详细讨论了疲劳对人类表现的复杂影响。但只有少数研究调查了工作量的减少或人员配备的增加是否显著减少了用药错误或总体结局[183-184]；并且这些研究都不是系统性或前瞻性的。然而，其他一些研究的数据强烈表明，对疲劳和个体健康的管理可能会改善用药安全性。

▶ 9.7 结论

有许多经专家确定和推荐的干预措施可提高用药安全性。尽管这些措施中很少有经过严格测试证实能真正减少错误的，更不用说挽救生命了，但许多措施都是有意义的并且几乎没有负面作用的。采用电子用药流程（特别是计算机化指令输入、药剂师检查核实、自动化药柜和条形码管理）可以并且已经减少了病房和手术室的用药错误。最近，全面的患者安全计划（包括对严重事件的严格调查、高可靠性行为方面的团队培训、重点识别和纠正系统漏洞、使用检查表等）已被证实可以减少错误，甚至降低死亡率。需要一套综合的干预措施来减少医疗行为中的人为错误，特别是减少与药物相关的错误，这不是任何单一因素可以做到的。我们列举了几个例子，即便这些干预措施只是部分成功实施，也降低了用药错误的发生率。第二章和第三章回顾的数据清楚地表明，现状仍不尽如人意。在本章中，我们介绍了当今大多数医疗机构和从业者可以关注和改进的要点。其中每一项都可能只产生很小的差异，但显著提高药物安全的关键无疑在于最小收益的叠加[8, 185]。

我们的患者有权期望医疗机构加大对药物安全的投入，并期望临床医师更多地参与

到药物安全的相关事宜中。麻醉患者安全基金会的"提高手术室用药安全的共识性建议"（图9.1）具有权威性，与澳大利亚和新西兰麻醉医师协会指南等其他关于手术室安全用药的专家指南一致[120]。虽然患者在手术室的时间仅是围手术期的一部分，但却是最重要的一部分。这些建议的实施仅是对医院和麻醉科的最低期望。此外，这样做将提供一个良好的基础，从而提高药物安全性的举措可以扩展到手术患者临床路径的其他部分。

参考文献

1. Miller MR, Robinson KA, Lubomski LH, Rinke ML, Pronovost PJ. Medication errors in paediatric care: a systematic review of epidemiology and an evaluation of evidence supporting reduction strategy recommendations. Qual Saf Health Care. 2007;16(2):116-26.

2. Singer SJ, Gaba DM, Falwell A, et al. Patient safety climate in 92 US hospitals: differences by work area and discipline. Med Care. 2009;47(1):23-31.

3. Pronovost PJ, Holzmueller CG, Martinez E, et al. A practical tool to learn from defects in patient care. Jt Comm J Qual Patient Saf. 2006;32(2):102-8.

4. Gazarian M, Graudins LV. Long-term reduction in adverse drug events: an evidence-based improvement model. Pediatrics. 2012;129(5):e1334-42.

5. Breeding J, Welch S, Whittam S, et al. Medication Error Minimization Scheme (MEMS) in an adult tertiary intensive care unit (ICU) 2009-2011. Aust Crit Care. 2013;26(2):58-75.

6. Keiffer S, Marcum G, Harrison S, Teske DW, Simsic JM. Reduction of medication errors in a pediatric cardiothoracic intensive care unit. J Nurs Care Qual. 2015;30(3):212-9.

7. McClead RE Jr, Catt C, Davis JT, et al. An internal quality improvement collaborative significantly reduces hospital-wide medication error related adverse drug events. J Pediatr. 2014;165(6):1222-9.e1.

8. Durrand JW, Batterham AM, Danjoux GR. Pre-habilitation. I: aggregation of marginal gains. Anaesthesia. 2014;69(5):403-6.

9. Prakash V, Koczmara C, Savage P, et al. Mitigating errors caused by interruptions during medication verification and administration: interventions in a simulated ambulatory chemotherapy setting. BMJ Qual Saf. 2014;23(11):884-92.

10. Moreira ME, Hernandez C, Stevens AD, et al. Color-coded prefilled medication syringes decrease time to delivery and dosing error in simulated emergency department pediatric resuscitations. Ann Emerg Med. 2015;66(2):97-106.e3.

11. Merry AF, Hannam JA, Webster CS, et al. Retesting the hypothesis of a clinical randomized controlled trial in a simulation environment to Validate Anesthesia Simulation in Error Research (the VASER Study). Anesthesiology. 2017;126(3):472-81.

12. Estock JL, Murray AW, Mizah MT, et al. Label design affects medication safety in an operating room crisis: a controlled simulation study. J.Patient Saf. 2018;14(2):101-6.

13. Siebert JN, Ehrler F, Combescure C, et al. A mobile device app to reduce time to drug delivery and

medication errors during simulated pediatric cardiopulmonary resuscitation: a randomized controlled trial. J Med Internet Res. 2017;19(2):e31.

14. Nuckols TK, Smith-Spangler C, Morton SC, et al. The effectiveness of computerized order entry at reducing preventable adverse drug events and medication errors in hospital settings: a systematic review and meta-analysis. Syst Rev. 2014;3:56.

15. Jensen LS, Merry AF, Webster CS, Weller J, Larsson L. Evidence-based strategies for preventing drug administration errors during anaesthesia. Anaesthesia. 2004;59(5):493-504.

16. Sackett DL, Rosenberg WM, Gray JA, Haynes RB, Richardson WS. Evidence based medicine: what it is and what it isn't. Br Med J. 1996;312(7023):71-2.

17. Wahr JA, Abernathy JH 3rd, Lazarra EH, et al. Medication safety in the operating room: literature and expert-based recommendations. Br J Anaesth. 2017;118(1):32-43.

18. Eichhorn J. APSF hosts medication safety conference: consensus group defines challenges and opportunities for improved practice. APSF Newsletter. 2010;25(1):1-7. Accessed January 3, 2020. https://www.apsf.org/article/apsf-hosts-medication-safety-conference/

19. Weick KE, Sutcliffe KM. Managing the Unexpected: Resilient Performance in an Age of Uncertainty. 2nd ed. San Francisco, CA: Jossey-Bass; 2007.

20. Singer SJ, Falwell A, Gaba DM, et al. Identifying organizational cultures that promote patient safety. Health Care Manage Rev. 2009;34(4):300-11.

21. Valentin A, Schiffinger M, Steyrer J, Huber C, Strunk G. Safety climate reduces medication and dislodgement errors in routine intensive care practice. Intensive Care Med. 2013;39(3):391-8.

22. Singer SJ, Vogus TJ. Reducing hospital errors: interventions that build safety culture. Annu Rev Public Health. 2013;34:373-96.

23. Frankel AS, Leonard MW, Denham CR. Fair and just culture, team behavior, and leadership engagement: the tools to achieve high reliability. Health Serv Res. 2006;41(4 pt 2):1690-709.

24. Pronovost PJ, Weast B, Bishop K, et al. Senior executive adopt-a-work unit: a model for safety improvement. Jt Comm J Qual Saf. 2004;30(2):59-68.

25. Committee on Data Standards for Patient Safety Board on Healthcare Services Institute of Medicine. Executive summary. In: Aspden P, Corrigan JM, Wolcott J, Erikson S, eds. Patient Safety: Achieving a New Standard for Care. Washington, DC: National Academies Press; 2004. Accessed July 18, 2020. https://www.ncbi..nlm.nih.gov/books/NBK216103

26. Brilli RJ, McClead RE Jr, Crandall WV, et al. A comprehensive patient safety program can significantly reduce preventable harm, associated costs, and hospital mortality. J Pediatr. 2013;163(6):1638-45.

27. Elden NM, Ismail A. The importance of medication errors reporting in improving the quality of clinical care services. Glob J Health Sci. 2016;8(8):243-51.

28. Pronovost PJ, King J, Holzmueller CG, et al. A.web-based tool for the Comprehensive Unit-based Safety Program (CUSP). Jt Comm J Qual Patient Saf. 2006;32(3):119-29.

29. Berenholtz SM, Hartsell TL, Pronovost PJ. Learning from defects to enhance morbidity and mortality conferences. Am J Med Qual. 2009;24(3):192-5.

30. Pronovost P, Needham D, Berenholtz S, et al. An intervention to decrease catheter-related bloodstream infections in the ICU. N Engl J Med. 2006;355(26):2725-32.

31. Pronovost PJ, Goeschel CA, Colantuoni E, et al. Sustaining reductions in catheter related bloodstream

infections in Michigan intensive care units: observational study. BMJ. 2010;340:c309.

32. Sexton JB, Berenholtz SM, Goeschel CA, et al. Assessing and improving safety climate in a large cohort of intensive care units. Crit Care Med. 2011;39(5):934-9.

33. Deming WE. The New Economics. Cambridge, MA: Massachusetts Institute of Technology, Center for Advanced Engineering Study; 1994.

34. Ramsay AI, Turner S, Cavell G, et al. Governing patient safety: lessons learned from a mixed methods evaluation of implementing a ward-level medication safety scorecard in two English NHS hospitals. BMJ Qual Saf. 2014;23(2):136-46.

35. Bowdle TA, Jelacic S, Nair B, et al. Facilitated self-reported anaesthetic medication errors before and after implementation of a safety bundle and barcode-based safety system. Br J Anaesth. 2018;121(6):1338-45.

36. Marx D. Patient Safety and the "Just Culture": A Primer for Health Care Executives. New York, NY: Columbia University; 2001.

37. Haller G, Myles PS, Stoelwinder J, et al. Integrating incident reporting into an electronic patient record system. J Am Med Inform Assoc. 2007;14(2):175-81.

38. Abstoss KM, Shaw BE, Owens TA, et al. Increasing medication error reporting rates while reducing harm through simultaneous cultural and system-level interventions in an intensive care unit. BMJ Qual Saf. 2011;20(11):914-22.

39. Frey B, Buettiker V, Hug MI, et al. Does critical incident reporting contribute to medication error prevention? Eur J Pediatr. 2002;161(11):594-9.

40. Vincent C, Taylor-Adams S, Chapman EJ, et al. How to investigate and analyse clinical incidents: clinical risk unit and association of litigation and risk management protocol. BMJ. 2000;320(7237): 777-81.

41. Wilbur K, Scarborough K. Medication safety huddles: teaming up to improve patient safety. Can J Hosp Pharm. 2005;58:151-5.

42. Morvay S, Lewe D, Stewart B, et al. Medication event huddles: a tool for reducing adverse drug events. Jt Comm J Qual Patient Saf. 2014;40(1):39-45.

43. Hughes RG, Blegen MA. Medication administration safety. In: Hughes RG, ed. Patient Safety and Quality: An Evidence-Based Handbook for Nurses. Rockville, MD: Agency for Healthcare Research and Quality; 2008. Accessed July 18, 2020. https://www.ncbi.nlm.nih.gov/books/NBK2656

44. 2010-2021 Targeted Medication Safety Best Practices for Hospitals. Horsham, PA: Institute for Safe Medication Practices; 2018. Accessed July 18, 2020. https://www.ismp.org/sites/default/files/attachments/2017-12/TMSBP-for-Hospitalsv2.pdf

45. Nisly S, Shiltz ED, Vanarsdale V, Laughlin J. Implementation of an order set to adhere to national patient safety goals for warfarin therapy. Hosp Pharm. 2013;48(10):828-32.

46. Alper SJ, Holden RJ, Scanlon MC, et al. Self-reported violations during medication administration in two paediatric hospitals. A systematic review of safety violations in industry. BMJ Qual Saf. 2012;21:408-15.

47. Trimble AN, Bishop B, Rampe N. Medication errors associated with transition from insulin pens to insulin vials. Am J Health Syst Pharm. 2017;74(2):70-5.

48. Atherton J. Development of the electronic health record. Virtual Mentor. 2011;13(3):186-9.

第九章 提高用药安全的干预措施

49. Gray B, Johansen I, Koch S, Bowden T. Electronic health records: an international perspective on "meaningful use." Commonwealth Fund Newsletter. November 17, 2011:28. Accessed January 7, 2020. https://www.commonwealthfund..org/publications/issue-briefs/2011/nov/electronic-health-records-international-perspective-meaningful

50. Metzger JB, Welebob E, Turisco F, Classen DC. The Leapfrog Group's CPOE standard and evaluation tool. Patient Safety and Quality Healthcare Newsletter. July/August 2008. Accessed December 30, 2019. https://www.psqh.com/julaug08/cpoe.html

51. Guo Y, Chung P, Weiss C, Veltri K, Minamoto GY. Customized order-entry sets can prevent antiretroviral prescribing errors: a novel opportunity for antimicrobial stewardship. P T. 2015;40(5): 353-60.

52. Bates DW, Leape LL, Cullen DJ, et al. Effect of computerized physician order entry and a team intervention on prevention of serious medication errors. JAMA. 1998;280(15):1311-6.

53. Carayon P, Du S, Brown R, et al. EHR-related medication errors in two ICUs. J Healthc Risk Manag. 2017;36(3):6-15.

54. Kadmon G, Bron-Harlev E, Nahum E, et al. Computerized order entry with limited decision support to prevent prescription errors in a PICU. Pediatrics. 2009;124(3):935-40.

55. Gouyon B, Iacobelli S, Saliba E, et al. A Computer Prescribing Order Entry-Clinical Decision Support system designed for neonatal care: results of the "preselected prescription" concept at the bedside. J Clin Pharm Ther. 2017;42(1):64-8.

56. Balasuriya L, Vyles D, Bakerman P, et al. Computerized dose range checking using hard and soft stop alerts reduces prescribing errors in a pediatric intensive care unit. J.Patient Saf. 2017;13(3):144-8.

57. Li Q, Kirkendall ES, Hall ES, et al. Automated detection of medication administration errors in neonatal intensive care. J.Biomed Inform. 2015;57:124-33.

58. Prgomet M, Li L, Niazkhani Z, Georgiou A, Westbrook JI. Impact of commercial computerized provider order entry (CPOE) and clinical decision support systems (CDSSs) on medication errors, length of stay, and mortality in intensive care units: a systematic review and meta-analysis. J Am Med Inform Assoc. 2017;24(2):413-22.

59. Senger C, Kaltschmidt J, Schmitt SP, Pruszydlo MG, Haefeli WE. Misspellings in drug information system queries: characteristics of drug name spelling errors and strategies for their prevention. Int J Med Inform. 2010;79(12):832-9.

60. Vermeulen KM, van Doormaal JE, Zaal RJ, et al. Cost-effectiveness of an electronic medication ordering system (CPOE/CDSS) in hospitalized patients. Int J Med Inform. 2014;83(8):572-80.

61. Nuckols TK, Asch SM, Patel V, et al. Implementing computerized provider order entry in acute care hospitals in the.United States could generate substantial savings.to.society. Jt Comm J Qual Patient Saf. 2015;41(8):341-50.

62. Gimenez-Manzorro A, Romero-Jimenez RM, Calleja-Hernandez MA, et al. Effectiveness of an electronic tool for medication reconciliation in a general surgery department. Int J Clin Pharm. 2015;37(1):159-67.

63. Rizzato Lede DA, Benitez SE, Mayan JC 3rd, et al. Patient safety at transitions of care: use of a compulsory electronic reconciliation tool in an academic hospital. Stud Health Technol. 2015;216:232-6.

64. Pevnick JM, Palmer KA, Shane R, et al. Potential benefit of electronic pharmacy claims data to prevent

麻醉及围手术期用药安全

medication history errors and resultant inpatient order errors. J Am Med Inform Assoc. 2016;23(5): 942-50.

65. Health Quality and Safety Commission New Zealand. eMedRec brings number of benefits for Counties Manukau Health and Northland DHB. Med Saf. May 2, 2016. Accessed January 20, 2020. https://www. hqsc.govt.nz/our-programmes/medication-safety/news-and-events/news/2512/

66. Agrawal A, Wu WY. Reducing medication errors and improving systems reliability using an electronic medication reconciliation system. Jt Comm J Qual Patient Saf. 2009;35(2):106-14.

67. Grissinger M. Safeguards for using and designing automated dispensing cabinets. P T. 2012;37(9): 490-530.

68. Chapuis C, Roustit M, Bal G, et al. Automated drug dispensing system reduces medication errors in an intensive care setting. Crit Care Med. 2010;38(12):2275-81.

69. Tsao NW, Lo C, Babich M, Shah K, Bansback NJ. Decentralized automated dispensing devices: systematic review of clinical and economic impacts in hospitals. Can J Hosp Pharm. 2014;67(2): 138-48.

70. Cottney A. Improving the safety and efficiency of nurse medication rounds through the introduction of an automated dispensing cabinet. BMJ Qual Improv Rep. 2014;3(1):u204237.w1843. doi:10.1136/ bmjquality.u204237.w1843.

71. Institute for Safe Medication Practice. Guidance on the Interdisciplinary Safe Use of Automated Dispensing Cabinets. Horsham, PA: ISMP; 2008. Accessed April 14, 2018. https://www.ismp.org/ Tools/guidelines/ADC_Guidelines_final.pdf

72. Poon EG, Keohane CA, Yoon CS, et al. Effect of bar-code technology on the safety of medication administration. N Engl J Med. 2010;362(18):1698-707.

73. Leape LL, Bates DW, Cullen DJ, et al. Systems analysis of adverse drug events. ADE Prevention Study Group. JAMA. 1995;274(1):35-43.

74. Poon EG, Cina JL, Churchill W, et al. Medication dispensing errors and potential adverse drug events before and after implementing bar code technology in the pharmacy. Ann Intern Med. 2006;145(6): 426-34.

75. Shah K, Lo C, Babich M, Tsao NW, Bansback NJ. Bar code medication administration technology: a systematic review of impact on patient safety when used with computerized prescriber order entry and automated dispensing devices. Can J Hosp Pharm. 2016;69(5):394-402.

76. Merry AF, Webster CS, Mathew DJ. A new, safety-oriented, integrated drug administration and automated anesthesia record system. Anesth Analg. 2001;93(2):385-90.

77. Merry AF, Webster CS, Hannam J, et al. Multimodal system designed to reduce errors in recording and administration of drugs in anaesthesia: prospective randomised clinical evaluation. BMJ. 2011;343:d5543.

78. Jelacic S, Bowdle A, Nair BG, et al. A system for anesthesia drug administration using barcode technology: the Codonics Safe Label System and Smart Anesthesia Manager. Anesth Analg. 2015;121(2):410-21.

79. Douglas JR Jr, Ritter MJ. Implementation of an Anesthesia Information Management System (AIMS). Ochsner J. 2011;11(2):102-14.

80. Cooper RL, Merry A. Medication management. In: Stonemetz J, Ruskin K, eds. Anesthesia Informatics.

Health Informatics Series. London: Springer; 2008:209-26.

81. Ohashi K, Dalleur O, Dykes PC, Bates DW. Benefits and risks of using smart pumps to reduce medication error rates: a systematic review. Drug Saf. 2014;37(12):1011-20.

82. Nuckols TK, Bower AG, Paddock SM, et al. Programmable infusion pumps in ICUs: an analysis of corresponding adverse drug events. J Gen Intern Med. 2008;23(suppl 1):41-5.

83. Borthwick M, Woods J, Keeling S, Keeling P, Waldmann C. A survey to inform standardisation of intravenous medication concentrations in critical care. J Intensive Care Soc. 2007;8(1):92-6.

84. Hilmas E, Sowan A, Gaffoor M, Vaidya V. Implementation and evaluation of a comprehensive system to deliver pediatric continuous infusion medications with standardized concentrations. Am J Health Syst Pharm. 2010;67(1):58-69.

85. Larsen GY, Parker HB, Cash J, O'Connell M, Grant MC. Standard drug concentrations and smart-pump technology reduce continuous-medication-infusion errors in pediatric patients. Pediatrics. 2005;116(1):e21-5.

86. Tran M, Ciarkowski S, Wagner D, Stevenson JG. A case study on the safety impact of implementing smart patient-controlled analgesic pumps at a tertiary care academic medical center. Jt Comm J Qual Patient Saf. 2012;38(3):112-9.

87. Irwin D, Vaillancourt R, Dalgleish D, et al. Standard concentrations of high-alert drug infusions across paediatric acute care. Paediatr Child Health. 2008;13(5):371-6.

88. Merry AF, Webster CS, Connell H. A new infusion syringe label system designed to reduce task complexity during drug preparation. Anaesthesia. 2007;62(5):486-91.

89. Kastrup M, Balzer F, Volk T, Spies C. Analysis of event logs from syringe pumps: a retrospective pilot study to assess possible effects of syringe pumps on safety in a university hospital critical care unit in Germany. Drug Saf. 2012;35(7):563-74.

90. Cook TM, Payne S, Skryabina E, et al. A simulation-based evaluation of two proposed alternatives to Luer devices for use in neuraxial anaesthesia. Anaesthesia. 2010;65(11):1069-79.

91. Kinsella SM, Goswami A, Laxton C, et al. A.clinical evaluation of four non-Luer spinal needle and syringe systems. Anaesthesia. 2012;67(11):1217-24.

92. Australian Commission on Safety and Quality in Health Care. 2015 National Standard for User-Applied Labelling of Injectable Medicines, Fluids and Lines. Sydney: ACSQHC; 2015. Accessed January 11, 2020. https://www.safetyandquality..gov.au/our-work/medication-safety/safer-naming-labelling-and-packaging-medicines/national-standard-user-applied-labelling-injectable-medicines-fluids-and-lines

93. Hellier E, Edworthy J, Derbyshire N, Costello A. Considering the impact of medicine label design characteristics on patient safety. Ergonomics. 2006;49(5-6):617-30.

94. Zhong W, Feinstein JA, Patel NS, Dai D, Feudtner C. Tall Man lettering and potential prescription errors: a time series analysis of 42 children's hospitals in the USA over 9 years. BMJ Qual Saf. 2016;25(4):233-40.

95. Lambert BL, Schroeder SR, Galanter WL. Does Tall Man lettering prevent drug name confusion errors? Incomplete and conflicting evidence suggest need for definitive study. BMJ Qual Saf. 2016;25(4): 213-7.

96. Emmerton L, Rizk MF, Bedford G, Lalor D. Systematic derivation of an Australian standard for Tall Man lettering to distinguish similar drug names. J Eval Clin Pract. 2015;21(1):85-90.

97. Webster CS, Anderson D, Murtagh S. Safety and peri-operative medical care. Anaesthesia. 2001;56:496-7.

98. Webster CS, Larsson L, Frampton CM, et al. Clinical assessment of a new anaesthetic drug administration system: a prospective, controlled, longitudinal incident monitoring study. Anaesthesia. 2010;65(5):490-9.

99. Standards New Zealand. User-Applied Labels for Use on Syringes Containing Drugs Used during Anaesthesia. Wellington: Standards New Zealand; 1996. AS/NZS 4375:1996. Accessed January 20, 2020. https://shop.standards.govt.nz/catalog/4375%3A1996%28AS%7CNZS%29/view

100. CSA Group. Standard for User-Applied Drug Labels in Anaesthesia and Critical Care. Etobicoke, Canada: Canadian Standards Association; 1998. CAN/CSA-Z264.3-98. Accessed January 20, 2020. https://store.csagroup.org/ccrz__ProductDetails?sku=2700729

101. International Organization for Standardization. Anaesthetic and Respiratory Equipment-User-Applied Labels for Syringes Containing Drugs Used during Anaesthesia-Colours, Design and Performance. Geneva: International Organization for Standardization; 2008. ISO 26825: 2008. Accessed January 20, 2020. https://www.iso.org/standard/43811.html

102. Russell WJ. Getting into the red: a strategic step for safety. Qual Saf Health Care. 2002;11(1):107.

103. Rowe D. Red plunger syringes for neuromuscular blocking drugs. Anaesthesia. 2015;70(1):107.

104. Fasting S, Gisvold SE. Adverse drug errors in anesthesia, and the impact of coloured syringe labels. Can J Anesth. 2000;47(11):1060-7.

105. Orser BA. Medication safety in anesthetic practice: first do no harm. Can J Anaesth. 2000;47(11):1051-4.

106. Cheeseman JF, Webster CS, Pawley MD, et al. Use of a new task-relevant test to assess the effects of shift work and drug labelling formats on anesthesia trainees' drug recognition and confirmation. Can J Anesth. 2011;58(1):38-47.

107. Pandit JJ, Cook TM. NAP5: Accidental Awareness during General Anaesthesia in the United Kingdom and Ireland: Report and Findings. London: National Audit Projects; 2014. Accessed January 20, 2020. https://www..nationalauditprojects.org.uk/NAP5home#pt

108. Grissinger M. Color-coded syringes for anesthesia drugs-use with care. P T. 2012;37(4):199-201.

109. Rupp SM. Color-coding of syringes may not enhance safety. Reg Anesth Pain Med. 2005;30(6):589-90.

110. Webster CS, Merry AF. Colour coding, drug administration error and the systems approach to safety. Eur J Anaesthesiol. 2007;24(4):385-6.

111. American Society for Testing and Materials. Standard Specification for User Applied Drug Labels in Anesthesiology. Philadelphia: American Society for Testing and Materials; 1995. ASTM D4774-94. Accessed January 20, 2020. https://www.astm.org/DATABASE.CART/HISTORICAL/D4774-94.htm

112. Makwana S, Basu B, Makasana Y, Dharamsi A. Prefilled syringes: an innovation in parenteral packaging. Int J Pharm Invest. 2011;1(4):200-6.

113. Yang Y, Rivera AJ, Fortier CR, Abernathy JH 3rd. A human factors engineering study of the medication delivery process during an anesthetic: self-filled syringes versus prefilled syringes. Anesthesiology. 2016;124(4):795-803.

114. Royal Pharmaceutical Society. Professional Guidance on the Safe and Secure Handling of Medicines. London: Royal Pharmaceutical Society; 2018. Accessed November 16, 2019. https://www.rpharms. com/recognition/setting-professional-standards/safe-and-secure-handling-of-medicines/professional-

guidance-on-the-safe-and-secure-handling-of-medicines

115. Stucki C, Sautter AM, Wolff A, Fleury-Souverain S, Bonnabry P. Accuracy of preparation of i.v. medication syringes for anesthesiology. Am J Health Syst Pharm. 2013;70(2):137-42.

116. Weeks KW, Hutton BM, Young S, et al. Safety in numbers 2: competency modelling and diagnostic error assessment in medication dosage calculation problem-solving. Nurse Educ Pract. 2013;13(2): e23-32.

117. Avidan A, Levin PD, Weissman C, Gozal Y. Anesthesiologists' ability in calculating weight-based concentrations for pediatric drug infusions: an observational study. J Clin Anesth. 2014;26(4):276-80.

118. Venkataraman A, Siu E, Sadasivam K. Paediatric electronic infusion calculator: an intervention to eliminate infusion errors in paediatric critical care. JICS. 2016;17(4):290-4.

119. Wheeler DW, Degnan BA, Sehmi JS, et al. Variability in the concentrations of intravenous drug infusions prepared in a critical care unit. Intensive Care Med. 2008;34(8):1441-7.

120. Australian and New Zealand College of Anaesthetists. Guidelines for the Safe Administration of Injectable Drugs in Anaesthesia. Melbourne: Australian and New Zealand College of Anaesthetists; 2017. Policy document PS 51. Accessed January 20, 2020. https://www.anzca.edu.au/resources/ professional-documents

121. Bond CA, Raehl CL, Franke T. Medication errors in United States hospitals. Pharmacotherapy. 2001;21(9):1023-36.

122. Bond CA, Raehl CL, Franke T. Clinical pharmacy services, hospital pharmacy staffing, and medication errors in United States hospitals. Pharmacotherapy. 2002;22(2):134-47.

123. Bond CA, Raehl CL. Clinical pharmacy services, pharmacy staffing, and adverse drug reactions in United States hospitals. Pharmacotherapy. 2006;26(6):735-47.

124. Bond CA, Raehl CL. Clinical pharmacy services, pharmacy staffing, and hospital mortality rates. Pharmacotherapy. 2007;27(4):481-93.

125. Leguelinel-Blache G, Arnaud F, Bouvet S, et al. Impact of admission medication reconciliation performed by clinical pharmacists on medication safety. Eur J Intern Med. 2014;25(9):808-14.

126. Smith L, Mosley J, Lott S, et al. Impact of pharmacy-led medication reconciliation on medication errors during transition in the hospital setting. Pharm Pract. 2015;13(4):634.

127. Contreras Rey MB, Arco Prados Y, Sanchez Gomez E. Analysis of the medication reconciliation process conducted at hospital admission. Farm Hosp. 2016;40(4):246-59.

128. Marinovic I, Marusic S, Mucalo I, Mesaric J, Bacic Vrca V. Clinical pharmacist-led program on medication reconciliation implementation at hospital admission: experience of a single university hospital in Croatia. Croat Med J. 2016;57(6):572-81.

129. Mendes AE, Lombardi NF, Andrzejevski VS, et al. Medication reconciliation at patient admission: a randomized controlled trial. Pharm Pract. 2016;14(1):656.

130. Allison GM, Weigel B, Holcroft C. Does electronic medication reconciliation at hospital discharge decrease prescription medication errors? Int J Health Care Qual Assur. 2015;28(6):564-73.

131. Eisenhower C. Impact of pharmacist-conducted medication reconciliation at discharge on readmissions of elderly patients with COPD. Ann Pharmacother. 2014;48(2):203-8.

132. Garcia-Molina Saez C, Urbieta Sanz E, Madrigal de Torres M, Vicente Vera T, Perez Carceles MD. Computerized pharmaceutical intervention to reduce reconciliation errors at hospital discharge in

Spain: an interrupted time-series study. J Clin Pharm Ther. 2016;41(2):203-8.

133.Musgrave CR, Pilch NA, Taber DJ, et al. Improving transplant patient safety through pharmacist discharge medication reconciliation. Am J Transplant. 2013;13(3):796-801.

134.Pourrat X, Corneau H, Floch S, et al. Communication between community and hospital pharmacists: impact on medication reconciliation at admission. Int J Clin Pharm. 2013;35(4):656-63.

135.Bishop MA, Cohen BA, Billings LK, Thomas EV. Reducing errors through discharge medication reconciliation by pharmacy services. Am J Health Syst Pharm. 2015;72(17 suppl 2):S120-6.

136.Ensing HT, Stuijt CC, van den Bemt BJ, et al. Identifying the optimal role for pharmacists in care transitions: a systematic review. J Manag Care Spec Pharm. 2015;21(8):614-36.

137.Mekonnen AB, McLachlan AJ, Brien JA. Pharmacy-led medication reconciliation programmes at hospital transitions: a systematic review and meta-analysis. J.Clin Pharm Ther. 2016;41(2):128-44.

138.Anderegg SV, Wilkinson ST, Couldry RJ, Grauer DW, Howser E. Effects of a hospitalwide pharmacy practice model change on readmission and return to emergency department rates. Am J Health Syst Pharm. 2014;71(17):1469-79.

139.Sebaaly J, Parsons LB, Pilch NA, et al. Clinical and financial impact of pharmacist involvement in discharge medication reconciliation at an academic medical center: a prospective pilot study. Hosp Pharm. 2015;50(6):505-13.

140.Leape LL, Cullen DJ, Clapp MD, et al. Pharmacist participation on physician rounds and adverse drug events in the intensive care unit. JAMA. 1999;282(3):267-70.

141.Samaranayake NR, Cheung ST, Chui WC, Cheung BM. The pattern of the discovery of medication errors in a tertiary hospital in Hong Kong. Int J Clin Pharm. 2013;35(3):432-8.

142.Galanter W, Falck S, Burns M, Laragh M, Lambert BL. Indication-based prescribing prevents wrong-patient medication errors in computerized provider order entry (CPOE). J Am Med Inform Assoc. 2013;20(3):477-81.

143.Rudall N, McKenzie C, Landa J, et al. PROTECTED-UK-Clinical pharmacist interventions in the UK critical care unit: exploration of relationship between intervention, service characteristics and experience level. Int J Pharm Pract. 2017;25(4):311-9.

144.Shulman R, McKenzie CA, Landa J, et al. Pharmacist's review and outcomes: treatment-enhancing contributions tallied, evaluated, and documented (PROTECTED-UK). J Crit Care. 2015;30(4):808-13.

145.Richter A, Bates I, Thacker M, et al. Impact of the introduction of a specialist critical care pharmacist on the level of pharmaceutical care provided to the critical care unit. Int J Pharm Pract. 2016;24(4):253-61.

146.Shaw RE, Litman RS. Medication safety in the operating room: a survey of preparation methods and drug concentration consistencies in children's hospitals in the United States. Jt Comm J Qual Patient Saf. 2014;40(10):471-5.

147.Fiala D, Grady KP, Smigla R. Continued cost justification of an operating room satellite pharmacy. Am J Hosp Pharm. 1993;50(3):467-9.

148.Thomas JA, Martin V, Frank S. Improving pharmacy supply-chain management in the operating room. Healthc Financ Manage. 2000;54(12):58-61.

149.Ziter CA, Dennis BW, Shoup LK. Justification of an operating-room satellite pharmacy. Am J Hosp Pharm. 1989;46(7):1353-61.

150.Wahr JA, Merry AF. Medication errors in the perioperative setting. Curr Anesthesiol Rep.

2017;7(3):320-29.

151. Leonard M, Graham S, Bonacum D. The human factor: the critical importance of effective teamwork and communication in providing safe care. Qual Saf Health Care. 2004;13(suppl 1):i85-90.

152. Greenberg CC, Regenbogen SE, Studdert DM, et al. Patterns of communication breakdowns resulting in injury to.surgical patients. J Am Coll Surg. 2007;204(4):533-40.

153. Gawande AA, Thomas EJ, Zinner MJ, Brennan TA. The incidence and nature of surgical adverse events in Colorado and Utah in 1992. Surgery. 1999;126(1):66-75.

154. ElBardissi AW, Regenbogen SE, Greenberg CC, et al. Communication practices on 4 Harvard surgical services: a surgical safety collaborative. Ann Surg. 2009;250(6):861-5.

155. Nagpal K, Vats A, Lamb B, et al. Information transfer and communication in surgery: a systematic review. Ann Surg. 2010;252(2):225-39.

156. Nagpal K, Vats A, Ahmed K, et al. A systematic quantitative assessment of risks associated with poor communication in surgical care. Arch Surg. 2010;145(6):582-8.

157. Neily J, Mills PD, Young-Xu Y, et al. Association between implementation of a medical team training program and surgical mortality. JAMA. 2010;304(15):1693-700.

158. Hull L, Arora S, Aggarwal R, et al. The impact of nontechnical skills on technical performance in surgery: a systematic review. J Am Coll Surg. 2012;214(2):214-30.

159. Mishra A, Catchpole K, Dale T, McCulloch P. The influence of non-technical performance on technical outcome in laparoscopic cholecystectomy. Surg Endosc. 2008;22(1):68-73.

160. Carney BT, West P, Neily J, Mills PD, Bagian JP. Changing perceptions of safety climate in the operating room with the Veterans Health Administration medical team training program. Am J Med Qual. 2011;26(3):181-4.

161. Awad SS, Fagan SP, Bellows C, et al. Bridging the communication gap in the operating room with medical team training. Am J Surg. 2005;190(5):770-4.

162. Armour Forse R, Bramble JD, McQuillan R. Team training can improve operating room performance. Surgery. 2011;150(4):771-8.

163. Santos R, Bakero L, Franco P, et al. Characterization of non-technical skills in paediatric cardiac surgery: communication patterns. Eur J Cardiothorac Surg. 2012;41(5):1005-12.

164. Weller J, Morris R, Watterson L, et al. Effective management of anaesthetic crises: development and evaluation of a college-accredited simulation-based course for anaesthesia education in Australia and New Zealand. Simul Healthc. 2006;1(4):209-14.

165. Weller J, Cumin D, Torrie J, et al. Multidisciplinary operating room simulation-based team training to reduce treatment errors: a feasibility study in New Zealand hospitals. N Z Med J. 2015;128(1418):40-51.

166. Patanwala AE, Sanders AB, Thomas MC, et al. A prospective, multicenter study of pharmacist activities resulting in medication error interception in the emergency department. Ann Emerg Med. 2012;59(5):369-73.

167. Rask K, Culler S, Scott T, et al. Adopting National Quality Forum medication safe practices: progress and barriers to hospital implementation. J Hosp Med. 2007;2(4):212-8.

168. Nundy S, Mukherjee A, Sexton JB, et al. Impact of preoperative briefings on operating room delays: a preliminary report. Arch Surg. 2008;143(11):1068-72.

169. Einav Y, Gopher D, Kara I, et al. Preoperative briefing in the operating room: shared cognition,

teamwork, and patient safety. Chest. 2010;137(2):443-9.

170.Haynes AB, Weiser TG, Berry WR, et al. A.surgical safety checklist to reduce morbidity and mortality in a global population. N Engl J Med. 2009;360(5):491-9.

171.de Vries EN, Prins HA, Crolla RMPH, et al. Effect of a comprehensive surgical safety system on patient outcomes. N Engl J Med. 2010;363(20):1928-37.

172.Paull DE, Mazzia LM, Wood SD, et al. Briefing guide study: preoperative briefing and postoperative debriefing checklists in the Veterans Health Administration medical team training program. Am J Surg. 2010;200(5):620-3.

173.Lingard L, Regehr G, Cartmill C, et al. Evaluation of a preoperative team briefing: a new communication routine results in improved clinical practice. BMJ Qual Saf. 2011;20(6):475-82.

174.Hudson CC, McDonald B, Hudson JK, Tran D, Boodhwani M. Impact of anesthetic handover on mortality and morbidity in cardiac surgery: a cohort study. J Cardiothorac Vasc Anesth. 2015;29(1):11-16.

175.Saager L, Hesler BD, You J, et al. Intraoperative transitions of anesthesia care and postoperative adverse outcomes. Anesthesiology. 2014;121(4):695-706.

176.Joy BF, Elliott E, Hardy C, et al. Standardized multidisciplinary protocol improves handover of cardiac surgery patients to the intensive care unit. Pediatr Crit Care Med. 2011;12(3):304-8.

177.Petrovic MA, Aboumatar H, Baumgartner WA, et al. Pilot implementation of a perioperative protocol to guide operating room-to-intensive care unit patient handoffs. J Cardiothorac Vasc Anesth. 2012;26(1):11-16.

178.Wayne JD, Tyagi R, Reinhardt G, et al. Simple standardized patient handoff system that increases accuracy and completeness. J Surg Educ. 2008;65(6):476-85.

179.Skaugset LM, Farrell S, Carney M, et al. Can you multitask? Evidence and limitations of task switching and multitasking in emergency medicine. Ann Emerg Med. 2016;68(2):189-95.

180.Dreher JC, Koechlin E, Ali SO, Grafman J. The roles of timing and task order during task switching. Neuroimage. 2002;17(1):95-109.

181.Reason J. Human Error. New York, NY: Cambridge University Press; 1990.

182.Wimpenny P, Kirkpatrick P. Roles and systems for routine medication administration to prevent medication errors in hospital-based, acute care settings: a systematic review. JBI Libr Syst Rev. 2010;8(10):405-46.

183.Whitman GR, Kim Y, Davidson LJ, Wolf GA, Wang SL. The impact of staffing on patient outcomes across specialty units. J Nurs Adm. 2002;32(12):633-9.

184.Picone DM, Titler MG, Dochterman J, et al. Predictors of medication errors among elderly hospitalized patients. Am J Med Qual. 2008;23(2):115-27.

185.Jones S, Blake S, Hamblin R, et al. Reducing harm from falls. N Z Med J. 2016;129(1446):89-103.

第十章

特殊情况下的用药安全

李慧娴，阎　涛

 10.1 | **引言**

在前几章中，我们讨论了围手术期的用药安全：大多数情况下，我们的文献和数据来自高收入国家（HICs），重点关注药物治疗过程的大类（护理过程、术中、术后等）以区分每个过程的风险。在本章中，我们将注意力转向用药安全特性的特殊情况。首先，我们回顾了低收入和中等收入国家（LMIC）的数据，因为这些国家的客观条件使他们面临不同的药物风险，同时在很大程度上限制了我们提出建议的实施。2位作者到访过许多中低收入国家，这里的医护人员不得不在资源有限的困难条件下工作，他们的专业、敬业和智慧使我们印象深刻。由于互联网几乎在所有国家都已普及，通过互联网可以获得最新的文献、书籍和指南，这些信息尽管可能受到经济因素的限制，但不受国界的限制。然而，在许多国家，尤其是撒哈拉以南的非洲地区，普遍缺乏训练有素的医师，特别是训练有素的麻醉医师[1]。许多麻醉药物是由接受过不同程度麻醉培训的护士或技术人员来使用。通常这些麻醉医师工资低，工作条件差，也无法为自己或患者发声。此外，接受过术后护理培训的护理人员也可能短缺，在一些地方，护理的重担会落在同样没有接受过相关培训的家庭成员身上。

如果缺乏良好的医学或护理教育基础，解读文献甚至基础教材的能力将受限。特别是如第二章和第三章所涉及的内容，麻醉药理学和围手术期用药难以学习理解且在不断更新发展，对这门学科最新知识的坚实掌握是用药安全的基础。中低收入国家对麻醉训练有大量的需求[2]。但即使更新了知识，中低收入国家的麻醉医师往往缺乏高收入国家麻醉医师认为的安全用药是必不可少的昂贵技术和设备。更重要的是，他们获得保障患者围手术期安全所需全套药物的机会经常受限——在一些国家，患者不仅需要支付必要的药物费用，还可能需要自行购买并将药物送至医院以供临床使用。

全球70亿人口中，缺乏基本卫生服务的有50亿人[3]，全面讨论为他们提供手术、产科和麻醉安全这一具有挑战性的问题已超出了本书的范畴。在本章中，我们将讨论中低收入国家医师面临的一些独特挑战，并认真思考潜在的改进方案。我们还讨论了不合格药品和假药带来的危害，这对中低收入国家有特别大的影响；同时简要介绍药物定价所带来的问题：无论来自高收入国家还是低收入国家，许多患者都可能难以负担昂贵的救命药物。事实上，与缺乏全民医疗（如美国）、没有保险且经济拮据的高收入国家患者相比，一些中低收入国家的患者反而更容易获得第三代药物（抗病毒药物）。

接下来我们讨论了药物短缺这一特殊问题，它持续困扰着所有国家，并有着不可忽视的破坏用药安全的潜在可能：最直接的是迫使人们使用替代品以取代现有的最佳药物，并间接促进了用药错误。随后我们将展开讨论此前已经提到的给药途径错误的话题，最后简要介绍精神卫生药物应用的独特挑战及其与麻醉的交叉问题。

10.2 低收入和中等收入国家的用药安全

任何国家的用药安全在很大限度上取决于其现有的医疗安全和质量。关于中低收入国家医疗政策的议题非常广泛[4-7]。因此，本章我们主要关注中低收入国家在用药安全方面的重大障碍。然而，我们必须指出，许多中低收入国家医疗政策的首要失败在于国内现有资源的分配不公[8]。各国之间也存在严重的不平等（专栏10.1）[9]。大城市富裕地区的某些医院通常外观和标准与高收入国家医院相似，这些医院也可以获得如欧美医院所配备的所有药物。与此同时，农村或贫困地区的医院看起来像20世纪西方国家的医院，人员、设备和药物水平可能完全不足。正如我们之前指出的，医疗资源分配不公不仅存在于低收入国家，许多高收入国家也不同程度地存在这个问题。

专栏 10.1　全民医疗保险

鉴于国家之间和国家内部之间的巨大差异，全民医疗保险是全世界的一项重要卫生议程[2-3, 10-13]。

- 全球至少有一半的人口无法获得基本的卫生服务。
- 大约60%的外科手术是在医疗保健高支出的国家进行，占全球人口的15.6%，而3.2%的手术是在医疗保健支出低的国家进行，占全球人口的60%。
- 50亿人在需要时无法接受安全可靠的手术和麻醉治疗或无力支付这些费用，其中，中低收入国家中每10人就有9人如此。
- 每年，中低收入国家需要增加1.43亿例外科手术，以拯救生命和预防残疾。
- 据估计，2015年全世界136个中低收入国家的外科、产科和麻醉医师短缺超过100万人。

- 预计到 2030 年需要增加 127 万至 228 万外科、产科和麻醉医师，以实现全民医疗保险（估计值取决于有足够的医疗工作者）。
- 约有 8 亿人在医疗方面的花费超过了家庭预算的 10%。
- 每年有近 1 亿人因自费医疗而陷入极端贫困；3300 万人因手术和麻醉的直接医疗费用而负担了巨大开支，另有 4800 万人仅是为了能够接受这些手术和麻醉，就负担了大量非医疗开支。
- 平均而言，自费医疗约占全国卫生支出的 32%。

10.2.1　中低收入国家获得保健的机会

中低收入国家的患者都在争取各级别的医疗服务，即使他们获得了医疗服务，其费用也是由患者承担的，这通常会导致贫困（专栏10.1）。这给人们带来了巨大的痛苦，医保的不足或缺失对这些国家的生产力和经济产生的财政影响则是雪上加霜[3]。

这些问题很大程度上源于医保基金的缺乏，当医保基金缺乏时不同人群的医疗费用支出明显分级。在低收入国家，只有38%的医疗费用来自这些基金，而在中等收入国家（MICs）为60%，在高收入国家为80%[4]。因此，在低收入地区，超过50%的医疗费用通常是自费的，而在中等收入国家只有30%，在高收入国家只有14%[4]。相对于收入而言，医疗保健的高支出很容易将一个家庭推到贫困线以下（专栏10.1），这将导致患者有病不求医[4]。诊所和医护人员少之又少，尤其是在农村社区，患者通常步行几天才能到达诊所（图10.1）。在产妇和婴儿死亡率最高的75个国家中，只有64%的分娩是由专业人员接生的[4]。制约医保完善的因素众多（图10.1，表10.1），包括医务人员的短缺和分布不均，医疗工作者收入低，基础设施（设施、设备，甚至是通往偏远山村的道路和桥梁）缺乏，资金不足，腐败，薄弱环节缺乏监督机制，执政方针不完善，政治不稳定，法律薄弱，公共问责机制缺失，等等[4]。许多国家存在医疗保健方面的困难，这促使联合国大会于2012年12月12日一致通过了第72/138号决议（https://www.un.org/en/ga/73/resolutions.shtml，2019年12月26日访问），敦促所有国家加快实现全民医保（UHC）。如今12月12日已成为国际全民健康覆盖日，世界上许多国家都举行了集会、示威和游行（https://www.un.org/en/observances/universal-health-coverage-day，2020年1月8日访问）。世界麻醉协会联盟（WFSA）也发表了"关于麻醉学和全民医疗保险的立场声明"[2]。当然，联合国只是一个发声的场合，不能强迫或谴责那些在实现全民医保方面没有取得进展的国家。在许多国家，甚至一些已经批准了这项联合国决议的国家，不仅在实现全民医保方面没有取得进展，相反，政府个人和机构还在挪用医疗资源。事实上，婴儿死亡率和腐败指数高度相关：最腐败的国家婴儿死亡率也最高[14]。显然，这不仅是直接挪用医疗资金和用品，也是对健康要素（清洁水、卫生设施和食物）的挪用[14]。由此可见，腐败会增加医疗成本，并降低药物治疗质量（请参阅本章后面关于不合格药品和假药的讨论）。

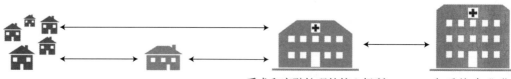

社区	初级卫生中心	一级（区）医院	高级别（如二级和三级）医院
提供非正式的医疗保健和社区卫生工作者网络，与外界卫生系统相连	通过高效的沟通和可靠的转诊与一级医院保持良好的联系	手术和麻醉护理的核心场所	全系统专业化临床、教育和研究支持中心

◀——▶ 显示患者和信息流

图 10.1　理想的外科系统是一个由个人和机构组成的相互依存的网络，个人和机构存在于更广泛的卫生系统内并由社区提供保障（如提供交通工具）。现实中，患者在寻求医疗服务、获得医疗服务和接受医疗服务的过程中，各级转运可能出现延迟

（资料来源：经许可转载自 Meara 等，2015[3]）

表 10.1　医疗保健系统的制约因素和对策

医疗保健系统层面	制约因素	对策
社区	当地缺乏有效干预	动员社区，为医护人员提供奖励，以鼓励使用服务
	干预措施的使用存在物质、财政、社会和基础设施方面的障碍	扩大社区服务范围，减少财政限制
服务的提供	医护人员数量有限，分布不均	增加培训项目，任务转移（培训社区成员处理简单的疾病）
		提升偏远地区工作者的嘉奖
	工资低，就业条件差，积极性低项目管理不力	工资增长，加大支持、监督力度；改善就业条件
		加强培训、监督；签订项目管理合同，利用世界卫生组织、非政府组织的项目
	药品、用品、设备、诊所/医院不足；交通不便	改善现有诊所，建设新诊所
		改善供应链，提高效率
		公/私伙伴关系（例如，玻利维亚的Mano a Mano组织，专栏10.2）。
医疗卫生领域的政府政策和战略布局	薄弱且过于集中的规划、管理系统	分散管理，增加地方管理责任
	医药政策、法规薄弱；药品监管、支持不足	加强政府对药品监管的监督
		提供低成本工具用于检测不合格的药品
	政府与非政府组织和社区组织之间缺乏沟通协调	争取（要求）社区参与规划和管理
	政府的官僚主义和腐败	建立更高效的政府机构，有明确的监督机制以保证公开透明和发现腐败
	私营企业的腐败和对利润的过度强调	在政府框架和结构内更多地利用私营企业的资金和管理机会（如前所述）
		更多地利用公私合作关系，但要注意前面提到的注意事项
		加强社区对当地医疗服务的监督和管理
全球	人才流失：医护人员流入高收入国家[a]	训练有素的医务人员移民签署自愿协议
		改善医务人员的薪酬和工作条件

资料来源：改编自 Mills 等，2014[4]。

注：[a]，人才流失问题的一个主要原因在于政治不稳（特别是战争，但不局限于战争）及人身安全（包括医护人员家属的安全）和财产安全存在相关风险。

麻醉及围手术期用药安全

更严重的问题是，在世界各地，医护人员都会遭受人身攻击，主要是言语辱骂，但有时也会遭受身体攻击[15-16]。在中低收入国家，尤其是在武装冲突地区，医护人员可能成为被害目标，这通常是武装冲突造成的间接伤害[17]。最糟糕的情况是，医护人员即使冒着生命危险治疗感染埃博拉病毒等高传染性疾病的患者，也会遭到攻击和杀害。有时，这是因为人们误以为外国工作者是疾病的源头，或认为国外机构通过传播病毒的方式进行种族灭绝[18]。

对于中低收入国家获得医疗服务的制约因素的讨论远远超出了本书的范围，但专栏10.2总结了基于社区、私人资金和政府支持之间合作的一个典型案例。

专栏 10.2　Mano a Mano 组织

在过去 20 年中，Mano a Mano 组织在偏远的玻利维亚建立了 170 家诊所（https://manoamano.org/about-us/our-model/，2020 年 1 月 21 日访问）。虽然该组织得到了美国捐助者的经济支持，但在玻利维亚的组织和运作是由玻利维亚人负责的。组织总部不征集需求，而是鼓励偏远社区向科恰班巴市的组织请求医疗支持。社区需要提供非熟练工来建造诊所（平均需要 4000 小时），并提供 2% ~ 3% 的费用。将诊所平面图标准化可以最大限度地降低成本：细到砖的数量，每个诊所的建筑用品完全一致。家具（如检查台、桌子、橱柜）通常由科恰班巴的 Mano a Mano 组织建造；门窗也是手工制作。每建一个诊所，卫生部通常承诺提供一名护士和一名医师；为这些工作人员提供的住宿已纳入诊所计划。卫生部为疫苗接种和基本服务提供基本药物和报销；美国分会通常提供轮椅、手杖和听诊器等其他用品，这些物品常由美国捐助者或美国医院捐赠。独特的地方、国家和私人合作非常有效，这种基层社区合作模式为生活在贫困和农村社区的 70 万玻利维亚人提供了基本医疗服务。

10.2.2　低收入和中等收入国家获得药物的情况

世界卫生组织（WHO）意识到，在全球范围内，用药错误每年造成420亿美元的损失，占全球卫生总支出的0.7%，因此于2017年发布了第三个全球患者安全挑战：用药无害（表10.2；https://www.who.int/patientsafty/medicing-Safety/en/，2019年12月26日访问）[19-21]。毫不奇怪，就患者数和死亡人数而言，最无力治疗疾病的国家（即赤贫国家）也承受着最重的疾病负担。无论是传染性疾病还是非传染性疾病均是如此。这种疾病负担源于医务人员、设施和药物的缺失或严重受限。WHO估计，全世界有1/3的人甚至在获得基本药物方面都面临重大挑战[22]。WHO将"基本药物"定义为"满足人们首要医疗保健需求"的药物，这些药物应"在正常运行的卫生系统范围内随时以足够的数量、适当的剂型、有保证的质量和个人及社区能够负担的价格提供"（https://www.who.int/medicines/publications/essentialmeds_committeereports/en，2019年7月19日访问）。WHO在1977年公布了第一份成人基本药物清单；2007年公布了第一份儿童清单。2019年最新出版了《基本药物的选择和使用》，其中包括了成人和儿童药品清单。尽管其中一些药物的优点值得商榷（如氟烷有潜在肝毒性），但在大多数情况下，该清单包含了所有关键类别的药物，并且通常每一类药物包括至少两种选择。这意味着任何国家都能获得并负担其中一种（如硫喷妥钠、氟烷），而不选择另一种（如丙泊酚、异氟醚）。"基本"清单上的大多数药品都是非专利药，因此相对更便宜。即便如此，药物被列入WHO"基本"清单还是不能保证患者可以负担药品价格或获得正品药物（下文药物警戒的讨论）。

表 10.2　世界卫生组织第三次全球患者安全挑战：无害用药——对高级别行动的解释和详细评论

行动	评论
关注三个重点领域	高风险情况
	使用多种药物
	医疗保健的过渡
为改善四个领域的用药安全设计行动方案	医护人员的行为
	用药系统和实践
	药品
	患者和公众
发挥宣传号召作用	提高药物危害的监测质量
	提供指导并帮助制定战略、计划和工具
	为研究重点制定战略计划
	监测和评估这一挑战的影响
	与监管机构合作，改进药物包装和标签
	设计工具，帮助患者管理自己的药物

资料来源：Sheikh 等，2017[19]；Donaldson 等，2017[20]；世界卫生组织 [21]。

　　如前所述，世界上有1/3的人口无法获得或负担不起最基本的药物。这个问题在低收入国家最为明显，但在中等收入国家，甚至是一些高收入国家，这个问题也日益突出。令人遗憾的是，随着美国某些药物价格的大幅上涨，即使是中产阶级也可能无法获得基本药物。有一个广为人知的案例：1型糖尿病患者Alex Smith于2018年去世，当时他刚满26岁，父母的保险已不再为他提供保障[23]。由于没有保险，他无法负担每月1300美元的胰岛素费用，自2002年以来，胰岛素费用增长了300%[24]；Alex试图定量注射胰岛素，结果陷入糖尿病昏迷最终死亡。

　　许多高收入国家和一些中低收入国家在全国范围内协商和购买药物，这些药品通常作为全民医保的一部分；这些国家的药品成本通常比没有全民医保的国家低得多。拥有专利权的公司在专利期内可以自主定价。专利期结束后出售的仿制药通常要便宜很多，但品牌制造商会阻碍仿制药的推进，包括向仿制药制造商支付费用以推迟仿制药的推出[25]。麻醉药物的价格因国家而异，因此可能会影响麻醉医师对麻醉药品的选择。例如，2010年一安瓿异丙酚在南非的价格不到1美元，但在塞内加尔为1.9美元，在危地马拉为10美元；然而，氯胺酮在南非的价格为4美元，但在塞内加尔仅为0.46美元，在危地马拉为2.32美元（所有价格均以美元计）[26]。2010年的价格差异可能并不能反映今天的价格，但这确实表明，在为患者提供医疗服务时，价格差异（似乎与制造成本无关）会限制麻醉医师对药品的选择。真正的救命药，如索非布韦（一种治疗丙型肝炎的药物），其价格通常在数万到数十万美元（USD）之间；尽管与传统治疗相比，这种药物可能更经济有效，但药物价格显然会影响医保的总支出和购买药品的患者数量。制造商对新药的定价通常由市场决定，而与开发和生产成本无关（专栏10.3）[27]。一些公司会在高收入地区和低收入地区定价不同，但也有公司担心这样做会影响高收入国家的民众对药物价值的认识。

专栏 10.3　救命药物的价格

- 将一种药物的研发和生产成本与该药物的回报率进行比较过于简单。有必要将所有失败药物（占大多数）的成本分摊到成功的药物中。
- 无论如何核算生产成本，药物的价格最终由市场动态而非生产成本决定。这些动态反映了药物效益、政府和其他资助者的购买意愿，以及与竞争药物的比较。一种救命药物的价格可能会高于另一种效果不太明显的药物。
- 制药公司开发和生产新药的意愿取决于该药物的潜在回报（如果研制成功）。这一点从近几年对癌症治疗的投资远大于对新型麻醉剂的投资中可以看到。一种新型麻醉药物必须足够高价才能平衡其开发过程中的投入，但可能导致价格过高，使其无法与目前在大多数国家已经使用的物美价廉的麻醉药物竞争。
- 药物开发风险极高——生产高利润药物的可能性很小。尽管政府资助基础研究，但他们很少参与药物研发，因为他们对公共资产进行风险投资持谨慎态度（正确的）。因此，药物研发就留给了私营企业。
- 与私人资助者的总体投资回报相比，讨论合理性问题显然没有意义。确保世界上经济困难地区获得新型有效药品是重要但更加复杂的社会责任问题。

在不同的环境下，解决获得和负担药品这一问题的方法各不相同。我们认为，富裕国家应该认识到医疗保健是一项"不可剥夺的权利"，并且在有效协商公平定价的同时为其分配必要的资源。中低收入国家的解决方案要复杂得多，需要制药行业、国际团体（如联合国、世界卫生组织、欧洲制药工业协会联合会）、慈善组织（如比尔和梅琳达·盖茨基金会）和地方政府参与共同探索新方案[28]。这种新方案可以采取公私伙伴关系或产品开发伙伴关系的形式，伙伴关系采用知识和技术转让的新模式，新方案也可编入贸易和投资协定，如跨大西洋贸易和投资伙伴关系[29]。

2018年，世界卫生组织执行委员会提出了一份路线图草案，其中包括两个战略目标：

确保卫生产品的质量和安全，以及改善公平获得药品、疫苗和卫生产品的机会[30]。该路线图明确指出，软弱的政府是实现这些目标的一个重大障碍，因为它"助长低效，扭曲竞争，使得公共卫生系统在不当影响、腐败、浪费、欺诈和滥用等问题面前摇摇欲坠。"[31]

10.2.3 娱乐性用药的影响

含有麻醉成分或精神药物成分的软性毒品［称为"新型（或新）精神药物"（NPSs）］的需求和供应不断增加，由于麻醉药品和这些毒品成分有重叠，因此麻醉药品的获取也变得更加复杂[32]。新闻报道中，NPSs通常被称为"浴盐"。尽管大部分的"合法毒品"主要是分子结构与安非他明类似的合成卡西酮[32]，但仍有许多毒品含有氯胺酮和其他精神类药物。虽然这些药物的设计是为了重现合法毒品和街头毒品的效果，如摇头丸、氯胺酮（维生素K，超级K）和可卡因，但NPSs可能含有比传统街头毒品更多的"成分"，因此构成更大的风险[33]。有相当多种类的危险效应，包括死亡，都与NPSs有关[34]。大部分NPSs的供应来自东南亚[35]。自人类文明诞生以来，人们就一直在设法获得精神类药物，而互联网通过暗网（可利用加密术匿名）[34, 36]及智能手机程序（如Twitter、Facebook、Instagram）等明显提升了其流通的机会（图10.2）[34]。

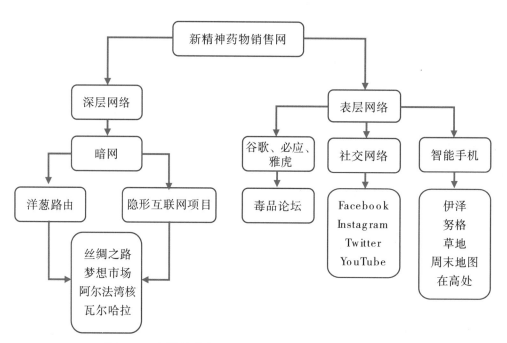

图 10.2　新精神药物（NPS）的营销、广告和传播网络
（资料来源：经许可转载自 Miliano 等，2018[34]）

氯胺酮是一种解离性麻醉药，和其他麻醉药一样具有镇痛和遗忘作用，但它能保持气道反射，没有呼吸抑制作用，并能维持血流动力学稳定（特别是不会产生低血压）。这些特点使它成为许多低收入国家的理想麻醉药物，由于其较高的安全性，非麻醉专业的临床医师也可为基本的外科手术提供麻醉，特别是剖宫产。鉴于氯胺酮的低风险和高收益，在1970—1999年，美国批准了氯胺酮上市，但并未将其列入管控物质名单（表10.3[37]）；同时期的大多数国家也未将氯胺酮列入管控名单。尽管氯胺酮作为一种娱乐性药物迅速受到青睐（在美国食品药品监督管理局批准后1年内就有新闻报道），但这种药物的非法制造和贩运在20世纪90年代中后期才成为全球性问题；许多联合国成员国在21世纪初才开始重视氯胺酮滥用问题，并对其生产和进口进行更严格的监管。目前，对氯胺酮的管制已明显加强，但各国之间仍有很大差异。例如，美国现将氯胺酮列为Ⅲ类清单药物，该类药物有滥用可能，但具中高疗效。相比之下，氯胺酮的主要生产国将氯胺酮与海洛因、可卡因和去氧麻黄碱一起列为Ⅰ类清单药物，此类药物是滥用风险高、几乎没有疗效的药物。尽管中国将其列入Ⅰ类清单（2014年），最近又列入Ⅳ类清单，但迄今为止，联合国并未将氯胺酮列入1971年公约的任何清单类别（表10.3）[35]。未将氯胺酮列入附表的依据是，世界卫生组织药物依赖问题专家委员会认为"氯胺酮的滥用并不构成全球公共卫生威胁，而对其进行管制可能会限制广大发展中国家获得唯一的麻醉止痛药物"（https://www.who.int/medicines/access/controlled substances/recommmensions_on_ick/en/，2019年12月26日访问）。这一决定得到了许多中低收入国家卫生机构（包括WFSA）的支持。

表 10.3　联合国 1971 年精神药物公约：清单

清单	潜在危害	管控程度	举例
Ⅰ	滥用风险高，对公众健康构成特别严重威胁，且治疗价值极低或无治疗价值的物质	非常严格：除科学或有限的医疗用途外，禁止使用	LSD，MDMA，仙人球毒碱，丙胺卡因，THC
Ⅱ	存在滥用风险，对公众健康构成严重威胁，具有低度或中度治疗价值的物质	不太严格	安非他明和安非他明类兴奋剂，THC
Ⅲ	存在滥用风险，对公众健康构成严重威胁，具有中度或高度治疗价值的物质	这些物质可用于医疗目的	巴比妥类药物，包括戊巴比妥，丁丙诺啡
Ⅳ	有滥用风险，对公众健康构成轻微威胁，具有较高治疗价值的物质	这些物质可用于医疗目的	镇静药、镇痛药、麻醉药；包括异戊巴比妥、地西泮、劳拉西泮、苯巴比妥

资料来源：来自联合国 1971 年[37]。
注：LSD，麦角酰二乙胺；MDMA，3,4-亚甲基二氧甲基苯丙胺（"摇头丸"）；THC，四氢大麻酚。

10.3 伪劣药品

在某些方面伪造或不合格药品的存在现已非常普遍（专栏10.4）。尤其是自全球药品出现短缺以来，同中低收入国家一样，这一问题越来越多地出现在高收入国家。然而，在中低收入国家，这个问题尤为突出，伪劣药品使这些国家药品的获得、可负担性和安全性问题变得更复杂。

専栏 10.4　关于不合格药品的关键信息

- 它们影响世界各地。
- 在所有主要的治疗药物中都存在。
- 最常报道的是抗疟药和抗生素。
- 可以在非法街头市场，或通过不受监管的网站、药店、诊所和医院获得。
- 这些药物增加了抗生素的耐药性。
- 据估计，在中低收入国家的所有药品中，存在 10% ~ 30% 的不合格或伪造药。

资料来源：https://www.who.int/news-room/fact-sheets/detail/substandard-and-falsified-medical-products，2019 年 12 月 26 日访问。

10.3.1　问题的性质和范围

多年来，人们使用许多术语来指代这些药物，包括"假冒""不合格""伪造"和"低级别"。近来，WHO 已改为只使用"不合格"和"伪造"来描述这些非法药物。由于"假冒"一词法律上意味着侵犯注册商标，因此在很大程度上已被弃用。不合格药品是指，无论是由于生产原材料问题（如成分错误，包括可能使用有毒替代品）还是存储或处理不当（如不冷藏），药物成分不符合国家或药典标准。一些不合格药品可能原本是合法药品，随后在储存或运输过程中被掺假或出现降解[38-39]。伪造药品是指那些在药物本身或成分上有虚假表述的药品。从定义来看，伪造药品不符合标准。因此，假设"不合格"指代是所有这些药品，那么保留"伪造"一词用以专门指代此类药品（即，并非所有不合格药品都是伪造的）。

尽管这些药品遍布世界各地，但由于对制药业、药品生产、配制，以及市场的控制缺失或不利，这些产品在中低收入国家特别普遍。WHO 估计，中等收入国家销售的药品中多达 30% 的药品不合格，而低收入国家这一比例更高——2011 年，人们发现尼日利亚约有 64% 的抗疟药是伪造的[40]。药品不合格的原因有很多，如图 10.3 所示，在中低收入国家和全球范围内，所有这些都会给患者带来巨大风险，尤其是在传染病治疗方面[38, 41-42]。

最令人震惊的案例是假药导致患者中毒死亡。但截至目前，这些药品的最大影响来自药品无效（图 10.3）。通常情况下，患者和医师都不会考虑是由于药品无效或不合格导致了疾病进展，因此他们会继续使用，甚至增加剂量。尽管人们绝大部分的注意力放在了不合格抗疟药上，但近期不合格异丙酚的病例报告表明，麻醉药品也有风险（专栏 10.5）[43]。不合格药物导致的传染性疾病治疗失败，对患者（包括死亡）和全球（尤其是抗生素耐药性的进展）都造成了严重后果。据估计，2013 年，在撒哈拉以南非洲地区的 39 个国家中，122 350 名 5 岁以下儿童的直接死亡原因是使用不合格的抗疟药物，占这些国家当年所有"5 岁以下"儿童死亡人数的 3.75%[44]。全球范围内不合格药品带来的最大风险可能是其促进了微生物的耐药性，微生物暴露于"突变窗口期"，该窗口期内，抗生素活性物质的

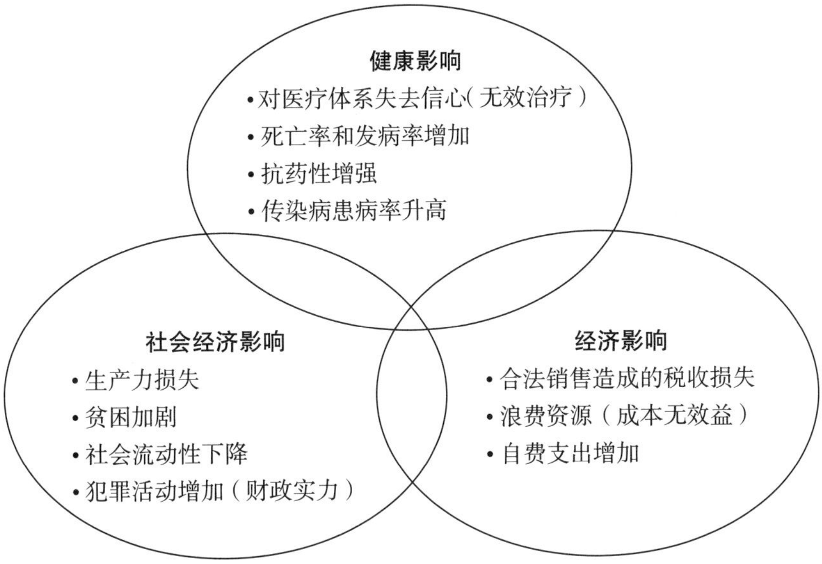

图 10.3　不合格药品和伪造药品对个人、地方和全球的影响

血清浓度过低不足以杀灭病原体但又促进病原体进化选择[38]。不合标准的抗疟药物在很大程度上导致了抗药性恶性疟原虫的增加[38]。因此，不合格药品的总体影响远远不止治疗无效，甚至超出了直接毒害患者，其对患者个人、地方和国家经济，以及包括高收入国家在内的整个世界都有重大的社会经济、金融和健康影响（图10.3）。

专栏 10.5　赞比亚不合格异丙酚的案例

　　2015 年，赞比亚发生了数量异常的不良事件，该事件与使用产自印度阿姆利的某品牌异丙酚（Unimed Propofol Injection British Pharmacopoeia，1 % w/v）有关[43]。使用该药物出现的不良事件包括荨麻疹、支气管痉挛和低血压。一些可疑药品的安瓿被送往加拿大进行质谱分析，发现其中仅含标称量 45% ~ 57% 的异丙酚。幸运的是，药物中没有额外的有毒成分，但以标准计量提供不充分的麻醉可能会导致患者术中苏醒、严重受伤害，甚至致命。在一个病例中，使用该药物的患者需要进行胸外按压抢救。

　　尽管不合格药品通常被认为是中低收入国家的问题，但愈发复杂的有组织犯罪网络的发展，使这些药品（尤其是伪造药品）渗透到了高收入国家和组织良好的机构，如无国界药品组织。在最近的一个案例中，美国发现了一种伪造的癌症药物贝伐珠单抗（Avastin）；它含有盐和淀粉，但不含活性成分[45]。更严重的是，在2008年，一种不合格的肝素造成了美国81人死亡[46]。它含有一种污染物（过硫酸软骨素硫酸盐），该物质结构上与肝素相似，但价格便宜约100倍；导致患者死亡的主要原因是污染物引起的低血压[47]。由于美国等高收入国家使用的许多合法药品都产自海外，假药的检测异常困难。此外，美国制造的药品中，近80%的有效成分依赖于进口[40]。无论是在中低收入国家还是在没有全民医保的富裕国家，当患者被开具了重要但负担不起的药物处方，往往会通过互联网搜寻并找到更便宜但可能不合格的药物版本。更令人担忧的是，在药品短缺的时代，一些医院药房甚至也被迫舍弃了传统的药物供应链，无意识地采购了不合格药品。2009年，美国线上药房销售额估值为110亿美元，但美国国家药学委员会协会调查了网上药店，97%不符合联邦、州或行业法律/标准。在美国，许多声称位于加拿大的线上药店给人的印象是购买者将获得加拿大版本的药物。其含义是这些药物与美国购买的药物质量一样而价格更低，但其实人们无法验证这些药物质量。2005年，一项研究发现11 000家所谓的"加拿大"互联网药店中，只有214家在加拿大进行了注册[40]。

美国食品药品监督管理局加强了国际合作，为打击这些药物的销售做出了巨大努力。例如，Pangea Ⅵ关闭了1677个非法网站，查获了4100万美元的假药。无论是药品原料还是成品药，供应链的日益复杂，为不合格药品进入市场提供了多种渠道。一些国家为应对这一挑战，采用了强制跟踪系统，让特定药物从合法生产商到采购药房的全程追溯成为可能[40]。此方式可减少药店不合格药物的数量，但几乎不会减少虚假原材料到达合法制造商的风险，也不会保护线上购买者。除了不合格药品有利可图之外，被抓后的惩罚也远远不足以起到震慑作用。专家估计，销售假药的利润率是海洛因的10倍，比可卡因高2000%，但在英国，销售假冒名牌手袋比销售假药的惩罚更重[40]。对国际犯罪团伙和恐怖组织来说，这种利润率极高而处罚轻微的贸易令人难以抗拒。

10.3.2 预防假药和不合格药品的干预措施

本书无法全面回顾为抵御日益增长的不合格药品所做的努力，感兴趣的读者可以参考Hamilton等关于这一主题的系统综述[38]。解决这一问题需要国际、国家和地方各级政府之间协调合作。国际药物警戒和全球报告系统包括由WHO、医疗产品警报服务、药品安全研究所假药事件系统和VigiBase维护的系统。这些报告系统通常依赖于负责本国药品监管的国家药品监管机构（NMRAs）；然而，30%撒哈拉以南国家没有NMRA，只有7%的NMRAs有中等程度的实际监管能力[38]。阿拉伯国家也有类似的局限性，大量患者面临着使用不合格药品的危险。

即使药物警戒发展得更成熟，仅依靠此系统也不足以解决问题。需要有多国的监督和执法。药物警戒很大程度依赖于制药行业和卫生组织内部的活动；联合国毒品和犯罪办公室或国际刑事警察组织（INTERPOL）等国际机构则需制定国际法规和相应的惩罚措施以防止假药扩散。不幸的是，截至目前，执法部门似乎更注重保护制药公司的知识产权，而非保障个人或民族的健康。各国对贩卖不合格药品的个人惩罚措施也差别很大，法国判处3年监禁，而挪威和荷兰只判处4个月或6个月[48]。

10.3.3 防止不合格药品进入供应链

如前所述，日益复杂和全球化的药品供应链为不合格药品或药品原料提供了许多进入途径。即使是NMRAs高度发达的国家也同样面临着风险；除了人力、财力原因限制了NMRAs的范围外，中低收入国家比高度管制的国家更易滋生腐败，尤其是药品注册和入境口岸检查[38]。同时人们也看到了希望。例如，卢旺达在控制假药方面取得了重大成功，该地区实行集中采购（仅限于向持有WHO证书的供应商购买药品），在所有卫生机构设立药品警戒并集中报告，加强进口药品监控，通过常规的系统抽样进行全面检查，加强包括卫生部和海关总署等政府机构间的有效合作[49]。

10.3.4 伪造药品和不合格药品的检测

如前所述，不合格药品的发现往往始于怀疑一切都不好。不幸的是，尽管问题严重，人们通常并不怀疑，不合格的药物也未被发现。发现药物质量问题的成功个案就是2015年赞比亚使用不合格异丙酚（专栏10.5）[43]。

赞比亚的这起案件突显了检测不合格药品的困难。赞比亚是一个拥有NMRA的国家，药品通常采取集中采购，由卫生部采购的药品都有一个标识，表面上是对药品的验证。对许多国家来说，防止不合格药品进入该国或可能进入当地药店的唯一措施是对每批药品进行检查。药品检测技术不断改进，即使没有理由怀疑药品不合格时，国家也加大了检测力度。

药品检测技术范围广，简单便宜的技术如使用WHO或美国药典检查表来核对药品外包装，昂贵复杂的技术如通过原子力显微镜检验日益复杂的水印的有效性。表10.4显示了其中部分技术（尽管不是全部）；幸运的是，有些技术是专门为中低收入国家使用而设计的。这些技术便于携带，价格低廉，不需要电力或专业实验室人员，工作人员经过简单培训即可使用。

检测的工作流程（表10.4）从简单观察药物的包装、商标、信息表和药片外观开始。WHO和国际药学联合会用于检测这些假药的检查表价格低廉、简单明了，只需简单的培训即可使用（https://www.who.int/news-room/fact-sheets/detail/substandard- and-falsified-medical-product；https://www.fip.org/files/fip/counterfeit/VisualInspection/A%20tool%20for%20 visual%20inspection%20of%20medicines%20EN .pdf，2019年12月26日访问）。

此过程中的可疑药物可送往更先进的实验室检查水印。原子力显微镜是位于成本范围另一极端的技术，能够读取正规药品制造商印制的分子水印[50]。这些高度精密的仪器成本在10万美元或以上，需要设备齐全的实验室和专业人员操作，因此超出了地方诊所或药店的承受能力，尤其是在中低收入国家。在国家和国际层面，这些仪器被用于检验简单仪器检测到的可疑药品，并在对假药供应商的刑事调查中发挥了重要作用[50]。此外，对于未能通过目视检查的药品，以及那些通过了简单测试但因其他原因（如不良事件、预期效果不存在）而被怀疑的药品，可以使用简易低价的技术（如比色法或纸质色谱卡）检查是否存在正确的活性药物成分（API）。如果确实含有API，尽管定量检测的仪器通常需要专业实验室技术人员、电力和各种试剂，也需用其进一步检测确定API的浓度（如不合格的赞

表 10.4　检测伪造和不合格药物的技术和工艺

技术	检测内容	工艺	要求	性能；价格
检查包装、材料；与已知的真实包装进行比较	制造商或药品的拼写错误；原籍国；容器，密封；难以辨认且无法擦除的印刷品；片剂破碎，不光滑；浓度和剂量单位不正确、制造商地址、标签或全息图、有效期和制造日期	WHO, USP 目视检查清单FDA CD#3(使用一定波长范围的手持式扫描仪)检查包装和片剂	无；CD#3 为电池供电	中等；检查表免费；FDA CD#3 成本低
	标签或药片（不同波长下与真实产品不同）			
	高质量水印（造假者在水印方面越来越先进）	原子力显微镜	电力、专业的化学家、基础实验室	高；高
API 的检测、分类、定量	正确 API 的存在	比色法	摄谱仪、紫外光、实验室技术、便携式	高；低
	API 的分类	纸质色谱卡	水，实验室技术，便携式	高；低
	API 数量的识别、量化	毛细管电泳	摄生，电学，实验技术，物理实验	中等；中等
	API 的鉴定和定量	高效液相色谱法	高效液相色谱柱、泵、试剂、电、专业技术人员、研究实验室	高（黄金标准）；中等成本
	对 API 进行化学分析，目视检查	3号仿冒设备（CD#3）	无，不用电力，培训简单，便携式	灵敏度高，特异性中等；成本低

注：API，活性药物成分；FDA，美国食品药品监督管理局；USP，美国药典；WHO，世界卫生组织。

比亚异丙酚）。如果不含有API，可将伪造的药品进行法医学鉴定，包括进行质谱分析来确定实际存在的成分，进行磁共振来确定虚假成分的地理来源[50]。

　　3号仿冒设备（CD#3）是对中低收入国家最友好的检测仪器之一，它是美国食品药品监督管理局专门为低资源地区设计[51]。该仪器方便携带，无须温度控制、电力供应（电池供电）、精密的实验室设备和试剂；仅需简单培训即可使用，并且成本很低。目前的版本与原始版本相比有了显著改进，LEDs涵盖了从紫外线（UV）、可见光到红外线（IR）各波长频率范围，令人印象深刻。CD#3包括短波紫外线光源、反斯托克斯光源、电磁场频率检测器、数字手持式光学显微镜、振荡LED光源（用于全息成像），以及用作红外光源的钨（用于文件检查）[52]。尽管该技术可靠且价格低，但它需要可疑药物的可信样本进行比对。CD#3既可用于检查包装，也可用于检查所含的药片或胶囊（尽管我们没有发现其用于检查液态药物的文献）。用它检查抗疟药片时，具有非常高的灵敏度，但只有中等的特异性，这意味着它几乎可以识别所有伪造药品，但也会错误地识别一些合法药品[51]。此外，该技术不能检测由于在供应链中处理或储存不当而变质的合法药品。考虑到它的低成本、便携性好且只需简单培训就能使用的便利性，识别到假阳性也许并不是严重的问题，因为现场和入境口岸被标记的可疑伪造药品会被送往更精密的实验室进行确认。麻醉医师并不经常使用这一工具，因为外包装（而不是小瓶标签）造假最易被识别，而去包装的药瓶和安瓿通常由供应链工作人员或技术人员放入药物车。在对供药流程信任度低或患者自带麻醉药物的地区，麻醉医师可以采用这种工具。

► 10.4 改善中低收入国家用药安全的干预措施

在第九章中，我们参考了麻醉患者安全基金会（APSF）的标准以改善用药安全。该标准侧重于4个主要领域：技术、标准化、药学（包括预填充、预混合配方和注射器）、文化。它可以在中低收入国家得到很好的应用，但仍需进行一些修改。

10.4.1 标准化

尽管存在资金方面的挑战，中低收入国家的麻醉医师仍可实施第九章中讨论的许多标准化技术。保持每个麻醉车和麻醉车顶部药物布局一致不会花费太多资金；同样，在实施麻醉的场所保持输液和高危药物浓度一致也可行。工作人员都赞同对注射器和输液袋进行标准化和统一标签管理。局部药品可以与其他麻醉药品分开放置。稀释浓缩的高危药物（如胰岛素、肾上腺素、肝素）可能更具挑战性，由于药房不提供此服务，麻醉医师需要在各自手术室内准备药物稀释工作。因此，浓缩药物应与常规药物严格分开保存，并明确标明"必须稀释"。特定通路的输液器目前刚出现在高收入国家，并不具备在中低收入国家使用的条件，但在每条通路上标明输液途径（如动脉、静脉、硬膜外或神经轴）并不昂贵。APSF的建议包括"统一的用药安全课程"：即使在中低收入国家也可实施。WHO提供了在线用药安全课程（https://www.who.int/patientsafety/education/currency/currency_Tools/en/，2020年9月13日访问），该课程虽然不是针对麻醉医师的，但涵盖了用药过程中每个步骤的关键概念。

10.4.2 药房和预装、预混注射药品的使用

中低收入国家的同事在实施APSF关于药房和预充注射药品的建议时将面临着重大挑战。在中低收入国家，很难保证有足够的药剂师为手术室提供具体的服务；这并不奇怪，因为即使在高收入国家，许多医院的手术中心也不配备附属药房。此外，根据作者的经验，中低收入国家的麻醉医师几乎都是自己准备所有药物（许多高收入国家也是如此）。一如既往，中低收入国家的麻醉医师在准备或使用静脉注射药物之前，需要特别警惕地检查每一个标签，并在可能的情况下，对高危药物和给药途径及在准备浓缩药物稀释时采取双人核对。

在没有全天候药房支持的情况下，可能更难获得药物信息；智能手机、应用程序上的

药物数据库和互联网的日益普及可能会降低获取信息的难度。高收入国家的麻醉医师很少考虑用药安全的一个重要原因是药物适当的存储；在电力不稳定的地区，需要冷藏的一些药物可能失效。此外，由于一些药品很难获取，中低收入国家的麻醉医师不得不使用最近过期的药物或让几个患者共用容器剂量较大的一些药物。

10.4.3 技术和设备

如第六章所述，高收入国家医疗机构通常可以确保麻醉仪器、药物的质量和可靠性；他们使用的麻醉设备，特别是麻醉机和输液泵，随着许多零部件重新设计，已经变得更加安全。技术上的进步包括：吸入麻醉药品挥发罐和挥发罐之间设计互锁；防止氧化亚氮和氧气混合后引起缺氧的偶联装置；漏气自检系统；氧气压力故障警报等。同样，计算机化医录输入系统的问世，以及计算机化医嘱录入系统、药房、自动配药柜和临床用药（通常包含条形码）之间的网络监控，都提高了患者的安全性；具有计算机剂量限制的智能泵，通常被称为"护栏"，也得到广泛使用。可能除了蒸发罐插销外，这些技术在中低收入国家很少见，那里的麻醉医师可能会使用第三手和第四手麻醉机、输液泵及其他富裕国家废弃的仪器来实施麻醉。事实上，这类捐赠品很难维持使用，最终往往只会消耗存储空间。低收入地区鲜有电子病历和CPOE系统，手写处方是常态，因此缺少过敏或药物相互作用的电子决策支持和警报。手写处方的问题我们已在第三章中进行讨论。在许多低收入国家，医院供应可靠的一次性针头和注射器也很艰难。

因此，低收入和许多中等收入国家在获得第九章中提出的大多数基于技术的用药安全干预措施方面面临着巨大的，甚至是不可逾越的障碍。在这样的背景下，讨论用药安全技术缺乏可能并不过时。其中许多技术最近才开始广泛使用。本书的两位作者都在曾经的年代接受过培训（一位在津巴布韦的哈拉雷，随后前往新西兰的奥克兰；另一位在加利福尼亚的旧金山和密歇根的安阿伯），那时麻醉医师（和病房护士）自己稀释药物，配制输液，甚至使用简单轮夹控制的带有微型滴注室的迷你袋给药，包括血管活性药物，如硝酸甘油和去甲肾上腺素。通过计算每分钟的滴数，以及通过滴定效果来确定输液速度。麻醉监测有时仅限于手指搭脉和食管或心前区听诊器。如今许多高收入国家（包括新西兰），重症监护病房或普通病房的麻醉医师和护士依然经常自行稀释药物，且仅可以接触到当今多种技术中的一部分。因为一些技术干预措施成本过高，与中低收入国家的医师一样，他们仍需依赖已知存在缺陷的干预措施，例如，仔细阅读标签，并在稀释或配制高危药物时尽可能反复检查。

关于究竟应在技术上投入多少资金用以提高用药安全这个辩题，重要的是认识到政府在可承受范围内提高全民健康水平所面临的窘境。通过有限但有针对性地投入，在一个有效的整体医疗系统中，提供基本设备、配备足够数量的专业人员可以实现高水平的用药安全。政府必须就资源的最佳分配做出决定。如前所述，确保全国范围内所有医院拥有足够人员和设备的投资方案要优于向一两家旗舰医院投入过多资源服务于大部分人口的其他医院投入不足的投资方案。关键是将积极追求用药安全纳入基于公平和可持续发展为原则的高质量医疗国家总体战略中[53]。

10.4.4 注射操作

除了无法获得第九章提出的创新干预措施外，一些低资源和农村地区甚至无法提供基本的安全注射操作。例如，他们可能没有一次性针头和注射器，即使有些地区有统一提供的物资，使用自毁式针头或绝不重复使用针头等许多安全操作并没有很好地融入实践中。在伊朗一家二级医院关于安全注射操作的研究中，大多数操作者知道安全操作，但观察时仅有58%的操作者落到实处[54]。WHO在2010年将安全注射操作作为一个目标：在线提供了一本手册和一个用于评估当地安全性的工具包[55]。

▶ 10.5 药品短缺

21世纪初，药品短缺开始在世界各地出现并迅速发展，威胁患者安全，同时获取药品的成本剧增。与不合格药品问题相同，全球都意识到了药品短缺问题。几乎所有药品类别都受到了影响；某些患者的癌症治疗因此类药品短缺而延误[56]。2010—2012年，安全药物实践研究所的调查发现，至少有17人死于药物短缺，无论是由于医师对替代药物不熟悉，需要购买相似药物时出现错误，或是对药效、配方的混淆[57]。

与用药错误一样，药物短缺的定义不止一种，不同研究中给出的定义也有所不同。美国食品药品监督管理局的定义是指"用以预防或治疗严重或危及生命的疾病或处理医疗状况的药品（或替代药品）供应不足且无其他可用来源"[58]，美国卫生系统药剂师协会（ASHP）的定义更为宽泛，即"影响药房备药、配药或患者治疗以至于医师必须开具替代药物处方的供应问题"[59]。美国食品药品监督管理局认为"当至少有一家制造商能够满足市场总需求时"就不存在短缺问题（https://www.accessdata.fda.gov/scripts/drugshorters/，2019年12月26日访问）。因此，并不计算药剂师必须改变药品供应方式的情况。例如，近期阿托品配方为0.4 mg/mL的1 mL规格药品短缺，要求药剂师改变供应商或准备用以麻醉的稀释液（关于目前的短缺，https://www.ashp.org/Drug shorts/current shorts/Drug shorts List？page=currentshorts，2019年12月26日访问）。ASHP的定义包括了将阿托品0.4 mg/mL作为药物短缺；而美国食品药品监督管理局则不计入药品短缺。图10.4列出了美国2005—2017年度新药短缺情况，包括美国食品药品监督管理局和美国卫生系统药剂师协会的数据。我们倾向于采用美国卫生系统药剂师协会的定义，因为替代品并不总是等同于首选药物。近期的氢吗啡酮短缺不会被美国食品药品监督管理局计算在内，但大多数麻醉医师认为，吗啡或哌替啶等替代阿片类药物在不良反应或成瘾性方面与氢吗啡酮并不等同。有证据表明，药物短缺导致替代药品的使用可能会增加死亡率。回顾26家医院中1家医院收治的27 835名感染性休克患者的数据，在去甲肾上腺素短缺期间收治患者的院内死亡率（39.6%）高于正常供应期间（35.9%）[60]。化疗药物引起了人们的特别关注，尤其是在儿童人群中[61]，"儿科肿瘤药物短缺工作组"就如何解决药物短缺问题发表了共识声明[56]。麻醉医师一直深受药物短缺的困扰，包括硫喷妥钠停产，琥珀胆碱、新斯的明、异丙酚的短缺，以及最近（2018—2019年）局部麻醉药的短缺。鉴于异丙酚对于平衡麻醉的诱导、维持，提供全静脉麻醉和镇静的重要性，异丙酚短缺产生了严重影响[62]。在新斯的明短缺时，舒更葡糖钠尚未获得美国食品药品监督管理局批准，神经肌肉阻滞的逆转成为一个重大问题。一项全国性的调查报告显示，大多数患者（72%）希望知道药物短缺问题，如果会影响麻醉，许多人将因此考虑推迟手术[62]。

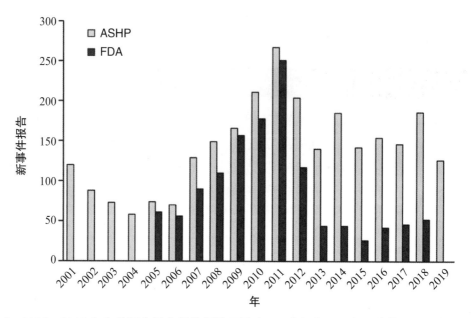

图 10.4　2001—2018 年向美国食品药品监督管理局（FDA）和美国卫生系统药剂师协会（ASHP）报告的新药短缺数量（注意，这并不代表任何特定时间的药品短缺总数，只代表新短缺。特定时间的活跃短缺数量在 2016 年第四季度的 174 和 2019 年第二季度的 282 之间）
［资料来源: 根据 FDA（https://www.accessdata.fda.gov/scripts/drugshortages/default.cfm，2019 年 12 月 26 日访问）和 ASHP（https://www.ashp.org/Drug-shortages/shortage-Resources/drugshortages-Statistics，2019 年 12 月 26 日访问）的数据创建］

即使能找到合适的替代品，也存在危险。许多医院药房会在药物短缺时对现有供应进行配给或分装（例如，将一个5 mg的新斯的明小瓶分成两剂，每剂2.5 mg）。这实际上通过提供带有明确和独特标签的药物预装注射器而提高了安全用药的可能。遗憾的是，医院药剂师通常不使用彩色标签，因此麻醉医师可能会收到许多外观相似、带有纯白标签、尺寸为5 mL的注射器。药剂师可能不得不替换制造商，换用药瓶或安瓿外观不同的药品。同样地，使用预充注射器为药品使用者提供了保持同种药物外观相同的机会；然而不幸的是，人们经常错失良机。相反，在本没有"近似药物（混用）"问题时，旧供应商剩余的药物可能引起这种问题。此外，不同供应商提供的同一通用药的两个版本等效，这一假设可能并不成立。例如，不同的肝素供应商可能会在药瓶中装入规定等效单位的药品，但配方的药效存在巨大差异[63]。这需要心外科团队确定肝素浓度来监测抗凝情况，而非使用更为熟悉和长期公认的激活凝血时间（ACT）。

正如在"不合格药品和伪造药"一节中提到的，严重的药物短缺甚至可能导致资源供应丰富的药房部门从传统供应链之外寻求关键药物，患者可能因此接触到不合格药物。中低收入国家的麻醉医师可能比高收入国家的麻醉医师更了解不合格药品的风险；因此，当麻醉药未达预期效果时，高收入国家的麻醉医师可能更少对药物产生怀疑。

药品短缺对健康的实际危害程度尚不清楚，但人们普遍认为它将影响健康，更强烈的共识是药物短缺代价高昂[64]。这既是由于需要使用更昂贵的替代品，也是由于药剂师需花费更多的时间不断跟踪短缺药品，寻找替代品，并对工作人员就潜在短缺药品问题进行宣教[59]。Hernandez及其同事分析了药品短缺前后的药品价格变化，得出结论：药品短缺后价格明显上涨（专栏10.6）[65]。

> **专栏 10.6　药品短缺的经济影响**
>
> 在2016年出现短缺的药品中（617个剂量和90种药物），短缺开始后的11个月内，价格平均上涨了16%，而在短缺前的11个月内，价格上涨了7.3%[65]。
>
> 短缺出现后的11个月内，制造商≤3家的药品平均增长了27.4%；同一时间段内，供应商3家以上的药品价格仅上涨4.8%[65]。
>
> 药品短缺问题除了直接增加药物成本外，药剂师（和其他工作人员）将花费更多的时间寻找替代药品，替代药品导致的用药安全水平降低所带来的支出也大幅增加。

Iacobucci估计，英国国家卫生服务局的药物短缺在1个月内使英国医疗系统损失3800万英镑[66]。在可预见的未来，药物短缺问题将持续存在。目前，越来越多的药品由单一制造商提供，如果供应商遇到药品质量或原材料供应问题，甚至遇到自然灾害（2017年玛丽亚飓风摧毁了波多黎各的静脉注射液制造），药品短缺问题将很难解决。美国国会甚至通过了一项法律，指示美国食品药品监督管理局制定并实施一项战略计划以缓解未来的药品短缺（编入2012年《美国食品药品监督管理局安全与创新法案》，公法112-144，标题X）。该战略计划强调尽早发现问题的严重性，并要求制造商将任何预期的药品短缺问题尽快通知美国食品药品监督管理局。这可以引发对问题的严重程度和影响的评估，随后通过多方协作来避免或减轻其危害。遗憾的是，这些努力似乎没有减轻药品短缺的影响。

▶ 10.6 | 给药途径错误的用药错误

给药途径错误值得在本章专门讨论，因为它们在麻醉和围手术期医学中非常重要，几乎可发生于医院任何环境中。此外，尽管给药途径错误与错用注射器和给药缺漏相比相对罕见，但可能会产生严重的后果。

在备受关注的给药途径错误的案例中，有一则案例受到了广泛关注，涉及威斯康星州麦迪逊市圣玛丽医院的一名年轻产妇，该产妇为引产入院[67]。负责产妇的护士已经连续完成了2次8小时轮班，在医院睡了大约6小时后，8：00返回工作岗位。可能由于疲劳，在1位患者入院时未给她安置条形码ID带。护士一次性从自动配药柜中取出了催产素、乳酸林格液和一袋用于硬膜外输注的丁哌卡因。在她返回病房的途中，另1名护士递给她一袋刚从药房送来的青霉素。护士快速输注了她认为是青霉素的药品。几分钟内，患者出现了癫痫和心血管衰竭，最初大家认为是患者对青霉素过敏。在紧急分娩（健康）婴儿和产妇死亡后，才发现是静脉注射了丁哌卡因。

Luer接头应用广泛，使得许多给药途径错误（包括之前提到的错误）更容易发生，直至目前，它几乎用于医疗保健领域的所有输液系统，包括（直到最近）自动血压袖带等压力设备。连接的一致性使肠内营养[68-69]、硬膜外输注[70]和膀胱冲洗液[71]能够连接到外周或中心静脉导管。我们在第六章讨论了事物的情境支持度，这些Luer接头支持任何使用标准注射器的药物，因此几乎是在"吸引"失误的发生。实际上，即使是灾难性的错误，在使用Luer接头输注时也感觉是正确的。其他形式的错误连接也同样可能发生。一个著名案例是将自动血压系统连接到静脉导管上，导致大量空气栓子并致患者死亡[72]。

最令人不安且反复出现的给药途径错误之一是将计划静脉输注剂量的长春新碱注入蛛网膜下腔，这几乎总是导致缓慢的进行性脑病和患者死亡[73-75]。尽管报告的数字不尽相同，在1968—2011年，估计有135人因错误地向鞘内注射长春新碱而死亡，死亡率接近100%。据报道，该事件仅有极少数幸存者，且他们都伴有严重的神经系统损伤[76]。尽管对这一风险进行了高度宣传和广泛的教育，并且一些参与其中的医师以过失杀人罪遭到了起诉[77]，但这些事件仍经常发生并造成了严重后果。关于这个问题许多出版物更关注鞘内错误给药后的抢救[78-79]，而不是寻找避免错误发生的解决方案。尽管有许多关于提高程序和政策安全性的建议（特别是长春新碱只以输液方式给药，而不是以注射器方式给药），但仍有涉及静脉注射和鞘内注射药物都用类似注射器送到患者床边情况的案例不断发生[76]。2015年对药剂师的一项调查发现，30%的长春新碱仍用注射器而非输液袋准备[78]。2014年，安全用药实践研究所（最终）将此（长春新碱从小袋中输液，而不是用注射器）作为用药的最佳途径目标，并在2019年呼吁美国食品药品监督管理局"在国际上率先采取行动，要求从所有长春新碱的处方信息中删除注射器给药"（https://www.ismp.org/resources/ismp-calls-FDA-no-more-injectors-vinca-albertices，2019年12月26日访问）。同样，使用情景的概念解释了为什么这种方法更安全：没有任何药物是常规地从迷你袋中注入鞘内的，但我们以这种方式静脉注射许多药物，因此让人们觉得注射器鞘内注射甲氨蝶呤和迷你袋静脉注射长春新碱是正确的。

给药途径错误尤其危险且很难预防。导管可以放置在几乎任何体腔中。给药途径错误是不可避免的，Luer接头的普遍使用不仅无法防止错误发生，而且增加了错误发生的可能性。如第九章所述，2011年通过的ISO标准80 369要求每种接入模式（胃肠、鞘内、静脉、动脉）都有独特的连接器设备，这将显著减少这类错误，然而并不能将之完全消除，因为医务人员在设备不合适时会倾向于选择换用装置或者换个方法解决安全系统的故障。事实上，第四章中讨论的将氯己定注射到硬膜外腔的惨案是无法避免的，因为如果将氯己定误认为是生理盐水，那么很容易用NRFit注射器和Luer注射器吸取开放碗中的氯己定。这些案例无疑是给药途径错误（硬膜外而非局部），完美说明了（不良地）管理显然无辜的药物有多么危险，设计可靠的系统来预防错误发生也异常困难。

▶ 10.7 精神病学和行为学医疗单元

尽管精神病住院患者的用药错误与其他患者的用药错误基本一致，但也存在一些重要差异。患有精神疾病的患者有时会进行手术或电休克治疗，因此参与患者围手术期治疗的临床医师应该意识到这些差异。

日本的药品不良事件（JADE）研究发现，448例住院患者中发现了398个用药错误，共27 733个住院日（每1000个住院日发生17.5个错误）[80]。抗精神病药物与50%的ADEs相关；34%是处方错误，39%是监测相关错误，这些错误在精神病学界引起了广泛关注。有证据表明，一般精神疾病患者，尤其是精神分裂症患者，患代谢和心血管疾病的风险增加[81]。除却这些风险之外，第二代抗精神病药物尤其与增加代谢综合征风险密切相关[82]。自2004年以来，这一高危人群中代谢综合征的管理和监测指南一直沿用，但最近的一项系统回顾和荟萃分析发现，代谢监测的比率"很低"[81]。在指南实施之前，只有不到25%的患者进行了基础血脂和糖化血红蛋白（HbA1c）监测。在9项监测指南实施后的研究中，体重监测平均提高到75%，但血糖和血脂水平的监测仍然很低（分别为56%和29%）。在一个大型学术医疗中心，即使实施了有关监测需求的弹出式警报，代谢监测的比率也没有显著变化[83]。

在JADE的研究中，非精神病药物用药错误导致不良事件的可能性是其他药物的3倍，这表明精神科医师在开具非精神类处方时尤其容易出错[80]。日本的这项研究发现，很少有错误与给药环节有关，这与丹麦的一项研究明显不同。丹麦的研究中，给药错误占75%，开药错误占8%，配药错误占10%，总错误数为189个，占1082个错误机会的17%[84]。入院错误（50名患者中有100个差异）[85]和出院错误（20.8%的错误率）[86]似乎与非精神病患者群体中的错误相似。

鉴于药物治疗在大多数精神疾病治疗中的主导地位，多重用药和药物相互作用都对这类患者构成潜在危险。对于即将接受麻醉的精神病患者来说，一个特殊的用药安全风险是精神类药物和麻醉药物都很可能延长QT间期。既往，所有麻醉见习生都接受过单胺氧化酶（MAO）抑制剂危险性的教育，但与QT期间延长药物的数量相比，这些药物的使用频率已显著降低。专栏10.7列出了一些公认的使QT间期延长的最常见药物：许多抗抑郁药和抗精神病药都在其中。鉴于许多服用这类药物的患者其他系统均健康，他们没有达到术前检查心电图的标准，QT间期改变也未被识别。氟哌利多带有美国食品药品监督管理局黑框警告，有数据表明，它的风险明显高于未带有此类警告的药物，如昂丹司琼[87]。目前，阿片类药品流行，许多患者因使用美沙酮前来就诊，该药物是另一种公认的有延长QT间期倾向的药物。

专栏 10.7　延长 QT 间期的常用药物	
抗抑郁药	米氮平、西酞普兰、文拉法辛、帕罗西汀、舍曲林、曲唑酮、草酸艾司西酞普兰、阿米替林、去甲替林
抗精神病药	氯氮平、齐拉西酮、硫利达嗪、美索达嗪、利培酮、氟哌啶醇、喹硫平、锂
抗心律失常药	索他洛尔、胺碘酮、普鲁卡因胺、福尔卡尼德
抗菌药	莫西沙星、环丙沙星、三甲氧苄啶 – 磺胺、阿奇霉素
抗高血压药	尼卡地平、伊拉地平
止吐药	格拉尼松、*昂丹司琼*、*氟哌啶醇*
H_2 拮抗剂	*法莫替丁*
支气管扩张剂	*阿布特罗、沙美特罗、特布他林、甲氧苄啶、利瓦特罗、麻黄碱、伪麻黄碱*
麻醉剂	*七氟烷（丙泊酚一直在这个名单上，但最近风险被降级了）、可卡因*

注：斜体表示麻醉实践中常见的药物。这个列表并不全面：寻找药物的 QT 效应，https://www.crediblemeds.org/index.php/drugsearch，2019 年 12 月 26 日访问。

资料来源：Fazio 等，2013[87]。

▶ 10.8 | 结论

与高收入国家相比，中低收入国家的用药安全面临更多挑战。尽管私人、政府和国际机构付出了巨大努力，但经济现实使得低收入国家实现基本的用药安全变得尤为困难。新型软性毒品、伪造和不合格药品，以及药品短缺增加了全球各地用药安全的挑战，但在中低收入国家可能更为严重。围手术期内或围手术期外，所有国家均会发生给药途径错误。这虽然发生率低，但后果严重。在精神病患者中，QT间期延长和多重用药同时治疗的风险可能会增加。

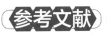
1. Kempthorne P, Morriss WW, MellinOlsen J, Gore-Booth J. The WFSA Global Anesthesia Workforce Survey. Anesth Analg. 2017;125(3):981-90.

2. WFSA Board and Council. WFSA Position Statement on Anaesthesiology and Universal Health Coverage. Update in Anaesthesia. 2017;32:6.

3. Meara JG, Leather AJM, Hagander L, et al. Global Surgery 2030: evidence and solutions for achieving health, welfare, and economic development. Lancet. 2015;386(9993):569-624.

4. Mills A. Health care systems in low- and middle-income countries. N Engl J Med. 2014;370(6):552-7.

5. Bennett S, Agyepong IA, Sheikh K, et al. Building the field of health policy and systems research: an agenda for action. PLoS Med. 2011;8(8):e1001081.

6. Gilson L, Hanson K, Sheikh K, et al. Building the field of health policy and systems research: social science matters. PLoS Med. 2011;8(8):e1001079.

7. Sheikh K, Gilson L, Agyepong IA, et al. Building the field of health policy and systems research: framing the questions. PLoS Med. 2011;8(8):e1001073.

8. Khan FA, Merry AF. Improving anesthesia safety in low-resource settings. Anesth Analg. 2018;126(4):1312-20.

9. Weiser TG, Haynes AB, Molina G, et al. Estimate of the global volume of surgery in 2012: an assessment supporting improved health outcomes. Lancet. 2015;385(suppl 2):S11.

10. Director-General. Universal Health Coverage: Preparation for the High-Level Meeting of the United Nations General Assembly on Universal Health Coverage. A Report by the Director-General. Geneva: World Health Organization; 2018. Accessed January 3, 2020. https://apps.who.int/ gb/ebwha/pdf_files/ EB144/B144_14-en.pdf

11. Meara JG, Greenberg SL. The Lancet Commission on Global Surgery Global surgery 2030: evidence and solutions for achieving health, welfare and economic development. Surgery. 2015;157(5):834-5.

12. Weiser TG, Regenbogen SE, Thompson KD, et al. An estimation of the global volume of surgery: a modelling strategy based on available data. Lancet. 2008;372(9633):139-44.

13. Daniels KM, Riesel JN, Meara JG. The scale-up of the surgical workforce. Lancet. 2015;385(suppl 2):S41.

14. Hanf M, Van-Melle A, Fraisse F, et al. Corruption kills: estimating the global impact of corruption on children deaths. PLoS One. 2011;6(11):e26990.

15. Franz S, Zeh A, Schablon A, Kuhnert S, Nienhaus A. Aggression and violence against health care workers in Germany-a cross sectional retrospective survey. BMC Health Serv Res. 2010;10:51.

16. Kowalczuk K, Krajewska-Kulak E. Patient aggression towards different professional groups of healthcare workers. Ann Agric Environ Med. 2017;24(1):113-16.

17. Ri S, Blair AH, Kim CJ, Haar RJ. Attacks on healthcare facilities as an indicator of violence against civilians in Syria: an exploratory analysis of open-source data. PLoS One. 2019;14(6):e0217905.

18. Schinirring L. WHO Ebola responder killed in hospital attack. CIDRAP News. April 19, 2019. Accessed January 3, 2020. https://www.cidrap .umn.edu/news-perspective/2019/04/who-ebolaresponder-killed-hospital-attack

第十章 特殊情况下的用药安全

19. Sheikh A, Dhingra-Kumar N, Kelley E, Kieny MP, Donaldson LJ. The third global patient safety challenge: tackling medication-related harm. Bull World Health Organ. 2017;95(8):546-A.

20. Donaldson LJ, Kelley ET, Dhingra-Kumar N, Kieny MP, Sheikh A. Medication without harm: WHO's third global patient safety challenge. Lancet. 2017;389(10080):1680-1.

21. World Health Organization. WHO Global Patient Safety Challenge: Medication Without Harm. Geneva: World Health Organization; 2017. Accessed January 3, 2020. https://www.who.int/patientsafety/medication-safety/medicationwithout-harm-brochure/en/

22. World Health Organization, Regional Office for South-East Asia. Equitable Access to Medicines for Universal Health Coverage by 2030. Geneva: World Health Organization, Regional Office for South-East Asia; 2017. Accessed January 17, 2020. https://www.who.int/iris/handle/10665/258914

23. Anonymous. Woman says her son couldn't afford his insulin-now he's dead. CBS This Morning. January 4, 2019. Accessed December 26, 2019. https://www.cbsnews.com/news/mother-fightsfor-lower-insulin-prices-after-sons-tragic-death/

24. Anonymous. What drove the 300% rise in insulin prices (and how to reverse it). Advisory Board. The Daily Briefing. November 7, 2018. Accessed December 26, 2019. https://www.advisory.com/daily-briefing/2018/11/07/insulin-prices

25. Federal Trade Commission Staff. Pay-For-Delay: How Drug Company Pay-Offs Cost Consumers Billions: A Federal Trade Commission Staff Study. Washington, DC: Federal Trade Commission; 2010. Accessed January 3, 2020. https://www .ftc.gov/reports/pay-delay-how-drug-companypay-offs-cost-consumers-billions-federal-tradecommission-staff

26. Frye JE. International Drug Price Indicator Guide. Cambridge, MA: Management Sciences for Health; 2010.

27. Kesselheim AS, Avorn J, Sarpatwari A. The high cost of prescription drugs in the United States: origins and prospects for reform. JAMA. 2016;316(8):858-71.

28. Leisinger KM, Garabedian LF, Wagner AK. Improving access to medicines in low and middle income countries: corporate responsibilities in context. South Med Rev. 2012;5(2):3-8.

29. Stevens H, Huys I. Innovative approaches to increase access to medicines in developing countries. Front Med. 2017;4:Article 218.

30. World Health Organization. Development of the Roadmap on Access to Medicines and Vaccines 2019-2023. Geneva: World Health Organization; 2019. Accessed January 20, 2020. https://www.who .int/medicines/access_use/road-map-medicinesvaccines/en/

31. Director-General. Medicines, Vaccines and Health Products: Access to Medicines and Vaccines. Geneva: World Health Organization; 2018. Accessed January 3, 2020. https://apps.who.int/ gb/ebwha/pdf_files/EB144/B144_18-en.pdf

32. Araujo AM, Valente MJ, Carvalho M, et al. Raising awareness of new psychoactive substances: chemical analysis and in vitro toxicity screening of "legal high" packages containing synthetic cathinones. Arch Toxicol. 2015;89(5):757-71.

33. Akhgari M, Moradi FMS, Ziarati P. The texture of psychoactive illicit drugs in Iran: adulteration with lead and other active pharmaceutical ingredients. J Psychoactive Drugs. 2018;50(5):451-9.

34. Miliano C, Margiani G, Fattore L, De Luca MA. Sales and advertising channels of New Psychoactive

Substances (NPS): internet, social networks, and smartphone apps. Brain Sci. 2018;8(7):29.

35. Liao Y, Tang YL, Hao W. Ketamine and international regulations. Am J Drug Alcohol Abuse. 2017;43(5):495-504.

36. Wadsworth E, Drummond C, Deluca P. The dynamic environment of crypto markets: the lifespan of new psychoactive substances (NPS) and vendors selling NPS. Brain Sci. 2018;8(3):46. Accessed July 18, 2020. https://www.mdpi.com/ 2076-3425/8/3/46

37. United Nations. Convention on Psychotropic Substances. New York, NY: United Nations; 1971. Accessed January 20, 2020. https://www.incb .org/documents/Psychotropics/conventions/ convention_1971_en.pdf

38. Hamilton WL, Doyle C, Halliwell-Ewen M, Lambert G. Public health interventions to protect against falsified medicines: a systematic review of international, national and local policies. Health Policy Plan. 2016;31(10):1448-66.

39. Institute of Medicine. Countering the Problem of Falsified and Substandard Drugs. Washington, DC: National Academies Press; 2013.

40. Blackstone EA, Fuhr JP Jr, Pociask S. The health and economic effects of counterfeit drugs. Am Health Drug Benefits. 2014;7(4):216-24.

41. World Health Organization. A Study on the Public Health and Socioeconomic Impact of Substandard and Falsified Medical Products. Geneva: World Health Organization; 2017. Accessed January 18, 2020. https://www.who.int/medicines/regulation/ ssffc/publications/se-study-sf/en/

42. Ozawa S, Evans DR, Bessias S, et al. Prevalence and estimated economic burden of substandard and falsified medicines in low- and middleincome countries: a systematic review and metaanalysis. JAMA Netw Open. 2018;1(4):e181662.

43. Mumphansha H, Nickerson JW, Attaran A, et al. An analysis of substandard propofol detected in use in Zambian anesthesia. Anesth Analg. 2017;125(2):616-19.

44. Renschler JP, Walters KM, Newton PN, Laxminarayan R. Estimated under-five deaths associated with poor-quality antimalarials in sub-Saharan Africa. Am J Trop Med Hyg. 2015;92(6 suppl):119-26.

45. Mackey TK, Cuomo R, Guerra C, Liang BA. After counterfeit Avastin-what have we learned and what can be done? Nat Rev Clin Oncol. 2015;12(5):302-8.

46. Anonymous. Combating counterfeit drugs. Lancet. 2008;371(9624):1551.

47. Chess EK, Bairstow S, Donovan S, et al. Case study: contamination of heparin with oversulfated chondroitin sulfate. Handb Exp Pharmacol. 2012(207):99-125.

48. Nayyar GML, Breman JG, Herrington JE. The global pandemic of falsified medicines: laboratory and field innovations and policy perspectives. Am J Trop Med Hyg. 2015;92(6 suppl):2-7.

49. Binagwaho A, Bate R, Gasana M, et al. Combatting substandard and falsified medicines: a view from Rwanda. PLoS Med. 2013;10(7):e1001476.

50. Kovacs S, Hawes SE, Maley SN, et al. Technologies for detecting falsified and substandard drugs in low and middle-income countries. PLoS One. 2014;9(3):e90601.

51. Batson JS, Bempong DK, Lukulay PH, et al. Assessment of the effectiveness of the CD3+ tool to detect counterfeit and substandard antimalarials. Malar J. 2016;15(1):119.

52. Platek SF, Ranieri N, Batson J. Applications of the FDA's Counterfeit Detection Device (CD3+) to

the examination of suspect counterfeit pharmaceutical tablets and packaging. Microsc Microanal. 2016; 22(suppl 3). Accessed July 26, 2019. https://www.cambridge.org/core/ services/aop-cambridge-core/content/view/ B527A009E3E4D4C248E53C0BD49AEEAB/ S1431927616006206a.pdf/ div-class-titleapplications-of-the-fda-s-counterfeit-detectiondevice-cd3-to-the-examination-of-suspectcounterfeit-pharmaceutical-tablets-and-packaging-div.pdf

53. Shuker C, Bohm G, Bramley D, et al. The Health Quality and Safety Commission: making good health care better. N Z Med J. 2015;128(1408):97-109.

54. Yusefzadeh H, Didarloo A, Nabilou B. Provider knowledge and performance in medication injection safety in anesthesia: a mixed method prospective crosses sectional study. PLoS One. 2018;13(12):e0207572.

55. World Health Organization. WHO Best Practices for Injections and Related Procedures Toolkit. Geneva: World Health Organization; 2010. Accessed January 18, 2020. https://www.who.int/ infection-prevention/publications/best-practices_ toolkit/en/

56. Decamp M, Joffe S, Fernandez CV, Faden RR, Unguru Y. Chemotherapy drug shortages in pediatric oncology: a consensus statement. Pediatrics. 2014;133(3):e716-24.

57. Fox ER, Sweet BV, Jensen V. Drug shortages: a complex health care crisis. Mayo Clin Proc. 2014;89(3):361-73.

58. Jensen V, Kimzey LM, Goldberger MJ. FDA's role in responding to drug shortages. Am J Health Syst Pharm. 2002;59(15):1423-5.

59. ASHP Expert Panel on Drug Product Shortages; Fox ER, Birt A, James KB, et al. ASHP guidelines on managing drug product shortages in hospitals and health systems. Am J Health Syst Pharm. 2009;66(15):1399-406.

60. Vail E, Gershengorn HB, Hua M, et al. Association between US norepinephrine shortage and mortality among patients with septic shock. JAMA. 2017;317(14):1433-42.

61. Jagsi R, Spence R, Rathmell WK, et al. Ethical considerations for the clinical oncologist in an era of oncology drug shortages. Oncologist. 2014;19(2):186-92.

62. Romito B, Stone J, Ning N, et al. How drug shortages affect clinical care: the case of the surgical anesthetic propofol. Hosp Pharm. 2015;50(9):798-805.

63. Thompson K, Alred J, Deyo A, Sievert AN, Sistino JJ. Effect of new heparin potency on activated clotting time during pediatric cardiac surgery: a retrospective chart review. J Extra Corpor Technol. 2014;46(3):224-8.

64. Davies BJ, Hwang TJ, Kesselheim AS. Ensuring access to injectable generic drugs-the case of intravesical BCG for bladder cancer. N Engl J Med. 2017;376(15):1401-3.

65. Hernandez I, Sampathkumar S, Good CB, Kesselheim AS, Shrank WH. Changes in drug pricing after drug shortages in the United States. Ann Intern Med. 2019;170(1):74-6.

66. Iacobucci G. Drug shortages cost NHS £38m in November. BMJ. 2017;359:j5883.

67. Smetzer J, Baker C, Byrne FD, Cohen MR. Shaping systems for better behavioral choices: lessons learned from a fatal medication error. Jt Comm J Qual Patient Saf. 2010;36(4):152-63.

68. Doring M, Brenner B, Handgretinger R, Hofbeck M, Kerst G. Inadvertent intravenous administration of maternal breast milk in a sixweek-old infant: a case report and review of the literature. BMC Res

Notes. 2014;7:17.

69. Simmons D, Phillips MS, Grissinger M, Becker SC; USP Safe Medication Use Expert Committee. Error-avoidance recommendations for tubing misconnections when using Luer-tip connectors: a statement by the USP Safe Medication Use Expert Committee. Jt Comm J Qual Patient Saf. 2008;34(5):293-6, 245.

70. Khan EI, Khadijah I. Intravenous bupivacaine infusion: an error in adminstration-a case report. Middle East J Anaesthesiol. 2008;19(6): 1397-400.

71. Hicks RW, Becker SC. An overview of intravenous-related medication administration errors as reported to MEDMARX, a national medication error-reporting program. J Infus Nurs. 2006;29(1):20-7.

72. The Joint Commission. Avoiding catheter and tubing mis-connections. Patient Safety Solutions, volume 1, solution 7. 2007. Accessed July 19, 2020. www.who.int/patientsafety/solutions/ patientsafety/PS-Solution7.pdf?ua=1

73. Slyter H, Liwnicz B, Herrick MK, Mason R. Fatal myeloencephalopathy caused by intrathecal vincristine. Neurology. 1980;30(8):867-71.

74. Reason J. Beyond the organisational accident: the need for "error wisdom" on the frontline. Qual Saf Health Care. 2004;13(suppl 2):ii28-33.

75. Berwick DM. Not again! BMJ. 2001;322(7281): 247-8.

76. Noble DJ, Donaldson LJ. The quest to eliminate intrathecal vincristine errors: a 40-year journey. Qual Saf Health Care. 2010;19(4):323-6.

77. Merry AF, Brookbanks W. Merry and McCall Smith's Errors, Medicine and the Law. 2nd Edition. Cambridge: Cambridge University Press; 2017.

78. Gilbar P, Chambers CR, Larizza M. Medication safety and the administration of intravenous vincristine: international survey of oncology pharmacists. J Oncol Pharm Pract. 2015;21(1): 10-18.

79. Reddy GK, Brown B, Nanda A. Fatal consequences of a simple mistake: how can a patient be saved from inadvertent intrathecal vincristine? Clin Neurol Neurosurg. 2011;113(1):68-71.

80. Ayani N, Sakuma M, Morimoto T, et al. The epidemiology of adverse drug events and medication errors among psychiatric inpatients in Japan: the JADE study. BMC Psychiatry. 2016;16:303. 81. Mitchell AJ, Delaffon V, Vancampfort D, Correll CU, De Hert M. Guideline concordant monitoring of metabolic risk in people treated with antipsychotic medication: systematic review and meta-analysis of screening practices. Psychol Med. 2012;42(1):125-47.

82. Rummel-Kluge C, Komossa K, Schwarz S, et al. Head-to-head comparisons of metabolic side effects of second generation antipsychotics in the treatment of schizophrenia: a systematic review and meta-analysis. Schizophr Res. 2010;123(2- 3):225-33.

83. Lee J, Dalack GW, Casher MI, Eappen SA, Bostwick JR. Persistence of metabolic monitoring for psychiatry inpatients treated with second-generation antipsychotics utilizing a computer-based intervention. J Clin Pharm Ther. 2016;41(2):209-13.

84. Soerensen AL, Lisby M, Nielsen LP, Poulsen BK, Mainz J. The medication process in a psychiatric hospital: are errors a potential threat to patient safety? Risk Manag Healthc Policy. 2013;6: 23-31.

85. Prins MC, Drenth-van Maanen AC, Kok RM, Jansen PA. Use of a structured medication history to establish medication use at admission to an old age psychiatric clinic: a prospective observational

study. CNS Drugs. 2013;27(11):963-9.

86. Keers RN, Williams SD, Vattakatuchery JJ, et al. Medication safety at the interface: evaluating risks associated with discharge prescriptions from mental health hospitals. J Clin Pharm Ther. 2015;40(6): 645-54.

87. Fazio G, Vernuccio F, Grutta G, Re GL. Drugs to be avoided in patients with long QT syndrome: focus on the anaesthesiological management. World J Cardiol. 2013;5(4):87-93.

麻醉及围手术期用药安全

第十一章

对可避免的药品不良事件的法律和监管对策第一部分：一般原则

范琳琳，王燕婷

 11.1 **引言**

到本书目前所述内容为止，我们提出的经验数据表明，很多患者在麻醉和围手术期都遭遇过药品不良事件。这些不良事件不仅包括由药物的非预期或非计划反应引发的事件，还包括由于不适当的漏服或迟服指定药物引发的事件。这些不良事件中有相当一部分是可避免的，其中许多是由被界定为无意识的错误引起的。我们认为，在麻醉和围手术期，明确造成伤害的用药意图非常罕见；而一些导致可避免的药品不良事件的决定和行为，可能涉及违规而不是错误，这一点我们始终在争论中。这些违规行为涉及一些轻视患者安全的因素。这种轻视既可能体现在从业者个人，也可能体现在机构或国家级层面的领导、资助和管理医疗保健的决定和行为。在此背景下，一些机构已采取令人印象深刻且持续的尝试，以提高患者的安全[1]，但国家之间和机构之间投资推进这一举措的意愿、执业者之间参与此举措的意愿都有相当大的差异。因此问题在于，如何让所有相关责任人对持续存在的可避免的药品不良事件负责，尤其是对尽一切合理措施减少不良事件发生负责。

因此，本章我们探讨在促进麻醉和围手术期医疗安全用药操作规程中法律和法规的作用，重点关注基本原则。在第十二章中，我们将讨论这些原则在世界各地的实际应用。

在第七章中，我们概述了一个麻醉注册医师（即住院医师）的错误记录，他计划进行镁剂的单剂量注射，但不小心给予了200 mg多巴胺。注射器没有贴上标签，避开了该医院斥资安装的条形码检查系统。这一系列导致用药错误的行为都是违规的。幸运的是，一名顾问医师（即主治医师）的快速干预使之化险为夷，没有对患者造成长远影响。我们还讲述了另一个事例，早些年另一个麻醉医师发生的本质上相似但致命的错误。我们将第一个事例之后较低的处置级别与第二个事例中对该医师过失杀人罪的起诉和定罪进行了对比。

可能有人认为，对可避免的药品不良事件的责任医师的刑事起诉非常罕见，几乎不值得讨论。然而，在不同的国家，当偶尔发生致命的用药错误之后，的确会出现这样的起诉。例如，在田纳西州的纳什维尔，一名叫RaDonda Vaught的病房护士近期被指控过失杀人罪，据称她在为患者行影像学检查过程中实施镇静时，给患者用了维库溴铵而不是咪达唑仑（Versed）[2]。另外两个来自英国的例子，在别处进行了更详细的讨论[3]，涉及无意中将长春新碱而非甲氨蝶呤注射到患者的脑脊液中[4]。最近的一个英国事例中，Jack Adcock（6岁）在入院后接受了非常不适的儿科诊疗几小时后死亡，涉及抗生素的延迟使用，并引发了广泛的讨论和两次主要政策的审查（第十二章）[5]。

这种对用药错误反应的变化范围是值得注意的：在范围一端是非常偶然地对证实发生致命错误的医师刑事起诉（通常是为了应对来自患者家庭的可理解的压力），在另一端几乎没有发现在围手术期药物管理中对大多数错误有任何正式的监管或法律应对。对于大多数用药错误，似乎只有一种非强制性的期望，即提交事件报告，其中一些报告将在部门的死亡病例和并发症会议上进行讨论。即使在这种低应答水平下，将从事件报告[6]中计算出的用药错误频率与通过观察性研究[7-8]确定的频率进行比较，结果清楚地显示只有少数这样的失败事件被报告，随访的数量更少。简而言之，医师似乎普遍认为可避免的药品不良事件仅仅是患者护理中不可避免的一部分。然而，当这些事件确实造成了严重伤害时，患者和法院并没有共同接受这一观点。

在第八章中，我们解释道，对轻微违反安全操作规程的广泛容忍被称为"常态化偏差"。我们认为，过度容忍医师和医院管理人员的错误和轻微违规行为的意愿，是安全用药操作规程的一个主要障碍。同样，另一极端的刑事起诉在改善用药安全方面只有很小的作用，且通常是没有帮助的。尽管有证据表明，许多药品不良事件反映的是不太理想的实践，但它们几乎总是涉及善意、勤奋、训练有素的从业者，他们被期望在不同程度、缺乏计划的系统中安全地给药。因此，我们认为，对于每天发生在任一医院的许多药物管理失败，需要采取更积极但更相称的监管方法。真正让医师和管理人员对药物管理负责的方法将大大提高安全性，从而减少导致高度惩罚性刑事起诉的悲剧事件的数量。

在本章（及第十二章）的整个讨论中，我们认为在应对一次药品不良事件的所有对策中，受伤害患者的需求必须始终是主要考虑因素。然而，考虑改善医疗保健的总体需求同样重要，从而尽量降低未来患者发生类似事件的风险。此外，在第五章中所讨论的和Jack Adcock死亡事例（在第十二章中概述）说明的，参与这类病例的临床医师有时自己会成为受害者。因此，我们也关心公平和那些在全力治疗患者过程中无意中伤害患者的临床医师的需求。

在本章的开头，我们将介绍在对患者在医疗过程中意外受伤的事件做出总体反应时应考虑的主要因素，尤其提及了药品不良事件。然后，讨论从每个机构内部进而推进到外部层面的，通常是全国性的、贯穿政府机构的，促进这些要素实现的监管和纪律程序方法。最后，讨论在这一背景下的伦理责任及涉及人员。我们认为，"安全药物管理团队"必须被视为非常广泛的基础，并认为实现所需改变要依赖于从业者的个人参与，也取决于特定的监管框架。在这两章中，我们对监管的范围进行了拓展。我们囊括了自愿和强制促进更安全实践的措施，并认为专业的自我监管与外部强制监管同等重要。

▶ 11.2 对意外药品不良事件采取法律和监管对策的目标

应对意外药品不良事件的法律和监管需要提升的5个重要目标（在前几章中讨论的）在表11.1中被列为列标题。在发生药品不良事件（可预防或不可预防）后，应优先对受伤患者进行及时和持续的护理，以尽可能减轻伤害。还应该尽早告知患者和家属发生了什么和发生原因。在事件是可以避免的情况下，赔偿、保证改进系统以防止未来发生此类事件、在适当时惩罚也是合适的。在表11.1中，我们还尝试阐明可能实现这些目标的一些法律和监管过程。

表 11.1　对医疗期间患者意外伤害（包括可避免的药品不良事件）做出法律和监管对策的目标，通常是可实现的过程，以及后者实现前者的程度

	目标改善	信息	补偿	惩罚	问责制和预防
	治疗伤害和随之的医疗问题	知情同意和/或公开披露	理赔	处罚	改进实践
内部流程					
个体执业者	√	√	通常不会	通常不会	√
机构反映 [a]	√	√	√	√	√
投诉和通知 [b]	√	√			
外部流程					
媒体	通常不会	大概会	通常不会	经常	也许会
审查	通常不会	√	也许会	也许会	√
侵权行为	√	√	√	在实践中是的，但不是主要目的	不确定-有争议
无过失补偿	√	非必要	√	也许通过转诊到其他机构的方式	也许通过转诊到其他机构的方式
专业规范	√	√	通常不会	√	也许会
刑事起诉	通常不会，或非常迟	某种程度上	通常不会	√	不确定-有争议

注：[a]，机构反映通常包括事件报告、调查或问讯、处分、根源分析及其他改善护理质量和安全的努力、风险管理、投诉、解决过程和诉讼解决过程相关方面。

[b]，在一些国家，也有外部（有时是国家）处理投诉的程序（例如，通过新西兰的卫生和残疾专员办事处）。

患者是这些过程和实现这些目标的核心。受到药品不良事件伤害的显然是患者和患者家属。也通常是患者或其家属在发生此类事件后投诉或提起诉讼或要求刑事指控。患者及家属必须和原本意在帮助他们但最终无意中伤害了他们的从业者一起度过接下来的过程。

这些过程通常对于包括患者和爱他们的人在内的所有相关人员来说都是漫长、痛苦且代价高昂的。具有讽刺意味的是，无论他们取得了什么结果，在医疗保健中，对医源性伤害的法律反应往往会增加与该伤害相关的情感和经济痛苦，即使对患者也是如此。因此，第六个目标应该是使立法和监管程序易得，并使需要使用它们的人得到尽可能多的支持和舒适感。其目的应该是改善情况，而不是使事态恶化或促使更坏的情况发生。

11.2.1　减轻伤害

及时且充分注意减轻遭受药品不良事件患者的伤害显然是正确的事[9]。许多用药错误没有后果，或只有轻微或暂时的不良反应，所以，如有需要，减轻伤害是直截了当的措施。对于严重的药品不良事件，需要采取更实质性的行动。如第四章（表4.1）所述，药品不良事件对患者的伤害包含了身体和情感上的伤害，可能是短期的或更长期的。这可能需要临床医师花费相当多的时间，患者在医院或重症监护病房里通常需要进一步的外科手术或药物或时间来治疗。这些费用是遭受药品不良事件伤害的患者不应该承担的。监管和法律规定应设法确保患者不必承担以上相关费用。在药品不良事件发生后，情感伤害可能会向患者所爱的人和参与该事件的工作人员蔓延，这一点是不容忽略的（如第五章所述）。

发生意外不良事件后适当管理必须优先于计划中的常规工作。这很可能需要推迟或取消下一个预定的病例，而且通常需要向其他人（如外科医师、重症监护医师、内科医师或其他麻醉医师）寻求帮助或建议。外科医师可能有必要停止手术，以便努力集中在药物反应（如过敏反应、低血压或心律失常）的迫切治疗需要。对于出错而造成伤害的医师来说，可以让医师集中精力照顾患者和（或）避免在情绪不安期间发生更多的事件。显然，在这种情况下与同事的沟通需要坦率且明确地说明所犯错误的确切性质。有时被忽视的是，公开披露以向同事公开披露开始——所有相关人员对问题本质的正确理解通常会有助于问题的处理。它也可能提醒同事一个系统故障，如在第六章中讨论的有毒气体事件。这种公开性应延伸到对有关事件的仔细记录，而法院通常期望这种记录可以被提供。

因此，无论是机构内部的监管架构还是机构在其中必须发挥作用的外部法律，都应该鼓励所有这些事情，并阻止一种文化，即可能出于资金压力，继续处理下一个案件被视为优先事项。我们也应该尽量减少对公开分享信息的后果的焦虑。对患者和受影响的临床医师的关怀显然应该优先于任何对法律或规则风险的担忧。实际上，适时照顾患者的需求通常会降低参与患者护理的临床医师和机构的法律和监管风险，但也应寻求有效的监管和法律体系来明确这个要求并且最大化激励每个人做正确的事情。这种以患者为中心的方法尤其应该成为每个医疗机构内部系统和文化的焦点。

11.2.2　信息和公开披露

遭受药品不良事件的患者及其家属几乎总是希望得到信息和哪怕只是对已发生的事实伤害真诚和共情的道歉。正如第四章所述，在许多高收入国家，具有前瞻性的机构越来越多地接受早期公开披露原则，将此要求纳入准则，并在沟通和争端解决方面为其员工提供培训和支持。有趣的是，最近来自英国的数据显示，提高医院系统开放性的努力与更好的医疗质量相关，表现为医院死亡率的降低[10]。因此，与前一节中讨论的患者更常规的需求一样，法律和监管方法通常应该鼓励公开和透明，特别是在发生不良事件的情况下。

我们在第四章中提供了一些证据表明对患者透明可能会降低诉讼的风险，特别是信息披露被纳入到一个有效解决纠纷的过程中时。相反，没什么比难以弄清楚究竟发生了什么更容易让受伤害的患者感到沮丧、痛苦和愤怒，对信息的渴望通常是投诉、起诉或要求警方提起刑事诉讼的起因。

另一方面，即使是共情的公开披露也能降低诉讼的总体成本，对事件的了解可能为意外受伤而决定诉讼的患者或家属提供所需的信息，诉讼决定很可能发生在不良事件非常严重的时候[11-12]。例如，在前面提到的第二个涉及多巴胺的案例中，正是麻醉医师本人对自己错误的开放态度导致了他被判过失杀人罪。在那种情况下，就像许多用药错误一样，他是唯一知道错误发生了的人，所以如果他选择保持沉默，就不可能有任何法律后果。此外，立法规定了将他向法定委员会提交麻醉相关死亡报告的行为予以保密，而随之的滥用非常具有启发意义（专栏11.1）。这个案例不仅说明了在特权下提供信息具有危险性，它还提供了一个有意思的例子，说明有动机的实践者通常如何从不良事件中学习，以及立法和政策（在这次事件中，准许警察获取公然受保护的信息的政策决定）如何推进或阻碍这一点。也许，最能说明的一点是，在促进提高医疗质量和安全的医疗活动方面，法律授权可能不如个人动机有效。

> **专栏 11.1　立法和政策如何影响临床医师从药品不良事件中学习的动机**
>
> 第七章中概述的事件，在新西兰，一位麻醉医师无意中给予患者多巴胺而非多沙普仑导致患者死亡，法定要求需向麻醉死亡病例评估委员会报告与麻醉相关的死亡。这个委员会于1979年应一群麻醉医师的所请成立，并为这个专业团体所大力支持。它的功能不是追责，而是从这些事件中理解和学习。麻醉医师们认为，向该委员会提供的信息享有特许保密，但事实证明也有例外情况，包括为了"调查犯罪的目的"。警察使用规定获得该麻醉医师提交的报告，一旦这成为已知（尽管信息并不是实际用于控诉其过失杀人罪），向委员会提交的报告数量也会急剧下降，即使这是一个法律要求。因此，在最初10年里，该委员会得到了非暴力反抗（新西兰的麻醉医师的反抗），它实际上已经解散了[13]。这种非暴力反抗的程度如此之大，以致现实中几乎无能为力。事实上，通过提交仅提供有用信息的短报告，就可以遵守法律，我们理解为新西兰的麻醉界被激怒了并试图表明一个态度。该委员会最终被解散了。
>
> 在1997年修改刑法减少类似起诉的可能性几年后，2010年，一个新的多学科围手术期死亡病例审查委员会（http://www.hqsc.govt.nz/ourprogrammes/mrc/pomrc/，2020年1月21日访问）成立，再次成立是为了回应医师，特别是麻醉医师向政府强力的申求。这个新的委员会至今得到了非常积极和良好的支持。

向法定委员会提交机密报告是一回事，而告诉患者这样一份报告中可能包含的事情则是另一回事。不幸的是，直到最近，许多国家的患者经常发现很难获得关于他们在治疗期间发生的事情的信息；此事仍然有相当大的差异[14]。例如，一项对欧洲重症监护医师的调查发现，荷兰的患者比希腊、西班牙和意大利的患者更有可能获得完整的信息[15]。在大多数情况下，对于向患者提供"过多"信息的最大焦虑在于这可能导致民事诉讼，也可能招来正式的投诉。一个国家的整体文化和法律很可能不仅影响公开披露的可能性（如刚才讨论的），而且还影响大多数患者在收到有关未达护理标准的信息时期望的反应类型。在这方面，国家文化可能与单个机构内的文化一样重要。

在新西兰和北欧国家，无过错补偿方案降低了患者因过失而起诉的可能性[3]。实际上，在新西兰，法律不允许就任何事故所引起损害的赔偿提起民事诉讼，无论是否与医疗有关。一方面，无论在医院内还是通过国家卫生和残疾专员，提出投诉并进行跟进是极其容易的（http://www.hdc.org.nz/，2020年1月29日访问）。因此，信息披露可以引来投诉；另一方面，在新西兰，《健康和残疾服务法典》消费者权利第6项[16]赋予所有消费者充分知情权（合理消费者在这种情况下有权接收期望收到的信息），因此不提供此类信息本身可能构成违反本则的行为。同样，在英国，当患者遭受中度及以上伤害时，医师有法定的坦白义务[17]。

在一些国家和美国的一些州，合格特权法会保护作为道歉的一部分的信息在法律程序中不被公开，但在包括新西兰在内的许多其他国家没有这样的保护。立法也会随着时间的推移而发生变化。例如，在新西兰，自1997年上述法律变更以来，对过失杀人罪的起诉变得非常罕见[13]，因此，因公开披露而引起刑事指控的风险现在看来非常低。在英国，坦白义务的引入是在斯塔福德郡中部国民医疗服务联合体事件引起广泛呼吁之后才有的[18]。因此，人们不应忽视进一步的立法变化在围手术期用药安全方面起推进（或阻碍）作用的可能性。这本身就是从业者对他们自己国家的法律和法规感兴趣的原因。

资源供给也可能会造成差异——在一些低收入国家，仅仅因为医疗总体资源不足，以至于医疗系统中的小失误被视为正常现象而接受，患者很少会投诉。此外，可能没有机构政策、程序或专门的工作人员使投诉便利。同样值得注意的是，在任何国家那些感到被剥夺了投诉机会的患者可能会找到自己的方式来表达他们的懊恼，并试图让医师承担责任。在一些国家，受害的患者或其家属针对医师或其他卫生专业人员实施身体暴力是一个很大的问题[19]。社交媒体在现代生活中发挥越来越重要的作用，通过信息披露，在几乎所有国家为患者直接报复开辟了除既往通过传统媒体途径以外的新的可能性（可以说是"人群监管"）。

总之，共情地向一个患者披露药品不良事件的信息对患者随后是否决定进行报复会有什么影响，想预测这一点并不容易。总的权衡来说，这样做似乎会大大降低此等风险。无论立法是否对这种信息进行保护，这都可能是正确的，而在世界上的许多地方并无相关立法。无论如何，从伦理上讲，事实仍然是对患者开放和透明，同时积极主动解决他们所遭受的伤害是正确的、应该做的事情[20-23]。

即使已经决定在这方面做正确的事，涉及确切哪种用药错误及何时应该披露信息的问题却是非常微妙的。我们已经看到，许多用药错误不会对患者造成伤害。因此，如果一次事件引用前面新西兰的患者权利守则（这只是一个被许多国家所接受的编纂声明）的措辞，它更可能被认为是没有造成结果的用药错误，不构成"一个合理的消费者在他或她的情况下期望收到"的信息。相反，我们可以认为，提供这类信息可能是有害的，因为它可能会导致患者不必要的担忧或信息过载。人们可能更倾向于来自英国的观点，即坦白义务的门槛是"中度伤害"。然而另一种观点认为，披露此类信息意味着坚定地承诺消除此类错误，让信息透明更加普遍。专栏11.2包含了对这些与特定例子相关的观点的讨论。

专栏 11.2　披露在麻醉期间所犯的用药错误：需要判断的问题

在专栏 7.5 中，我们描述了一个用药错误，其中无意给患者使用了琥珀胆碱而非潘库溴铵。

本应该做什么披露和归档？

麻醉医师所权衡的问题如下。

- 系统故障（或潜在因素[24]）促使这种错误发生，以及防止未来再次发生的重要性
- 潜在风险而非实际后果——同样的错误在某些（有点罕见）琥珀胆碱禁忌的情况下可能会是严重的
- 这些信息实际上对这个患者没有特别的价值，试图向患者或其家属解释这一事件很可能会分散对其他方面护理的更广泛信息的注意力
- 有其他人告诉患者发生了什么的可能性（这是一个合理的假设，当一个人选择不披露信息的时候，很有可能就会发生这样的情况，除非其他任何人都不知道这件事），在这种情况下最好是患者从麻醉医师那里听到相关信息（而不是从他人处）

我们猜测，就应该做什么达成共识可能很难实现。下面的方法对我们来说似乎是合理的（我们理解它与实际发生的事情大体一致）。

- 外科医师立即得到通知，因为这使麻醉医师确信，麻醉医师的担忧已被注意到，原因已经明确，问题也得到了处理
- 显然，手术室里的其他人（护士和体外循环治疗师）也通过这次交流了解到了这个错误
- 这个错误及其更正都记录在案
- 完成了一份事件报告，并立即通知了医院的管理人员。引发了随后麻醉医师和高管之间的会议，麻醉医师相当有压力，但最终管理者接受正确的事情已做，现在的重点应该在防止再次发生这种事件的步骤上。管理者同意继续跟进

- 由于患者有严重的心力衰竭，术后需要使用几天的正性肌力药物、主动脉内球囊泵和肺通气支持，因此决定告知患者或患者家属这一小事件达不成任何有用的目的。有些人可能会认为这是有争议的，但考虑到这不是试图隐藏错误（已被披露和记录），而是假设这些人在患者的位置时也会希望其他人如此，麻醉医师认为这个决定合乎情理。为使自己和其他人不被已解决的小问题分心，麻醉医师作为团队一员努力照顾术后患者、管理患者护理的重要方面，包括与家属就患者的持续管理、可能进展和最终结果进行沟通

如果这一事件发生在英国，不会达到坦白义务的门槛，也不会有任何披露。有趣的是，我们知道许多低影响的用药错误甚至没有被记录下来，更不用说向任何人宣布了。事实上，通常导致用药错误的人甚至不知道自己犯了错误。然而，在这个案例里，药物替换并不是完全无关紧要的，所以如果手术的规模较小，天平可能会更倾向于向患者披露问题。例如，在一次小手术后，术后肌肉疼痛归因于无意中给予琥珀胆碱是合理的，且可能对患者有重大影响，所以在这些情况下，我们认为披露是适当的。

11.2.3 补偿

在当代，西方社会人们普遍认为，被可避免的药品不良事件伤害的患者有合理的赔偿要求。无论人们对人为错误的不可避免性提出什么看法，一次可避免的药品不良事件都构成了护理标准的重大失败。这种失败（"过错""错误"或"侵权行为"）被视为赔偿的正当理由。因此，在许多国家，医疗中的过失损害赔偿是通过基于侵权法的民事诉讼实现的（即民事"错误"法）。

显然，金钱并不能真正补偿受伤或失去亲人的损失。然而，损害赔偿的裁决至少可以将一次可避免的药品不良事件的一些经济负担从患者转移给从业者。尤其是因伤害而造成的医疗费用显然可以通过这种方式支付，收入损失也可以。虽然对疼痛和痛苦的补偿在货币计量上有点难以量化，但货币补偿与接受这种疼痛和痛苦具有象征价值。

可以认为，民事诉讼的主要目的是补偿，而不是惩罚[3]，尽管患者提起诉讼的动机很可能包括期望惩罚。然而，由于过错是侵权法的核心，对从业者的诉讼很可能会使其声誉受到质疑。再加上这类诉讼辩护时伴随的情感压力，意味着通常会发生惩罚。与此同时，即使有正当的基础，患者需要在法庭上证明从业者有过错，这可能会使许多因涉嫌过失而提起的民事诉讼难以取得成功。因此，在某些情况下，民事诉讼的效果可能是通过与诉讼程序相关的压力和声誉损害来惩罚从业者，但患者没有获得赔偿。即使在过错被发现并获得赔偿的事件中，法律程序也可能需要数年才能完成，而这些年患者必须在无赔偿的情况下承担所致伤害的经济负担。基于这些缺点，我们有充分的理由通过一种真正独立于惩罚过错以外的机制，来提供及时的补偿。

另外，侵权行为法也并非没有其优势。特别是，有一种强有力的论点认为，这种惩罚的次要影响和潜在威慑实际上是一个可取的特点，而不是民事诉讼的缺点。如果一个侵权

行为是错误的，为什么它不应该被惩罚？此外可以认为，从业者和机构方面提供医源性伤害赔偿的义务（无论是个人还是通过保险）是一个对更加安全操作的重要激励——这个想法基于简单的经济学论证，投资于安全或采用安全行医方式的成本大概会低于赔偿损失。还可以进一步认为，对名誉损害的恐惧是安全行医的强大动力。

然而，要求受伤害的患者方证明从业者存在错误是一个更微妙的问题。这种对错误的要求（而不是必须证明错误）是重要和合理的——并不是所有药品不良事件造成的伤害都需要赔偿。例如，明显有必要区分药物的已知不良反应和由于某些方面的失败用药所致的损害。患者在接受指定剂量的吗啡后出现恶心呕吐，在任何系统中都不会索求赔偿，尽管与恶心呕吐相关的痛苦可能是相当大的。同样，患者发生药物过敏反应在任何系统中都不太可能有索赔资格，即使患者遭受严重的伤害，除非没有意识到先前对此药物产生过过敏反应（表11.2）。虽然患者没有错，但其他人也没有错，所以在大多数法规中这将仅仅被视为个人的不幸。侵权法另一个优势包括，任何人都可以起诉。然而，这只是理论上成立。在实践中，一个人提起诉讼并最终胜诉的能力与该人的财务状况密切相关。从社会正义的角度来看，这是一个严重的劣势。在一些国家（包括美国），律师的确会偶然性地受理某些案件（如基于只有案件胜诉后才会付款），但是在这种方式下他们会更倾向于高度挑剔案件，而且整个过程可能会更多地关注生意而不是正义。从律师的角度来看，诉讼和审判的目的似乎不是为了找到真相，而是通过尽可能有说服力的辩论来胜诉，胜诉通常意味着相当可观的金钱进账。个别案件的判决有时可以为随后高利润的集体诉讼开创先例，然而药品不良事件结算水准可能不足以覆盖这样一个诉讼的成本，但它对患者来说可能具有很大的象征价值。因此，再次重申，达到在法庭证明从业者过错的要求对患者来说困难且昂贵，能否获得一次可避免的药物不良（或任何其他）事件所致伤害的补偿往往是非常不确定的。在第十二章中，我们讨论了不要求证明过错的补偿方法。

11.2.4　报应与惩罚

对于故意伤害和涉及轻率行为的侵权（按理是严重过失），惩罚显然是有必要的。即使在英国Harold Shipman典例之后，过度关注新人通过注射过量吗啡谋杀患者的微小可能性，潜在引入措施可能小题大做，由此可能与高质量医疗背道而驰[25]。发现专注犯罪的行为非常困难。罪犯非常擅长各种形式的欺骗，并可以通过检查、审计和其他努力确保在实施犯罪行为时成功。有一些统计方法可以整合到医疗管理中，以检测无论是医师个人还是机构的异常行为[26]，但它们需要谨慎使用，并与其他信息来源进行多方核实，以避免不公正的指控[27-28]。通过质量改进措施解决一般实践问题，似乎远比过度努力发掘罕见的医疗潜伏杀手更有效——毕竟大多数从业者都是真诚的。不过，对严重犯罪或伤害的惩罚反映了所谓的"毫不在乎"的态度，确实起到了重要的陈述或表达作用——Yeung和Horder解释如下："刑事定罪相当于公告问题中的行为是严重错误，值得谴责和惩罚，不论如何都直接引起医疗质量显著改善"[29]。然而，这些作者明确指出，这种定罪只适用于故意伤害、忽视或虐待患者等严重情况（表11.2）。

表 11.2 由 Merry 和 McCall Smith 在 2001 年提出的药品不良事件相关的追责程度（在每个例子中，都包含具体的职责，由医师使用药物引起不良事件，至少造成了因果责任。这些例子和评论是说明性的，无法覆盖所有具体情况，也并不完全适用于各国的法律）

应受责备程度	药品不良事件举例	赔偿	处罚
1- 因果责任	术后适量静脉注射吗啡（加止吐药）镇痛后引起恶心呕吐。缺过敏史的药物过敏反应：临床医师引起了过敏反应，但无法归咎于临床医师或患者	在任何系统都不支持赔偿，因为这是常见并已知的（换言之，"正常的"）治疗结果，如手术切口后的瘢痕。不构成侵权行为，通常不承担赔偿责任；在无过错系统中，无过错赔偿不太可能发生，但当这种事件不常见、不是治疗的"正常"后果时可以考虑赔偿	不应施加惩罚
2- 不可避免的错误	中风，由认真的临床医师在紧急情况下迫于时间压力去做正确的事情，错换了看似、听似药物的注射器（多巴胺而不是多沙普仑），引起麻醉期间心搏骤停而导致	因为护理水平客观上的缺陷（即发生失误），根据侵权法，赔偿应该（可以说）是可以提供的。由于这不是治疗的正常后果，因此也应在无过错系统下提供补偿	如果施加惩罚就适当少一些——评估时应考虑到所采取的谨慎措施的背景和程度——易引发违规的行为如没有标注注射器，按理会增加应受责备等级
3- 疏忽，轻微违规	由于静脉注射药物的配制和给药过程中无菌操作依从性差导致术后感染。未能认真说明完整过敏史导致不适当地使用禁忌药物随后发生过敏反应	这应该得到赔偿：因果关系通常不能在诉讼中得到证明，但补偿可以通过无过错系统提供（见文本）。这代表了过失，在侵权法和无过错系统下应获得赔偿	考虑到所展示地对患者安全的漠视情况和程度，成比例惩罚形式及补救措施是合理的
4- 鲁莽	甚至都没尝试认真说明完整过敏史，导致不适当地使用禁忌药物随后发生过敏反应	在侵权或无过错系统下，赔偿应明确可得	成比例的惩罚是合适的，包括审查行医权利或未来行医许可的条件
5- 蓄意破坏	因出于杀死患者的目的过量使用阿片类药物而导致患者死亡，但符合辅助安乐死的合法规定除外	讽刺的是，因为这是一个刑事问题，可能无法上诉到民事法庭；无过错系统对死亡提供最低限度赔偿或零赔偿	刑事指控是适当的，如果定罪就会受到处罚。对行医权利审查也是适当的

资料来源：Merry 与 Brookbanks 银行，2017[3]；Leslie 与 Merry，2015[65]。

　　一个对于麻醉和围手术期药物安全用药管理特别重要的"毫不在乎"态度的例子是研究中的欺诈罪。在过去的 10 年里，麻醉界已经意识到，一些据称支持围手术期管理或药物和静脉输液的开创性研究是假的，数据是编造的，机构审查委员会（或伦理委员会）的批准是伪造的。这种类型的欺诈不仅完全破坏了已发表的研究本身的真实性，也影响了综述、书籍章节和讲座等基于这些原始来源的治疗决策的建议[30]。有人可能会说，研究中的轻微欺诈行为可能会起到很大作用。因此，即使真正欺诈的研究人员的总数很少，也值得在发现和惩罚他们上投入大量的努力，以更普遍地确保研究的完整性和质量。期刊编辑在监测出版物的欺诈证据及所怀疑的欺诈行为被确认时利用这些证据方面发挥着重要的监管作用[31-32]。然而，值得注意的是，发现欺诈行为可能并不简单，而且要小心，不要误责无辜的人[33-34]。同样值得注意的是，许多较轻形式的研究不当行为也对用于告知治疗的证据的完整性造成了破坏[35]。在整体上合理及符合伦理的研究中，这些较小的失败可能比彻底的欺诈要常见得多，如果是故意的，肯定需要某种形式的惩治。

▶ 11.3 责任和未来伤害的预防

现在我们来讨论本章开头提出的问题，对涉及低级别有罪行为的可避免的药品不良事件的问责。这一点很重要，因为正如第七章和第八章所讨论的，在医源性伤害的产生过程中，轻微的违规行为很可能与失误一样严重。在这些章节中，我们认为失误不应受责备，而违规行为应该有某种程度的责任。

轻微违规的典型例子是对无菌操作的依从性较差，这可能影响患者护理的许多方面，包括围手术期静脉注射药物的配制和给药[36-42]。在任何情况下，所需的手卫生（作为无菌操作之一）不达标可能是失误，但可以肯定的是，频繁、重复的持续手卫生不达标应被视为违规[43]。丙泊酚的无菌管理提供了一个相关事例（专栏11.3）。

专栏 11.3 　在丙泊酚和更普遍静脉注射药物管理中麻醉从业者的无菌操作

Cilli 等最近报道了土耳其 3 例术后出现脓毒血症的患者，由于从业者"违反无菌注射原则，给多名患者重复使用一次性安瓿、使用同一普通针 / 注射器和（或）使用制备超过 12 小时的丙泊酚"而导致丙泊酚污染[44]。在他们的报告中，这些作者讨论了基于绩效的支付系统和其他经济压力对其机构中实际配制丙泊酚的麻醉技术人员的潜在促成性影响。

在丙泊酚及更普遍的静脉注射药物的无菌管理方面，不良医疗行为似乎相当普遍，即使在高收入国家也不例外[36, 38-39, 42]。事实上，新西兰 300 名患者的临床评价表明，如果没有使用 0.2 微米的过滤器进行过滤，其中 6.3% 的微生物将被注射到患者的体内[37]。传闻、调查和基于模拟的观察数据为我们提供可信的理由——注射药物时微生物污染的发生是因为至少一些（可能不是全部）麻醉医师无菌操作的失败，不仅新西兰，美国（及其他地方大概也）也是如此[36, 40, 45-46]。因此，这个土耳其机构所描述的失败仅仅是在安全用药操作规程特殊方面的更广泛失败的一部分，至少在麻醉期间是这样的，但可能更普遍。

这里的问题是，在专栏11.3中提到的各种研究中所描述的未能达到公认典范的做法是否应被理解为失误或违规。它们反映了从业者有意识的决定，所以无意的错误如偶尔的失手或失误在某种程度上应该是可以避免的。然而，这很可能反映了对涉及的麻醉从业者各方面缺乏真正理解。对于Cilli等报告的失败可能尤其如此。本报告中讨论的技术人员据说在大学毕业后只接受了2年的麻醉教育，所以可以想象，他们可能完全没有意识到与丙泊酚污染相关的风险。然而，即使这是可接受的，患者期望机构中的人了解这个风险不也合理吗？之前已经有几篇关于丙泊酚污染引起脓毒血症的报道[47-48]，所以期望每个麻醉医师都能意识到相关风险似乎合情合理。实际上，从报告中来看，我们不清楚医师对这些技术人员提供了多少监督（如果有的话）。这就带来了一些问题，即该机构的管理层和医疗机构主任们在投资和人事方面高层决策的责任问题，以及政府对卫生工作人员相关的战略决策问题。

在他们的报告中，美国国家医学院指出，医疗中的大多数错误并不反映个人的鲁莽或粗心[49]。相反，它们产生于流程或系统的疏漏。最近，Wachter和Pronovost非常清楚地重申了这种情况，他们写道：大多数错误都是由优秀的、努力工作的人在想做正确的事时犯下的。因此，以往大家都专注于犯错误的人，这其实偏离了解决问题的方向。更高效的方法是识别容易出错的情境和场合，设置和实施避免医疗从业者犯错的系统，在造成伤害之前拦截错误，或减轻错误对患者造成的伤害[50]。

然而，即使接受这3例脓毒血症都是真正错误的表现，这里最重要的一点是，患者应该能够合理地期待，现在将采取一些措施，以确保在将来有更好的规范操作。既然这些问题已经得到了明确的认识，那么就很难接受将这些问题的持续存在归因于错误的论点。如果未能解决这一问题，定会被看作所有相关方面包括该机构的领导层，对患者的福祉缺乏关注的证据。令人欣慰的是，这个机构已经向进步迈出了一大步。对这些脓毒血症病例给予回应并撰写报告的微生物学家，通过一个令人印象深刻的分析过程成功地确定了问题的起源。当一个复杂且超负荷运转的系统中出现问题时，识别起因的能力是保证医疗服务具备弹性的核心[51]。

不幸的是，来自土耳其的病例系列并非该问题的孤例：事实上，如专栏11.3所述，麻醉期间静脉药物无菌管理中小瑕疵似乎是普遍存在的。美国药典（USP）最近提出了一项建议，即为一个病例配制的药物应在60分钟后丢弃，除非将于正在进行的病例中使用。对许多人来说，这意味着任何人都不应该把当前病例的药品应用到后面的病例中，但在我们的经验中，违规操作惯常出现，至少在美国是这样的。即使被一项政策禁止，许多麻醉从业者，出于更快周转病例的压力，会悄悄继续这种做法。接下来的问题是，监管和法律机制如何在特定国家的所有机构中，确保其对这类重要的安全措施适时负责。

似乎很难避开这个结论，即对持续违反重要安全操作规程的行为，采取某种形式的制裁或惩罚［不论是对机构整体（可能通过罚款）还是对个人（可能通过处分），或两者兼有］都可能是必须的。另外，不应低估识别医疗保健领域解决嵌入式系统的故障或弱点所带来的挑战，有一种强烈的论述认为，惩罚可能会对质量改进产生潜在的反作用。

很大限度上，因为改善医疗操作规程的挑战并非微不足道，而且越来越多的人认识到，实现质量改进的关键在于赢得从业人员和管理人员的心。然而，在建立共识和重新设计系统内的关键流程和结构的基础上，在改变实践的协商性方法中，可能需要仔细考虑将某种形式的制裁纳入其中。

ICU基石计划（专栏11.4）阐明了这种方法，也说明了要在机构和国家中实现变革和嵌入改进措施需要付出相当大的努力。众所周知，该项目在约翰·霍普金斯医院及随后整个密歇根州减少中央导管相关血流感染（CLABSI）方面非常成功[52]。人们可能会认为，在领先的数据期刊上发表质量改进的重大成功，将足以刺激世界其他地区采取这一成功倡议。有趣的是，考虑到世界不同地区的文化和环境差异，为将这种成功延伸到它们的诞生机构之外，必须在当地重复关键的步骤。例如，再次观察到同种类型改善的新西兰（与许多国家和地区一样）就是这么做的[53]。事实上，要真正在操作规程中嵌入更改，可能需要多次迭代的努力。在奥克兰市医院使用世界卫生组织（WHO）外科安全核对清单方面可以看到这一点。这家医院是清单首次评估的8个初始地点之一[54]，但实现参与并合规使用的优秀水准需要一些更进一步的计划[55-59]。此外，当丹麦医院受命使用手术安全核对清单时，发现了不同的反应：患者死亡率降低与检查表使用依从性密切相关。在只实施了检查清单一部分的医院，死亡率没有变化，但全方位实施时，最初的结果得以重现[60]。

ICU基石计划（类似于WHO外科安全核对清单的实施）代表了一种标准化偏差的系统导向方法，其中特异性变异的特征是一种特定的操作规程，且改善患者预后的空间清晰可见。ICU基石计划在每个实施阶段的一个要素是，要求所有相关方面都要遵守为中心静脉导管（CVC）管理而引入的捆绑要素。值得注意的是，如果医师在置入CVC时没有遵守规定的检查表，护士就有权停止手术。Wachter和Pronovost提出了坚持遵守规定的想法，建议停止接受表现为反复违反公认安全措施的特殊行为。和我们一样，他们认为惩罚作为促进机构内部问责制方法的一部分而发挥作用[50]。在一篇题为"在患者安全中平衡无责任和问责"的论文中，他们解释说，即使在改善许多美国医院的手卫生方面付出了大量努力，手卫生依从性仍然很差。他们评论道："在2009年，较低的手卫生达标率通常不再是一个系统问题；它们在很大程度上是一个问责问题。"Goldman（当时是医疗改善研究所高级副总裁）在2006年[61]，Marx在2001年[62]，James Reason在1997年也提出了类似的观点。正如第八章所引用的，Reason主张一种公正文化，基于"在一种信任氛围中，人们因提供必要的安全相关信息而得到鼓励，甚至得到奖励——但他们也应明确可接受和不可接受行为之间的界限"[24]。

我们同意推出可接受和不可接受行为之间的界限，但知道这条界限应该划在哪里很难，也很有可能出现误判情况[64]。2001年，Merry和McCall Smith建议，根据第六、第七和第八章中讨论对复杂系统中人为失误和违规的界限理解，可以将责备划分为5个层次[3]。在表11.2中，我们列出了这些层次，并提供了药品不良事件的案例来阐明每个层次[3]。我们还评论了每一级惩罚的作用，以及每个事件应该或可能提供赔偿的程度，无论是通过侵权法还是通过无过错赔偿制度。简单来说，第1级不应该施加任何责备，而第5级则是完全不可接受的。第4级也很容易处理——鲁莽行为无可争议值得责备，对鲁莽行为的惩罚是合适的。第2级涉及人为失误，更有争议性，这就是为什么我们在第七章中花了相当大的

专栏 11.4　ICU 基石项目与问责制的平衡

ICU 基石项目阐明了达成平衡的方式，即让个人从业者与机构和国家层面负责整个系统的人都参与其中。

直到最近，人们普遍认为一定比例的 CLABSI 是中央静脉置管不可避免地伴随因素。Pronovost 是约翰·霍普金斯医院的一名麻醉医师和重症监护医师，他质疑这种看法，并发起了一项降低这一比率的项目。他成功识别出了改变实践从而提高护理质量所需的 4 个要素。这些要素如下。

- 教育——关于问题和解决方案
- 促进依从性（就 CLABSI 而言，促使医疗从业者更易遵从良好实践需要创建一个置管操作车，包含无菌置入中央导管所需的所有物品）
- 流程工具的使用（就 CLABSI 而言，这涉及创建一个清单，概述无菌置管和导管管理的关键步骤）
- 执行合规性（就 CLABSI 而言，整个项目的医院领导同意，如果医疗从业者拒绝遵从，则亲自干预）

这 4 个要素需要对问题和解决方案进行详细的分析，因此这类分析可以被视为第 5 个要素，甚至是寻求全方位提高实践质量的起点。事实上，Pronovost 和他的同事们一开始就以一种通用方式研究了关于人为因素和指南应用障碍的文献 [63]。用简单的语言重申这些观点，改变实践的要求应有令人信服的证据支持，有此证据支持下，获得受影响的临床医师的同意很重要且应答是必要的。CLABSI 系列的要素并不包括减少中央导管感染的所有可能方法，而是关注那些证据有力的、所有人都同意是最佳实践的要素。所要求的更改应尽可能容易地进行。最后，也最具争议的是，依从性不可协商：在 CLABSI 倡议中，约翰·霍普金斯医院的护士被授权阻止不遵守检查表的医师。个人从业者在实践中沉迷于无理变更的自主权被否决了。

篇幅来解释人为错误的本质。以前流行的对患者安全的无指责文化理念基于这样一种观念，即医疗中一些出错的事情反映了真正的错误，而专注于重新设计系统以减少这些错误的可能性是最具建设性的。第3级出现了不确定性和紧张性，这是轻微违规的层级，通常被解释为简单过失而不是重大过失。显然，这样的决定范围很广，它们的后续行动与关于疏忽和鲁莽行为界限的争论可能是非常微妙的。然而这里的关键是，就像丙泊酚无菌管理的失败一样，第3级与失败相关的不良事件基本上可以通过医师的主动决策和全神贯注来避免，而第2级的错误则不能。但与此同时，这个层级做出的应受责备的决定，通常与本章前面提到的"毫不在乎"的态度无关，那是第4级的特征。第3级的大多数失败可能反映了相关人员对人们所担心的至关重要的方面缺乏意识或信念。不幸的是它们通常确实很重要，而安全文化要求人们要对此负责。

这种责任观点并不总是被医师所接受，他们长期以来一直珍视自主执业的权利。这对自主权的信念具有相当大的影响，并以各种方式显现出来。例如，Wachter 和 Pronovost 将医院内大多数工作人员（如护士和药剂师）的立场与医师进行了对比，他们认为他们在明确的权力范围内为组织工作是无可争议的。他们解释说，在美国（和许多其他国家一样），医师经常以"个人企业家"的身份在医院工作，因此对机构权威的反应较弱。医院愿意就外部机构要求和计费所需的行政合规问题对高级医师进行纪律处分，而不愿在安全问题上对高级医师进行纪律处分，医院在两者之间做出了有趣的区别对待。我们补充说下，即使医师直接受雇于医院，他们也经常认为自己主要为患者工作。因此，他们可能倾向于认为医院管理的适当角色是支持他们，医师的角色是努力照顾患者。在大多数国家，对这一观点的大量支持可以从以下事实得出，医师确实通过他们所工作医院以外的许可机构或监管机构对患者的护理负责，如英国医学总会（GMC）。这些机构可以，有时也确实会因安全执业失败而处罚医师。制裁可能是严重的，包括有可能永久吊销执业证书。因此，有一种观点认为，医师是训练有素的专业人员，有自己的职业规范体系，他们的优先事项是确保患者获得最好的照护，因此他们理应在此方面得到管理者（往往资格有限，可能没有任何注册机构平行职责）的支持，这种看法不无其合理性。

将这类论点与主张不采取安全措施（如手卫生）只是医师自主执业权利的一部分结合来看，明显具有讽刺意味。因此，Wachter和Pronovost提倡医院在一种公正的文化中采用一种问责制，并应平等地适用于所有临床工作人员，包括医师。这种平等主义的方法在道德上是有必要的（因为同样的违规，护士会被解雇，而医师只需要接受一些补救培训，这是完全错误的），我们认为这也是实际原因。提供医疗是一个团队的努力[65-66]，团队所有成员（任何学科）的支持有望将文化向积极的方向转变。如果所有的临床人员（医师、护士、药剂师等）觉得在这方面他们是在同一条船上，大抵会增加士气，并且不同学科的从业者将更有可能在促进和实现所需安全操作规程上尊重和支持彼此，而非像某些团体中那样，对被视为获得不正当特权的他人产生怨恨。正如Bosk和Pronovost在他们的社论《检查清单现状核实》中所说，"在密歇根发生的事情涉及创建具有共同使命感的社交网络，其成员都能够加强彼此配合干预措施的努力"[67]。

为接受这种方法，还必须具备其他先决条件：这些是支撑ICU基石项目（专栏11.4和第八章）的质量改进本质上的先决条件。从本质上说，人们不应猝不及防：他们应该清楚地了解相关期望，并且解决系统中的缺陷，这样的话遵从安全操作规程至少是可能的，也更容易。最初的警告和劝告应该先于处罚。最后且重要的是，在执行时处罚需要与讨论中的违规行为相称，应合乎理想地达到补救目的。Wachter和Pronovost用一些"稻草人"的例子来说明这一想法，如"受教育和失去患者护理特权一周"（表11.2，专栏11.5）。

专栏 11.5　对持续违反安全操作规程实施制裁的可能框架

分级谴责

- 和同事"一杯咖啡"的约谈（如与 Vanderbilt 破坏性行为模型一样[68-69]）
- 向主管正式申诉
- 记入个人档案
- 必要的教育
- 经济处罚
- 暂停特权一段时间
- 开除职员

正如我们在本章前面所指出的，惩罚的目标之一是其宣示和激励目的。这意味着在某些时刻，其他工作人员应该看到，在需要时，制裁能适当地实施。然而，在此方面有一个困难。

正如我们观察到的，我们生活在一个机构内部透明度可能延伸到边界之外的世界，通过社交媒体能够快速做到，通过传统的媒体形式稍微慢一些。这就产生了一些风险，本身合理且成比例的惩罚，最终会对个体从业者产生意想不到的比预期严重得多的结果。有可能由于一件相对次要的事情而发起的诉讼，可能会导致从业者名誉和收入的重大损失。它不仅会增加个人从业者的情绪反应，对他或她的健康造成潜在影响，也会对当地同事产生影响，还会增加他或她对行医的恐惧心理。有人可能反驳说，患者的安全并不是一件小事，即使讨论中的违规行为相对于从业者来说似乎微不足道（如被污染的丙泊酚引起脓毒血症）。然而，提升患者安全的目标取决于（除其他事项外）工作人员普遍接受制度方法是确实公正的，任何制裁的选择、构思和一般通报都应谨慎以减少风险。在这方面可以做很多事情，专栏11.5提供了一些可供选择的想法。理想情况下，机构内的临床人员应该共同协作，就制裁问题达成共识，这种制裁应适用于他们自己的情况，与自己的实践相关，并且从对于从业者的潜在声誉影响的角度上具有可接受性。

对医疗保健中持续轻微违规行为的制裁，理想情况下制裁措施应该对相关人员来说足够不方便和不受欢迎，以发挥适度的威慑作用。大多数从业者都有动力安全行医，对许多人来说，来自上级的正式谴责往往对实现这个目标大有帮助。这种谴责在最初可能是保密的，因此作为一系列分级制裁的第一步，如果个人继续拒绝遵守所谈论的做法，随后的步骤严重程度将会升级。Vanderbilt大学建立了一个同事观察报告系统，在这个系统中，人们发现以"一杯咖啡"的方式约谈这种特别简单的制裁措施是针对上报不遵守或不安全行为的有效方式；然而，这种报告的数据库会被维护和保存下来，再犯的时候制裁措施就会升级[68-69]。人们可以设想在药物安全方面采取类似的方法。

短时间内暂停特权（Wachter和Pronovost所建议的）肯定对其他员工可见（对许多人来说可能会带来一些羞愧感和经济损失），但这不是一个可以跨学科甚至在不同医学专业中公平应用的制裁。此外，它可能会损害该机构提供服务的能力，就像割掉自己的鼻子泄愤一样自讨苦吃。

以罚款的形式进行的经济处罚有一定的吸引力。例如，这些可以有效处理道路交通违章，而且管理起来相对简单。在罚款的同时，可以以某种形式公布被罚款的人及其原因，这可能会被认为比罚款本身更具惩罚性。这种方法有一个关乎公平的缺点：对一种类型的医疗工作者来说可能相当严重的罚款会被另一类型工作者视为微不足道。另一方面，如果数额很低，惩罚的真正要素将是已经实施了惩罚这样一个事实（而非惩罚了多少），其惩罚效果可能会更为均衡。

然而，我们更倾向于要求个人参与一些相关的教育活动，特别是针对已违反的操作规程方面。被惩罚的人视这种惩罚为一种惩罚还是一种机遇都无关紧要，只要这种惩罚改进了他或她的行医实践即可。此外，欣然接受这种机会的临床人员可能不太需要参加这类培训，而那些对所讨论实践的重要性缺乏了解的临床人员更需要。

我们需要仔细考虑怎样告知实施制裁的对象及告知的方式。在机构简报中公布参加此类课程的人的名单（不区分被要求的和自愿参加的人）可能就足够了。同事们会注意到谁在参加，很可能得出自己的结论，一些如"应服务部主任的要求出席"的措辞将更明确，值得考虑。

无论先前列出的步骤与免职或永久剥夺特权之间包括什么其他步骤，后者必须是逐步实施更严厉制裁的分级系列的一部分。在这些更严重的阶段，需要一个正式的程序，其中必须包括符合所有相关法律要求的公平听证，并考虑员工可能会对该机构提起诉讼的可能性。然而，在某种程度上，个人继续拒绝那些对于机构来说很重要的安全操作规程的话，他就应该面对这样一个事实，即这样做与在该机构工作是不相容的。依靠这种方式解雇不同价值观的工作人员的情况应该是很少见的，这样做的宣示价值将是相当大的。曾以违反安全操作规程而解雇一名资深医师的机构，在采取了这里预想的所有其他措施之后，就不太可能再经常这样做了。

11.4 伦理标准、专业精神和药物安全小组

我们已经不止一次提到，个人在促进药物安全方面承担着非常重要的角色，不管他们工作的内部或外部的法律或监管框架如何。1999年，泰威集团为那些塑造和提供医疗保健的人阐明了五项伦理原则（专栏11.6）[70]。这些原则为在医疗系统、医疗机构、保险公司、企业、政府和公共服务机构工作的人所使用。强调了"贯穿整个医疗系统"的合作，"为个人和社会创造更好的结果和更大的价值"的重要性。第五点与本章尤其相关。问题是，提到的"所有参与医疗保健的个人和团体"包含了谁。在当前情况下，谁是实际上

"在团队里"确保麻醉和围手术期安全用药的人？泰威集团并没有明确提及法律行业、司法机构和其他监管机构的成员，尽管保险公司、企业、政府和公共服务机构的成员都已明确。我们认为他们理应做到。

> **专栏 11.6　由泰威集团为那些塑造和提供医疗保健的人所阐述的伦理原则**
>
> - 医疗保健是一项人权
> - 对个人的照护是医疗保健服务的中心，但必须在继续以为小群体和大人群带来最大健康收益而工作的整体背景下看待和实践
> - 医疗保健服务系统的职责包括预防疾病和减轻残疾
> - 对于在医疗保健服务系统中工作的人来说，与彼此和服务对象合作是极其重要的
> - 所有参与医疗保健的个人和团体，无论是提供医疗途径还是服务，都有责任继续做有助于提高服务质量的事

资料来源：Smith 等，1999[70]。

毫无疑问，对医疗保健进行有效的监管是必要的，而法院在这方面发挥着重要作用。对医疗保健的法律和监管程序的资助方法因国而异，但在任何国家将其成本作为提供医疗保健总成本的一部分来考虑是完全合理的。花在昂贵的诉讼或刑事起诉（及对被告或被指控人的辩护）上的钱，本可以直接花在医疗保健上。令人不安的是，针对药品不良事件的法律对策通常是被动的、对抗性的、昂贵的，而不是主动的、调查性的、划算的。诉讼和刑事起诉能否有效促进药物安全有待商榷，但是，不管是否有效，这些过程的成本毫无疑问是相当大的。此外，相比于把钱花在改善用药安全以降低此类事件发生上，人们似乎更愿意在严重药品不良事件的后果上进行花费。显然，保护患者的权利合理且必要，但有人建议，在此过程中，法律有责任对医疗保健造成的伤害进行调节和修正，并且还更需要对可能的伤害具有主动预防的能力[3]。治疗法学的概念在精神病学方面正在越来越受到关注，类似的想法也可应用于当前情境（这些想法已经在其他地方讨论了一些细节[3]）。如此大的策略转变在任何合理的时间框架下都不太可能发生，但许多政府不时审查其相关立法，偶尔也会做出一些改变来限制可赔偿损失的上限或努力简化诉讼的过程。在我们看来，这种类型的行动至少是在正确的方向上前进。

然而，与此同时，我们呼吁更大程度的个人社会良知。泰威集团认为，公众和政府在这方面都负有责任——他们实际上也是该团队的一员。当然，也有一些推动改进操作规程的个人典范，特别是与斯塔福德郡中部英国国民健康保险制度基金会相关的Julie Bailey[71]。更普遍地说，患者通常可以为自己的药物使用安全做出巨大贡献，但并非总是如此：一个被麻醉的患者很难在这方面发挥积极作用。一般公众可以也应该通过有关出资和监管医疗系统的社会辩论更普遍地参与其中。这意味着那些有影响力的公众代表有责任

更加了解医疗保健专科及潜在危险相关方面，包括麻醉和围手术期的药物管理。对于法律行业来说，我们认为，个人社会良知包括将医疗相关的诉讼更多地视为司法问题，而不是潜在的商业机会。在斯塔福德郡中部[72]及Gosport战争纪念医院[73-74]，对于医师来说，这至少意味着在他们长期珍视的自主执业权力，以及在医疗保健中传统的专制等级制度方面做出一些让步，这种等级制度经常阻碍其他工作人员（尤其是护士）和患者说出严重的不良行医行为。需要明确的是，我们相信许多律师深深致力于正义，许多医师已经接受团队合作以提供高质量的以患者为中心的照护，但我们也相信，在这两个方面仍有相当大的改进空间。最重要的是，尽管许多人呼吁参与解决这一问题，但在麻醉和围手术期医学中，接受这些医院发生护理失败与普遍持续接受可避免的药品不良事件之间存在着很强的相似之处[75-77]。有关方面肯定有迟来的责任来结束这种标准化偏差的流行。

正如已经提到的专业精神，许多医师习惯上强烈主张自我调节，并将这视为专业精神的核心要素。近年来，公众情绪开始对这一观点持怀疑态度。在许多国家，已经开始转向将法律人士和非专业人士纳入医疗许可机构、纪律法庭等领域。我们承认这种转变是必要的，但医师方面通过正式和非正式的（点对点）过程来自我调节的责任并不因此减少。如果所有在麻醉和围手术期参与药物管理的卫生专业人员共同承担其道德责任，保证为患者安全操作，并充分参与这些操作规程，那么通过外部机制进行监管的需要就会少得多。我们认识到，不论是谈论糟糕的实践和设施还是坚持对靠强烈共识支持的药物安全操作规程进行管理投资都非易事[72]，但如果麻醉医师和其他从业者不这样做，很难会有人去做。关于改善药物安全的法律和监管方法，最显而易见的是，它们没有发挥应有的作用，因为有太多可避免的药品不良事件继续发生。应该寻求改进这些监管和法律框架的方法，但很可能进展缓慢。与此同时，我们认为，让医师个人对专业职责更加认可，是完成大幅提高药物安全性所需改变的唯一途径。Martin等将当下由市场和管理逻辑主导的医疗体系中的专业精神称之为"第三逻辑"，并呼吁重塑和振兴[78]。我们响应这一呼吁。

11.5 结论

与可避免的药品不良事件相关的监管和法律程序有推进患者安全这项事业的潜能，但是，如果认为仅靠这些过程就能实现迫切和负担得起的改变，以减少可避免的药品不良事件的持续高发生率，那就期望过高了。要实现所需的变革，需要所有有关方面的参与，从医院董事会的董事和管理人员，到医院服务的临床领导，再到一线临床人员，当然还有必不可少的监管部门和法律专业人士。此外也有人认为，更高的患者安全参与度是有伦理必要的，我们深以为然[9]。

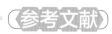

1. Bowdle TA, Jelacic S, Nair B, et al. Facilitated self-reported anaesthetic medication errors before and after implementation of a safety bundle and barcode-based safety system. Br J Anaesth. 2018;121(6):1338-45.

2. Gordon M. When a nurse is prosecuted for a fatal medical mistake, does it make medicine safer? Health Inc. April 10, 2019. Accessed January 8, 2020. https://www.npr.org/sections/health-shots/2019/04/10/709971677/when-a-nurse-is-prosecuted-for-a-fatal-medical-mistake-does-it-make-medicine-saf

3. Merry AF, Brookbanks W. Merry and McCall Smith's Errors, Medicine and the Law. 2nd ed. Cambridge, UK: Cambridge University Press; 2017.

4. R v Prentice, R v Sullman, R v Adomako, R v Holloway [1994] QB 302.

5. Ameratunga R, Klonin H, Vaughan J, Merry A, Cusack J. Criminalisation of unintentional error in healthcare in the UK: a perspective from New Zealand. BMJ. 2019;364:l706.

6. Webster CS, Merry AF, Larsson L, McGrath KA, Weller J. The frequency and nature of drug administration error during anaesthesia. Anaesth Intensive Care. 2001;29(5):494-500.

7. Nanji KC, Patel A, Shaikh S, Seger DL, Bates DW. Evaluation of perioperative medication errors and adverse drug events. Anesthesiology. 2016;124(1):25-34.

8. Merry AF, Webster CS, Hannam J, et al. Multimodal system designed to reduce errors in recording and administration of drugs in anaesthesia: prospective randomised clinical evaluation. BMJ. 2011;343:d5543.

9. Runciman B, Merry A, Waltnon M. Safety and Ethics in Healthcare: A Guide to Getting It Right. Aldershot: Ashgate Publishing; 2007.

10. Toffolutti V, Stuckler D. A Culture of openness is associated with lower mortality rates among 137 English National Health Service acute trusts. Health Aff (Millwood). 2019;38(5):844-50.

11. Studdert DM, Mello MM, Gawande AA, et al. Claims, errors, and compensation payments in medical malpractice litigation. N Engl J Med. 2006;354(19):2024-33.

12. Kachalia A, Kaufman SR, Boothman R, et al. Liability claims and costs before and after implementation of a medical error disclosure program. [Summary for patients in Ann Intern Med. 2010;153(4):I-28]. Ann Intern Med. 2010;153(4):213-21.

13. Skegg PDG. Criminal prosecutions of negligent health professionals: the New Zealand experience. Med Law Rev. 1998;6:220-46.

14. O'Connor E, Coates HM, Yardley IE, Wu AW. Disclosure of patient safety incidents: a comprehensive review. Int J Qual Health Care. 2010;22(5):371-9.

15. Vincent JL. Information in the ICU: are we being honest with our patients? The results of a European questionnaire. Intensive Care Med. 1998;24(12):1251-6.

16. Health and Disability Commissioner. Code of Health and Disability Services Consumers' Rights. Auckland: New Zealand Government; 2004. Accessed January 3, 2020. https://www.hdc.org.nz

17. Quick O. Regulating Patient Safety: The End of Professional Dominance? Cambridge, UK: Cambridge University Press; 2017. Laurie G, Ashcroft R, eds. Cambridge Bioethics and Law.

18. Quick O. Regulating and legislating safety: the case for candour. BMJ Qual Saf. 2014;23(8):614-18.

19. Hesketh T, Wu D, Mao L, Ma N. Violence against doctors in China. BMJ. 2012;345:e5730.

20. Studdert DM, Mello MM, Gawande AA, Brennan TA, Wang YC. Disclosure of medical injury to patients: an improbable risk management strategy. Health Aff (Millwood). 2007;26(1):215-26.

21. Lamb R. Open disclosure: the only approach to medical error. Qual Saf Health Care. 2004;13(1):3-5.

22. Iedema R, Jorm C, Wakefield J, Ryan C, Dunn S. Practising open disclosure: clinical incident communication and systems improvement. Sociol Health Illn. 2009;31(2):262-77.

23. Finlay AJ, Stewart CL, Parker M. Open disclosure: ethical, professional and legal obligations, and the way forward for regulation. Med J Aust. 2013;198(8):445-8.

24. Reason J. Managing the Risks of Organizational Accidents. London: Routledge; 1997.

25. Haines D. The legacy of Dr. Harold Shipman. Med Leg J. 2015;83(3):115.

26. Mohammed MA, Cheng KK, Rouse A, Marshall T. Bristol, Shipman, and clinical governance: Shewhart's forgotten lessons. Lancet. 2001;357(9254):463-7.

27. Mohammed MA, Rathbone A, Myers P, et al. An investigation into general practitioners associated with high patient mortality flagged up through the Shipman inquiry: retrospective analysis of routine data. BMJ. 2004;328(7454):1474-7.

28. Hamblin R, Shuker C, Stolarek I, Wilson J, Merry AF. Public reporting of health care performance data: what we know and what we should do. N Z Med J. 2016;129(1431):7-17.

29. Yeung K, Horder J. How can the criminal law support the provision of quality in healthcare? BMJ Qual Saf. 2014;23(6):519-24.

30. Shafer SL. Tattered threads. Anesth Analg. 2009;108(5):1361-3.

31. Klein AA. What Anaesthesia is doing to combat scientific misconduct and investigate data fabrication and falsification. Anaesthesia. 2017;72(1):3-4.

32. Carlisle JB. Data fabrication and other reasons for non-random sampling in 5087 randomised, controlled trials in anaesthetic and general medical journals. Anaesthesia. 2017;72(8):944-52.

33. Kharasch ED, Houle TT. Seeking and reporting apparent research misconduct: errors and integrity. Anaesthesia. 2018;73(1):125-6.

34. Carlisle JB. Seeking and reporting apparent research misconduct: errors and integrity-a reply. Anaesthesia. 2018;73(1):126-8.

35. Merry AF, Merry D. Ethics in research: bend it like Beauchamp. Extra Corpor Technol. 2006;38(4): 312-17.

36. Gargiulo DA, Sheridan J, Webster CS, et al. Anaesthetic drug administration as a potential contributor to healthcare-associated infections: a prospective simulation-based evaluation of aseptic techniques in the administration of anaesthetic drugs. BMJ Qual Saf. 2012;21(10):826-34.

37. Gargiulo DA, Mitchell SJ, Sheridan J, et al. Microbiological contamination of drugs during their administration for anesthesia in the operating room. Anesthesiology. 2016;124(4):785-94.

38. Loftus RW, Koff MD, Brown JR, et al. The dynamics of Enterococcus transmission from bacterial reservoirs commonly encountered by anesthesia providers. Anesth Analg. 2015;120(4):827-36.

39. Loftus RW, Koff MD, Brown JR, et al. The epidemiology of Staphylococcus aureus transmission in the anesthesia work area. Anesth Analg. 2015;120(4):807-18.

40. Loftus RW, Koff MD, Birnbach DJ. The dynamics and implications of bacterial transmission events arising from the anesthesia work area. Anesth Analg. 2015;120(4):853-60.

41. Loftus RW, Brown JR, Patel HM, et al. Transmission dynamics of Gram-negative bacterial pathogens in the anesthesia work area. Anesth Analg. 2015;120(4):819-26.

42. Fernandez PG, Loftus RW, Dodds TM, et al. Hand hygiene knowledge and perceptions among anesthesia providers. Anesth Analg. 2015;120(4):837-43.

43. Weller JM, Merry AF. I. Best practice and patient safety in anaesthesia. Br J Anaesth. 2013;110(5):671-3.

44. Cilli F, Nazli-Zeka A, Arda B, et al. Serratia marcescens sepsis outbreak caused by contaminated propofol. Am J Infect Control. 2019;47(5):582-4.

45. Ryan AJ, Webster CS, Merry AF, Grieve DJ. A national survey of infection control practice by New Zealand anaesthetists. Anaesth Intensive Care. 2006;34(1):68-74.

46. Munoz-Price LS, Bowdle A, Johnston BL, et al. Infection prevention in the operating room anesthesia work area. Infect Control Hosp Epidemiol. 2019:40(1):1-17.

47. Cole DC, Baslanti TO, Gravenstein NL, Gravenstein N. Leaving more than your fingerprint on the intravenous line: a prospective study on propofol anesthesia and implications of stopcock contamination. Anesth Analg. 2015;120(4):861-7.

48. Sakuragi T, Yanagisawa K, Shirai Y, Dan K. Growth of Escherichia coli in propofol, lidocaine, and mixtures of propofol and lidocaine. Acta Anaesthesiol Scand. 1999;43(4):476-9.

49. Kohn LT, Corrigan JM, Donaldson MS, eds. To Err Is Human: Building a Safer Health System. Washington, DC: National Academy Press, Institute of Medicine; 1999.

50. Wachter RM, Pronovost PJ. Balancing "no blame" with accountability in patient safety. N Engl J Med. 2009;361(14):1401-6.

51. Braithwaite J, Wears RL, Hollnagel E. Resilient health care: turning patient safety on its head. Int J Qual Health Care. 2015;27(5):418-20.

52. Pronovost P, Needham D, Berenholtz S, et al. An intervention to decrease catheter-related bloodstream infections in the ICU. N Engl J Med. 2006;355(26):2725-32.

53. Gray J, Proudfoot S, Power M, et al. Target CLAB Zero: a national improvement collaborative to reduce central line-associated bacteraemia in New Zealand intensive care units. N Z Med J. 2015;128(1421):13-21.

54. Haynes AB, Weiser TG, Berry WR, et al. A.surgical safety checklist to reduce morbidity and mortality in a global population. N Engl J Med. 2009;360(5):491-9.

55. Vogts N, Hannam JA, Merry AF, Mitchell SJ. Compliance and quality in administration of a surgical safety checklist in a tertiary New Zealand hospital. N Z Med J. 2011;124(1342):48-58.

56. Hannam JA, Glass L, Kwon J, et al. A.prospective, observational study of the effects of implementation

strategy on compliance with a surgical safety checklist. BMJ Qual Saf. 2013;22(11):940-7.

57. Devcich DA, Weller J, Mitchell SJ, et al. A.behaviourally anchored rating scale for evaluating the use of the WHO surgical safety checklist: development and initial evaluation of the WHOBARS. BMJ Qual Saf. 2016;25(10):778-86.

58. Martis WR, Hannam JA, Lee T, Merry AF, Mitchell SJ. Improved compliance with the World Health Organization Surgical Safety Checklist is associated with reduced surgical specimen labelling errors. N Z Med J. 2016;129(1441):63-7.

59. Ong APC, Devcich DA, Hannam J, et al. A "paperless" wall-mounted surgical safety checklist with migrated leadership can improve compliance and team engagement. BMJ Qual Saf. 2016;25(12):971-6.

60. van Klei WA, Hoff RG, van Aarnhem EE, et al. Effects of the introduction of the WHO "Surgical Safety Checklist" on in-hospital mortality: a cohort study. Ann Surg. 2012;255(1):44-9.

61. Goldmann D. System failure versus personal accountability-the case for clean hands. N Engl J Med. 2006;355(2):121-3.

62. Marx D. Patient Safety and the "Just Culture": A Primer for Health Care Executives. New York, NY: Columbia University; 2001. Accessed January 21, 2020. https://www.psnet.ahrq.gov/issue/patient-safety-and-just-culture-primer-health-care-executives

63. Cabana MD, Rand CS, Powe NR, et al. Why don't physicians follow clinical practice guidelines? A framework for improvement. JAMA. 1999;282(15):1458-65.

64. Goodyear-Smith F. Murder That Wasn't. Dunedin: Otago University Press; 2015.

65. Leslie K, Merry AF. Cardiac surgery: all for one and one for all. Anesth Analg. 2015;120(3):504-6.

66. Weller J, Civil I, Torrie J, et al. Can team training make surgery safer? Lessons for national implementation of a simulation-based programme. N Z Med J. 2016;129(1443):9-17.

67. Bosk CL, Dixon-Woods M, Goeschel CA, Pronovost PJ. Reality check for checklists. Lancet. 2009;374(9688):444-5.

68. Webb LE, Dmochowski RR, Moore IN, et al. Using coworker observations to promote accountability for disrespectful and unsafe behaviors by physicians and advanced practice professionals. Jt Comm J Qual Patient Saf. 2016;42(4):149-64.

69. Cooper WO, Guillamondegui O, Hines OJ, et al. Use of unsolicited patient observations to identify. surgeons with increased risk for postoperative complications. JAMA Surg. 2017;152(6):522-9.

70. Smith R, Hiatt H, Berwick D. Shared ethical principles for everybody in health care: a working draft from the Tavistock Group. BMJ. 1999;318(7178):248-51.

71. Francis R. Report of the Mid Staffordshire NHS Foundation Trust Public Inquiry. London: HMSO; 2013. Accessed January 18, 2020. https://www..midstaffspublicinquiry.com/report

72. Jones A, Kelly D. Deafening silence? Time to reconsider whether organisations are silent or deaf when things go wrong. BMJ Qual Saf. 2014;23(9):709-13.

73. Walshe K. Gosport deaths: lethal failures in care will happen again. BMJ. 2018;362:k2931.

74. Gosport War Memorial Hospital. The Report of the Gosport Independent Panel (HC1084). London: HMSO; 2018. Accessed January 3, 2020. https://www.gosportpanel.independent.gov.uk/media/

documents/070618_CCS207_CCS03183220761_Gosport_Inquiry_Whole_Document.pdf

75. Llewellyn RL, Gordon PC, Reed AR. Drug administration errors-time for national action. S Afr Med J. 2011;101(5):319-20.

76. Merry AF, Webster CS. Medication error in New Zealand-time to act. N Z Med J. 2008;121(1272):6-9.

77. Orser BA. Medication safety in anesthetic practice:first do no harm. Can J Anaesth. 2000;47(11):1051-2.

78. Martin GP, Armstrong N, Aveling EL, Herbert G, Dixon-Woods M. Professionalism redundant, reshaped, or reinvigorated? Realizing the "third logic" in contemporary health care. J Health Soc Behav. 2015;56(3):378-97.

第十二章

对可避免的药品不良事件的法律和监管对策第二部分：实际案例

朱志翔，钱　迪，王燕婷

12.1 引言

国际上多种不同的监管模式反映了一种共同的愿望，即确保医疗机构和个人遵守一个最低标准［实际上是质量保证（quality assurance，QA）］，并鼓励他们超过这些标准［实际上是持续的质量改进（continuous quality improvement，CQI）］。在许多国家，QA和质量改进（quality improvement，QI）由政府部门主导。在一些国家，有非政府组织可以促进质量改进。除了这些外部管理流程，大多数机构都有自己内部的监管框架。在某种程度上，我们需要内部管理机制来确保（医疗机构和个人）符合相关的国家法律和法规要求，但实际上越来越多的机构达到了更高的标准，从而为患者提供尽可能高质量和安全的服务。尽管如此，一些本可以避免的药品不良事件还在很多地方持续发生。

鉴于各国之间和国家内部不同区域之间存在相当大的差异，在一章节的篇幅中不可能对目前世界各地所有相关的监管和法律机制进行全面综述。此外，这也不一定非常有用。所以，笔者打算从另一个角度来展开本主题，介绍一下那些取得了一定成效的管理案例及一些负面的案例。同时，笔者将谈一下哪些措施可以使整个监管和法律框架更成功，从而确保麻醉及围手术期用药安全。

笔者对这样一种折中的处理方式特别感兴趣：一方面不会像对待罪犯（很少见）一般去控诉少部分从业者的用药错误（第十一章）；另一方面也不会过于宽松，对医疗从业人员、资助者和管理者在用药安全管理失败方面完全无视。

对于那些有强烈动机去保障患者安全的从业人员、资助者和管理人员来说，严厉的监管和政策可能会适得其反（专栏11.1）。与此同时，要确保那些可能有其他问题的人真正去认同患者安全这一理念，是非常有挑战性的。另外，涉及患者安全，特别是用药安全的高级别的规定或法律，可能无法确保对麻醉和围手术期用药安全管理的细节都注意到。因此，在探讨本章中每一个具体的法规和监管方式时，有必要思考的是，每种管理方式能否预防及如何预防本书讨论的严重药品不良事件。

▶ **12.2** 用药安全的内部监管

无论法律法规有哪种特定的管辖权，它们的有效性都取决于如何在工作环境中落地实施。机构常常会超过外部法规的标准，充分考虑第十一章中讨论的理论，创建自己的管理框架，从而确保患者获得机构能提供的最高质量和安全的照护。因此，我们相信，改善医疗安全的最佳机会存在于机构内部，同时在机构内建立一种公正的文化对实现这一目标至关重要。

12.2.1 自下而上改善用药实践的例子

在第十一章中讨论的ICU基石计划，是机构主导改善患者用药安全的一个很好的例子（中心静脉导管的无菌管理）[1]。华盛顿大学最近发表的文章介绍了持续降低麻醉中的用药差错管理[2]。艾奥瓦大学的Dr. Loftus团队目前在实施一系列措施，通过麻醉医师的无菌操作改善静脉注射给药时的用药安全（网站ClinicalTrials. Gov，NCT03638947，2020年1月21日访问）。在奥克兰的ABC（Anaesthetists Be Cleaner）研究中，一个多学科研究小组在三家大医院实施类似的针对麻醉医师的一系列无菌操作实践[3]。

我们有理由假设，尽管这4个项目的产生都体现了相关临床医师对这项工作的热情，但至少在一定程度上，它们一定得到了其机构领导的支持。促成ICU基石计划成功的一个因素是领导层坚持要求医师遵守安全实践的某些特定要求。这个例子实际上是一种机构监管的形式，Wachter和Pronovost列出了一个机构成功实施这类监管的先决条件[4]，我们摘取了这些先决条件中关于手卫生的内容，表12.1。表格第二列是作者的相关评论；表格的第三列是笔者的评论，讨论的是机构领导者如何将这些先决条件落地从而保障麻醉药物的安全使用；表格的最后一列是ABC研究中有关丙泊酚的安全无菌管理的内容（ABC研究中丙泊酚相关内容是这个研究中有关静脉给药无菌管理内容的重要组成部分）。与ICU基石计划研究相比，ABC研究中的无菌措施是自愿的，是不被监管的。尽管如此，ABC研究确实得到了正在开展研究的三家医院的领导层的明确认可，所以可以说至少有一些权威机构表示支持。

表格的第三列涉及一个关于麻醉用药安全管理的重要问题：有足够的证据来证明麻醉期间用药管理的失败是一个重要的问题（即第一列的先决条件），但似乎缺乏具有确凿证据的策略来解决这一问题。Wahr等关于"全面检索关于手术室用药错误或用药安全的文献"的报告讨论了这个问题[5]。这些作者发现针对麻醉学用药安全的临床试验中，只有一个是"真正的"随机对照试验（randomized controlled trial，RCT）[6]，这个RCT的主要研究重点是用药错误，而不是患者的治疗结局。

这个RCT研究终点具有局限性的原因是：尽管有89个麻醉医师参与、纳入了1075例患者及10 764次用药记录，但这个研究在不同组别间对患者伤害差异的检验效能严重不足。此外，尽管它显示了医疗机构多维度的管理（如通过扫码给药），相比传统的给药方式来说，可以显著减少用药差错发生率，但是它没有清楚解释哪些是主要影响因素，哪些不是（表12.1[2-3, 7-10]）。尽管这个RCT有这些缺陷，Wahr等仍然通过改良德尔菲法给出了35条具体的推荐（其中包含在两篇已经发表的RCT中的核心内容），这些推荐意见都是得到专家强烈共识的[6, 11]。

Jensen等在一个更早的系统综述中用类似的方法确定了12个至少是专家共识级别的推荐意见[12]。上述2个列表间有相当大的一致性，2次麻醉患者安全组织（APSF）峰会中专家共识表述的"新范例"这一概念也与上述2个列表有很大一致性[13]。因此，Wahr等发现"已发表专家共识等级高，一致性较强"。他们做出如下评论："虽然缺乏随机对照试验的数据，但这并不意味着我们什么都做不了。"

表 12.1　期望从业人员负责遵守特定患者安全实践的先决条件，以及说明性的例子

先决条件	手卫生示例	麻醉安全用药管理示例	与丙泊酚无菌管理有关的无菌实践的例子
正在解决的患者安全问题是很重要的	与医疗相关的感染率高得令人无法接受，导致了严重的发病率和死亡率	大量的研究和案例报告证明，安全用药实践的失败造成的重大伤害，通常被称为"用药错误"。这一证据已经在第二章和第三章中总结了	基本原则和几个病例报道毫无疑问表明，丙泊酚是一种强效的培养基，丙泊酚使用过程中不合格的无菌操作可引起脓毒症和死亡病例的发生[7-8]
文献或专家共识强烈支持这一做法作为减少伤害可能性的有效策略	许多研究和长期的专家共识都肯定了手卫生的价值，而与医疗相关的感染现在已被公开报告，并受医保"不支付"倡议的约束	有一些综述、指南和共识声明提供了基于共识的一致的建议，并得到了一些证据的支持，但很少有来自随机试验的证据显示患者预后有差异（第九章）	配制丙泊酚的注射器使用后，继续使用的安全时限还不确定，但4小时后即可观察到大量增长的大肠杆菌[9]，一般原则是明确的，即配制丙泊酚的注射器使用时间越短越好。在配制和注射丙泊酚时遵循细致的无菌处理也是没有争议的
临床医师已经了解了这种实践的重要性和支持它的证据	讲座、提醒系统、学术细节、文献传播和其他教育护理人员的方式	许多论文、社论和演讲已经被撰写或发表，但在大多数机构中，需要有针对性的教育。华盛顿大学医学中心是一个例子，它持续开展一个全面的用药安全相关的教育活动[2]	奥克兰的ABC研究[3]对相关工作人员进行了有关麻醉期间静脉药物管理的无菌操作的系统教育，明确强调了丙泊酚的管理。这个模式被逐步应用到其他医疗机构[a]
如有必要，对系统流程进行了修改，使其尽可能有可操作性，并且不干扰其他关键工作或造成意想不到的负面后果；医疗服务提供者对于影响依从性的主负面因素的担忧已经解决	手消凝胶被放置在整个场所中方便使用的位置；保证手消凝胶永远不空置，并可以正常使用（例如，按压喷嘴时，凝胶不会喷到医务工作者的衣服上）	一些机构[2, 10]已经对术中给药系统进行了实质性的修改，但花钱实施这些修改的意愿和积极实施如APSF新范式指导方针的意愿是参差不齐	在ABC研究中，奥克兰医院已经进行了许多修改，以提升手术室实施手部卫生操作的方便性；ABC研究包括进一步的修改，特别是修改手卫生的要求，以更加适用于手术室。在除了丙泊酚的其他所有药物的静脉输液器管路中加入0.02微米的过滤器，减少了对于丙泊酚更优无菌操作的要求

麻醉及围手术期用药安全

先决条件	手卫生示例	麻醉安全用药管理示例	与丙泊酚无菌管理有关的无菌实践的例子
医师、其他医务工作者和领导已经就实践的价值和衡量实践的过程达成了共识；医师了解他们对自己的行为是需要负责的	已与包括医务人员在内的相关医疗服务提供者举行了会议，以审查手卫生背后的证据、医院获得性感染发生率，以及为优化该系统所采取的步骤	如前所述，在围手术期安全用药实践许多方面的文献中有合理的共识，但有趣的是，不同医务工作者意见似乎存在大相径庭的情况，这种差异性有时也体现在麻醉领域的杂志期刊中。因此，一些部门可能难以达成共识	ABC 研究采取的是改进的德尔菲法，反映了麻醉医师和其他相关临床医师的共识。这包括将丙泊酚配制后切实可行的使用时限定为 1 小时，超过此时限后必须丢弃注射器
一个公平和透明的审核系统已经被开发出来，临床医师已经意识到它的存在	医务工作者知道，观察员将定期审核手卫生操作；即使医务工作者在患者房间里清洁了手部，观察员也可以判定医务工作者是否遵循操作要求（包括使用视频或相关警示系统，即当医务工作者没有使用手消凝胶就接近患者病床时会发出警报）	华盛顿大学的倡议是应用持续方便使用的自我报告系统来审核计算错误率，而不是通过观察员收集与安全用药实践相关的审核数据。很少有部门有资源来进行这种观察	ABC 的研究是一项质量改进的倡议。它包括对临床相关结果的测量和对于麻醉学团队无菌实践的顺序观察数据的收集。参与的临床医师知道这些测量结果（试验方案要求知情同意），但数据将被脱敏，并且不会有强制要求
不遵循实践规范的临床医师已经被告知规范的重要性，同时也被告知已经采取的措施让规范更具可操作性，以及进一步的违规行为将导致惩罚；被告知不遵守的后果	例如，一名医师在被第一次或第二次观察到越界行为后，可能会收到一个警告通知，或受到系主任的约谈		
对违规行为的处罚得到充分理解，并给予公平的处理	长期不正确手消凝胶的医师会被停工 1 周，同时完成 2 小时的感染预防在线教育课程		

资料来源：表格前两列内容经许可摘自 Wachter 和 Pronovost 2009[4]，表 1。

注：前两列从 Wachter 和 Pronovost 2009[4] 的表 1 中逐字复制，其中关于不支付计划的参考文献和注释已经被删除（这些可以在他们的文章中找到），第 3 列和第 4 列的例子将这些想法扩展到安全药物管理的各个方面[a]。在艾奥瓦大学，Loftus 博士的团队正在实施针对麻醉医师的类似的无菌操作规范（ClinicalTrials.gov。识别号：NCT03638947，2020 年 1 月 21 日访问）。

　　我们同意这一观点，这并不奇怪，因为我们实际上是改变过观点的。困难在于说服那些从业人员和医疗基金实际应该做什么（如果有的话），出于某些原因，它们本不太相信这些内容。毕竟Wahr等也不得不承认，他们的建议"几乎完全基于专家的意见"。同样有趣的是，尽管有针对用药安全问题的广泛和系统的解决办法，关于静脉药物或丙泊酚的无菌管理的建议，很少是出自这3个共识构建的过程。此外，绝大多数提高安全性的干预措施建议都是薄弱无力的，因为它们需要麻醉医师自愿遵守。即使是一个相对先进的干预方式，如利用条形码扫描，这种方式仍然允许给药后扫描或不扫描。多数其他建议更薄弱无力，如"仔细阅读每个标签"或"在准备高风险药物如胰岛素或肝素时两人检查"。因此，一个机构可以引入Wahr、Jensen等和APSF列出的所有建议，但仍然面临自愿性差或难以按照专栏11.3中的要求进行丙泊酚无菌管理的问题。这说明了把确保用药安全作为一个普遍目标的复杂性。

我们已经强调，ICU基石项目是一个重要的方式，但在某种程度上，降低术后感染率的举措比全面提高药物安全性的举措更直接。中央静脉导管相关细菌感染是一个更统一且复杂的问题。需要收集的证据是相对清晰的。国内外也有大量的诉求去减少医院获得性感染。因此，获得高级别医院临床医师和管理人员的支持，强制要求遵守操作规范，不是一件特别困难的事情[14-16]。最后，需要改善的不良结果是相对常见的和容易测量的，且与沉重的患者成本和经济成本有关（例如，与胸骨伤口感染相关的死亡率很高[17]，医院支付的成本也很高[18]）。相比之下，相关的严重药品不良事件在性质上是不同的，需要测量的结果包括是否死亡、是否发生脓毒症、截瘫情况、意识情况、心律失常情况、是否心搏骤停等。这些结果单独来看都是比较罕见的，也可能代表不同的失败机制：在病房或在术后恢复单位由护士给予患者口服药物，与麻醉诱导前给予患者镇静剂、肌肉松弛剂或向脑脊液中注射丁哌卡因，对它们安全性的考虑是不同的。当然，麻醉中用药管理的许多方面已经受到监管，而且执行标准在大多数国家和机构中是不可妥协的——如对脉搏血氧仪和其他关键监测技术的使用，对麻醉医师资质合格的要求等。这些监管要求大大减少了某些用药错误，特别是与氧疗相关的用药错误。我们面对的问题是一系列需要考虑的失败的潜在原因，将它们转化成容易实施的步骤并且可以合理地强制执行，是更加有挑战性的。

鉴于这一点，一个寻求全面提高用药安全管理的机构也许应该针对用药管理的某一个方面，分次和按顺序进行改革，着眼于逐步扩展内部监管的框架，直到覆盖其各个相关方面问题。

因此，表12.1选择了丙泊酚这样高度特异的例子作为一个好的起点。毫无疑问，丙泊酚制剂是细菌的培养基，如果在配制时不注意无菌操作，导致脓毒症的风险很大[7, 19]。同样的，在将丙泊酚吸入注射器后保存太长时间会显著放大这种风险。唯一不完全确定的是可使用时间的下限[20]。一些微生物在3或4小时的时间可见生长[8, 19]，24小时可见内毒素产生[19]。丙泊酚说明书中有不同建议，可保存的时间在6～12小时不等，特别是不含有防腐剂的丙泊酚，保存时间较短[21]。因此，可以以此为依据提供建议与指导。总之，可以肯定，我们需要去做一些事情，同时具体要做哪些事情也十分清晰明了。

事实上，这些结论可以合理地扩展到麻醉期间所有静脉注射药物的无菌管理。2015年

Loftus等[22]总结数据表明，在这方面有一个严重的问题。他提出"应用多种模式改进术中手卫生、患者筛查方式、去定植、环境去污，以及改善血管通路的操作和设计，可以降低术后感染的风险。"再次，我们知道存在一个问题，我们有理由去坚持遵循包含实践要求的列表，但我们知道只有两处，对执行这些实践的挑战进行了回应（如艾奥瓦大学和奥克兰的三家医院）。

也许最能说明问题的是，本节中讨论的所有三家医院进行改革都不是因为外部监管，而是自下而上自发产生的。它们代表了有关个体为解决这一特殊问题所做的努力。来自土耳其研究所的文章（专栏11.3）（含蓄地）表明，迄今为止，尽管医院的政策可能发挥了作用，但他们对3例脓毒症的处理也是由临床工作人员自下而上进行的。虽然很高兴看到临床领导在机构领导的支持下将证据转化为行动来提高围手术期用药管理的质量，公众肯定会期望医院有一个机制来确保相关实践的质量，以及在这个治疗标准下来甄别用药管理的失败。事实上，许多人这样认为：近几十年来，现在通常被称为临床治理的重要性已经被机构所接受。

12.2.2 临床治理

临床治理的概念于20世纪90年代在英国被引入，以应对在医疗保健服务方面的几个重大失败，来解决经理（通常主要是财务经理）和临床医师（通常以患者为中心）在优先事项之间的不平衡。临床治理已经被定义为"一个系统，医疗机构通过这个系统负责持续地改进服务质量和保障高标准的护理，给优质临床照护的蓬勃发展创造土壤[23]"。

临床治理与临床领导[24]是不同的。事实上，治理有时有助于弥补临床领导的失败，但即便如此，它也确实（而且必须）包括将临床医师有意义的协作纳入医疗机构的整体领导层。就像管理者需要对医疗有一个合理的理解一样，临床医师的领导也需要对任何实质性组织的运作所依赖的治理和管理的各个方面有一个合理的理解。这种相互的知识可以打破界限，确保医疗组织对他们提供的服务负责任，并确保这些服务是安全和有质量保证的。

许多医疗机构的治理是通过领导层或受托人，他们制定战略，由经理在首席执行官指导下执行（角色的称谓在不同国家之间有所不同）。美国和许多其他国家已经做了许多工作，扩展了这些领导层的视野，将他们的关注点从机构的财务表现扩展到同时注重医疗照护质量——实际上是让领导层参与临床治理。值得注意的是，美国医疗保健改善研究所强调了"让领导层加入"[25]的重要性。

12.2.2.1 质量报告

在英国，自2010年起，根据法定规定条例[26]，英国国家卫生服务信托基金需要准备和发布年度质量报告。这项立法的目的是让质量报告和领导层的财务报告同等重要。如，帝国理工学院关于麻醉和围手术期用药安全的质量报告概述了一项质量改进计划、当前质量改进的优先事项，以及与这些优先事项[27]相关的进展。其他国家也有类似情况。例如，在新西兰，2012年卫生质量和安全委员会建议卫生和残疾服务提供者[28]提供类似的报告。为了确保行之有效，外部监管机构要求不应该只是发布一份漂亮的年度报告，而是在每次领导层会议上定期对质量进行优先审查，就像审查账目一样。这很好地说明了每个机构实施外部监管的重要性，也说明了机构无论是否被要求，都可以选择采用质量报告的方式。

显然这种机构内对医疗质量的审查过程可以对丙泊酚的无菌操作管理、围手术期用药，以及其他用药安全方面的问题提供一个基础解决方案，并成为机构认可的优先事项。就这一优先事项达成一致意味着将投入资源来解决这个问题，并将监测实现明确目标的进展情况。因此，这是提高麻醉和围手术期用药整体安全性的一种方式，可以成为一个机构主任和临床医师的明确责任。这种方式的一个例子是俄亥俄州哥伦布市全国儿童医院的领导层所采取的做法。面对不可接受的可预防的不良事件发生率（对领导层来说），领导层批准将质量部门的预算从69万美元增加到330万美元，将质量和安全管理员工数量从8人增加到33人[29]。医院的每一名员工都接受了质量和安全培训，在18个月的时间里，可预防的不良事件发生率几乎降到零。药品不良事件是8个领域中的一个重点，其发生率也得到了显著的降低[30]。这是一个惊人的例子，说明了一个由领导层主导的重点是如何提高医疗质量的所有方面，包括用药安全。

目前还不完全清楚主任应该如何选择优先事项，甚至不清楚关键信息。不出所料，不同机构之间的质量报告建立和使用也存在差异[31]。这在某种程度上是由于主任的更替和任命、领导和教育的需要，以及另外一个重大问题，即任何医院在任何时候都需要决定选择哪个问题作为优先事项。澳大利亚Bismark等发现大多数卫生服务机构管理层将质量绩效作为一个长期的议题[32]。重要的是，77%的管理层至少每季度都会审视用药错误和医院获得性感染的数据。大约一半管理层会将他们的质量绩效数据与外部同行比较，同时有一半医院会对主任提供关于医疗质量的正式培训。然而令人担忧的是，尽管82%的主任认为质量管理是领导层监督的首要任务，但仍有许多人认为领导层对整个机构医疗服务质量的影响较小。

美国Lucean Leape研究所的一份白皮书对美国医疗机构领导层参与改进医疗质量方面，给予了更加负面的评价[33-34]。一项涉及专家访谈的研究发现，对于主任（或受托人）的教育往往未能使参与者做好与质量治理有关的准备，特别是在安全以外的质量管理方面。Jha和Epstein在2010年进行的一项全国性调查发现，不到一半的受调查管理层将医疗质量列为他们的两个首要任务之一，只有少数受托人接受过临床质量方面的培训[35]。重要的是，这项研究还显示了领导层参与质量管理和医疗机构整体绩效之间的联系。让主任参与临床治理可能是一个挑战（表12.2），但这是必要的。

12.2.2.2 管理质量报告的硬测量和"软智慧"

测量被公认是质量改进至关重要的部分，对于给领导层提供管理质量报告所需的数据是必不可少的。有许多相关的信息来源，包括临床医师的自我报告（如事件报告）、临床医师针对其他临床医师的通知系统、患者的投诉、对治疗结局数据的收集和分析、对索赔（或已完结的索赔）数据的分析等。以上任何一个来源都可以提供用药安全相关

表 12.2 医疗保健组织中临床治理的一些关键要求（即使所有这些要求都到位，对许多组织来说，将围手术期的安全药物管理纳入领导层的优先事项清单仍然是一个挑战——但如果没有这些要求，就没有合理的基础）

该组织的主任认为，临床治理是其受托义务的核心部分，解决这一问题将改善患者的预后，而不损害该机构的财务表现
至少有相当比例的一般卫生保健主任对于提高医疗质量的基本原则应具有充分的了解；应为这些领域的主管提供培训，并应期望参加此类培训
将质量纳入每次领导层会议的议程，报告针对机构的质量优先事项，并将质量报告置于与财务报告相同重要的地位
明确质量改进的优先事项
一个衡量机构医疗服务质量的正式框架
一种将来自一线医疗工作者和患者/消费者的非正式或"软智慧"纳入领导层审议的方法，允许他们与更正式的信息来源进行多方验证——这种智慧就像雷达一样来警告迫在眉睫的问题
为确保商定的质量改进计划实际上得到有效执行而承担的执行责任

资料来源：修改自 Bismark 等 2013 年的讨论 [32] 和 Cornway 2008 年的讨论 [25]。

的信息。信息种类根据收集的流程不同而不同[36]，所以不同来源信息之间的相互验证十分重要。

回顾性图表已被用于各种不良事件的研究，可以识别药品不良事件，但这是资源密集型的方法，有相当大的观察者间差异。触发工具在某种程度上解决了这些缺陷，并有更大的潜力用于机构监测药品不良事件[30, 37-38]。

对于英国和美国的一些州的许多外科医师来说，关于手术预后的个体化数据现在是公开的。患者对外科医师（和其他医师）的评分也是可及的，这是外科组织和政府要求的。机构内部使用这些数据显然很重要，但不是直接起作用的[39]。这是一个合理的假设，即更安全的用药管理可能表现出更好的患者结局，所以我们提出一个有趣的问题：是否应该采取类似的方法来测量和公开麻醉医师或其他相关医师（如重症监护医师和内科医师）的此项数据。事实上，患者的结局反映了在特定机构背景下工作的整个临床医师团队所提供的整体医疗。有人建议，更好的方法是在病区这样的层级公开结果数据，作为对医疗标准监测的一部分，但也需要领导层保障（机密的）内部流程，以确保所有的临床医师在一个可接受的安全标准下工作[39]。后者要求机构的目的是建立适当的措施来提高用药安全，并有一个系统来确保临床医师参与这个流程。无论是否需要，我们认为机构应该接受这种方式。事实上，许多机构已经这么做了，但正如前面所讨论的，目前缺少的是对医疗机构员工遵循安全实践规范的系统保证。

用于监测质量的大多数指标的一个重要缺点是它们往往存在滞后性，它们给出的是过去某一个时刻的质量情况。在航空防御方面一个类似的例子是，二战期间雷达的关键突破在于它对即将到来的问题（空袭）在还没有显现的时候就发出了警告（尽管只是及时）。第二个缺点是，大多数常用的指标只反映了已经确定值得测量的问题。举一个例子，对于受污染的丙泊酚引起的脓毒症这种情况，主任或医院高层领导不太可能监控到。不幸的是，这个安全实践失败的例子，只能在发生了3个严重病例后，才能被微生物部门监测到。第三个缺点是，许多主任无法评估摆在他们面前的质量相关提案并决定哪些提案是真正的优先事项。正如前文所讲，培训是解决方案的一部分，但在现实中，对大多数主任来说，专业知识的差距是不可逾越的。对主任们来说，评估和核实从不同专家那里得到的建议是一个真正的挑战，其中一些专家可能是徒有虚名的。

新西兰健康质量和安全委员会最近采纳的一个想法是"软智慧"[40]。这个一直是Waring and Bishop定性研究的主题，即"来自后台的知识"[41]。从本质上讲，这个想法是，工作现场的临床医师（和其他人）知道正在发生什么，他们在饮水机、休息室或走廊里的非正式对话是对当前或即将发生问题的早期预警的重要形式。这一想法符合主任和首席执行官"到处走走"的概念，听取员工和患者对领导层的意见，降低获得信息的门槛，这很重要。用药无菌管理的3个例子显示，应该保障一线临床医师就安全问题与领导层（也许通过首席执行官）进行充分的沟通。机构主任不一定会接受所有这些问题，但他们至少应该考虑一线临床医师提出的问题，并与更正式来源的信息进行整合。我们可以看到，有的领导层已经将用药安全和医院获得性感染确定为优先事项（Bismark等的报道[32]），他们将能够利用这一更为自发的信息来源来重申这些优先事项的重要性。重要的是，这种类型的信息将帮助他们评估项目的针对性是否适当，或者是否仍然存在需要解决的差距。这类信息还将有助于提醒主任们注意迄今为止尚未考虑到的悬而未决的问题（表12.2）。

员工关于系统或同事的提议是医疗机构管理和监控的另一个潜在信息来源。事实上，这样的提议可能是麻醉过程中某些问题唯一的信息来源。

然而，尽管在一些国家，医师有法律义务这样做，而且无论法律规定如何，这样做的道德责任还有待讨论，许多医师还是不愿批评他们的同事（至少通过正式的程序）[42]。在用药错误的情况下，这可能会错失改进的机会。有人可能会对比商业飞行员，我们怀疑他们会容忍同事违反已接受的程序。同理，麻醉医师（及外科医师和护士）显然往往不愿意批评同事的做法，即使他们认为这些做法有些不安全。

12.2.2.3　来自患者的信息

关于不良事件的信息，特别是那些险些发生的不良事件，很少会被记录在患者病历中。例如，在2003年Weissman等对马萨诸塞州医院出院的患者进行了随机抽样调查，并审查了签署知情同意的患者的医疗记录。与医疗记录的描述相比，被调查的患者还报告了许多其他严重和可预防的不良事件[43]。类似地，2001年波士顿Weingart等通过采访签署知情同意的患者，确认的不良事件和险些发生的不良事件数量几乎是医疗记录中描述的2倍[44]。因此，患者本身是不良事件、用药错误、险些发生的不良事件和其他失误的重要信息来源。我们生活在这样一个时代，消费者通过正式和非正式机制提供的反馈日益成为常态。这种反馈的文化正在逐渐渗透到医疗领域。毫无意外，患者和家庭对医疗的审查可能与已公布的标准的正式评估不一致[45]。许多医疗机构现在正在进行患者调查，并收集患者的反馈，作为其质量保障计划的一部分。此类调查应包括明确涉及用药安全重要方面的问题，包括邀请患者报告在治疗期间经历的任何差错。

　　同样，许多医疗机构也在接收、考虑和回应投诉的流程上投入了大量资金。患者的正式投诉与对调查或采访的回应有些不同，可能会提出关于问题更有针对性的信息。同时，似乎（至少是有趣的）许多人不愿抱怨，特别是当他们认为实际或者可能需要继续接受临床医师或机构的治疗时。即使在资源充足的环境下，投诉的另一个障碍是不知道如何去投诉。因此，在一些国家（如新西兰），法律要求患者应被告知其有投诉的权利及投诉的方法。

　　关于患者投诉和工作人员提议的一个假设是，将对这些投诉和提议采取措施。此外，将患者的信息反馈给医师和管理人员也可能会激励他们接受和致力于更安全的药物治疗实践。同时，有人质疑投诉可促进更好的医疗质量。Cunningham指出这种观点的基础可能是错误的。Cunningham（和Dovey）2000年的研究显示，投诉对医师有短期和长期影响，他总结为一个"羞耻"的反应。他认为，投诉可能有助于促进防御性的医疗实践，而不是高质量的医疗实践[46-47]。类似的担忧也适用于员工针对同事向管理层提出建议。

　　有趣的是，投诉似乎经常与工作人员（包括麻醉工作人员）和患者互动的方式有关（如沟通方面的问题，包括沟通的风格），互动方式的问题与伤害事实本身同等重要[48]。特别是一项研究表明，相比投诉的方式，用药错误更有可能通过事件报告而被确认[36]。这可能在一定程度上是因为（如前面讨论的）患者很少被告知用药错误，除非错误的影响是显而易见的，这还涉及对投诉阈值的分层。我们怀疑患者对用药错误的了解远远超过他们抱怨用药错误的频率，因此，如上所述，患者调查应该包括关于用药事件[43]的明确问题。

▶ 12.3 国内和国际上对用药安全的外部监管

　　美国、英国和许多其他国家的一些机构中都具备了有效的临床治理，表明领导层高度参与其所提供服务的质量管理，并使用了广泛的监测系统，针对他们的服务提供全面的信息。然而，正如我们所看到的，临床治理的范围和有效性是可变的，甚至在治理良好的机构里，在面对建议安全、高质量的医疗服务的挑战中，麻醉和围手术期用药安全管理并不被置于优先的地位。外部监管在确保所有国内机构采取可接受标准的临床治理有什么作用（包括所有这些暗示）？此外，它们处理的是具体这种类型的实践领域吗？有什么形式的国际监管可以对没有有效质量和安全监管机制的国内机构的用药安全实践产生影响？

12.3.1　国内非政府机构

　　在美国和许多其他国家，联合委员会（the Joint Commission，TJC）（http://www.jointcommission.org/，2020年1月21日访问），一个成立于1951年的独立非营利组织，在医疗机构的认证方面发挥着关键作用。早在1989年[49]，TJC就采用了全面质量改进（totoal quality improvement，TQI）作为一种"新模式"。它的工作包括为患者提供资源，其原则是普及卫生知识及充分参与到患者的医疗照护中，这两点是确保质量的关键要素。例如，他们提供了一系列"大声发言"的视频（http://www.jointcommission.org/获得，2020年1月21日访问），其中包括一个名为"安全服药"的视频。TJC关注点广泛，认证的许多方面可以预期证明机构在围手术期安全用药管理的整体能力（表12.3）。然而，似乎（可以理解）他们的认证过程并不是明确和全面地针对麻醉期和围手术期间的用药管理。此外，哈佛大学最近的一项全球健康研究发现，TJC认证医院的患者结局，并不比同一州的其他医院或其他机构认证的医院更好，这引起了人们的担忧，即耗费资源去获得和维护TJC认证可能不会改善患者的用药安全情况[50]。

表 12.3　联合委员会 (TJC) 通过其认证程序解决了用药安全的一些问题（本清单并未穷尽所有内容）[a]

- 一旦药物离开原容器并转移到另一个容器，除非立即使用，将根据国家患者安全目标对药物标签进行处理

- TJC 的用药管理标准要求药物必须根据厂家的建议进行存储，包括使用加热器、监测温度和有效期的改变

- TJC 要求开发和实施与安全储存、应用高危药物、高风险药物相关的程序，如麻醉剂

- TJC 要求建立一个程序来解决记录药物保存和避免药品被转移的问题

注：[a]，为了帮助准备这份清单，我们感谢联合委员会药物管理主任、临床标准解释医院/门诊项目主任 Robert Campbell 药学博士。

此外，在美国，医疗保健改善研究所（Institute for Healthcare Improvement，IHI）（http://www.ihi.org/，2020年7月14日访问）成立于1991年，在QI的发展方面产生了巨大的影响。在其网站上，描述了3个重点阶段：第一个10年，最佳实践的识别和传播；第二个10年，创新、研究和开发，以及在旧问题上新的解决方案；第三个10年，将医疗保健作为一个完整的社会和地缘政治企业来看待。在第二个10年里，它发起了两项重大活动来宣传最佳实践。针对第三个10年的重点，IHI创建了三重目标，描述为"一个框架，这个框架包含3个方面，通过关注人口健康、医疗照护体验和医疗的人均成本这3个方面来优化卫生系统的表现。"这个框架非常有影响力。例如，这个框架在局部优先事项修改后，已经在新西兰被采用，并与"做正确的事"和"第一次做正确的事"的双重目标有关[51]。在其网站上，IHI的主题按字母顺序列出，包括"进行用药重整以防止药物不良事件""高度警惕用药安全"和"手术部位感染"，所有这些都与围手术期用药管理有关。因此，在美国和国际上，参与IHI项目和经过TJC认证，都可能会提高围手术期的用药安全性。另外，这些提升更可能是间接地发生，而不是直接地发生，特别是IHI的第三阶段调整方向后，更加以能力为中心来构建质量改进模式。更进一步的议题是，医疗机构自己进行QI，不强制或没有动力采纳IHI模式，这么做或许是因为在意机构的声誉。针对TJC认证的这种情况，在美国以外的国家同样存在。但在美国，医疗机构要想得到联邦医疗保险和医疗补助计划的支付，就需要经过TJC或等效机构正式认证，所以它实际上是强制性的。

12.3.2　国家政府机构

近年来，许多政府建立了部门或半独立的组织来推进CQI，有时是自己运营（与QA单独管理），有时是在TQI框架内运营。例如，澳大利亚卫生安全和质量委员会（https://www.safetyandquality.gov.au/，2020年1月21日访问）成立于2006年，目的是"领导和协调国家改善卫生医疗的安全和质量"，但其随后工作的重点转移到标准制定和机构认证方面。用药安全是这个机构一个明确的关注点。与本章相关的工作包括制定和颁布国家住院患者药物图表、药物重整，以及与澳大利亚和新西兰麻醉医师学院（Australian and New Zealand College of Anaesthetists，ANZCA）（http://www.anzca.edu.au，2020年1月21日访问）共同发布的联合声明，这个声明关于局部应用和意外注射氯己定，还关于麻醉神经轴连接器。联合声明是建议而不是立法要求，但可以预期它有相当大的影响，在民事诉讼中可能会被法院采纳参考。健康质量和安全委员会（http://www.hqsc.govt.nz，2020年1月21日访问）由新西兰政府在2010年建立，用于监测和改善医疗和残疾服务质量。它几乎没有明确的法律效力，但有相当大的影响力。在早期，协调和推进全国用药安全的各个方面是其主要作用之一。这些方面包括入院和出院时的用药重整、标准化用药记录和药品不良事件的报告。同样，这些都将促进麻醉或围手术期的用药安全，但这些用药管理方面的作用并没有被明确。与IHI一致的是，委员会已将其有限资源的重点转移到提升医疗水平和整体人口医疗质量上，特别是针对群体之间医疗资源的不平等。然而，它仍然有一个致力于改善手术部位感染的实质性项目，其中包括确保在正确的时间使用抗生素，以及有效使用世界卫生组织外科手术安全清单（包括对患者过敏情况的检查）。这些努力与髋关节和膝关节置换术[40]后金黄色葡萄球菌感染率显著降低有关。在英国，国家健康与临床技术优化研究所（National Institute for Health and Care Excellence，NICE）（http://www.nice.org.uk，2020年1月21日访问）成立于1999年（原名是国家临床优化研究院，National Institute for Clinical Excellence），并已发展成为一个非政府部门的公共机构，对政府负责，但独立于政府。NICE"为改善卫生和社会医疗保健水平提供国家层面的指导和建议"。它的建议深受尊重，并在国际上具有影响力。它对用药安全的各个方面均有陈述，其中一些与围手术期相关，但同样，似乎没有明确的针对患者的内容。

还有许多其他这样的组织的例子。此外，大多数国家都有针对医疗从业人员的许可机构，这些机构越来越重视从业人员继续提升的能力及进入执业的初步资格。这些机构通常是规范个人从业者，而不是医疗机构。一个可能的设想是，若一个医师使用丙泊酚时无菌操作执行不佳导致脓毒症，最终他可能会被此类许可机构的纪检部门约谈，面临的惩罚可能是被谴责，甚至被吊销从医执照。这些机构也不同程度地颁布了关于实践的伦理指导。例如，英国总医学理事会（http://www.gmc-uk.org，2020年1月21日访问）和新西兰医学理事会（http://www.mcnz.org.nz/，2020年1月21日访问）已经发表了关于开处方良好实践的声明。这些与参与围手术期医疗的医师有关，但没有针对这期间提供全面用药管理的指导。加拿大医学委员会（http://mcc.ca/about/，2020年1月21日访问）和澳大利亚医学委员会

麻醉及围手术期用药安全

（http://www.amc.org.au/，2020年1月21日访问）有大致相似的操作。在美国，医疗和其他卫生专业人员的执照是由各个州颁发的。在世界上195个国家中，情况也会有不同。

12.3.3　专科学院及其他职业培训组织

在围手术期的安全用药实践的许多方面，有潜在（即便是偶然）高效的监管实践，很多是来源于英格兰、爱尔兰、加拿大、澳大利亚和新西兰的许可机构在培训专科医师的过程中，尤其是在麻醉、外科和护理等领域。澳大利亚和新西兰的模式细节虽然不同，但都是很好的例子。澳大利亚医学委员会（Australian Medical Council，AMC）和新西兰医学委员会（New Zealand Medical Council，NZMC）的评估和认证澳大利亚和新西兰的专业医学教育和职业发展项目（http://www.amc.org.au/，2020年1月21日访问）在两国都是强制性的，并为专业医学培训制定标准，从而使得被培训者在公认的医学专业领域取得执业资质。

其中对这些课程的要求是"提供方要有一个明确的流程和标准来评估、认可和监督作为培训基地的设施和岗位"。[52]为此，各学院制定和颁布了有关实践标准的指南或其他文件，包括其专业文件中的结构（即物理要求，包括设备、术后护理病房床周围的区域等）和流程（即指导方针）。这些学院对于定期审查和更新其专业文件都有完善的流程。许多ANZCA专业文件详细讨论了围手术期安全用药管理的各个方面（表12.4）。此外，ANZCA在有关情况下会与其他机构联络以制定联合声明：其中PS09（表12.4）是一个典型的例子，主要是关于诊断和介入手术的镇静，它代表了麻醉医师或其他卫生专业人员对镇静药物用药安全实践的广泛共识声明。值得注意的是，这些文件的相关规定可以有效解决土耳其报告的丙泊酚污染问题：PS51[53]第5.6.1条规定"从制定药物治疗方案到用药之间的时间间隔应尽可能缩短"。此外，在PS28[54]中，第4.4节涉及避免药物污染的规定。两份文件还规定任何一个安瓿的内容物都只能用于一名患者。这些规定不仅明确地解决了丙泊酚的使用问题，而且更广泛地解决了手术室的安全药物管理问题。事实上，这些文件还涵盖了术前和术后药物管理的众多方面，特别是当其中包括其他学院和组织的平行贡献时，如澳大利亚皇家外科学院（RACS：http://www.surgeons.org/，2020年1月21日访问）、澳大利亚和新西兰的重症监护医学学院（http://www.cicm.org.au/，2020年1月21日访问）、ANZCA疼痛医学学院（http://fpm.anzca.edu.au/，2020年1月21日访问），以及各种护理机构、药企和注册机构。

ANZCA和其他列出的学院定期到认证医院进行麻醉培训，其前提是麻醉专科医师的培训只能在优质安全的临床服务背景下进行。其中部分程序侧重于受训者的教育，而大部分程序是对这项服务的认证。如果未达到预期标准，将与机构的高级管理人员（通常是首席执行官和首席医疗官）召开会议，并通过制订计划在合理的时间范围内解决问题。大多数机构都积极地开展合作，但这个过程是有缺陷的，由于多种原因，任何规模的医院都依赖于学员，并且对撤回培训权利这一事件非常重视。此外，相当多的不利宣传和声誉损害不可避免地伴随着撤回培训特权的意向通知。因此，澳大利亚和新西兰建立了一个监管框架，它朝着在围手术期积极实现更安全的药物治疗实践迈出了合理的一步。此外，这一过程还体现了Wachter和Pronovost提出的问责制（前面讨论过），但是该方法适用于机构而不是个人。

表 12.4　澳大利亚和新西兰麻醉医师学院关于围手术期药物管理的精选指南

指南编号和标题，作为指南本身的链接
PS01关于澳大利亚农村全科医师开展麻醉的基本培训建议
PS03主要区域镇痛管理指南
PS07麻醉前会诊和患者准备指南
PS09诊断和介入医疗、牙科或外科手术的镇静/镇痛指南
PS18关于麻醉期间监测的指南
PS28麻醉感染控制指南
PS41急性疼痛管理指南
PS51麻醉药物安全管理和使用指南
PS53麻醉医师交接责任声明
PS54临床实践麻醉机和工作站最低安全要求声明
PS60疑似或证实对氯己定过敏的患者围手术期管理指南

资料来源：http://www.anzca.edu.au/resources/professional-documents, 2020 年 1 月 21 日访问。

本文件已得到澳大利亚急救医学院、澳大利亚和新西兰重症监护医学院、澳大利亚胃肠病学学会、新西兰胃肠病学学会、澳大利亚皇家外科学院、澳大利亚和新西兰皇家精神科医师学院、澳大利亚和新西兰皇家放射医师学院的认可。

爱尔兰麻醉医师学院（http://www.anaesthesia.ie/，2020年1月21日访问）似乎在运行与ANZCA类似的项目（http://www.anaesthesia.ie/training/hospital-accreditation/，2020年1月21日访问）。在英国，随着时间的推移，一些类似的程序经历了不同的阶段[1]。2010年，英国负责研究生医学教育和培训的非部门公共机构研究生医学教育和培训委员会与综合医学委员会合并（http://www.gmc-uk.org/，2020年1月21日访问）。综合医学委员会（General Medical Council，GMC）目前负责所有本科生和研究生的培训，维护医学、专家和全科医师的注册和监管服务。GMC同时负责批准大学编写课程，管理考试并通过大学导师网络监督个人的进步。而英格兰健康教育部（Health Education England，HEE）（http://www.hee.nhs.uk/，2020年1月21日访问）负责分配学员并处理各个医院与培训相关的问题。HEE可以对来自一个专业或整个医院的学员数量及层级进行削减，或者是在有限的时间内改进，或者是永久进行改进。然而，与澳大利亚和新西兰相比，这一程序似乎缺乏确保健全实践的基础。当然，在英国还有许多其他相互交织的监管程序，但尚不清楚这些程序是否有可能深入到日常临床实践的细节中，以明确解决围手术期药物管理安全性的更高层次的问题。和ANZCA一样，皇家麻醉医师学院（http://www.rcoa.ac.uk/，2020年1月

---

[1]　感谢大不列颠及爱尔兰麻醉医师协会（现更名为麻醉医师协会）前任主席 Andrew Hartle 博士对英国麻醉医师制度的解释。

21日访问）也有一个疼痛医学学院（http://www.rcoa.ac.uk/faculty-of-pain-medicine，2020年1月21日访问），负责制定实践指南，并为医院提供认证服务，但这是自愿参与的。

在美国，情况有些不同。研究生医学教育评审委员会（Accreditation Council for Graduate Medical Education，ACGME）是一个独立的、非营利性的，且由医师主导的组织，它为美国830所院校180个专业11 200个住院医师的全科培训和专科培训中的专业教育标准进行制定和监督。虽然ACGME制订了机构标准并对医院进行监督，以确保在适当的文化和氛围下进行有效的培训，但他们并没有为临床实践制定具体的指导方针，而是由医院认证机构负责。获得TJC等实体的认证是建立培训项目的必要条件，如果医院失去TJC的认证，他们也会立即失去任何培训项目的认证。

麻醉学培训的具体要求及获得委员会认证的考试是由美国麻醉学委员会（American Board of Anesthesiology，ABA）制定的。与其他专业委员会一样，ABA为麻醉医师的全部培训计划设定标准并进行监督，同时它还监督每个学员认证的进展情况。然而，与ANZCA不同的是，ABA基本上没为经认可的培训项目所提供的临床服务制定标准，这些标准主要由美国麻醉医师协会制定。ABA主要侧重于检验学员在基础科学和临床实践方面的知识储备是否充分，而很少关注获取这些知识的临床环境，这些内容中的绝大部分仍然是由ACGME负责的。

在美国和其他国家，不同的学院、学会和其他组织以各种方式发布指南和制定标准，特别是美国的麻醉患者安全基金会（http://www.apsf.org/，2020年1月21日访问），它非常关注围手术期的用药安全，并发布了极具影响力的简报。

12.3.4　全球组织

世界卫生组织（World Health Organization，WHO；http://www.who.int/，2020年1月21日访问）拥有多种指导方针和资源，这些指导方针和资源通过政府和更广泛的方式影响实践。世界卫生组织专门发布了关于提高用药安全性的文件及评估当地药物管理安全知识的手册和工具（http://www.who.int/patient-safety/education/curriculum/who_mc_topic-11.pdf，2020年1月21日访问）。手术安全清单[55]是世界卫生组织资源的一个例子，该清单中的一些项目直接涉及麻醉期间和术后的用药安全。世界麻醉学会联盟（World Federation of Societies of Anaesthesiologists，WFSA；http://www.wfsahq.org/，2020年1月21日访问）也制订并认可了一些准则和资源，其中最相关的是世界麻醉学会联盟和世界卫生组织认可的国际麻醉安全实践标准[56]。WFSA还提供了基于这些标准的设施评估工具（可在网站上获得），涵盖安全麻醉护理的许多重要方面，其中包括基本药物清单。

毫无疑问，这些不同的组织都有助于提高患者的安全，尤其是麻醉和围手术期的用药安全。许多指导方针都是强制性的，无论是直接通过立法还是间接通过资金安排（如TJC），但即使是完全自愿的，它们同样可以提供信息资源并整合到机构进程中，进一步影响政府。它们也可为法院可接受的护理标准提供参考。这种可能性可能被视为一种不必要的威胁，但需要注意的是，这些审查的组织在制定和颁布准则和其他资源及确保其合理性方面都非常谨慎。因此，从监管的角度来看，它们可能被告知民事或刑事诉讼是有好处的，并且可能有助于提高这些文件的监管效力。

12.4 民事诉讼和无过错赔偿制度

在第十一章中，我们讨论了对可预防的药品不良事件的赔偿问题，并指出民事诉讼主要是基于这样一种观念，即这种赔偿是合理的并且应当提供。我们还讨论了在实践中，民事诉讼几乎总是以一种或另一种方式提供处罚。

找到涉及药品不良事件的具体诉讼案件细节的数据是比较困难的。美国麻醉医师协会维护着一个数据库，里面有所有导致原告提出索赔的医疗事故诉讼，称为终审索赔项目。该项目的数据提供了美国此类损害的可能数额（专栏12.1）。与药物有关的索赔数额的中位数为76 313美元。来自医疗保护协会（Medical Protection Society，MPS）的数据表明英国的情况与美国类似。例如，最近的一份报告表明，在分析的3000项索赔中，只有一小部分是知情的，所有这些索赔都已得到解决。最高总付款为44 000英镑[48]。他们还针对阻滞侧错误、镇静不足，以及在局部或中枢阻滞期导致的神经损伤提出索赔。MPS 没有提供单独的药物事件类别，但对于注射器更换或剂量错误等形式的直接药物错误在这些索赔中并不占很大比例。即使患者因用药错误而死亡，损害赔偿金额也可能非常低，表12.5中的数据显示，在10年内平均赔偿金额仅不到3万英镑。有趣的是，费用几乎占支付总费用的40%，而这些索赔只在国民医疗服务体系（National Health Service，NHS）诉讼总费用中占很小的比例。因此，解决可避免的药品不良事件索赔的直接成本不会大到成为美国或英国的特定机构投资决策的主要驱动力。另一方面，个人和机构更加看重名誉成本。

专栏12.1　通过主要的破坏性事件代码进行分析，2005—2014 年发生的手术 / 操作、产科和急性疼痛索赔（不包括慢性疼痛药物）中的药物事件支付的损害赔偿，记录在麻醉终审索赔数据库中（这段时间的 n 值为 1293，整个数据库的 n 值为 11 032）支付金额已按照 2017 年的美元价值进行了调整

事件
- 所有药物事件：n=71（5.5%）

  ◇错误的剂量或药物，具体分为 42 种（3.2%）

  支付情况（各方）
- 80% 的药物事件都是通过向原告（患者）支付赔偿来解决的
- 支付时，代表所有被告的药物事件支付的中位数（25% ~ 75%）为 76 313美元（27 448 ~ 468 850美元）
- 2017 年，所有被告在此期间为所有药物事件支付的总金额为 21 090 585 美元

资料来源：数据由 Karen B. Domino 博士提供。

表 12.5　2006—2016 年（截至 2016 年 12 月 31 日）收到的针对国民医疗服务体系（NHS）损害赔偿的临床索赔，其中一个原因是用药错误，造成的伤害之一是死亡。相比之下，2017—2018 年 NHS 诉讼的总成本为 2000 000 000 英镑（2017—2018 年 NHS 决议年度报告和账目）

NHSLA 通知年	索赔数量	已支付的损害赔偿金（£）	辩护费用（£）	索赔支付的费用（£）	支付总额（£）	总损失（£）	索赔总额（£）
2006/07	19	425 900	47 584	282 406	755 890	425 900	755 890
2007/08	19	561 500	73 810	347 847	983 157	561 500	983 157
2008/09	25	1 348 000	112 366	714 100	2 174 466	1 348 000	2 174 466
2009/10	24	623 304	143 999	522 245	1 289 548	623 304	1 289 548
2010/11	25	732 903	71 131	459 312	1 263 345	732 903	1 263 345
2011/12	39	3 597 171	189 760	1 164 836	4 951 768	3 632 171	5 148 239
2012/13	20	543 250	102 623	350 449	996 322	1 043 250	1 728 992
2013/14	40	759 526	257 662	784 962	1 802 150	759 526	1 876 988
2014/15	49	1 221 416	201 997	429 313	1 852 726	2 321 416	3 905 498
2015/16	50	600 398	152 950	133 865	887 212	1 743 898	3 049 918
总计	352	10 418 518	1 385 638	5 190 834	16 994 990	14 850 018	25 040 518

资料来源：资料由 NHS 诉讼管理局 John Mead 先生通过 Robin Ferner 教授提供。

当民事法庭认为被起诉的个人或组织的行为特别恶劣时，会在民事诉讼赔偿金中增加惩罚性损害赔偿的成分。此类损害赔偿大大增加了败诉诉讼的成本影响，而且它们也明显增加了对声誉的不利影响。对于因用药错误而判处惩罚性损害赔偿金的情况有多普遍是较难知道的。

在第七章、第八章和第十一章中所指出的，我们不能期望通过威慑来防止错误的发生，但它们可以很好地减少违规行为。此外，医疗机构可能会为了提高声誉而选择在医疗安全这方面投入更多的成本，当然，也不仅仅是为了提高声誉，注重医疗安全本身就是医疗机构应该做的事。因此，民事诉讼在提高药物安全方面能发挥有价值的作用，这是有一定道理的。相反的观点是，对被起诉的恐惧可能主要是为了促进防御性医学。如果我们回到与丙泊酚有关的无菌操作的具体例子中，对一个机构提起民事诉讼的潜在威胁似乎可能会引起高级管理人员和临床医师的注意，并促成这类情况的改变。另一方面，也有一种观点认为，这样的行动可能不只是针对一个不幸成为第一个被卷入一系列事件的从业者，即便这种药物实践的方式已经在他们的国家非常普遍，而这刚好首次导致了患者的伤害，然后导致了诉讼。然而，这一论点在民事诉讼中要比在刑法中弱得多。遗憾的是，至少在美国，民事诉讼的程序艰难、曲折且漫长，以至于许多因为可防范的用药错误而受到伤害的患者，选择不起诉自己的医师。此外，即使面对明显的错误，通过其辩护律师提出的复杂论证，或者通过原告律师的失误，医院在辩护中也可能胜诉。的确，在一项对20年的诉讼案件的研究中，即使其他医师都将本次诉讼相关的护理评为"差"[57]，原告也只获得了50%的胜算。如第四章所指出的，这往往使患者无法获得身心健康恢复所需要的经济补偿。显然，密歇根大学[58]和现在许多其他机构所提倡的"充分披露和快速赔偿"的做法，是一种比法庭上的争斗更加公正和适当的机制。

在第十一章中，我们解释了侵权法最显著的缺点是要求患者证明过错。因为这一点及一些其他原因，北欧国家和新西兰建立了国家无过错赔偿制度。即使在这些国家，也通常会或明或暗地要求原告方提供被告方的过错证明。人们普遍认为，并非所有来自医疗保健的伤害都能得到补偿，如果都进行补偿是完全负担不起的，而且也将超出对社会正义的合理要求。然而，减轻了过错举证的责任，这导致了可以补偿和不能补偿之间的界限扩大。例如，在撰写本文时，新西兰的许多术后感染被该国的事故赔偿公司（http://www.acc.co.nz/，2020年1月21日访问）分类，该机构负责赔偿所有形式的事故，称为"治疗伤害"。因此，术后感染的患者有资格获得赔偿。这是一种慷慨的做法，在没有明确证据证明治疗失败的情况下，任何国家都很难知道针对术后感染的民事诉讼是如何成功的。然而，缺乏这样的证据并不一定意味着没有发生过失败的例子——前面提到的ICU基石项目表明，几乎可以消除至少一种类型的感染，即中央导管相关血流感染（central line associated bloodstream infection，CLABSI）。的确，会有一些感染（至少部分）是由于有指征时未给予预防性抗生素、手术团队的无菌技术（差）或参与患者术后护理的所有相关人员的手卫生（不达标）等原因造成的。我们不清楚新西兰方法背后的原因，但它似乎在补偿一些没有发生过错的患者与确保那些有过错的患者实际上得到补偿之间取得了平衡——即使无法识别特定的错误。这或许也与目前术后感染率（如CLABSI）不应作为手术必然结果的观点一致。更普遍地说，与依赖侵权法的系统相比，这种类型的系统所涵盖的患者似乎更加不太可能发现自己需要承担由药物实践失败而导致的伤害费用，这似乎已经是事实。[59]社会背景是相关的——新西兰与北欧国家（和其他国家）一样，有一个公共资助的医院系统，在该系统中，药品不良事件造成的后果将以各种方式得到解决，而不会给患者带来任何费用，因此，最终由政府的哪个部门来支付这些费用这一问题变得没有实际意义。

重要的是，如前所述，作为引入无过错赔偿的社会契约的一部分，新西兰取消了对包括医疗事故在内的事故提起诉讼的权利（一个主要的例外是可以将事故赔偿公司告上法庭）。在北欧国家，患者仍然是可以进行起诉的，但极少数患者选择这种方式，他们更多的是通过其无过错赔偿制度这种较少对抗的方式来获得赔偿。在患者获得赔偿的过程中无须证明过错意味着公开披露和透明度的一些障碍也已经消除，因此所有相关人员的主要关注点可以放在患者的福祉上。此外，系统还可以添加预防措施，例如，事故赔偿公司（Accident Compensation Corporation，ACC）有一个预防机构，旨在主动提高安全性。该举措总体上减少了术后感染的发生，但并未实质性涉及用药安全问题。与侵权法相比，这种无过错制度对社会的总体成本可能更低，尽管有大量行政成本，但似乎比民事诉讼相关成本要低得多。然而人们有时候会认为，这种制度比诉讼更昂贵，因为它们赔偿的范围扩大了。相反的观点是，那些本可以避免的因医疗保健而受到伤害的患者应该得到补偿，并且政府的各个系统可以将个人支付限制在合理的水平。此外，为特定类型的伤害支付的赔偿金额可以在某种程度上标准化，这与法院裁决的和解中看到的巨大差异形成鲜明对比。与法院相比，无过错制度对患者谈判的压力似乎也较小。

不幸的是，没有一个制度是完美的。现实情况是，无论采取何种制度，只有少数因医疗保健而受到伤害的患者确实得到了赔偿[60-61]。尽管存在一些限制，Bismark和Paterson得出了以下结论：与医疗事故制度相比，新西兰制度为更多受到伤害的患者提供了更及时的赔偿，并为投诉的解决和行医者问责提供了更有效的程序[59]。

美国等国家在未来都不太可能采取国家无过错赔偿的制度对医源性损害进行赔偿。但是，机构可以通过各种方式在侵权法体系下运作，其中有些机构可以借鉴类似于北欧和新西兰体系的原则。许多诉讼请求可以（并且已经）通过协商的方式在法庭外解决。这可以为各方减少痛苦并且节省相当大的费用。结算流程一般在所涉机构风险管理部门的一个分支机构内进行管理，并且可以整合到提升患者安全和体验的整体战略中。显然，这提供了降低诉讼的成本和声誉后果的机会，同时为更多寻求诉讼的患者提供赔偿，尽管数额可能低于一些个人通过胜诉所获得的赔偿金额。值得注意的是，即使民事诉讼有促进防御性医疗的潜力，但也可能受到以下情况的影响：对于在拥有优秀风险管理部门的高水平机构工作的个体从业人员来说，面临民事诉讼的风险似乎是相当低的，部分原因可能是这类机构的护理标准更高。这种综合方法还可以向CQI项目提供信息，并可激励机构坚持认为从业者确实参与了此类项目。此外，如果医师和机构一开始就认真对待那些真正有理由申诉和寻求赔偿的患者的需要，他们很可能会得到很好的回应并获得直接的解决措施。最后，管理医疗法律风险的最佳策略首先是管理医疗本身的风险，然后按照人们希望自己被对待的方式对待患者——无论大环境如何，世界上许多优秀的机构都采纳了这些原则。

▶ 12.5 刑法

在本章开始时，简要介绍了几起包括麻醉医师在内的医师因围手术期药物管理的某些方面失败而导致患者死亡的案例。这种类型的起诉有3个基本的假设和（或）目标：第一，患者是因为疏忽而死亡，因此应该对负责人进行惩罚，因为从正义的角度来看，那个人应该受到惩罚；第二，这种惩罚是声明性的，并向所有人清楚地表明，在当时的社会价值观方面，法院认为诉讼失败是不可接受的；第三，人们希望通过定罪和惩罚能够阻止其他人再次做同样的事情（或类似的事情）。这些想法表面上是有吸引力的，并且有人认为，在英国，使用刑法来应对无意中对患者造成可避免的伤害的案件可能正在增加[62]。

在Jack Adcock去世后，涉及Bawa-Garba医师的各种监管机构和检察官的回应近年来不断展开，受到了很多分析和评论，并引发了两次重大政策审查。背景不是围手术期，而是急性护理（儿科）环境，与急性围手术期医学有很多共同之处。特别是该病例涉及围手术期常用的或常遇到的药物的管理方面［抗生素和血管紧张素转换酶（ACE）抑制剂］。它说明了许多与一般药物安全监管相关的要点，而不仅仅是通过刑法，因此值得详细回顾。

12.5.1　Jack Adcock案例

Jack Adcock的故事在其他地方有详细的描述[63]。2011年2月18日，他被母亲带着去看全科医师。他当年6岁，患有唐氏综合征。他在婴儿时期曾接受过心脏手术，并仍然患有心脏问题，为此，当时他正在服用依那普利（一种ACE抑制剂，其作用是减少血管收缩和降低血压）。他自入院前一晚就一直感到身体不适，并伴随呕吐和腹泻。随后他被直接转到莱斯特皇家医院的儿童评估室。

Hadiza Bawa-Garber医师是一位备受尊敬的儿科注册医师（即住院医师），之前的记录没有任何瑕疵，她出生在尼日利亚，但在13岁时移居英国。在休了13个月的产假后，她最近又重返工作岗位。在她休假之前，她一直在一个社区医疗机构中工作，主要负责非急症的儿童。尽管如此，在特殊的一天，由于人手短缺，她同意承担医院的急诊儿科服务。此外，护士也人手不够。不仅如此，当天本应该随叫随到的会诊医师（即主治医师）似乎在其他地方有教学任务，因此安排了一位有其他职责的同事来代替他的工作。

Bawa-Garba医师10：30被呼叫对Jack进行评估，Jack出现明显的脱水并且身体非常不舒服，尤其是进行了静脉插管后。医师要求Jack拍一张胸片并做一些血液检查。Bawa-Garber医师初步诊断Jack为病毒性胃肠炎，并选择不使用抗生素治疗。她还决定停止使用依那普利，大概是因为担心它可能会进一步降低Jack已经很低的血压。因此，她特意将依那普利列在她为Jack制定的药物清单之外。然而，她似乎没有记录做出这个（适当的）决定的原因，也没有向Jack的母亲或护士（至少没有向后来参与Jack病房护理的护士）解释这些原因。

Jack第一次的血液结果出现明显异常（pH为7.0，乳酸为11 mmol/L）。Bawa-Garba 医师的治疗方式是给Jack更多的静脉输液。1小时后，Jack似乎变得更加敏感，他的 pH 值已升高到7.24，但第二份血样的体积不足以重复测量乳酸。就在这个时候，医院的计算机系统出现故障，难以或无法获得进一步的结果。15：00，Jack正坐在床上喝水。一直忙于治疗其他患者的Bawa-Garba医师终于查看了Jack的胸部X线结果。这显示出与感染一致的变化，因此她开始使用抗生素。刑事起诉的依据包括（除其他事项外）声称医师本应该更早地查看X线片结果，并且如果更早开始使用抗生素，这样Jack的死亡可能性会更小。

在入院期间，没有更多的资深医师给Jack检查过。Bawa-Garba医师第一次向资深医师介绍Jack的情况是在16：30，当时她的听班医师到达了医院。Bawa-Garba医师后来说她认为听班医师会去对Jack进行检查，但听班医师没去。听班医师后来又声称Bawa-Garba医师没有明确表示她需要这样做。

麻醉及围手术期用药安全

19：00，Jack被转移到医院的一间病房，他的母亲注意到他的依那普利被遗漏了，她向护士询问了此事。护士解释说她无法给药，因为药物列表上没有这样的处方。然而，护士建议Jack的母亲可以像之前在家里一样那样做。这个建议在Jack母亲看来是完全合理的，于是Adcock夫人给了Jack正常剂量的依那普利。

在这之后不久，20：00，Jack就晕倒了。在经历了短暂的混乱之后，（医护人员）尝试进行心肺复苏但未成功。尸检得出结论，Jack死于链球菌感染导致的败血症。

随后的法律和监管回应包括内部制度流程、医院信托的外部审查、根据英国对医师持续专业发展的要求进行的反思性学习、调查、医疗从业者法庭服务（Medical Practitioners Tribunal Service，MPTS）的审查、GMC提出上诉，在刑事法庭举行几次听证会，并进行两次国家审查。整个过程持续了很多年。

医院的流程包括向Jack的母亲道歉并进行内部调查。此外，在英国，GMC希望医师们参与反思性学习并记录下来。Bawa-Garba医师已经开始写下她自己对这个案子的看法。然后，在与她的听班医师会面时，被给出了一份反思清单，其中包括他们认为她可以做得更好的所有事情。无论如何，Bawa-Garba医师并不同意所有观点，并拒绝在文件上签字。尽管有一些相反的评论，但相当清楚的是，这一文件后来被控方用来质询Bawa-Garba医师。

医院将Bawa-Garba医师从接诊名册中除名，并将她分配到儿科重症监护病房。显然，这是认识到她需要进一步的培训，以便她有机会在密切监督下看到更多患有败血症的儿童。

医院进行了内部调查，并于2011年8月发布了一份报告，并在6个月后更新。这份报告指出了Bawa-Garba医师（包括未能认识到Jack疾病的严重性）和护理人员所犯的错误，但也发现了一系列"系统故障"，其中包括导致Jack死亡的6个根本原因。它提出了23项建议，其中包括79项行动，以尽量减少其他患儿在这种情况下死亡的风险。

2012年2月，警方以过失杀人罪指控Bawa-Garba医师。然而，7周后，她被告知这些指控已被撤销。

2013年7月，对Jack死因的调查开始了。在这些诉讼中，有人认为依那普利可能导致Jack的死亡。验尸官驳回了这一说法，理由是病理学家或毒理学家的报告中没有提到这一点。专家证据表明，如果Jack接受了正确的治疗（包括但不仅限于抗生素），他很可能会活下来。在获得这一证据后不久，调查被推迟，案件被提交给皇家检察署，该检察署于2014年12月再次对Bawa-Garba医师和参与Jack护理的两名护士提出刑事指控。

这段时间，在对莱斯特大学信托保健附属医院的一项外部审查中发现了许多护理缺陷的证据，包括工作人员数量不足、对初级医师的监管不力，以及许多对患者护理的错误，这些有可能造成伤害。

刑事审判于2015年10月开始——在Jack死后4年半。提交给陪审团的问题非常复杂，控方提供的专家证据与辩方提供的专家证据之间存在许多冲突。这些已在其他地方进行了总结[64]。2015年11月4日，Bawa-Garba医师因过失杀人罪被判处2年监禁，缓期执行。其中一名护士被判无罪，但另一名（代理护士）被判有罪并受到同样的判决（除其他事项外，发现这名护士未能定期记录Jack的生命体征和体液平衡）[65-66]。Bawa-Garba医师申请上诉许可，但被拒绝。

2017年6月，MPTS 审查此案后，暂停了Bawa-Garba医师的执业资格一年。他们发现她的行为"远远低于合格医师应有的标准"，但他们考虑了其他因素，包括她从错误中吸取教训、拥有没有瑕疵的记录，以及在莱斯特皇家医院发现的许多系统故障。GMC继续对这一决定提出上诉，取得成功。这似乎令人惊讶，因为MPTS是GMC的法定委员会，对GMC理事会和议会负责。然而，此类上诉是允许的，因为要确保MPTS在其决策中独立于GMC，并且与GMC的调查角色保持一定距离。无论如何，2018年1月，Bawa-Garba医师从医疗登记册上被除名，这意味着她再也不能在英国当医师了。这一决定引起了英国和国际医学界的广泛批评，特别是（但不仅限于）儿科专业。一场众筹活动促成了另一次上诉，并于2018年8月13日（Jack去世7年半后），由首席法官领导的三名高级法官一致恢复了MPTS的原始决定，允许Bawa-Garba医师在医疗登记册上复职[67]。

2018年2月6日，国务卿委托Norman Williams教授对医疗保健领域的重大过失杀人罪进行快速政策审查[68]。这提出了若干条重要的建议（表12.6）。

GMC还启动了对重大过失杀人案（如苏格兰境内的过失杀人案）的审查。在此次审查提出的众多意见中，以下评论值得引用："虽然对医师的刑事调查和起诉极为少见，但仅仅这一桩案件的影响在整个医学界都是显而易见和深刻的。许多医师认为，如果他们犯了错误导致患者受到伤害，他们就会受到不公平的刑事和监管程序的影响。"而且，当事情出错时，监管机构的决策只是一系列复杂过程的最后阶段，这些过程从医疗服务提供者开始，可能会持续多年。这个过程往往不能满足医师或患者及其家属的需要[69]。

表 12.6   Williams 综述中与围手术期药物管理特别相关的一些建议（从原文中缩减）

- 当错误导致死亡时，应将系统性问题和人为因素与其他问题一起考虑，以确保理解和考虑到事件的背景
- 应为失去亲人的家庭提供更好的支持，包括及时提供信息和积极参与整个调查和监管过程的机会
- GMC 在调查案件当事人是否适合执业时，不应再要求注册者提供反思材料
- 关于黑种人、亚裔和少数族裔医疗保健专业人员在是否适合执业的案件中比例过高的问题，应该进行调查和解决

12.5.2   刑法在应对围手术期药物管理失败中的作用

刑法在应对医疗失误、更普遍地承担对社会重要但危险的服务这一普遍问题所起到的复杂作用已在其他地方进行了广泛的审查和讨论[70-73]。例如，在Ameratunga等撰写的文章中，Jack Adcock 的特殊情况也是如此[64]。重要的是要认识到民事诉讼和起诉之间是有明显区别的。正如我们所解释的，前者是社会成员之间的正常交易，其主要目的是损失调整而不是惩罚；后者是国家在正义的框架内对具有明确惩罚目标的个人的行动。实践中，后

者意味着如被正式逮捕（通常是戴上手铐）、必须向警察提供指纹和照片、潜在或实际丧失自由，以及与其他犯罪（如袭击、强奸、抢劫等）有强烈关联等。后者的声誉后果比前者严重得多。

如果我们回到刑事诉讼的3个目的，我们可以看到，刑事诉讼显然达到了第一个目的，即惩罚的目的——无论被告医师是否被定罪，甚至是否有罪，都是如此，虽然定罪（也许还有量刑）会大大增加惩罚的严重程度。然而，我们不认为这样的惩罚一定是公正的。基于第七章和第八章所述的原因，我们认为主要由真正的错误而非严重的违规行为引起的起诉从根本上是不公正的。当一个人在因为其他人或系统的失败而导致相关失败的情况下被起诉时，这种情况尤其如此。我们认为Jack Adcock的死亡为此类案件提供了一个很好的例子，正如对医院流程的两次调查所证明的。另一个很好的案例是Prentice和Sullman医师将长春新碱而非甲氨蝶呤注射到患者的脑脊液中。法官在总结时提出两点，他说："在我看来，你本来应该得到的帮助比实际得到的帮助还要多。"他还说："你远不是坏人，你是一个好人，只是这一次，因一时的鲁莽违背了你的正常行为[74]。"品格在刑事起诉中的作用超出了本章的范围[75]，我们认为，不能因为之前从未出现过错（无前科），就可以为之后的严重犯罪开脱。然而，这里的关键是不具有任何犯罪的意图[1]。这三位医师不仅是好医师，而且当他们在药物管理方面出现错误时，他们都在认真地尝试做正确的事情。这似乎是判定他们不具有过失杀人罪的良好依据。

刑事起诉的第二个目的是声明性。可以理解，处于悲伤状态的父母可能希望看到宣布刑事起诉取得成功。然而，我们不确定在这些案例中的声明性元素是不是导致悲剧发生的原因。这个信息当然不应该是关于绝不会出现用药错误，而是关于系统、监督和人员配置的充分性，以及对所有医疗保健系统所期望的质量和安全的总体承诺。这些用药错误与许多其他重大犯罪之间的一个明显区别是，后者的犯罪者很少怀疑他们行为的恶劣性质，而在这种情况下，医师们实际上都在努力为患者做正确的事情。这些死亡是由失误和错误引起的，而不是由于被指控的医师故意违反规定。有趣的是，如果刑事定罪的基本含义是正确的，即医师犯了严重的罪行，那么GMC的行为是合乎逻辑的：不应该允许这样的医师继续执业。然而，MPTS（GMC自己的法庭）认为，这种情况并不需要永久撤销注册，当然绝大多数有医学情感的人似乎都支持后一种观点。我们认为，在本案中的声明性因素主要是表达对儿童死亡的愤怒，这是应该避免的。实际上，我们认可关于错误造成可避免的死亡（或其他严重伤害）的声明具有相当大的价值。但是，我们不认为对初级医师进行刑事起诉是表达这一观点的最佳方式。对卫生专业人员的刑事起诉导致无罪判决的比例相当高（高于通常预期的对过失杀人的起诉）。此类判决通常反映的是技术性法律问题，而不

---

[1] "犯罪意图"，在用药错误的语境中，这意味着在某种程度上知道所涉及行动的决定在做出或采取的时候是错误的，但缺乏对这一点的关注。大多数人（但并非所有人）认为，犯罪意图应当是定罪的必要条件。

是关于护理标准的基本问题。例如，无意中用一种药物代替另一种药物，无论是否发生伤害，如果发生伤害，无论是否定罪都是预期治疗失败，公共或皇家检察官提出刑事指控的决定可能会提高家庭的期望，即正义将通过定罪和严厉的惩罚来体现。无罪判决或轻判很可能让患者家属觉得被告已被平反或被释放，因此该过程的声明价值很可能会被削弱。此外，正如我们针对这两个目标所指出的那样，对致命错误的惩罚与对完全等同的错误侥幸没有被惩罚之间缺乏相称性。对于可避免的（各种）药品不良事件尤其如此，正如我们反复观察到的那样，这类事件非常普遍。很明显，对这类事件的惩罚反映了它们的结果，而不是导致它们的潜在过程。

或者，需要更一致的方法来实现这一声明性目标。有人建议，在这方面，指控公司过失杀人罪可能更合适，但此类指控的成功存在许多障碍，我们不接受这一建议[70]。

我们列出的第三个目标是威慑，以防止未来发生类似的失误。在第七章和第八章中，我们讨论了威慑可能对违规行为和系统性因素有效，但对真正的错误无效，如无意中鞘内注射长春新碱的案例所说明的那样，尽管Prentice 和Sullman医师被定罪是备受瞩目的，但类似的情况仍然继续发生[76]。然而，一个更具体的问题是，刑事起诉通常没有提供一种复杂的分析来预防未来药品管理失败需要解决的众多要素。事实上，它很难做到这一点，因为司法程序将重点基本上限制在被认为构成犯罪的实践要素上，特别是有关过失的存在和程度及这种过失造成死亡的确定性。另一个问题是，初级医师（或任何其他初级医师，他们的注意力可能集中在其同事的刑事定罪的威慑作用）几乎没有权力改变这种可能发生此类错误的系统。为了有效地实现系统性变革，威慑必须（除其他外）影响那些有权实施这种变革的人。在我们的长春新碱病例中，失败原因至少部分在于药房主管决定不提供50 mL小袋装的长春新碱，以及不提供注射器预充形式的甲氨蝶呤。没有药房主管对长春新碱死亡事件负责。如前一节所述，相对于针对某一机构的诉讼而言，威慑价值的论证要强得多。

土耳其的3例脓毒症病例报告中特别有趣的一点[8]是这些患者均未死亡。因此，现阶段在任何国家都不太可能提起刑事诉讼，当然也不能以过失杀人罪提起诉讼。这是刑法在推动医疗保健改善方面的另一个主要限制。在一些国家，如法国，通过在管理医疗保健[77]时采取更广泛、更积极和更深入调查的方式使用刑法，减少了这一限制。我们已经讨论了民事诉讼，特别是针对该机构的民事诉讼的其他可能性的潜在价值。

我们认为刑法在药物安全监管中的作用微乎其微。然而，重要的是替代机制是充分的，并被更广泛的公众认为是这样的。药物管理的失败可能会产生严重的、有时甚至是致命的后果，这一事实本身并不是惩罚此类错误的理由，但绝对是解决系统中易发生这些错误的因素的理由。在Jack Adcock的案例中，有很多这样的因素。还有许多其他机制可以应对此类死亡，其中许多内容已在本章中进行了讨论。然而，真正的挑战是首先确保这些流程的有效性，以从根本上避免此类悲剧的发生。

在表12.7中，我们首先就Bawa-Garba医师案中可能起到预防Jack Adcock死亡的潜在作用的过程和机制做一评述。我们认为这是对医疗保健监管现状的悲哀反思，这种情况实际上可能发生在一个资源充足的国家中、发生在像NHS这样备受尊重的医疗体系内。在这种情况下，最有可能改变结果的单一因素可能是对这位初级医师的更密切的监督，这位医师最近（也许是全部）的经验不足以让她独自管理如此具有挑战性的、一整天的工作。Ameratunga等评论了"会诊医师把适当监督作为高质量医学基石的文化承诺"的重要性[64]，并认为这可能存在于大多数英国医院。如表12.7所示，这种承诺需要对初级医师的特定职责进行合理的分配，同时各级和所有学科要有足够数量的工作人员来配合。此外，急症患者（如接受手术和围手术期护理的患者）药物管理的复杂性意味着解决一种药物治疗失败的方法不一定可以用于解决另外一种药物治疗的失败。即使是训练有素和有能力的医师也会犯错误，以及出现疏忽和失误。因此，培训和监督需要辅以良好的系统和参与安全实践的承诺。

表 12.7　关于 Jack Adcock 护理的某些方面的评论，对围手术期（或更普遍的）安全用药实践的更普遍的影响，以及一些可能与避免这类悲剧有关的调控机制

对 Hadiza Bawa-Garba 医师具体案例的评论	涉及围手术期用药安全的评价	有助于避免这一悲惨事件发生的可能的监管考虑
Bawa-Garba 医师非常积极，她同意（实际上，我们理解她甚至提出）弥补人员编制的短缺，并承担 2011 年 2 月 18 日需要做的紧急工作，尽管这超出了她最有经验的实践领域的能力范围，特别是鉴于她最近还休过产假	当人员短缺并且由不具备完成所需工作能力的人来代替时，就会产生风险。这种情况经常发生在麻醉住院医师身上，因为他们从一个病区或专业领域转移到另一个病区，当然还有工作人员（高级或初级）在长时间缺勤后重返工作岗位。应酌情提供定向、再培训和比正常监督更密切的监督	机构董事会应定期审查初级医师人员编制和工作领域分配的方法；相关个人（工作人员或患者）应将这些问题提交给他们机构的董事会 外部机构的认证（特别是 ANZCA 执行的流程）有可能解决人员配备的安全水平问题
护理人员短缺、代理护士在病房里对 Jack 病情的监测不佳，以及护理人员建议 Jack 的母亲给 Jack 服用（药物清单）未记录药物的错误决定，都可能导致本案的结果	稳定且经验丰富的护理人员对病房的用药安全有很大作用，应将其视为所有安全用药管理的系统方法的一部分	机构董事会应考虑并确保稳定和适当合格的工作人员的安全水平，相关个人（员工或患者）应将问题提交给机构董事会 外部机构的认证（包括或来自护理组织的输入）具有解决安全护理要求的潜在能力
Bawa-Garba 医师受到的监督不够，特别是考虑到前面提出的观点。如果一名资深医师一如既往地参与检查和审查病例，很可能会做出不同的决定，或者如果不这样做，同样的决定也会有更多的可辩解性，以至于 Jack 的母亲本来可以更有信心做出合理的判断	对初级医师（和初级护士，或者在这种情况下，没有相关当地经验的机构护士）的监督对于总体医疗安全，特别是对于药物安全至关重要	专业机构，如专业学院，应提供明确的监督指导（很多都这样做） 外部机构的认可（特别是 ANZCA 进行的过程）有可能确保确实提供适当的监督 机构董事会应考虑并解决这些问题，相关个人（工作人员或患者）应将这些问题提交给机构董事会
关于在被认为患有病毒性胃肠炎的儿童中使用抗生素的决定，可能涉及治疗严重细菌感染的紧迫性与避免过度使用抗生素治疗病毒感染（这是常见的）之间的紧张关系	许多关于围手术期药物的及时决定是困难的。这需要专业知识，但也经常需要咨询同事（即使是高级医师）	在困难的情况下，多一位同等级别或更资深医师的参与至关重要，但监管并不容易涵盖。尽管如此，一些专业机构可以就全部医师，特别是初级医师咨询的重要性提供指导

对 Hadiza Bawa-Garba 医师具体案例的评价	涉及围手术期用药安全的评价	有助于避免这一悲惨事件发生的可能的监管考虑
对严重不适的儿童可能不建议使用依那普利，这与 Bawa-Garba 医师不使用药物的决定是一致的。另一方面，如果她能更有效地"共享心智模型"并将她的决定的重要性传达给护理人员（至少）和 Jack 的母亲，这种情况可能是可以避免的。我们注意到她很忙，但我们也注意到这些重要的安全点在刑事诉讼中很少受到关注，尤其是关于沟通的问题	沟通失败是许多可避免的药品不良事件的根源，值得注意的是，不仅包括在手术室一起工作的住院医师和主治医师之间，还包括病房的医师和护士之间。记录和共享重要信息对于药物持续管理的重要性是极为重要的。在病房环境中，有充分的理由让家庭成员密切了解药物计划或注意事项	沟通的一般问题非常重要，但难以规范。纪检部门和法院期望有足够的文件，但这种特殊的失败不包括在严格理解的药物处方要求之内。机构董事会应考虑投资于各种形式的沟通培训，大学和麻醉患者安全基金会等各种专业组织应该（并且正在）鼓励这种做法
在诉讼过程中，Bawa-Garba 医师将有大量时间不工作，包括在 12 个月的停职期间。事实上，这种处理方式对于需要提高（某些）领域能力的医师而言不是一个好方法，它可能会加剧其他休假期（如她的产假）引起的能力不足	我们已经讨论了惩罚问题，这既是相称的（可以说，在这种情况下，确实适用于停职 1 年），也可能解决相关医师的特定行为或教育需求（显然不适用）。实际上，完全丧失执照会使不称职或积极性较低的医师退出临床，并且在某些情况下可能比暂时停职更有效，但我们同意执业医师审裁处的观点，即在本案中，这不会是相称的处罚	在这方面需要改革和广泛普及教育。对于那些比较少见的实际应受惩罚的情况，需要找到更合适的惩罚形式
从双方来看，这些诉讼的成本都相当大	这笔钱本可以更好地用于解决医院审查机制中发现的许多缺陷，以避免发生此类问题，而不是把钱用于发生问题之后	许多针对意外医源性伤害的法律对策的被动应对和主动出击性质中固有的机会成本问题已在[70]其他地方详细讨论过，我们距离转向主动出击性且对抗性较低的替代方案还有很长的路要走
这一诉讼将不可避免地损害 Bawa-Garba 医师作为医师的信心	正如前文所讨论的，从业者可能会对任何形式的纪律或投诉感到羞愧，甚至对他们认为应负责的任何不良事件感到羞愧。在刑事定罪后，这种感觉的程度可能会更大，随之而来的信心丧失可能会影响医师随后的执业能力。我们在第五章中讨论了"第二个受害者"的问题及"第三个受害者"的潜在问题——一名因为医师在重大不良事件后表现不佳而受到伤害的患者。在这种情况下，需要进行具体的主动咨询、仔细监督的相关培训和支持来解决这方面的安全问题	在这方面需要改革和广泛普及教育。同样，提供此类支持是机构董事会应考虑的问题
我们不希望评论 Jack 母亲对此案的看法，但如果在事情过去 8.5 年后，任何母亲对这个过程感到沮丧和不满意，并希望得到更严厉和更明确的结果，那都是完全可以理解的	任何不良事件的核心都是患者及其家属。在任何不良事件发生后，尽早并尽可能有效地满足他们的需求应该是重中之重。Williams 报告中的一项更重要的建议解决了这一问题（表12.5）	最终，对可避免的药品不良事件（包括遗漏或不及时）的最佳反应是通过主动提高护理质量和安全性来避免它们的发生

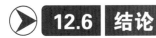 **12.6** **结论**

在本章和第十一章中，我们考虑了对可避免的药品不良事件的法律和监管措施。这是一个非常广泛的主题，在更广泛的医疗保健背景下，它已成为整本书的主题[71]。从这一章中可以看出的是各种不太相互关联的监管过程。我们注意到不同国家之间有一些相似之处，但也存在相当大的差异。有些方法的效果是积极主动的，而有一些方法则是被动的，主要用于在可避免的不良事件发生后提供补偿或惩罚那些被认为有责任的人。

监管有助于促进药物安全。监管可以通过干预和强制两种方式进行，两者各有优缺点。真正需要的是组织中的每个人全心全意地参与认证过程的实质内容，以及承担实现安全、高质量的患者护理的使命。在很大程度上，这又回到了医师对持续的职业精神和自我监管的需求，不是为了取代近年来以医师为中心的监管方法的趋势，而是与这些方法并行并与其机构的内部流程保持一致。与此同时，我们认为董事会在确定优先事项和推动公正文化方面发挥着关键作用，在这种文化中，不同专业群体之间没有这种区别，并且期望对安全实践真正负责。

毫无疑问，民法在为因可避免的药品不良事件而受到伤害的患者提供赔偿及提供某种程度的声明性赔偿方面发挥着作用。我们认为，当诉讼针对机构时，诉讼可能最有效地促进安全药物管理；当响应基于"全面披露和快速赔偿"实践时（如密歇根大学的诉讼），将为患者提供最佳服务。相反，我们认为在围手术期安全用药规范的监管中，几乎不太需要采取刑事措施，除非涉及鲁莽行为（例如，在麻醉期间让患者无人看管，或在酒精或其他影响认知的药物影响下工作），或者在故意渎职是造成不良事件后果的因素的情况下。

参考文献

1. Pronovost P, Needham D, Berenholtz S, et al. An intervention to decrease catheter-related bloodstream infections in the ICU. N.Engl J Med. 2006;355(26):2725-32.

2. Bowdle TA, Jelacic S, Nair B, et al. Facilitated self-reported anaesthetic medication errors before and after implementation of a safety bundle and barcode-based safety system. Br J Anaesth. 2018;121(6):1338-45.

3. Merry AF, Gargiulo DA, Bissett I, et al. The effect of implementing an aseptic practice bundle for anaesthetists to reduce postoperative infections, the Anaesthetists Be Cleaner (ABC) study: protocol for a stepped wedge, cluster randomised, multi-site trial. Trials. 2019;20(342). Accessed January 18, 2020. https://trialsjournal.biomedcentral.com/articles/10.1186/s13063-019-3402-8

4. Wachter RM, Pronovost PJ. Balancing "no blame" with accountability in patient safety. N Engl J Med. 2009;361(14):1401-6.

5.	Wahr JA, Abernathy JH 3rd, Lazarra EH, et al. Medication safety in the operating room: literature and expert-based recommendations. Br J Anaesth. 2017;118(1):32-43.

6.	Merry AF, Webster CS, Hannam J, et al. Multimodal system designed to reduce errors in recording and administration of drugs in anaesthesia: prospective randomised clinical evaluation. BMJ. 2011;343:d5543.

7.	Bennett SN, McNeil MM, Bland LA, et al. Postoperative infections traced to contamination of an intravenous anesthetic, propofol. N Engl J Med. 1995;333(3):147-54.

8.	Cilli F, Nazli-Zeka A, Arda B, et al. Serratia marcescens sepsis outbreak caused by contaminated propofol. Am J Infect Control. 2019;47(5):582-4.

9.	Sakuragi T, Yanagisawa K, Shirai Y, Dan K. Growth of Escherichia coli in propofol, lidocaine, and mixtures of propofol and lidocaine. Acta Anaesthesiol Scand. 1999;43(4):476-9.

10.	Merry AF, Webster CS, Mathew DJ. A new, safety-oriented, integrated drug administration and automated anesthesia record system. Anesth Analg. 2001;93(2):385-90.

11.	Merry AF, Hannam JA, Webster CS, et al. Retesting the hypothesis of a clinical randomized controlled trial in a simulation environment to Validate Anesthesia Simulation in Error Research (the VASER study). Anesthesiology. 2017;126(3):472-81.

12.	Jensen LS, Merry AF, Webster CS, Weller J, Larsson L. Evidence-based strategies for preventing drug administration errors during anaesthesia. Anaesthesia. 2004;59(5):493-504.

13.	Eichhorn JH. APSF hosts medication safety conference: consensus group defines challenges and opportunities for improved practice. APSF Newsletter. 2010;25(1):1-7. Accessed January 3, 2020. https://www.apsf.org/article/apsf-hosts-medication-safety-conference/

14.	Allegranzi B, Gayet-Ageron A, Damani N, et al. Global implementation of WHO's multimodal strategy for improvement of hand hygiene: A quasi-experimental study. Lancet Infect Dis. 2013;13(10):843-51.

15.	Cohen J, Vincent JL, Adhikari NK, et al. Sepsis: a roadmap for future research. [Review]. Lancet Infect Dis. 2015;1(5):581-614.

16.	Executive Board. Improving the Prevention, Diagnosis and Management of Sepsis. Geneva: World Health Organization; 2017. Accessed January 18, 2020. https://apps.who.int/iris/handle/10665/275534

17.	Floros P, Sawhney R, Vrtik M, et al. Risk factors and management approach for deep sternal wound infection after cardiac surgery at a tertiary medical centre. Heart Lung Circ. 2011;20(11):712-17.

18.	Graf K, Ott E, Vonberg RP, et al. Economic aspects of deep sternal wound infections. Eur J Cardiothorac Surg. 2010;37(4):893-6.

19.	Arduino MJ, Bland LA, McAllister SK, et al. Microbial growth and endotoxin production in the intravenous anesthetic propofol. Infect Control Hosp Epidemiol. 1991;12(9):535-9.

20.	Munoz-Price LS, Bowdle A, Johnston BL, et al. Infection prevention in the operating room anesthesia work area. Infect Control Hosp Epidemiol. 2019;40:1-17.

21.	Jelacic S, Bowdle A, Nair BG, et al. A system for anesthesia drug administration using barcode technology: the Codonics Safe Label System and Smart Anesthesia Manager. Anesth Analg. 2015;121(2):410-21.

22.	Loftus RW, Koff MD, Birnbach DJ. The dynamics and implications of bacterial transmission events arising from the anesthesia work area. Anesth Analg. 2015;120(4):853-60.

23. Scally G, Donaldson LJ. The NHS's 50 anniversary. Clinical governance and the drive for quality improvement in the new NHS in England. BMJ. 1998;317(7150):61-5.

24. Clinical Governance. Guidance for Healthcare Providers. Wellington, New Zealand: Health Quality and Safety Commission; 2017. Accessed January 18, 2020. https://www.hqsc.govt.nz/publications-and-resources/publication/2851/

25. Conway J. Getting boards on board: engaging governing boards in quality and safety. Jt Comm J Qual Patient Saf. 2008;34(4):214-20.

26. The Secretary of State. Statutory Instruments 2010 no. 279: The National Health Service (Quality Accounts) Regulations. London: HMSO; 2010. Accessed January 18, 2020. https://www.ncepod..org.uk/pdf/reporters/QualityAccountsRegs.pdf

27. Imperial College Healthcare, NHS Trust. Quality Account 2018/19. London: Imperial College Healthcare, NHS Trust; 2019. Accessed January 18, 2020. https://www.imperial.nhs.uk/about-us/news/trust-annual-report-2018-19-is-now-available

28. Health Quality and Safety Commission New Zealand. Quality Accounts. A Guidance Manual for the New Zealand Health and Disability Sector. Wellington: Health Quality and Safety Commission; 2014. Accessed January 18, 2020. https://www..hqsc..govt.nz/assets/Health-Quality-Evaluation/PR/QA-guidance-manual-May-2014.pdf

29. Brilli RJ, McClead RE Jr, Crandall WV, et al. A comprehensive patient safety program can significantly reduce preventable harm, associated costs, and hospital mortality. J Pediatr. 2013;163(6):1638-45.

30. McClead RE Jr, Catt C, Davis JT, et al. An internal quality improvement collaborative significantly reduces hospital-wide medication error related adverse drug events. J Pediatr. 2014;165(6):1222-9.e1.

31. O'Dowd A. NHS quality accounts are failing to tell the whole story. BMJ. 2011;342:d91.

32. Bismark MM, Walter SJ, Studdert DM. The role of boards in clinical governance: activities and attitudes among members of public health service boards in Victoria. Aust Health Rev. 2013;37(5):682-7.

33. Martin L, Mate K. IHI Innovation System. Boston, MA: Institute for Healthcare Improvement; 2018. IHI White Paper. Accessed January 8, 2020. https://www.ihi.org/resources/Pages/IHIWhitePapers/IHI-Innovation-System.aspx

34. Daley U, Gandhi T, Mate K, Whittington J, Renton M, Huebner J. Framework for Effective Board Governance of Health System Quality. Boston, MA: Institute for Healthcare Improvement; 2018. IHI White Paper. Accessed January 8, 2020. http://www.ihi.org/resources/Pages/IHIWhitePapers/Framework-Effective-Board-Governance-Health-System-Quality.aspx

35. Jha A, Epstein A. Hospital governance and the quality of care. Health Aff (Millwood). 2010;29(1):182-7.

36. Hogan H, Olsen S, Scobie S, et al. What can we learn about patient safety from information sources within an acute hospital: a step on the ladder of integrated risk management? Qual Saf Health Care. 2008;17(3):209-15.

37. Rozich JD, Haraden CR, Resar RK. Adverse drug event trigger tool: a practical methodology for measuring medication related harm. Qual Saf Health Care. 2003;12(3):194-200.

38. Resar RK, Rozich JD, Classen D. Methodology and rationale for the measurement of harm with trigger tools. Qual Saf Health Care. 2003;12(suppl 2):ii39-45.

39. Hamblin R, Shuker C, Stolarek I, Wilson J, Merry AF. Public reporting of health care performance data: what we know and what we should do. N Z Med J. 2016;129(1431):7-17.

40. Health Quality Intelligence. A Window on the Quality of New Zealand's Health Care. Wellington, New Zealand: Health Quality and Safety Commission; 2018. Accessed January 20, 2020. https://www.hqsc. govt.nz/our-programmes/health-quality-evaluation/publications-and-resources/publication/3364/

41. Waring JJ, Bishop S. "Water cooler" learning: knowledge sharing at the clinical "backstage" and its contribution to patient safety. J Health Organ Manag. 2010;24(4):325-42.

42. Aasland OG, Forde R. Impact of feeling responsible for adverse events on doctors' personal and professional lives: the importance of being open to criticism from colleagues. Qual Saf Health Care. 2005;14(1):13-17.

43. Weissman JS, Schneider EC, Weingart SN, et al. Comparing patient-reported hospital adverse events with medical record review: do patients know something that hospitals do not? Ann Intern Med. 2008;149(2):100-8.

44. Weingart SN, Pagovich O, Sands DZ, et al. What can hospitalized patients tell us about adverse events? Learning from patient-reported incidents. J.Gen Intern Med. 2005;20(9):830-6.

45. Johari K, Kellogg C, Vazquez K, et al. Ratings game: an analysis of Nursing Home Compare and Yelp ratings. BMJ Qual Saf. 2018;27(8):619-24.

46. Cunningham W, Dovey S. The effect on medical practice of disciplinary complaints: potentially negative for patient care. N Engl J Med. 2000;113(1121):464-7.

47. Cunningham W, Wilson H. Complaints, shame and defensive medicine. BMJ Qual Saf. 2011;20(5): 449-52.

48. Mounsey H, Jolly J. Learning from cases-anaesthesia. Med Prot Soc. 2019. Accessed May 6, 2019. https://www.medicalprotection.org/uk/articles/learning-from-cases---anaesthesia

49. Appel F. From quality assurance to quality improvement: the Joint Commission and the new quality paradigm. J Qual Assur. 1991;13(5):26-9.

50. Lam MB, Figueroa JF, Feyman Y, et al. Association between patient outcomes and accreditation in US hospitals: observational study. BMJ. 2018;363:k4011.

51. Health Quality and Safety Commission. Statement of Intent 2017-21. Wellington, New Zealand: Health Quality and Safety Commission; 2017. Accessed January 18, 2020. https://www.hqsc.govt..nz/ publications-and-resources/publication/2971/

52. Specialist Education Accreditation Committee. Standards for Assessment and Accreditation of Specialist Medical Programs and Professional Development Programs by the Australian Medical Council. Kingston, ACT: Australian Medical Council Limited; 2015. Accessed January 3, 2020. https:// www.amc.org.au/accreditation-and-recognition/accreditation-standards-and-procedures/

53. Australian and New Zealand College of Anaesthetists. Guidelines for the Safe Management and Use of Medications in Anaesthesia. Melbourne: Australian and New Zealand College of Anaesthetists; 2018. Policy document PS 51; 2018. Accessed January 18, 2020. https://www.anzca..edu.au/resources/ professional-documents

54. Australian and New Zealand College of Anaesthetists. Guidelines on Infection Control in Anaesthesia. Melbourne: Australian and New Zealand College of Anaesthetists; 2015. Policy document PS 28.

Accessed January 18, 2020. https://www.anzca.edu.au/resources/professional-documents

55. World Health Organization. The WHO Surgical Safety Checklist [Revised January 2009]. Geneva: World Health Organization; 2009. Accessed January 3, 2020. http://whqlibdoc.who.int/publications/2009/9789241598590_eng_Checklist.pdf

56. Gelb AW, Morriss WW, Johnson W, Merry AF; International Standards for a Safe Practice of Anesthesia Workgroup. World Health Organization-World Federation of Societies of Anaesthesiologists (WHO-WFSA) International Standards for a Safe Practice of Anesthesia. Anesth Analg. 2018;126(6):2047-55.

57. Peters PG Jr. Twenty years of evidence on the outcomes of malpractice claims. Clin Orthop Relat Res. 2009;467(2):352-7.

58. Kachalia A, Kaufman SR, Boothman R, et al. Liability claims and costs before and after implementation of a medical error disclosure program. Ann Intern Med. 2010;153(4):213-21.

59. Bismark M, Paterson R. No-fault compensation in New Zealand: harmonizing injury compensation, provider accountability, and patient safety. Health Aff (Millwood). 2006;25(1):278-83.

60. Brennan TA, Leape LL. Adverse events, negligence in hospitalized patients: results from the Harvard Medical Practice Study. Perspect Healthc Risk Manage. 1991;11(2):2-8.

61. Bismark MM, Brennan TA, Davis PB, Studdert DM. Claiming behaviour in a no-fault system of medical injury: a descriptive analysis of claimants and non-claimants. Med J Aust. 2006;185(4):203-7.

62. Ferner RE, McDowell SE. Doctors charged with manslaughter in the course of medical practice, 1795-2005: a literature review. J R Soc Med. 2006;99(6):309-14.

63. Cohen D. Struck off for honest mistakes. BBC News. 2018. Accessed January 3, 2020. https://www.bbc.co.uk/news/resources/idt-sh/the_struck_off_doctor

64. Ameratunga R, Klonin H, Vaughan J, Merry A, Cusack J. Criminalisation of unintentional error in healthcare in the UK: a perspective from New Zealand. BMJ. 2019;364:l706.

65. Jack Adcock death: Nurse Isabel Amaro struck off register. BBC News. August 4, 2016. Accessed January 3, 2020. https://www.bbc.com/news/uk-england-leicestershire-36978810

66. Nurse Isabel Amaro who left Down's syndrome boy to die in his bed is struck off. Health Medicine Network. 2018. Accessed January 3, 2020. http://healthmedicinet.com/i/nurse-isabel-amaro-who-left-downs-syndrome-boy-to-die-in-his-bed-is-struck-off/

67. Dyer C. Hadiza Bawa-Garba wins right to practise again. BMJ. 2018;362:k3510.

68. Williams N. Professor Sir Norman Williams Review: Gross Negligence Manslaughter in Healthcare. The Report of a Rapid Policy Review. London: Department of Health and Social Care; 2018. Accessed January 18, 2020. https://www.gov..uk/government/publications/williams-review-into-gross-negligence-manslaughter-in-healthcare

69. Hamilton L. Independent Review of Gross Negligence Manslaughter and Culpable Homicide. London: General Medical Council; 2019. Accessed January 3, 2020. https://www.gmc-uk.org/about/how-we-work/corporate-strategy-plans-and-impact/supporting-a-profession-under-pressure/independent-review-of-medical-manslaughter-and-culpable-homicide

70. Merry AF, Brookbanks W. Merry and McCall Smith's Errors, Medicine and the Law. 2nd ed. Cambridge, UK: Cambridge University Press; 2017.

71. Quick O. Regulating Patient Safety: The End of Professional Dominance? Cambridge, UK: Cambridge

University Press; 2017. Laurie G, Ashcroft R, eds. Cambridge Bioethics and Law.

72. Merry AF. How does the law recognize and deal with medical errors? J R Soc Med. 2009;102(7):265-71.

73. Merry A. When are errors a crime? Lessons from New Zealand. In: Erin C, Ost S, eds. The Criminal Justice System and Health Care. Oxford, UK: Oxford University Press; 2007:67-97.

74. R v Prentice [1993] 3 WLR 927.

75. Quick O. Medical manslaughter and expert evidence: the roles of context and character. In: Griffiths D, Sanders A, eds. Bioethics, Medicine and the Criminal Law. Vol. 2. Cambridge Bioethics and Law. Cambridge, UK: Cambridge University Press; 2013:101-16.

76. Berwick DM. Not again! BMJ. 2001;322(7281):247-8.

77. Kazarian M, Griffiths D, Brazier M. Criminal responsibility for medical malpractice in France. J Prof Neg. 2011;27(4):188-99.

第十三章

改善用药安全的障碍：为什么保障患者安全如此困难

于 洁，郑 晖

13.1 引言

这一章的标题实际上应该是"为什么安全如此困难？"过去的几个世纪里，各行各业都在努力改善安全。事实上，在19世纪中叶以前，安全并不是作为一种社会结构存在，而是随着工业革命逐渐进入公众意识。随着越来越多的工作被机器取代，人们受伤的可能性及公众对这一点的认识也在增加。正如前文提到的那样，一些行业在安全运营方面表现出色，如很多年没有发生核能相关事故、数百万次航班没有发生坠机事故（2019年全球有3900万次航班——每天10.6万次航班，https://www.statista.com/statistics/564769/airline-industry-number-of-flights/，2020年1月21日访问）。时至今日，这些行业依然在为达成安全目标努力奋斗，正如医疗保健行业所做的一样，而他们面临的障碍也常常是相似的。生产力和安全之间的动态平衡、更安全技术的成本及对风险缺乏感知是共同的问题。除了这章之后要讨论的这些障碍，安全在其核心层面也备受悖论的困扰，正如James Reason（专栏13.1）[1]描述的那样。这些悖论可能导致本来致力于改善安全的机构导致相反的结果，这一点需要人们深入探索。

专栏 13.1 安全悖论

- 安全的定义和测量往往是通过它的缺失而不是存在。
- 旨在提高系统安全性的措施——防御、障碍和保障措施，也会导致对系统的破坏。
- 许多组织试图限制人类行为的可变性，但正是这种可变性，通过对突发事件的及时调整，在动态和不断变化的世界中保持了安全。

- 对绝对安全的绝对信念（零事故或零事故目标）会妨碍可实现的安全目标的达成，反而对失败的关注可以提高其可靠性。
- 在医疗保健方面，安全只是质量的一个因素；缺乏获得基本医疗药物和其他治疗是造成伤害的主要原因，因此需要在安全和支付能力之间取得平衡。
- 事故分析通常聚焦于个体人为错误，但更多的错误是团队错误。

资料来源：扩展修订自 Reason2000[1]。

> 13.2 安全悖论

13.2.1 通过安全的缺失去评价安全

在过去20年的大部分时间里，对安全的测量主要是通过对"严重安全事故"的测量，准确来说是"不安全事件"（图13.1[2]）。虽然对不安全事件的检查可以推动更好的防御及过程、程序的改进，但在一段时间内没有发生罕见事故并不意味着更安全。在挑战者号航天飞机事故发生之前，许多航天飞机并未发生严重事故，但Diane Vaughan教授等评论员并不认为NASA在那个时期的文化是安全的[3]。在事故发生前的2年间，工程师们一再对O形环装置的设计提出担忧，包括O形环在挑战者号最后一次发射前的7/9发射中部分失败的证据（有发射后腐蚀或热气体爆炸的证据）。但这些担忧通常被忽视了，因为领导层越来越背离先前规定的安全限制；最终，尽管环境温度为36°，比先前发射的最低温度低了18°且远低于生产商设定的温度限制，领导层还是决定继续发射。而这种"异常的正常化"已经平安无事运转了2年[3]。

此外，由于安全工作有其预期效果，发生的事故越来越少，因此需要研究的数据越来越少，用于评估安全性的数据也越来越少。随着事故发生的减少，团队可能变得自满，认为没有任何事故便意味着安全。在现实中，正如Reason所说，"没有消息就是没有消息"，而不是"好消息"，需要"警惕和加强防御"[1]。事实上，高可靠性组织（HROs）中"专注于失败"的特点表明，这些组织通过关注失败的可能性，而不是失败的缺失来实现成功。这并不是说我们不应该持续测量和跟踪药物相关事件；这仅仅意味着一段时间内没有严重的药品不良反应事件（adverse medication event，AME）并不一定代表我们的患者有一个更安全的环境。当然，我们应该像关注不良事件一样关注安全路径（如：药物提供者在给药前使用条形码技术的频率）。另一个更合适的安全措施可能是"安全环境"[4-6]。

13.2.2 危险防御

防止药物伤害可能会导致意想不到的后果，即"改善"实际上会增加错误。例如，在短期[7-8]内，计算机代医嘱录入系统的应用增加了一些用药单位错误；更换"先进和安

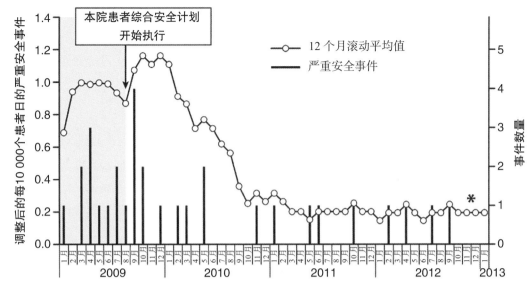

* 显著下降（$P < 0.001$）。条形图表示每月严重安全事件（serious safety event，SSE）的数量，该线表示调整后的每 10 000 个患者日 SSE 的 12 个月滚动平均值。

图 13.1　SSE 发生率及引进全院患者综合安全计划前后的 SSE 数量
（资料来源：经 Brilli 等许可转载 [2]）

全"的注射泵会增加因不熟悉而产生错误的风险；爱尔兰在改为国际标准化组织（ISO）认证的彩色编码注射器标签的初期，错误急剧增加[9]。

　　此外，善意的规则和法规可能会违反安全或只是转移风险（"风险迁移"）：英格兰要求道路工作人员佩戴听力保护装置，但这削弱了工作人员听到接近的车辆的能力[10]；耗时的双重检查可能会降低快速恶化的患者的复苏速度。越来越多的防御可能会导致工作人员的自满。例如，管理人员可能会因为"我们为此制定了政策"而感到安全——但如果没有一线员工的执行，该政策将是无效的。多层防御可能会识别出越来越多的未遂事件[1]或先兆事件，从而导致工作人员对假定的防御成功进行庆祝，而实际上，未遂事件表明存在应该解决的系统问题。同样，增加防御可能会导致工作人员的自满，并将注意力从失败的可能性上转移。

13.2.3　刚性一致性与灵活可变性

　　提高安全性的主要方法之一是减少变化。毫无疑问，在医疗保健领域存在着太多的差异。例如，在第六章中，我们提到了欧洲国家之间在注射器彩色标签应用方面的差异[11]。在第五章中，我们提到了NHS在调查方式方面缺乏一致性[12]。人们期望这些领域能够实现更大限度的标准化。然而，在不考虑客观条件或患者复杂性的情况下，盲目地遵守既定的方案可能会导致更糟糕的结果。在没有评估特定成分对特定患者的作用的情况下，很容易出现药物过量或相互作用。此外，消除所有的可变性将消除一个重要的保障措施，即"由于人为因素的补偿，过程仍在控制之中"[1]。Weick等学者表明，"可靠性是一个动态的非事件"，而不是对常规一成不变的坚持，一成不变无法应对突发事件[13]。在许多灾难中，存在偶然的因素，即不可预见的风险，需要参与者立即调整使情况恢复正常[1]；日常生活中的问题并不都能通过指南或流程予以解决。同样，Weick等指出，我们需要的是"一种集体正念的状态，对差异性细节充满警觉，并能及时发现和纠正可能升级为灾难的错误"[13]。

13.2.4 设定零事故目标

在大部分医疗保健领域，联合委员会使用"从不发生事故"一词来说明对零不良事件这一无法实现的目标的关注。乍一看，这似乎是完全合理的——我们怎么能接受不良事件发生或者设定一个目标允许患者受到伤害？但零事故目标计划存在隐藏的缺陷。首先是没有特定的时间段来实现这一目标，团队无法衡量他们完成目标的进度。正如Perrow[14]和Reason[1]所论证的那样，即使在最安全的组织中，也会出现新的危险，令人讨厌的意外是不可避免的，并且永远不可能实现真正的零不良事件。尽管完全有可能通过安全努力和正念来显著延长此类事件之间的间隔时间，但我们永远无法保证已经实现了零事故目标[14]。零事故目标的第二个缺陷是，这样的目标让人们觉得可以取得决定性的胜利并赢得了安全战争，而实际上，高可靠性组织看到了"安全战争"的真面目：一场无休止的游击战[1]。在某种程度上，这种游击战源于生产和保护之间不可避免的紧张关系。如果医院从不收治患者，就永远不会发生不良事件。另一方面，与安全性提高相关的成本增加可能会对某些人获得基本医疗保健服务造成障碍。因此，自相矛盾的是，过分强调安全可能会间接导致伤害。另一方面，如果生产是首要目标，安全必然会受到影响：护士和药剂师的较低人员配备比例肯定会降低费用，但也会增加可预防的不良事件发生率，这些不良事件本身会带来人力、财务和声誉成本。因此，必须承认和理解保护与生产力之间存在动态而复杂的关系[15]。获得医疗保健的确切成本取决于可用资源。对于一个国家而言，这将取决于其财富［通常以人均国内生产总值（GDP）衡量］及其支出的优先顺序和分配政策。对于一家医院而言，情况会有很大差异。对于许多医院而言，市场力量和盈利需求（或至少避免亏损）将是一个重要驱动因素。一些医院的目标是为能够负担得起的精英"客户"群体提供最高标准的护理。其他医院将承担更广泛的社会责任。对于大多数医院来说，有必要找到一个平衡点，使他们能够以可承受的价格实现足够的生产力，同时尽可能降低不良事件的发生率[1]。由于这些原因，新西兰的健康质量和安全委员会选择使用"总是报告和审查"而不是"从不"来指代非常严重的可预防的不良事件（https://www.hqsc.govt.nz/our-programmes/adverse-events/publications-and-resources/publication/2936/，2020年1月21日访问）。

13.2.5 关注个体人为错误或团队错误

正如第六章所讨论的，人们倾向于用个人的决定和行动来解释错误，但我们最严重的安全事件通常是在团队合作失败之后发生的。在对过去10年的前哨事件分析中，联合委员会发现，最常见的失败原因要么是沟通问题，要么是领导力匮乏。正如第六章和第七章中所解释的，这些失败通常会通过影响团队成员的思维模式而成为人为错误的经典范例（例如Reason-Rasmussen通用错误模型[16]）[17]。许多安全调查都集中在对个人错误的分析上，但实际上，我们应该考虑团队失败的方式和原因，以及在"安全"或"安全模式"[18]的构建中，他们通常如何成功，以及为什么成功[19-21]。一些沟通失败实际上可以被视为无法完成一个过程，因此可被视为操作错误。一个例子是开出一种新药而没有教给患者有关它的知识。类似地，第十一章讨论的一个例子涉及决定停止药物治疗（Jack Adcock案中的依那普利），而没有告知儿科患者的母亲或护理人员这样做的原因或在病历里记录原因。

在麻醉用药物错误方面，这种对团队（包括对患者）强调其重要性似乎不如其他情况，因为这些错误的根源通常是个人原因。但事实并非如此——团队合作、沟通和手术室团队不同成员之间的思维模式共享[17]对麻醉中的用药安全非常重要。例如，患者麻醉过程中主治麻醉医师和住院麻醉医师之间的沟通失败或麻醉医师交接班可能会导致错误发生。同样，与外科医师沟通失败可能会导致错误地给予鱼精蛋白以逆转肝素或麻醉剂的作用、未能向麻醉后护理病房的护士传达已经（或未）给予特定药物等。此外，正如第十一章和第十二章所讨论的那样，文化和监管环境的差异可能会对使药物管理系统更安全的投资量及个人在促进安全方面的参与程度产生重大影响。文化本身就是团队合作的体现。我们需要更多的研究来进一步了解团队失败是怎样导致用药错误的，以及为什么会导致用药错误[22]。

在接下来的内容中，我们将探讨实现用药安全的具体障碍，并根据前面概述的安全悖论进行解释。

▶ 13.3 文化

13.3.1 无效领导和训练缺乏

恰如第九章和第十一章所述，所有安全工作都始于机构领导。机构领导层不愿付出努力和成本意味着患者的安全无法改善。不幸的是，没有一线人员的全力投入，就无法实现患者安全，但仅靠"基层"的努力也无法实现患者安全。医疗保健领导者发现他们的时间和精力被许多不同且要求很高的项目占据，而安全往往很容易变成口头承诺而非落到实处。对各种医疗保健管理硕士（MHA）课表的简短调查发现，它们很少包含有关患者安全的课程。尽管质量改进经常被列出，但并没有对他们在患者安全方面进行正式培训。不过（缺乏患者安全培训课程）这一点也有例外，例如，奥克兰大学的健康领导硕士课程（https://www.auckland.ac.nz/en/study/study-options/find-a-study-option/master-of-health-leadership-mhlthld.html，2020年1月21日访问）包括两篇论文，在个人和系统层面明确关注患者安全问题，但这些论文是选修的。

MHA学位的大部分培训都是关于财务的，并且医疗保健领导层的大部分人都专注于盈利能力，而不是安全性。这不仅危险，还可能会忽略可以提高生产力的东西。Paul O'Neill在执掌美国铝业公司（铝的主要生产商）后发表他的第一次演讲时，并没有谈到摇摇欲坠的产品线或公司的无利可图，而是只关注一件事——工人安全。这种关注吓坏了华尔街，但在一年之内，公司的利润和生产力达到了历史最高水平。当被问及工人们是否非常感激公司对安全的关注，以至于愿意提高生产力时，O'Neill先生简单地说："我从来不用问。"[2]

将患者安全纳入医学、护理和药学学校的课程显然很重要[23]。世界卫生组织的一项倡议为这一目标提供了资源[24]，但这种培训的范围和成果是多变的[25-26]。鉴于团队合作对安全的重要性，对这些专业人员培训的最大差距在于每个群体的培训方式是孤立的（即护理学生与护理学生、医学生与医学生等）。以安全为重点的跨专业培训计划仍然有些特殊[27-28]，通常是针对研究生[29-30]。

13.3.2 权力、等级、破坏性行为与尊重文化

特内里费岛的机场跑道上曾发生两起可怕的大型喷气式飞机坠机事件，驾驶舱录音显示，副驾驶曾两次询问飞行员跑道是否已经清理完成。遗憾的是，飞行员忽视了副驾驶的询问，582人因此丧生[31]。这起事件，以及其他几个因飞行员不顾副驾驶警告而导致的航空业所谓的"可控飞行撞地"事件，很大程度上是因为驾驶舱中过去普遍存在的等级制度。在传统上，副驾驶（更年轻）不能不同意机长的决定或挑战机长。大约25年前，Geert Hofstede描述了权力距离的概念："权力距离指数被定义为'组织和机构中较弱的成员（如家庭）能够接受和期望的（作者强调）权力分配不均的程度"[32]。重要的是，这个概念是基于这样一个事实，即地位较低的个人即使知道他们的上级是错误的，依然选择接受，因而不会挑战权力结构。在医疗保健方面，尽管近年来许多机构在这些情况的改善方面取得了长足进步，但权力距离仍然很大并且被广泛接受：护士通常不会质疑医师，住院医师通常不会质疑上级医师。等级结构越森严的机构，其安全氛围评级也越低[33-34]。

航空业在这方面已经做出了改进，即任何有顾虑的人都应该并且可以表达出来并阻止飞机起飞[35]。在医学上，我们离这个理想还很远。有些机构的安全文化非常出色，但这种情况并不普遍。很多时候，护士、药剂师或住院医师发现了用药错误，但由于曾被上级医师羞辱的经历，没有进行报告。Lucien Leape和他的合著者将护士、初级教师和接受培训的医师遭受的近乎持续的羞辱和贬低视为实现患者安全的第一大障碍[36]。这些作者指出，"一个破坏性的医师可以毒化整个单位的氛围。"他们描述了医疗保健环境中的六类不尊重行为（专栏13.2），并认为普遍存在的不尊重同事的文化会导致不尊重患者并忽视他们对事情进展不顺利的担忧（通常是正确的），这一点是最糟糕的。

Leape等将不尊重的含义总结如下。

不尊重是对患者安全的威胁，因为它会抑制对团队合作至关重要的合作精神和行动，切断沟通，破坏士气，并阻碍对新规定的遵守和实施。护士和学生尤其危险，但不尊重的治疗对患者来说也是毁灭性的。不尊重是紧张和不满的基础，这些紧张和不满会降低所有医疗保健工作者在工作中的快乐和成就感，并导致高素质员工的离职。不尊重行为的部分根源在于个人特质，如不安全感或攻击性，但它也是在医院等级文化中被习得、容忍和强化的[36]。

专栏 13.2 医疗保健机构中的六类不尊重行为

- 侮辱性行为
- 对护士、住院医师和学生的贬低
- 被动攻击行为
- 被动不尊重
- 对患者治疗的轻视
- 系统性不尊重

资料来源：Leape 等，2012[36]。

长期以来，破坏性行为在整个医疗保健领域普遍存在。例如，在2008年的一项调查中，77%的受访者表示目睹过医师的破坏性行为，65%的受访者称目睹过护士的破坏性行为。2/3的受访者同意这些行为与包括死亡率在内的不良事件有关[37]。最近，由澳大利亚皇家外科学院（RACS）成立的霸凌和性骚扰专家咨询小组发现，手术室内外的手术安全文化普遍存在问题，这些问题不仅限于外科医师或在澳大利亚[38-39]。RACS积极响应，开展了以培训为基础的"让我们在尊重中工作"的活动，该活动正在进行中。

我们知道双重检查可以减少用药错误：这些检查可以通过计算机化医嘱录入系统、临床医师之间互查或药剂师检查医嘱的方式进行。然而，医师可因粗心或傲慢忽略计算机报警，如果药剂师或护士反复受到批评，他们可能会越来越不去质疑用药种类和剂量的合理性。Leape指出，一个导致患者死亡的不安全做法的典型案例是，同时从药柜中取出一小袋抗生素和一小袋用于硬膜外输注的丁哌卡因，丁哌卡因被静脉注射入患者体内。在这个产科病房中，由于麻醉医师一再抱怨和告诫他们必须等待丁哌卡因到达（才能开始工作），护士们不得不在麻醉医师到达之前将硬膜外输液带入房间（违反政策）[40]，而医师可能完全意识不到他们的行为造成的危险后果。

创建尊重文化需要在许多方面采取行动：树立尊重行为的榜样；对学生、医师和非医师进行适当行为教育；进行绩效评估以确定需要帮助的人；必要时提供咨询和培训；支持增加公平感、透明度、协作和个人责任感的一线变革[41]。

除非执行领导层定下基调，迅速采取行动纠正任何团队成员的任何破坏性行为，并不断确保问责制，否则患者安全工作将步履蹒跚。

13.3.3 事件报告的障碍：害怕报复、责备或丢脸

正如本书前面所讨论的，一个稳定的本地事件报告系统对于发现错误漏洞和确定安全改进领域至关重要。不幸的是，我们的报告结构和程序经常营造一种一线员工不敢报告的氛围。作为一名年轻的研究员，Amy Edmondson的理论是，团队合作质量高的单位也会出现报告错误率低的情况。令她惊讶的是，她发现了一些完全不同的东西——报告错误

率最高的病房，其团队合作得分也很高，反之亦然[42]。通过她的发现，我们对安全有了更深入的了解，即当护士感受到重视和尊重，并且非常尊重和信任他们的领导时，他们在报告错误时会感到安全，因此会经常报告[43-45]。来自高报告和高团队合作病房的护士与来自低报告、低团队合作病房的护士的评价截然不同（表13.1）。显然，当地文化可以显著影响错误报告；除非高级管理人员和主管与他们的员工保持联系（例如，通过定期的前线走动），否则他们"可能不知道哪个群体具有哪种文化"[44]并且无法评估报告率是否代表了一种公正和安全的文化，或者是否由于责备和羞耻的文化而使报告率很低。Edmondson博士的工作为那些建立事件报告系统的人提供了一个"心理安全"环境：非惩罚性、尊重、鼓励和肯定。这可能很难做到，因为许多医疗保健工作者认为错误源于违反标准实践[46]并责备自己，而不是寻求可以防止此类错误再次伤害患者的系统变化。我们知道发生的错误比报告的要多得多[47]，表明这是对患者安全的真正障碍。

表 13.1　对医院病房用药错误和错误报告的态度

医院病房	大学1，记录1	记录4	大学2	记录3
检测到的错误率（%）[a]	23.68 17.23	11.02	8.6	2.34
开放度评价	高	中	低	非常低
对待错误的态度	学习	责备、恐惧	责备、恐惧	责备
护士管理风格	放手、平易近人	放手、控制	放手	放手、控制
护士长对员工的看法	他们对自己太严格了	护士们很紧张，害怕犯错误	护士们总是在互相评价对方	把住院医师和护士当作需要管教的孩子
	他们有能力且经验丰富			
员工对护士长的看法	一个出色的护士和领导者	控制、傲慢	惩罚性的	如果你犯了错，他会认为你有罪
	是顾问，而不是老板	让你感到内疚、想要掩盖错误	对你不理不睬	把你当2岁小孩
			让你感到内疚	
员工对错误的看法	自然的、正常的、需要记录下来	不愿报告；人们会遇到麻烦	环境是无情的；饭碗不保	你会受到审判

资料来源：摘自 Edmondson，2004[44]。
注：[a]，检测到的错误率是病房护士向研究小组报告的错误率。

即使领导以非惩罚性的方式行事，特定角色的文化规范也会显著影响报告行为[48]。护士和药剂师似乎比医师更容易报告错误[49]。虽然药剂师认为报告错误是他们日常工作的重要组成部分，但医师更有可能将错误视为失败，担心失去同事的尊重而不愿报告[50]。在对两家医院（一家研究型医院，一家社区医院）进行的一项研究中，研究者检查了1000起事件报告：87%的报告由护士提交，1.9%由医师提交，8.9%由其他工作人员提交[51]。在这项分析中，涉及手术患者的自愿报告的事件仅占大约15%，但来自纽约[52]及科罗拉多州和犹他州[53]的图表审查发现，外科事件在医院不良事件中的占比可达近一半。显然，与图表审查或前瞻性观察研究相比，自愿报告捕获的错误范围不同。其他研究表明，医师通常不认为报告是他们职责的一部分，他们害怕被羞辱。长期以来，羞耻感在医师培训中普遍存在[36]，并且可能导致医师不愿报告（涉及）甚至未涉及患者的事件。当系统专门为他们的特定专业服务时，医师的报告可能会增加。例如，在澳大利亚和新西兰，由麻醉医师为麻醉医师[54]建立的WebAIRS报告系统中，已收到超过8000份报告，并且几乎均来自麻醉医师。而其前身，澳大利亚事件监测研究[55]，也表现出类似的参与度。

▶ 13.4 经济障碍

实施干预措施以防止用药错误的困难之一是，许多低收入和中等收入国家（low-and middle-income countries，LMIC），甚至高收入国家资源不足的医院，根本没有资金投资于技术解决方案。我们在第十章中讨论了与LMIC相关的这个问题，但即使在高收入国家，问题也会转向与提议的安全举措相关的机会成本。安全并不是医疗保健质量的唯一要素：在改进医疗质量方面，医学研究所还列出了及时性、效率、有效性、公平性和以患者为中心，统称为缩写词STEEEP[56]。完全安全但过于昂贵而无法让需要它的患者获得的医疗保健服务没有任何价值，也没有追求这一目标的伦理基础。不幸的是，很少有医疗保健系统资源充足，可以避免在投资于每个不同质量要素的相对价值之间进行权衡。

由此可见，"安全第一""安全无价"之类的评论是老生常谈。在评估一项旨在提高患者安全性的倡议时，成本是一个相关考虑因素。针对此类建议的商业案例是合适的。其含义可能会有所不同，但通常至少会出现以下情况。

- 启动和持续维护变更的可能成本
- 人力和财务方面的预期收益
- 提案的风险
- 不执行提案的风险
- 预期投资回报率（ROI）

提高用药安全的举措往往代价高昂，而且其总成本往往得不到重视；与MRI扫描仪或机器人手术系统的投资可能直接产生收入不同，其通常没有明显的直接投资回报率。

13.4.1 安全的成本

准确估计安全投资的真实成本是非常困难的。虽然技术成本是显而易见且可以量化的，但非技术解决方案的成本可能更加模糊。以下是一些值得考虑的案例。

13.4.1.1 电子化医疗和配药系统

根据贝克尔医院评论（https://beckershospitalreview.com，2020年1月21日访问），Epic

电子健康记录（electronic health record，EHR）系统的实施成本从单个医院的4300万美元到"健康伙伴"（波士顿的卫生系统，至少涵盖11家医院和数百家诊所及疗养院）的12亿美元不等。此类软件的成本差异很大，具体取决于所涉及的位置和单元的数量、提供或选择的模块及品牌。在药物安全方面，EHR系统可以包括一个完全联网的药房系统，该系统具有库存控制、计算机化医嘱录入、自动配药柜、药物核对和条形码药物管理——或这些模式中的一部分。如前所述，尽管有证据表明这些系统提高了安全性，但全世界只有少数手术室拥有条形码辅助分配/标签/管理系统[57-58]。这可能反映了一种观念，即用药错误的风险相对较低，因此潜在的好处并不能证明巨大的成本是合理的。

13.4.1.2　预充式注射器

购买预充式注射器或在医院药房制造它们是有成本的。人们可能希望放置在这些注射器中的许多药物都没有专利并且非常便宜。从表面上看，将这些药物放入预充式注射器中可能会使成本增加数倍。在新西兰的一次实践中，一种特定的静脉注射药物的成本约为25美分，而在预充式注射器中提供这种药物的成本超过每个注射器2.5美元。医院管理人员得出的结论是，使用预填充剂会使麻醉过程中使用的药物成本增加10倍。因此，该提案被否决就毫不奇怪了。

我们认为这种情景过于简单化。需要考虑的成本应该是提供麻醉剂的总成本，甚至是整个手术过程的总成本，包括工资和基础设施成本。这通常会花费数千美元，在这种情况下，预充式注射器的成本在总成本中只占很小的比例。此外，我们在第九章中概述了预充式注射器可以节省大量成本。

13.4.1.3　一线人员配备

多项研究表明，护理和药剂师的人员配备水平与用药错误及死亡率之间存在明显的相关性[59-63]。尽管存在这种明显的相关性，但当医院面临预算短缺时，人员配备水平通常是首先受到影响的因素。与高可靠性行业不同，医院通常对此类运营决策对安全的影响不敏感，并相信只需提高效率就可以用更少的人员完成工作。很多时候，通过削减成本对患者造成真实伤害的令人信服的证据被简单地忽略或归咎于个人失误，而不是系统故障。

13.4.1.4　全面的质量和安全计划

有效的质量和安全计划需要专职人员进行安全和团队培训、质量审核及事故报告系统管理。必须预先进行投资，并且可能需要12~18个月才能对患者的结果产生显著影响。在全国儿童医院[2]中引入强化患者安全计划，包括将患者安全团队成员从8名增加到33名，并将年度预算从69万美元增加到330万美元后，医院的严重安全事件减少了82%，死亡率从1%下降到0.75%（$P<0.001$，图13.1）。然而，计算出来的结余仅为180万美元，且并未涵盖该计划的持续成本。当然，财务计算并没有充分考虑到人力成本、患者及其家属的成本，以及（如第四章所讨论的）因护理意外导致这些死亡或其他形式伤害的临床医师的成本。然而，直接投资回报率是负数的事实可能导致一些首席财务官认为他们的主要责任是省钱，认为这些项目是糟糕的投资。

任何综合安全计划的另一个成本是患者安全行为和工具及团队合作技能的培训。有效的团队培训可能需要手术室区块定期"离线"3～4小时，以便外科医师、麻醉医师、护士和技术人员都可以参加多学科项目[64]，或允许用于现场模拟培训[20, 65]。或者，它可能包括在专门的模拟设施中进行定期练习，从而使工作人员免于履行临床职责。单次培训是不够的——必须有持续的、每季度或半年一次的复训课程来维持改进效果[66-67]。尽管许多机构（例如，退役军人健康管理局，密歇根大学）已承诺开展团队培训计划，但其他机构认为成本过高。将这种情况与航空业的情况进行对比是很有趣的，在航空业，飞行员定期参加模拟培训被视为必不可少，而且"一切照旧"。未能完成指定模拟训练的商业飞行员将不被允许驾驶飞机，并要求重新训练并通过相关评估，然后才能复飞。

13.4.1.5 生产力和安全

提高医疗保健生产力的需求通常意味着通过加快手术室周转时间来提高速度，通过更快抽药、不那么彻底的检查及多任务处理来"提高效率"。要求提高生产力和速度可能会导致同样的管理者根据政策要求走捷径或跳过步骤。正如第八章所讨论的，解释违规的一个常见理由是违规有时被视为完成工作的唯一方法。当某些物体表面没有被擦拭时，手术室的周转速度会更快，使用三块蓝色小毛巾放置中心线比使用全屏障保护更快。因此，当人们更关注生产力而不是安全时，行政领导可能会无意中推动不安全的做法。

13.4.1.6 平衡一项成本以对抗另一项

不仅财务官员和其他医疗保健经理有责任以对财政负责的方式管理医疗保健的总体成本，每个临床医师也应该致力于寻找医疗保健更加负担得起并因此更容易获得的方法。很多方式可以通过对提供安全医疗保健几乎没有影响的方式省钱，这样做可以抵消实施安全举措的成本。例如，Tabing等在他们的机构中实施了一项干预措施，在一个病例中使用瑞芬太尼和右美托咪定之前需要主治麻醉医师的批准[68]。他们同时从主手术室拆除了地氟醚蒸发器，仅应要求提供地氟醚。他们之所以选择这三个药品进行干预，是因为它们的成本相对较高。通过分析超过24 000个病例的数据发现，他们为每例患者麻醉用药平均节省了10.95美元。他们发现患者恢复时间、计划外插管和再插管的发生率没有差异，但干预后术后恶心和呕吐减少。

不幸的是，这种障碍很常见。一是医院高级管理层不愿以这种方式下放预算控制权，而临床医师则怀疑，如果他们确实在某个领域省钱，管理层会将其从安全优先事项转移到医院的底线。这种怀疑并非没有根据，医院在某种程度上确实需要平衡其整体预算，但必须找到方法让个别部门承担这种财政责任。二是障碍在于潜在的看法，即此类举措是对临床自主性的挑战。Tabing的干预实际上并没有限制参与的麻醉医师选择使用这三种药物的自主权，它只是激发了麻醉医师考虑替代方案的动力。通过达成部门共识，将这种方法扩展到比一般麻醉实践更高的标准化水平，具有能够比本研究实现更大的成本节省的潜力[69]。

13.4.2　以更广阔的视野看待用药安全的经济收益

与仅限于为医院节省的成本进行分析相比，全社会对药品不良事件成本的看法更有可能在国家层面产生积极的投资回报率。例如，即使避免一次脑损伤或截瘫，也将为受伤患者的一生节省数百万美元的公共卫生支出。健康经济学家试图在估计损失的质量调整生命年（quality- adjusted life year，QUALI）或整个生命的美元价值时捕捉这些更广泛的成本。他们还可能将社会生产力损失的成本考虑在内。但是，其中许多费用都由社区承担。他们与受伤发生的医院或与不良事件有关的临床医师联系的程度取决于该医院运营的更广泛的系统。例如，在美国，如果可以证明一项举措可能会减少不良事件，诉讼威胁可能会为投资安全提供财务理由。在新西兰和北欧国家，国家事故无过错赔偿制度使得治疗伤害引起的诉讼可能性不大[70]。无论如何，可以看出，药品不良事件的真实成本可能难以估计，通过安全投资实际实现的节省，只有部分能在医疗机构本身的财务账户中实现。

13.5　人性

归根结底，实现患者安全很难，因为它最终取决于人的行为和选择。在第七章和第八章中，我们讨论了我们的无意识认知模式如何导致错误，以及我们有意识的行为如何导致安全或伤害。我们必须选择是否遵循政策、程序和指导方针；作为首席执行官或首席财务官，我们必须选择是否购买昂贵的技术并扩大护士和药剂师的人员配置；作为各个级别的领导者，我们必须选择是否加强公正文化和消除不尊重文化，即使这意味着做一些困难的事情，例如，管教高产但具有破坏性的外科医师。

任何打算改变个人生活或工作的人都会遇到一个无法回避的事实，即改变是困难的。由于大多数患者安全都涉及改变——也就是说，如果患者的安全状况是可以接受的，我们就不会进行有关改变的讨论——我们必须接受我们不能简单地编写新的政策或程序并期望所有人都符合要求。有很多关于变革管理的著作，包括一些易于掌握的书籍（例如，Kotter和Rathgeber[71]的《我们的冰山正在融化》）和一些更难的书籍（例如，Deming[72]的《新经济学》）。Edward Deming一生都在帮助行业和组织进行变革，最著名的是帮助日本在二战后重建，并在晚年努力定义一套全面的管理理论，使组织变得高度可靠。他将有效转型的途径称为"深刻的知识体系"，其中包括领导者要想成功推动有效变革（包括提高患者安全性的变革）必须了解的四个领域。

• 一种知识理论，它解决了以下问题：我们如何知道哪些改变会有效？当我们做出这些改变时，我们认为会发生什么？我们如何知道变化是真正重要的？我们如何衡量改进？

• 尊重系统，力求深入了解系统当前的工作方式。变更可能带来哪些意想不到的后果？需要更改哪些单独的流程步骤以影响整体所需的改进？

• 对可变性的理解——领导者必须理解并考虑到不同团队如何应对变革的细微差异，以及这些差异如何影响整体改进。它还允许团队调查机构之间流程的差异，了解某些流程为何及如何比其他流程更好地运转（新英格兰北部心血管疾病研究组[73]）。

• 对人性心理学的欣赏——任何变革推动者都必须深刻理解人性及我们如何应对变化，是什么激励着我们改进，恐惧如何驱动行动和数据报告，以及我们如何从工作中获得快乐和满足。

对变革理论的全面介绍超出了本书的范围。这里的重点是，抵制变革会导致患者安全难以保证。此外，重要的是要认识到，当我们未能实现我们想要的改变时，根本原因可能不是我们无能或我们的同事表现不佳或只是固执，尽管这些肯定是共同的问题。造成这种情况的原因可能是变更管理不善。

13.5.1 违规

本书的一个主要主题是违规行为是可避免的药品不良事件的重要组成部分。因此，我们将第八章的全部内容专门用于讨论这个主题。未能解决医疗保健中的轻微违规行为无疑是药物管理安全的主要障碍。在一项包括了20个麻醉模拟案例的研究[74]中，麻醉医师发生了35起可能对患者造成伤害的"相关事件"，其中34%的事件偏离了指南。关于麻醉人员选择做这些事情的原因有以下几个方面（表13.2）。偏离方案当然不限于医疗保健，偏离或违反规定的问题涉及所有行业。Iszatt-White探讨了道路维护工人违规行为的复杂性，并找到了比反常或逆向更深层次的原因：如风险转移、后果发生在违规行为之后或很久之后、操作人员的自我效能感（即他们对自己在没有指导的情况下安全工作能力的信心），以及对注意力和服从性的需求（即有时遵循特定政策比违反它的风险更大）。在试图消除违规行为或为出错的事情建立问责制度时需要予以考虑[10]。

表 13.2　麻醉医师违背指南用药的原因

习得行为	• 指导教师用药方式不规范
	• 难以从既往用药方式转换到新指南推荐的方式
个人对待指南的态度	• 对指南的正面和负面看法（"医师不需要被告知应该做什么"与"紧急情况下，当你处在压力中时，最好遵循指南，至少可以不违背原则"）
	• 不确定何时应该不按照指南，对患者进行个性化用药
	• 相信在临床实践中灵活调整可以实际提高患者的安全性（专栏13.1[1]）
指南的问题	• 缺少证据支持
	• 研究设计不佳，不能反映临床真实性
	• 临床意义不大
环境障碍	• 现实问题（不熟悉手术室布局，无法使用条形码扫描器，工作空间布局）
	• 时间压力、超负荷工作
文化影响	• 自上而下的影响（高层领导的积极影响并不总是会导致工作场所的变化）
	• 同行的影响（偏差正常化，机构、国家之间的不同指南等）

资料来源：由 Webster 等改动，2015[74]。

13.5.2 "我不会做的，你也别命令我"：临床自主性的问题

在第七章和第十一章中，我们讨论了这样一个事实，即医师长期以来一直珍视他们作为注册卫生执业人员经历的培训及其职位所产生的权威，以及与担任主治医师相关的资历。如果能够体现个体患者之间的差异，那么行使这种自主权为每位患者做出最佳决策是适当的。不幸的是，有相当多的证据表明，实践中的差异往往源于个体从业者或机构的偏好，而不是患者之间的差异（专栏13.3）[75-77]。此外，即使存在完善且公认的指南，在实践过程中也会发生明显的差异[78-79]。减少用药错误的一个关键措施是流程标准化，但这通常会受到医师的强烈抵制，他们主张保留其独特的做事方式（无论是使用特定的心脏停搏液还是特定的药物输注方法）。这些个人偏好通常会得到大力捍卫，需要坚定的领导才能就药物管理重要方面的标准化方法达成共识。

在第八章中，我们详细讨论了手卫生问题。与手卫生指南一样，改善沟通并因此提高安全性的技术，如"回应"和"复述"，以及使用语音和数字约定等，当团队成员尝试使用它们时，通常会被简单地、有时甚至被轻蔑地忽略掉。旨在提高安全性的技术的参与度也是可变的。在不同国家进行的关于手术室药物条码管理的两项研究中，一些麻醉医师根本不会使用其部门以一定成本提供的条码扫描仪和相关的信息系统支持[57, 84]。这种对医师自主权的珍视也导致循证最佳实践证据的应用情况不佳[85]。

专栏 13.3 医疗保健中的变化

在一般医疗保健中，特别是药物使用方面，变化是非常明显的。其中一些变化已被达特茅斯医疗保健变异地图集和世界各地其他类似地图集捕获[80-83]。

护理形式分为以下三类。

- 效果导向型护理，包括对当下可获取证据进行合理的解释，达成专家共识，并依据此类证据形成的指南进行治疗。
- 偏好敏感型护理，有效的治疗方式超过一种，由医师和患者共同进行选择，考虑的因素包括患者的状况和愿望。
- 供应敏感型护理，可用的基础设施及能力决定了提供治疗的类型和质量。

当护理变化反映具体患者、他们的合并症、价值观、个人偏好和需求之间的差异时（即当它是偏好敏感型护理时），这种变化是有必要的。

无根据的差异反映的因素一般与患者无关：通常反映了不同机构和医师之间的差异。这些差异一部分源自对证据的解释，一部分源自付费医疗系统的经济驱动，一部分来自不确定的偏倚，一部分来自其他因素。举个例子，某种药物短缺会导致其在实际应用过程中被迫改变。相反，强力的市场营销可导致新药或其他形式治疗的滥用。然而，如果某种有价值的新药被认为过于昂贵（如舒更葡糖钠），医院管理者可能会限制此类药物的供应，进而导致该种新药不能得到充分应用（此条存在争议）。

13.5.3 "谎言、该死的谎言"，以及统计数据

用药过程的最佳实践是通过多个组织审查数据和形成专家共识来定义的，并且关键信息非常一致[86]。不幸的是，很少有随机对照研究和结果数据可以为此类指南提供信息。这为一些人提供了余地，他们可以以缺乏"真实"证据为由不采用该指南，或者坚持认为他们的特殊做法没有被证明是有害的。此外，研究质量参差不齐，证据相互矛盾的情况很常见，因此特定的从业者通常可以找到至少一篇支持他们首选的做事方式的文章[85]。更糟糕的是，正如第十一章所讨论的，近几十年来用于指导实践的一些数据被证明是伪造的。据我们所知，在药物安全性研究方面，造假情况并不突出，但由于上述提到的所有原因，医学知识的不确定性是一个公认的问题。从法律角度上讲，人们可能会说许多安全用药实践的论据必须被视为基于概率的平衡，而不是基于排除合理怀疑。人们不应忽视这样一个事实，即概率平衡是民事责任的法律检验标准。我们认为，个人没有理由拒绝以专家共识为基础、以现有最佳证据为依据、随后被他们自己的机构或部门正式采用的指南。事实上，这样做就是不理解循证医学的概念，正如第九章所解释的那样，循证医学的概念从未表明，唯一可以为实践提供信息的证据应该是来自双盲随机临床试验的结果数据[87]。可悲的是，一些实践者会将任何不确定因素转化为支持他们选择该做法的原因。

▶ 13.6 结论

我们在第九章中看到，我们有许多路径可以提高麻醉和围手术期用药的安全性，并有大量证据和专家共识支持这些路径。然而，人性，正如它会导致错误一样，也常常导致抵制安全干预措施的实施。提高患者的安全性不仅需要深入了解容易出错的人在复杂系统中工作时出现问题的原因，还需要深入了解为什么那些极有可能降低错误风险的改变经常遭到抵制。努力理解我们为什么不改变是非常重要的，我们持续拒绝变更采用安全的方法，会持续危害我们的患者[88]。我们都熟悉"人孰无过"这句话，部分人知道Alexander Pope的完整名言"人孰无过，神会原谅"，但最初的概念要古老得多。Sophocles当然明白这一点，他将其并入Antigone，在那里，Crean国王因不忠而谋杀了他的竞争对手，还禁止死者的姐妹将他的尸体带回家，坚持认为葬礼是一种荣誉，不应给予此人。当死者的妹妹Antigone反抗他时，Crean将她囚禁了起来。国王的顾问Tiresias劝告他，拒绝下葬是一个错误，但如果再通过谋杀Antigone来持续这个错误，他会受到诅咒的，他说："想想，孩子，想想！犯错是人之常情，但只有那些犯了罪不会悔改，不会改正的人是该死的。"我们可以原谅我们的自然错误，但坚持（不当的）行为和做法，使我们的患者处于不必要的风险中，无论是作为个人还是作为机构，都是不可原谅的。

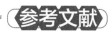

1. Reason J. Safety paradoxes and safety culture. Inj Control Saf Promot. 2000;7(3):3-14.
2. Brilli RJ, McClead RE Jr, Crandall WV, et al. A comprehensive patient safety program can significantly reduce preventable harm, associated costs, and hospital mortality. J Pediatr. 2013;163(6):1638-45.
3. Vaughan D. The Challenger Launch Decision: Risky Technology, Culture, and Deviance at NASA. Enlarged Edition. Chicago, IL: University of Chicago Press; 2016.
4. Sexton JB, Berenholtz SM, Goeschel CA, et al. Assessing and improving safety climate in a large cohort of intensive care units. Crit Care Med. 2011;39(5):934-9.
5. Singer SJ, Gaba DM, Falwell A, et al. Patient safety climate in 92 US hospitals: differences by work area and discipline. Med Care. 2009;47(1):23-31.
6. Valentin A, Schiffinger M, Steyrer J, Huber C, Strunk G. Safety climate reduces medication and dislodgement errors in routine intensive care practice. Intensive Care Med. 2013;39(3):391-8.
7. Villamanan E, Larrubia Y, Ruano M, et al. Potential medication errors associated with computer prescriber order entry. Int J Clin Pharm. 2013;35(4):577-83.
8. Wetterneck TB, Walker JM, Blosky MA, et al. Factors contributing to an increase in duplicate medication order errors after CPOE implementation. J Am Med Inform Assoc. 2011;18(6):774-82.
9. Shannon J, O'Riain S. Introduction of "international syringe labelling" in the Republic of Ireland. Ir J Med Sci. 2009;178(3):291-6.
10. Iszatt-White M. Catching them at it: an ethnography of rule violation. Ethnography. 2007;8(4):445-65.
11. Wickboldt N, Balzer F, Goncerut J, et al. A survey of standardised drug syringe label use in European anaesthesiology departments. Eur J Anaesthesiol. 2012;29(9):446-51.
12. Hamilton L. Independent Review of Gross Negligence Manslaughter and Culpable Homicide. London: General Medical Council; 2019. Accessed January 3, 2020. https://www.gmc-uk.org/about/how-we-work/corporate-strategy-plans-and-impact/supporting-a-profession-under-pressure/independent-review-of-medical-manslaughter-and-culpable-homicide.
13. Weick KE, Sutcliffe KM, Obstfeld D. Organizing for high reliability: processes of collective mindfulness. In: Sutton R, Staw B, eds. Research in Organizational Behavior. Vol. 21. Stamford, CT: Elsevier Science/JAI Press; 1999:81-123.
14. Perrow C. Normal Accidents: Living with High-Risk Technologies. New York, NY: Basic Books; 1984.
15. Donabedian A. An Introduction to Quality Assurance in Health Care. New York, NY: Oxford University Press; 2003.
16. Reason J. Human Error. New York, NY: Cambridge University Press; 1990.
17. Nakarada-Kordic I, Weller JM, Webster CS, et al. Assessing the similarity of mental models of operating room team members and implications for patient safety: a prospective, replicated study. BMC Med Educ. 2016;16(1):229.
18. Braithwaite J, Wears RL, Hollnagel E. Resilient health care: turning patient safety on its head. Int J Qual Health Care. 2015;27(5):418-20.
19. Lingard L, McDougall A, Levstik M, et al. Representing complexity well: a story about teamwork, with implications for how we teach collaboration. Med Educ. 2012;46(9):869-77.
20. Weller J, Civil I, Torrie J, et al. Can team training make surgery safer? Lessons for national implementation of a simulation-based programme. N Z Med J. 2016;129(1443):9-17.
21. Merry AF, Weller J, Mitchell SJ. Teamwork, communication, formula-one racing and the outcomes of cardiac surgery. J Extra Corpor Technol. 2014;46(1):7-14.

22. Wahr JA, Prager RL, Abernathy JH 3rd, et al. Patient safety in the cardiac operating room: human factors and teamwork: a scientific statement from the American Heart Association. Circulation. 2013;128(10):1139-69.

23. VanGraafeiland B, Sloand E, Silbert-Flagg J, Gleason K, Dennison Himmelfarb C. Academic-clinical service partnerships are innovative strategies to advance patient safety competence and leadership in prelicensure nursing students. Nurs Outlook. 2019;67(1):49-53.

24. Walton M, Woodward H, Van Staalduinen S, et al. The WHO patient safety curriculum guide for medical schools. Qual Saf Health Care. 2010;19(6):542-6.

25. Garden A, Bernau S, Robinson G, Chalmers C. Undergraduate education to address patient safety. N Z Med J. 2008;121(1279):119-21.

26. Wong BM, Levinson W, Shojania KG. Quality improvement in medical education: current state and future directions [Review]. Med Educ. 2012;46(1):107-19.

27. Horsburgh M, Merry A, Seddon M, et al. Educating for healthcare quality improvement in an interprofessional learning environment: a New Zealand initiative. J Interprof Care. 2006;20(5):555-7.

28. Horsburgh M, Merry AF, Seddon M. Patient safety in an interprofessional learning environment. Med Educ. 2005;39(5):512-13.

29. Watts BV, Williams L, Mills PD, et al. Curriculum development and implementation of a national interprofessional fellowship in patient safety. J Patient Saf. 2018;14(3):127-32.

30. Okuyama A, Martowirono K, Bijnen B. Assessing the patient safety competencies of healthcare professionals: a systematic review. BMJ Qual Saf. 2011;20(11):991-1000.

31. Weick K. The vulnerable system: an analysis of the Tenerife air disaster. J Manage. 1990;16(3):571-93.

32. Hofstede G. Measuring organizational cultures: a qualitative and quantitative study across twenty cases. Adm Sci Q. 1990;35:286-316.

33. Singer SJ, Falwell A, Gaba DM, et al. Identifying organizational cultures that promote patient safety. Health Care Manage Rev. 2009;34(4):300-11.

34. Hartmann CW, Meterko M, Rosen AK, et al. Relationship of hospital organizational culture to patient safety climate in the Veterans Health Administration. Med Care Res Rev. 2009;66(3):320-38.

35. Shappell S, Wiegmann D. A methodology for assessing safety programs targeting human error in aviation. Int J Aviat Psychol. 2009;19(3):252-69.

36. Leape LL, Shore MF, Dienstag JL, et al. Perspective: a culture of respect, part 1: the nature and causes of disrespectful behavior by physicians. Acad Med. 2012;87(7):845-52.

37. Rosenstein AH, O'Daniel M. A survey of the impact of disruptive behaviors and communication defects on patient safety. Jt Comm J Qual Patient Saf. 2008;34(8):464-71.

38. Coopes A. Operate with respect: how Australia is confronting sexual harassment of trainees. BMJ. 2016;354:i4210.

39. Royal Australasian College of Surgeons. Draft Report and EAG Research Results. Melbourne: Royal Australasian College of Surgeons; 2015. Accessed July 18, 2020. https://anzscts.org/racs-eag-report-on-discrimination-bullying-and-sexual-harassment/.

40. Smetzer J, Baker C, Byrne FD, Cohen MR. Shaping systems for better behavioral choices: lessons learned from a fatal medication error. Jt Comm J Qual Patient Saf. 2010;36(4):152-63.

41. Leape LL, Shore MF, Dienstag JL, et al. Perspective: a culture of respect, part 2: creating a culture of respect. Acad Med. 2012;87(7):853-8.

42. Edmondson A. Learning from mistakes is easier said than done: group and organizational influences on the detection and correction of human error. J Appl Behav Sci. 1996;32(1):5-28.

43. Edmondson A. Psychological safety and learning behavior in work teams. ASQ. 1999;44(2):350-83.

44. Edmondson AC. Learning from failure in health care: frequent opportunities, pervasive barriers. Qual Saf Health Care. 2004;13(suppl. 2):ii3-9.

45. Edmondson AC, Bohmer RM, Pisano GP. Disrupted routines: team learning and new technology implementation in hospitals. ASQ. 2001;46(4):685-716.

46. Espin S, Lingard L, Baker GR, Regehr G. Persistence of unsafe practice in everyday work: an exploration of organizational and psychological factors constraining safety in the operating room. Qual Saf Health Care. 2006;15(3):165-70.

47. Bayazidi S, Zarezadeh Y, Zamanzadeh V, Parvan K. Medication error reporting rate and its barriers and facilitators among nurses. J Caring Sci. 2012;1(4):231-6.

48. Naveh E, Katz-Navon T, Stern Z. Readiness to report medical treatment errors: the effects of safety procedures, safety information, and priority of safety. Med Care. 2006;44(2):117-23.

49. Panesar SS, Cleary K, Sheikh A. Reflections on the National Patient Safety Agency's database of.medical errors. J R Soc Med. 2009;102(7):256-8.

50. Sarvadikar A, Prescott G, Williams D. Attitudes to reporting medication error among differing healthcare professionals. Eur J Clin Pharmacol. 2010;66(8):843-53.

51. Nuckols TK, Bell DS, Liu H, Paddock SM, Hilborne LH. Rates and types of events reported to established incident reporting systems in two US hospitals. Qual Saf Health Care. 2007;16(3):164-8.

52. Brennan TA, Leape LL, Laird NM, et al. Incidence of adverse events and negligence in hospitalized patients. Results of the Harvard Medical Practice Study I. N Engl J Med. 1991;324(6):370-6.

53. Gawande AA, Thomas EJ, Zinner MJ, Brennan TA. The incidence and nature of surgical adverse events in Colorado and Utah in 1992. Surgery. 1999;126(1):66-75.

54. Gibbs NM, Culwick M, Merry AF. A cross-sectional overview of the first 4,000 incidents reported to webAIRS, a de-identified web-based anaesthesia incident reporting system in Australia and New Zealand. Anaesth Intensive Care. 2017;45(1):28-35.

55. Webb RK, Currie M, Morgan CA, et al. The Australian Incident Monitoring Study: an analysis of 2000 incident reports. Anaesth Intensive Care. 1993;21(5):520-8.

56. Kohn LA, Corrigan JM, Donaldson MS, editors. To Err is Human: Building a Safer Health System. Washington DC: National Academy Press; 1999.

57. Merry AF, Webster CS, Hannam J, et al. Multimodal system designed to reduce errors in recording and administration of drugs in anaesthesia: prospective randomised clinical evaluation. BMJ. 2011;343:d5543.

58. Merry AF, Hannam JA, Webster CS, et al. Retesting the hypothesis of a clinical randomized controlled. trial in a simulation environment to Validate Anesthesia Simulation in Error Research (the VASER study). Anesthesiology. 2017;126(3):472-81.

59. Flynn L, Liang Y, Dickson GL, Xie M, Suh DC. Nurses' practice environments, error interception practices, and inpatient medication errors. J Nurs Scholarsh. 2012;44(2):180-6.

60. Van den Heede K, Lesaffre E, Diya L, et al. The relationship between inpatient cardiac surgery mortality and nurse numbers and educational level: analysis of administrative data. Int J Nurs Stud. 2009;46(6):796-803.

61. Pronovost PJ, Angus DC, Dorman T, et al. Physician staffing patterns and clinical outcomes in critically ill patients: a systematic review. JAMA. 2002;288(17):2151-62.

62. Bond CA, Raehl CL, Franke T. Medication errors in United States hospitals. Pharmacotherapy. 2001;21(9):1023-36.

麻醉及围手术期用药安全

63. Bond CA, Raehl CL. Clinical pharmacy services, pharmacy staffing, and hospital mortality rates. Pharmacotherapy. 2007;27(4):481-93.

64. Neily J, Mills PD, Young-Xu YN, et al. Association between implementation of a medical team training program and surgical mortality. JAMA. 2010;304(15):1693-700.

65. Weller J, Cumin D, Torrie J, et al. Multidisciplinary operating room simulation-based team training to reduce treatment errors: a feasibility study in New Zealand hospitals. N Z Med J. 2015;128(1418): 40-51.

66. Pronovost PJ, Goeschel CA, Colantuoni E, et al. Sustaining reductions in catheter related bloodstream infections in Michigan intensive care units: observational study. BMJ. 2010;340:c309.

67. Armour Forse R, Bramble JD, McQuillan R. Team training can improve operating room performance. Surgery. 2011;150(4):771-8.

68. Tabing AK, Ehrenfeld JM, Wanderer JP. Limiting the accessibility of cost-prohibitive drugs reduces overall anesthetic drug costs: a retrospective before and after analysis. Can J Anaesth. 2015;62(10):1045-54.

69. Merry AF, Hamblin R. Curtailing the cost of anesthetic drugs: prudent economics or an infringement of clinical autonomy? Can J Anaesth. 2015;62:1029-33.

70. Merry AF, Brookbanks W. Merry and McCall Smith's Errors, Medicine and the Law. 2nd ed. Cambridge, UK: Cambridge University Press; 2017.

71. Kotter JP, Rathgeber H. Our Iceberg Is Melting: Changing and Succeeding under Any Conditions. New York, NY: St. Martin's Press; 2006.

72. Deming WE. The New Economics. Cambridge, MA: Massachusetts Institute of Technology, Center for Advanced Engineering Study; 1994.

73. O'Connor GT, Plume SK, Olmstead EM, et al. A regional intervention to improve the hospital mortality associated with coronary artery bypass graft surgery. The Northern New England Cardiovascular Disease Study Group. JAMA. 1996;275(11):841-6.

74. Webster CS, Andersson E, Edwards K, et al. Deviation from accepted drug administration guidelines during anaesthesia in twenty highly realistic simulated cases. Anaesth Intensive Care. 2015;43(6): 698-706.

75. Wennberg JE, Peters PG Jr. Unwarranted variations in the quality of health care: can the law help medicine provide a remedy/remedies? Spec Law Dig Health Care Law. 2004(305):9-25.

76. Fisher ES, Wennberg DE, Stukel TA, et al. The implications of regional variations in Medicare spending. Part 1: the content, quality, and accessibility of care. Ann Intern Med. 2003;138(4):273-87.

77. Fisher ES, Wennberg DE, Stukel TA, et al. The implications of regional variations in Medicare spending. Part 2: health outcomes and satisfaction with care. Ann Intern Med. 2003;138(4):288-98.

78. McGlynn E, Asch S, Adams J, et al. The quality of health care delivered to adults in the United States. N Engl J Med. 2003;348(26):2635-45.

79. Runciman WB, Hunt TD, Hannaford NA, et al. CareTrack: assessing the appropriateness of health care delivery in Australia. Med J Aust. 2012;197(2):100-5.

80. DeMott K. Healthcare practices vary widely from town to town: regional Dartmouth Atlas. Health Syst Lead. 1997;4(1):2-3.

81. Fisher ES, Wennberg JE. Health care quality, geographic variations, and the challenge of supply-sensitive care. Perspect Biol Med. 2003;46(1):69-79.

82. Dartmouth Atlas Project. Centre for the Evaluative Clinical Sciences Staff. The Dartmouth Atlas of Health Care. 2004. Accessed January 14, 2020. https://www.dartmouthatlas.org.

83. Newman L. New Dartmouth Atlas: improving US cardiac care? Lancet. 2000;356(9230):660.

84. Jelacic S, Bowdle A, Nair BG, et al. A system for anesthesia drug administration using barcode technology: the Codonics Safe Label System and Smart Anesthesia Manager. Anesth Analg. 2015;121(2):410-21.

85. Reinertsen JL. Zen and the art of physician autonomy maintenance. Ann Intern Med. 2003;138(12): 992-5.

86. Wahr JA, Abernathy JH 3rd, Lazarra EH, et al. Medication safety in.the operating room: literature and expert-based.recommendations. Br.J Anaesth. 2017;118(1):32-43.

87. Sackett DL, Rosenberg WM, Gray JA, Haynes RB, Richardson WS. Evidence based medicine: what. it.is.and what it isn't. Br Med J. 1996;312(7023):71-2.

88. Institute of Medicine. Crossing the Quality Chasm: A New Health System for the 21st Century. Washington, DC: National Academy Press; 2001.

麻醉及围手术期用药安全

第十四章

麻醉及围手术期用药安全总结

李 帅，郑 晖

我们在介绍这本书的时候，首先提到了一个令人震惊的事实——用药错误在全世界范围内都被认为是对患者造成可避免伤害的主要原因，由此每年造成约420亿美元的损失。我们向读者介绍了因这些伤害而死亡的真实案例，以及那些带来伤害的人——他们虽然一直努力做正确的事情，但无意中犯的错误给患者和他们自己带来了一系列痛苦和伤害。我们也介绍了多种可以减少伤害的干预措施，也不得不承认这些被专家认可的措施在付诸日常实践中存在诸多障碍。我们还介绍了世界卫生组织（WHO）发布的第三项全球患者安全挑战"用药安全"，其目标是在5年内将全球范围内与用药相关的严重、可避免的伤害减少50%[1-2]。

我们将用药安全视为一种双向安全结构，这种结构下，无论在正确还是错误的事情中都可以从中总结学习。然而直至今天，麻醉和围手术期的药物管理仍然存在很多问题。在第二章和第三章，我们描绘了用药错误、不良事件和产生伤害的场景，以及值得改进的空间。在第四章和第五章，我们从人性角度探讨了这个问题——药物安全管理失败的受害者，以及同样受到影响的临床医师。我们对"第二受害者"一词的广泛使用提出了质疑，这不利于临床医师增强责任感，不利于直接有效地回应受伤害患者的需求并通过系统性的改进来降低未来此类事件发生的可能性。然而，我们承认在某些情况下药品不良事件对临床医师情感和职业生涯造成的伤害，这也足以证明使用这一词汇的合理性。

在第六章、第七章和第八章中，我们详细分析了医疗管理中出现问题的特点和原因。第九章是对提高药物安全性干预措施的综述，而第十章我们则探讨了这些干预措施如何在特殊环境中应用。在第十一章和第十二章中，我们详细讨论了在监管和法律方面如何确保用药安全，并得出结论——我们需要新的更积极的方法来应对。我们强调，当帮助患者的好人最终无意间伤害他们时，需要应用以恢复性为导向的解决方案。令人沮丧的是，在第十三章中我们也提到了在提高药物安全性过程中的诸多障碍。我们如何将所有的措施结合起来，使临床医师、医院管理者、国家基金和质量改进机构来克服这些障碍？

14.1 大局观

如何显著提高药物安全性，关键在于认识到管理复杂系统的线性运行方法的局限性。当然，确保流程管理系统保持良好的线性运行至关重要，但药物安全管理也需要在多个层面上对系统中所有相互作用的要素进行动态控制。系统理论过程分析（systems theoretic process analysis，STPA）[3]在这方面带来了一些希望。STPA并不是从一个假设开始的（即不良事件是线性发展的后果），相反，它试图理解如何在不同级别将系统的行为限制在安全范围内。

14.1.1 全球范围

世界卫生组织第三项全球患者安全挑战——无伤害用药[4]，是对国际药物安全行动的权威呼吁。这一挑战的战略框架确定了三个关键行动领域：延续性护理（在第二章和第三章中讨论）、高危阶段（即麻醉和围手术期），以及多模式药物应用（主要适用于正在接受手术的患者，也可以扩展到需要应用大量药物的麻醉和手术后护理期间）。此项挑战的四个主要领域：患者和公众、医疗专业人员、药物和系统，以及药物治疗实践。同时每个领域包含四个子领域（图14.1）。

14.1.2 国内范围

理想情况下，政府应该通过立法、协调、资助，以及支持改善麻醉及围手术期整体用药安全性来应对这一挑战。在许多国家，这种情况在不同程度上发生过（例如，新西兰健康质量和安全委员会的国家药物安全计划[5]）；在另一些国家，这种呼吁面对的是管理者"失聪"的耳朵。

14.1.3 组织机构层面

根据前面的评述，改革的动力需要来自机构，而实际上，可能来自机构内的部门一级。这些级别可以统筹考虑，因为它们必须联合起来。我们认为，医疗机构中的临床医师有责任来应对这一挑战，但机构领导层也必须参与其中——这句话同样可以用反序来表达。所有人的当务之急是采取行动，而不是等待其他人来推动。

本书前几章已经讨论了这个框架的许多子领域。其他更有针对性的框架，如麻醉患者安全基金会的框架，可以整合到这一世界卫生组织总体框架中，以告知特定背景下的关注重点，如在麻醉期间。在这一结论中，我们不再重复其他地方所涉及的细节。相反，我们强调机构有必要承诺采取一种战略上全面的方法来持续改善麻醉和围手术期的药物安全性。

正如第九章所讨论的，评估是质量改进的关键，尽管图14.1中没有明确提及，但

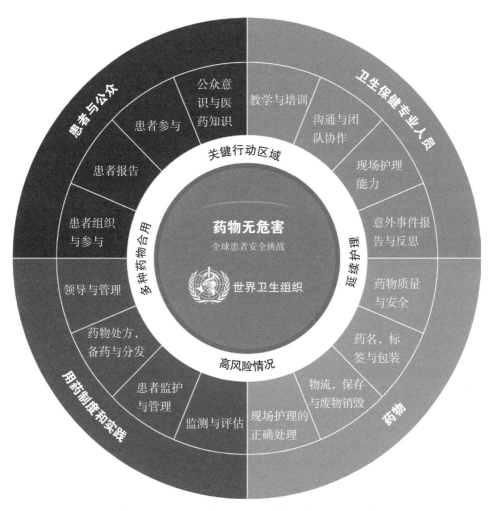

图 14.1　世界卫生组织全球患者安全挑战的战略框架，药物无危害
（资料来源：https://www.who.int/patientsafety/medication-safety/en/，2020 年 7 月 14 日访问）

它必须包含在任何改善医疗安全的严肃方法中。同样，文化是安全医疗实践的关键
（图9.2），必须植根于机构的各个层面。事实上，确保对安全的文化承诺是应对世界卫
生组织挑战的首要重点。任何组织或部门的文化都是由其领导层设定的，也受到该机构
所在国家更广泛的主流文化的强烈影响。举个例子，各国在允许腐败滋生的程度上存在
巨大差异（https://www.transparency.org/，2020年1月20日访问）。腐败对高质量医疗保健
的发展具有极大的腐蚀性，任何改善医疗安全的计划都应该包括并考虑和评估其潜在的
影响。

14.1.4　患者与公众

　　世界卫生组织挑战的四个领域之一是患者和公众。这是一个在麻醉药物安全性的许多
文献中都没有充分考虑的领域，也许在更广泛的药物安全性方面也是如此。作为患者整体
健康素养的一部分，提高患者的药物知识素养显然具有提高患者使用处方药物安全性的可

观潜力。患者在理解和检查病房给他们服用的药物方面，以及在改善药物安全性的干预措施的共同设计中，可能会发挥更大的作用[6]。除此之外，动员公众对药物安全问题的认识并争取他们的支持，要求并资助改进这方面实践的方法，可能对推进这一事业具有相当大的潜力。

14.2 结束语

在这本书中，任何读者都必须非常清楚，对于提高麻醉和围手术期药物安全性，我们（"我们"指作者和更广泛意义上的大众）并不知道所有答案。然而，现在我们也应该清楚，什么都不做是不可接受的。此外，还应该清楚的是，形势远没有达到绝望的程度——我们有很多工作可以开展。因此，当务之急是以协作、承诺及可持续的方式，不仅作为个体实践者，同时在跨越制度边界的方面采取集体行动。我们希望这本书将对那些选择坚定地响应世界卫生组织"无伤害用药"全球患者安全挑战的人有所帮助，特别是在麻醉和围手术期医学的背景下，或许更加受用。

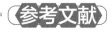

参考文献

1. Donaldson LJ, Kelley ET, Dhingra-Kumar N, Kieny MP, Sheikh A. Medication without harm: WHO's third global patient safety challenge. Lancet. 2017;389(10080):1680-1.

2. WHO Global Patient Safety Challenge: Medication Without Harm. Geneva: World Health Organization; 2017. Available from: https://www.who.int/patientsafety/medication-safety/medication-without-harm-brochure/en/. Accessed January 18, 2020.

3. Leveson N. Engineering a Safer World: Systems Thinking Applied to Safety. Cambridge, MA: MIT Press; 2011.

4. World Health Organization. WHO Launches Global Effort to Halve Medication-Related Errors in 5 Years. Geneva: World Health Organisation; 2017. Accessed January 18, 2020. https://www..who.int/mediacentre/news/releases/2017/medication-related-errors/en/.

5. Health Quality and Safety Commission New Zealand. Haumaru rongoā-Medication Safety. Wellington: Health Quality and Safety Commission; 2019. Accessed January 18, 2020. https://www.hqsc.govt.nz/our-programmes/medication-safety/.

6. Khodambashi S, Haugland D, Ellingsberg A, et al. An experimental comparison of a co-design visualizing personal drug information and patient information leaflets: Usability aspects. Stud Health Technol Inform. 2017;245:748-52.